Siegfried Meryn
Markus Metka
Georg Kindel

DER MANN 2000

Die Hormon-Revolution

Mit einem Vorwort von

Prof. Dr. Bruno Lunenfeld

Pionier der Erforschung des männlichen Klimakteriums
Präsident der »International Society for the Study of the Aging Male«

Ueberreuter

Dieses Buch ist meiner Familie – meiner Frau Claudia, meinen Kindern Marietta und Alexander, meinen Eltern Leontine und Marian, meinem Bruder Alexander und seiner Frau Monika – für ihre Liebe, Geduld und Ermutigung gewidmet.

Siegfried Meryn

Dieses Buch widme ich meiner lieben Mutter. Mein besonderer Dank gilt folgenden Mitarbeitern: Frau Julika Kinateder, Frau Edith Korger, Herrn Klaus Kühne, Herrn Prof. Dr. Winfried Rosmanith und Frau Katharina Steinert, die mit ihrer Ausdauer und Unterstützung die Realisierung dieses Buches möglich gemacht haben.

Markus Metka

Für Christina, deren Geduld und Liebe bei der Arbeit an diesem Buch oft überstrapaziert wurden, meine Eltern Irmgard und Georg-Harry und meine Geschwister Brigitte, Klaus und Dieter. Ihr Glaube an mich und ihre Unterstützung waren immer eine Kraftquelle.

Georg Kindel

Die Autoren danken ganz besonders Frau Katharina Steinert, Frau Elisabeth Lagger, Frau Sandra Halosar und Herrn Friedrich Crepaz für ihre ausgezeichnete inhaltliche und organisatorische Mithilfe bei diesem Buch.

Die Deutsche Bibliothek – CIP-Einheitsaufnahme

Meryn, Siegfried:
Der Mann 2000 : die Hormon-Revolution / Siegfried Meryn/Markus Metka/
Georg Kindel. – Wien : Ueberreuter, 1999
ISBN 3-8000-3755-6

AU 0516/1

Coverdesign: Bernie Boess unter Verwendung eines Fotos von Buenos Dias

Printed in Austria
12 11 10 9 8 7

Ueberreuter im Internet: www.ueberreuter.de

Inhalt

Inhalt

Inhalt

12 DER MANN 2000

14 DER MANN 2000

Vorwort

Alt zu werden ist ein Triumph, ein Sieg menschlichen Willens, menschlicher Ausdauer und technologischen Fortschritts. Trotzdem zeichnen sich heute, an der Schwelle zum dritten Jahrtausend, neue Herausforderungen in Zusammenhang mit der Verlängerung der Lebensdauer des Menschen ab.
Wie können wir bereits verfügbare und neue Technologien einsetzen, um diese immer länger werdende Zeitspanne des menschlichen Lebens mit mehr Qualität zu erfüllen? Eine rasch wachsende und rasch alternde Weltbevölkerung ist in der Geschichte der Menschheit etwas grundlegend Neues. Durch die steigende Lebenserwartung und eine drastisch sinkende Fertilitätsrate ist zu erwarten, dass der Anteil der älteren Menschen über 65 Jahre an der Gesamtbevölkerung in den nächsten 25 Jahren um 82 % steigen wird, während die Geburtenrate nur um 3 % zunehmen dürfte. Die UNO prognostiziert, dass im Jahr 2050 der Anteil der über 60-Jährigen erstmals jenen Anteil der Kinder unter 15 Jahren überschreiten wird und dass 13 Länder mehr als 10 % der ältesten Menschen über 80 Jahre in ihrer Bevölkerung haben werden.

In den nächsten 25 Jahren wird der Anteil älterer Menschen um 82 % steigen

Das letzte Jahrhundert war durch den Triumph der Verlängerung des menschlichen Lebens geprägt und wir waren mit einer Ausdehnung der Lebenserwartung von über 50 % in den letzten 100 Jahren zufrieden. Die Entwicklung von Antibiotika, Impfungen, besseres Trinkwasser und günstigere sanitäre und hygienische Verhältnisse haben unser Leben verlängert, akute Erkrankungen sind längst nicht mehr die primäre Todesursache. Heute stirbt man an chronischen und degenerativen Erkrankungen, metastasierendem Krebs, Immunschwächen und anderen Krankheiten mit längeren Perioden der Behinderung, Unbeweglichkeit und Abhängigkeit, die das Sterben zu einem langen, qualvollen und teuren Prozess machen.

Der Triumph der Verlängerung des menschlichen Lebens prägte das letzte Jahrhundert

Trotz der enormen medizinischen Fortschritte der letzten Jahrzehnte verbringen wir rund 25 % unserer statistischen Lebenszeit nach dem 65. Lebensjahr mit körperlichen Gebrechen, wobei die letzten Lebensjahre meist durch zusätzliche Behinderungen und Krankheiten gekennzeichnet sind. Es gilt daher, neben der Lebenserwartung auch die Gesundheitserwartung zu verbessern. Die Gesundheitsbehörden sollten ermuntert werden, Daten zur Lebens- und Gesundheitserwartung zu veröffentlichen, was mancherorts bereits geschieht. Gebrechlichkeit, Behinderungen und Abhängigkeit werden das Sozial- und Gesundheitswesen in Zukunft enorm belasten.

Nicht nur die Lebens-, auch die Gesundheitserwartung ist zu verbessern

Durch die hohen Kosten für diese Dienste wird die Infrastruktur im Gesundheits- und Sozialwesen, aber auch die politische Infrastruktur bis zum Limit belastet werden, und dies nicht nur in den Entwicklungs- und Schwellenländern, sondern auch in der industrialisierten Welt. Die Fähigkeit, ein unabhängiges Leben über einen langen Zeitraum zu erhalten, ist ein entscheidender Faktor für ein Altern in Würde und frei von Behinderungen. Es könnte auch die Kosten im Gesundheitswesen deutlich senken. Die Förderung eines Alterns in Gesundheit und die Vorbeugung oder drastische Senkung der Erkrankungen und Behinderungen älterer Menschen muss eine zentrale Rolle bei der Festlegung der Gesundheits- und Sozialpolitik vieler, wenn nicht aller Staaten im nächsten Jahrhundert darstellen.

Das Ziel muss ein Altern in Würde und ohne Behinderungen sein

Wichtig ist hier eine richtige Einstellung im Umgang mit dem Alterungsprozess. Wird diese effektiv umgesetzt, sollte es zu einer signifikanten Senkung der Gesundheits- und Sozialkosten führen. Schmerzen und Leiden würden reduziert und die Lebensqualität der älteren Menschen gehoben werden, was ihnen ermöglicht, leistungsfähig zu bleiben und zum Wohle der Gesellschaft beizutragen.

Männerspezifische Gesundheitsaspekte wurden bisher vernachlässigt

Im Gegensatz zur jüngsten und überaus notwendigen Debatte über die soziale Position und den Gesundheitszustand der Frau wurden männerspezifische Gesundheitsaspekte bisher weitgehend vernachlässigt. Männer haben weiterhin eine höhere Krankheits- und Sterblichkeitsrate als Frauen und ihre Lebenserwartung ist in den meisten Teilen der Welt nach wie vor signifikant geringer. Der Verlauf von Krankheiten, die Einstellung dazu und die gesellschaftliche Reaktion darauf zeigen geschlechtsspezifische Unterschiede und haben oft unterschiedliche Behandlungen und einen differenzierten Zugang zur Gesundheitsvorsorge zur Folge.

Männer erleben einen langsamen, kontinuierlichen Abfall ihrer Hormone

Im Unterschied zum Verlauf des Alterungsprozesses bei Frauen, der von einem rapiden Abfall der Sexualhormone und dem Ausbleiben der Monatsblutungen gekennzeichnet ist, erleben Männer einen langsamen und kontinuierlichen Abfall einer Vielzahl von Hormonen, ohne dass es jedoch zu einem irreversiblen Versiegen ihrer Reproduktionsfähigkeit im Alter kommt.

Beim alternden Mann beeinflussen die hormonellen Veränderungen und der Rückgang der endokrinen Funktionen einerseits einen Rückgang der Hormonausschüttung aus den peripheren Hormondrüsen, andererseits eine Veränderung der zentralen Steuerung der Hormonausschüttung.

Im Zuge des Alterungsprozesses kommt es zu einer kontinuierlichen Abnahme der Hormonspiegel von Testosteron, DHEA (Dehydroepiandrosteron), Wachstumshormon, IGF-1 und Melatonin. Zusätzlich steigt der SHBG-Wert (Sex Hormone Binding Globulin) an, wodurch die Konzentration der freien, biologisch aktiven Androgene zusätzlich gesenkt wird. Da jedoch auch während des Alterungsprozesses die Funktion der Leydig-Zellen in den Hoden bestehen bleibt, gibt es eine Andropause im strengen Wortsinn nicht. Trotzdem unterstützen eine immer umfangreicher werdende Zahl von Büchern und wissenschaftlichen Artikeln die Ansicht, dass es bei den meisten Männern im Alter von etwa 50 Jahren zu einer echten Abnahme der gonadalen und adrenalen Androgene sowie zu einer geringeren Produktion des Wachstumshormons kommt und dass dies zu partiellen hormonellen Defiziten führt.

Im männlichen Wechsel nehmen Wohlbefinden, Libido, Immunstärke und kognitive Funktionen ab

Das »Partial Endocrine Deficiency Syndrome« beim alternden Mann (PEDAM), die Andropause, wird mit einem breiten Spektrum von Symptomen assoziiert: ein Abnehmen des allgemeinen Wohlbefindens, der Körperbehaarung, der Libido, der kognitiven Funktionen, eine Abnahme des Zellvolumens roter Blutkörperchen, weniger Muskelstärke, das Auftreten der Osteoporose, eine Verminderung der Immunstärke sowie eine Steigerung der Fettmasse mit gleichzeitiger Veränderung des Fettanteils und der Fettverteilung, eine Zunahme der Herz-Kreislauf-Krankheiten. Zusätzlich verringert sich beim alternden Mann die Melatoninausschüttung, deren zirkadiane Regelmäßigkeit (die Kontinuität des Tag-Nacht-Rhythmus mit vorwiegender Produktion des Hormons in der Nacht) erscheint ebenfalls beeinträchtigt. Ältere Männer haben einen seichten Schlaf, der durch häufige Unterbrechungen gekennzeichnet ist. Diese Veränderungen beeinflussen insbesondere die Produktion von Wachstumshormonen, die in Tiefschlafphasen erfolgt. Es konnte nachgewiesen werden, dass bei älteren Männern die Abnahme der Melatoninproduktion und des zirkadianen Rhythmus auch mit Gemütsschwankungen, einem Nachlassen der kognitiven Fähigkeiten und einer Zunahme von Schlafstörungen einhergeht. Daher können Eingriffe wie Hormonersatztherapien und die Anwendung von antioxidantischen Medikamenten einige der krankhaften Beschwerden des alternden Mannes lindern.

Die Veränderungen beeinflussen insbesondere die Produktion von Wachstumshormonen

Die Entdeckung der Andropause, des Klimakteriums des Mannes, lässt die typischen »Männerleiden« nun erstmals in einem ganz neuen Licht erscheinen. Jahrelang wurde die Existenz der Wechseljahre des Mannes bestritten. Heute haben wir den Beweis, dass ihre Existenz keineswegs eine Erfindung ist, sondern Realität.

Heute haben wir den Beweis: Die Andropause ist keine Erfindung, sondern Realität

Anders als die Menopause der Frau ist die Andropause kein leicht diagnostizierbares Phänomen, sie ist vielmehr ein langsamer Prozess, der von einer Abnahme der Hormonproduktion gekennzeichnet ist. Lange Zeit wurden Symptome wie eine Abnahme der Libido und der Erektionsfähigkeit sowie Erschöpfung, Gereiztheit, Depressionen, Osteoporose und Muskelschmerzen nicht als klassische Symptome der Andropause gewertet. Das Wissen um den Einfluss der Hormone auf den

Hormonersatztherapien können fehlende Hormone ersetzen

Mann eröffnet uns neue therapeutische Möglichkeiten. Sorgfältig abgestimmte Hormonersatztherapien können fehlende Hormone im menschlichen Körper ersetzen. Zusammen mit präventiven Strategien in Kombination mit einer Änderung des Lifestyles wird es möglich werden, einem sechzigjährigen Mann einen auf ihn individuell abgestimmten Hormonstatus zu geben, der ihm neue Kraft und Lebensqualität beschert.

Auch was die Gesundheitsvorsorge des Mannes betrifft, wird im neuen Jahrtausend ein Umdenken stattfinden müssen. So wird die Medizin beispielsweise gezwungen sein, ihren rein heilenden Ansatz zugunsten eines präventiven aufzugeben. Auch sollte man einen eigenen Männerarzt etablieren, einen Vertrauensarzt für den Mann, der als neue Facharztkategorie eingeführt wird, um Lebensqualität, Vitalität und Virilität des Mannes zu erhalten.

Ein Männerarzt muss etabliert werden!

Die »International Society for the Study of the Aging Male« (ISSAM) hat ein spezielles Programm erstellt, um den Arzt der Zukunft auf diese neue Herausforderung vorzubereiten. Es werden weltweit Kurse und Seminare angeboten und Ärzte und Krankenhäuser erhalten Schulungen, damit sie der Gesellschaft und ihren Patienten bestmögliche Pflege und zugleich Schutz vor Scharlatanen und unsachgemäßer Behandlung bieten können. Gesund und mit Würde alt zu werden sollte ein Rechtsanspruch sein und nicht ein Privileg.

»Der Mann 2000« fasst die neuesten Entwicklungen und wissenschaftlichen Erkenntnisse zusammen

»Der Mann 2000«, ein provokantes und bisweilen kontroversielles Buch, versucht all die neuesten Entwicklungen und wissenschaftlichen Erkenntnisse über den Mann, sein Wesen und die Faktoren, die ihn steuern, zusammenzufassen. Es soll detailliert beschreiben, wie Hormone den männlichen Körper beeinflussen, welche Beschwerden durch Hormonmangel ausgelöst werden können und wie deren Symptome wirksam in den Griff zu bekommen sind. Es ist aber mehr als ein Buch nur über Hormone. Es beschreibt den Mann in seiner Gesamtheit, die bei der Gesundheitsvorsorge beginnt und bei der geistigen Fitness endet.

Das Buch erschließt dem Leser die Bedeutung des Alterns

So kontroversiell und provokant dieses Buch auch erscheinen mag, es erschließt dem Leser die Bedeutung und die Probleme des Alterns. Es führt ihm die Notwendigkeit vor Augen, das ganze Leben hindurch entsprechende Vorsorgestrategien zu entwickeln. Und es spricht sich für die Förderung von gezielten Maßnahmen wie Hormonersatztherapien und den aktiven Einsatz von Vitaminen, Antioxidantien, richtiger Ernährung und körperlichem Training aus, um zumindest einige Beschwerden und Krankheitsbilder positiv zu beeinflussen – um das Vermeidbare zu vermeiden und das Unvermeidliche möglichst lange zu verzögern.

Prof. Dr. Bruno Lunenfeld, *FRCOG, FACOG*
Präsident der »International Society for the Study of the Aging Male«

Der Mann der Zukunft

Der Mann im Jahr 2050

Ein Blick in unsere Zukunft

Seine Mission dauerte nur neun Tage. Doch die Erkenntnisse über den Alterungsprozess, die sein Aufenthalt in der Schwerelosigkeit brachte, werden die Medizin auf der Erde und ihre künftige Entwicklung nachhaltig beeinflussen. 144-mal umrundete John Glenn als ältester Astronaut, der jemals ins All geschossen wurde, mit dem Spaceshuttle »Discovery« im Oktober 1998 die Erde. Als der 77-Jährige schließlich aus dem Orbit zurückkehrte, hatten die USA einen neuen, »alten« Nationalhelden.

144-mal umrundete John Glenn, 77, die Erde

36 Jahre nach seinem historischen Raumflug in der winzigen Weltraumkapsel »Freedom 7«, mit der er 1962 dreimal die Erde umrundete und beim Wiedereintritt in die Atmosphäre um ein Haar verglühte, bewies der rüstige Weltraum-Veteran, dass das Alter dem Menschen kaum Grenzen setzen kann. Während der Zeit im All führte Glenn zehn verschiedene Experimente durch, die neuen Aufschluss über den Alterungsprozess in der Schwerelosigkeit geben sollten. Glenns Gehirnströme wurden ebenso gemessen wie sein Schlafrhythmus, seine Blutwerte, die Funktion seines Herz-Kreislauf-Systems und des Gleichgewichtssinn.

Die American Academy of Anti-Aging Medicine, eine Vereinigung von 6 000 Ärzten und Wissenschaftlern aus 44 Ländern der Welt, nutzte Glenns enorme Popularität als Pionier des späten Alterns und machte ihn noch im Dezember 1998 bei ihrem 6. Weltkongress in Las Vegas zur Galionsfigur eines neuen Lebensbewusstseins. Astronaut Glenn versprach: »Ich werde 100 Jahre alt!«

Wir alle sterben viel zu früh

John Glenn wird nicht mehr erleben, wenn im Jahr 2050 Menschen den Mars besiedeln und viele von ihnen 120 Jahre alt werden. Unser biologisches Limit ist noch lange nicht erreicht. Wir alle sterben viel zu früh. Eine Erkenntnis, die überrascht. Denn über Jahrtausende hin-

2050 werden Menschen den Mars besiedeln

durch wurde der Mensch nicht älter als 30, 40 Jahre, dahingerafft von Infektionen, Seuchen, Krebs und zuletzt auch in zunehmendem Maße von Zivilisationskrankheiten.
Selbst zu Beginn des 20. Jahrhunderts lag die durchschnittliche Lebenserwartung noch bei 47 Jahren. Erst nach der Jahrhundertwende trat die stete Zunahme des Lebensalters als Phänomen auf. Wir werden heute also viel älter als sämtliche Generationen zuvor.

Unsere genetische Lebensdauer endet bei 120 Jahren

Trotzdem wissen wir: Unser genetisch vorgegebenes Alter, die höchstmögliche Lebensdauer unseres Organismus, liegt bei 120 Jahren. Das entspricht der Lebenserwartung sämtlicher bekannten Säugetiere, die der so genannten »Siebener-Regel« folgt: So ist die Lebensdauer siebenmal so lang wie jene Zeit, die das Lebewesen benötigt, bis sein Skelett ausgewachsen ist. Nur beim Menschen, der dafür zwischen 18 und 20 Jahre braucht, ist dieser Wert signifikant geringer.
Was lässt uns also zu früh sterben? Was lässt den menschlichen Körper zu rasch altern? Und was können wir tun, um diesen Prozess zu verzögern?
Neben dem Wissen um zivilisatorische Ursachen wie falsche Ernährung, übermäßigen Genuss von Alkohol, Nikotin und Drogen sowie fehlende körperliche Betätigung hat die Medizin in den letzten Jahren auf dem Gebiet der Erforschung des Alterns völlig neue Erkenntnisse gewonnen.

Der Schlüssel liegt in den Hormonen

Sexualhormone steuern den Alterungsprozess

Die wichtigste Erkenntnis: Der Schlüssel zu einem längeren Leben liegt in den Hormonen. Das Abenteuer des Alterns ist ein komplexer, hormongesteuerter Prozess im menschlichen Organismus. Bei diesem Prozess spielt das Endokrinum – das Hormonsystem des Menschen und hier im Besonderen die Sexualhormone, die eine der wesentlichen »Uhren« im Alterungsprozess darstellen – eine entscheidende Rolle. Es ist bei beiden Geschlechtern ein wesentlicher »Zeitgeber« für das Altern bzw. für die Lebensspanne eines jeden Menschen.

Melatonin mindert die Leistungsfähigkeit der Organe

Hormone sind chemische Substanzen, die in verschiedenen Drüsen des Körpers produziert und meist über die Blutbahn in die Körperregionen und Zielorgane transportiert werden. Sie sind maßgeblich verantwortlich für alle Stoffwechselvorgänge. Vom Melatonin, das die Leistungsfähigkeit verschiedener Körperteile mindert, um dadurch ihre Lebensdauer zu erhöhen, bis zum Superhormon DHEA (Dehydroepiandrosteron), dem Antistress-Hormon des Körpers.

Der Mann der Zukunft

Vermuteten jahrzehntelang Wissenschaftler und Mediziner, dass der Hormonspiegel des Menschen abnimmt, weil er altert, so weiß die Medizin heute um den tatsächlichen kausalen Zusammenhang. Es ist genau umgekehrt: Der Mensch altert deshalb, *weil* der Hormonspiegel abnimmt und sein Körper immer weniger Hormone produziert.

Der Mensch altert, weil der Hormonspiegel abnimmt

Die Auswirkungen sind krass, vor allem beim Mann: ein Verlust an Energie, Übergewicht, Störungen des Immunsystems, vermehrte Herz-, Kreislauf- und Autoimmunerkrankungen, Abnahme der Libido, Depressionen.

Die Wechseljahre des Mannes

Bei der Frau sind diese Tatsachen bereits bekannt. Dieses Buch liefert jedoch erstmals die wissenschaftlichen Fakten und neuesten Erkenntnisse, die belegen, dass auch der Mann weitaus hormongesteuerter ist, als bisher angenommen wurde.

Setzte sich die Wissenschaft in den letzten Jahrzehnten vor allem mit dem Hormonspiegel der Frau auseinander und hier insbesondere mit den Folgen und Auswirkungen der Menopause, so können wir heute eine Erkenntnis als gesichert festhalten: Es gibt dieselben Probleme auch beim Mann.

Die Medizin geht sogar noch weiter und diese Erkenntnis ist beinahe unglaublich: Auch der Mann kommt in die Wechseljahre. Der Mythos Menopause ist kein ausschließlich feminines Problem: Männer haben ein Klimakterium. Der Wechsel setzt um das 55. Lebensjahr, manchmal bereits früher, ein und der dadurch verursachte Mangel an Hormonen macht das Leben jedes Mannes beschwerlicher.

Der Wechsel beim Mann setzt ca. mit 55 Jahren ein

Um Krankheiten zu vermeiden, die Lebensspanne zu erhöhen, das biologische Alter auszudehnen und die Qualität des Lebens massiv zu verbessern, können dem Mann fehlende Hormone zugeführt werden. So kann heute der Hormonspiegel eines 60-Jährigen auf die Werte eines 35-Jährigen gehoben werden – samt allen angenehmen Begleiterscheinungen: weniger Körperfett, mehr Muskelmasse, mehr Energie, eine Zunahme der Libido und der Gedächtnisleistung. Obwohl sich dieser Zweig der Medizin noch im Anfangsstadium befindet, wird nach dem Sieg über die Infektionskrankheiten und dem in rasantem Tempo befindlichen Kampf gegen die Geißel Krebs der Sieg über das Alter die neue Herausforderung der Medizin im nächsten Jahrtausend sein.

Durch den Hormonersatz bekommen 60-Jährige die Werte 35-Jähriger

Verjüngt um 20 Jahre

Pionier: David Rudman behandelte Kriegsveteranen mit HGH

Der Endokrinologe David Rudman war einer der Ersten, die sich mit der Verzögerung des Alterungsprozesses beim Mann beschäftigten. Als 1990 das renommierte medizinische Fachblatt »The New England Journal of Medicine« die Ergebnisse seiner Studie publizierte, sorgte Rudman weltweit für Aufsehen. Er behandelte zwölf Kriegsveteranen zwischen 61 und 81 Jahren sechs Monate lang am Medical College Wisconsin mit dem menschlichen Wachstumshormon HGH (Human Growth Hormone) und erzielte verblüffende Resultate: Alle Männer verloren bis zu 14 % Körperfett, bauten zugleich zwischen 9 und 12 % Muskelmasse auf, ihre Hautdicke nahm zu und sie fühlten sich nicht nur energiegeladen, auch ihr Sexualtrieb kehrte zurück. All das entsprach Körpern, die um 10 bis 20 Jahre jünger waren.

Sie verloren 14 % Körperfett und fühlten sich energiegeladen

Dr. Edmund Chein, ein in Hongkong geborener Mediziner und Jurist, griff Rudmans bahnbrechende Ergebnisse auf und führte sie noch weiter. Denn während Rudman nicht ausschließen konnte, dass durch die Hormongabe das beschleunigte Zellwachstum möglicherweise auch Krebszellen schneller wachsen lassen könnte, kam Chein zum folgenden Ergebnis: Es sind die anderen Hormone, die dies verhindern. Wenn es ein Krebs beschleunigendes Hormon gibt, muss es auch ein Antihormon dazu geben. Man durfte von den sieben (bei Frauen acht) bekannten Sexualhormonen nicht nur eines verabreichen – das Gleichgewicht war der Schlüssel.

Jedes krebsfördernde Hormon hat einen Gegenspieler

Chein gründete 1994 in Palm Springs das »Life Extension Institute« und behandelte seither über 3 500 Patienten, die er auf den Hormonspiegel von 20-Jährigen einstellte. Seither darf Cheins Institut weltweit als einzige Institution für altersvorbeugende kombinierte Hormontherapie mit dem Wachstumshormon HGH werben.

Die vier Phasen des Lebens

Das Leben des Mannes verläuft nach Prof. Bruno Lunenfeld, dem »Papst« der Andropausemedizin, in vier wesentlichen Phasen:

1. Aufbauphase

Ab 20 verliert die DNA jährlich 1 % ihrer Reproduktionsfähigkeit

Bis zum 20. Lebensjahr baut sich der männliche Körper kontinuierlich auf. Mit rund 20 Jahren hat er seine maximale funktionale Kapazität erreicht. Von da an verliert die DNA, die Erbsubstanz des Menschen, pro Jahr 1 % ihrer Reproduktionsfähigkeit. Der DNA-Tod und somit der Tod des Menschen müsste demnach um das 120. Lebensjahr einsetzen. Dass der Mann jedoch viel früher stirbt, liegt an einer Vielzahl von Faktoren.

2. Primäre Präventionsphase
Ab dem 20. Lebensjahr muss durch eine gesunde Lebensweise – Sport, richtige Ernährung etc. – die funktionale Kapazität des Körpers erhalten werden. Ein interessantes Phänomen dabei ist, dass noch vor 20 Jahren Kinder und Jugendliche um rund 20 % mehr Knochenmasse hatten als heute. Der moderne Lebensstil hat zur rapiden Verschlechterung des Status beim Kind und jungen Mann beigetragen: Statt Milch greifen Kids heute zu Cola, statt Fußball zu spielen sitzen sie stundenlang vor Computer und TV-Schirm. Die Technologieexplosion rächt sich sukzessive am Menschen, das Imperium schlägt zurück.

Noch vor 20 Jahren hatten Kinder mehr Knochenmasse als heute

3. Phase der präventiven Strategien
Ab dem 40. Lebensjahr muss man dem Altern massiv entgegensteuern. Dies geht nur durch aktive Vorsorgestrategien. Neben der Lebenserwartung wird es im nächsten Jahrhundert primäres Ziel sein, auch die Gesundheitserwartung beim Mann zu verbessern: Lange gesund zu bleiben und später zu altern wird die Devise der kommenden Generationen.

Die Devise für 2000: Lange gesund bleiben, spät altern

4. Alterungsphase
Die Erhaltung und Verbesserung der Lebensqualität ist das Ziel der Zukunft. Dem Menschen ein längeres und qualitativ besseres Leben zu ermöglichen ist die Bestrebung der Medizin. Das bringt aber auch soziale und soziologische Probleme mit sich. Heute kommen auf jedes neugeborene Kind zehn Männer, die in das 66. Lebensjahr eintreten. Im Jahre 2020 werden es nach Schätzung der WHO bereits 15 Männer pro Neugeborenem sein. Und 2050 ist sogar damit zu rechnen, dass auf jedes neugeborene Kind 25 Männer kommen, die ihren 65. Geburtstag feiern.

2050 kommen 25 65-Jährige auf ein Neugeborenes

Hingegen nimmt die Fertilitätsrate beim Mann immer mehr ab. »Sie liegt mittlerweile«, so Prof. Lunenfeld, »unter der Bevölkerungserhaltungsrate.« Das bedeutet, dass eine immer kleiner werdende arbeitende Bevölkerung eine immer größer werdende Masse an alten Menschen erhalten muss. Die drastischen Auswirkungen auf Sozialversicherungs- und Pensionssysteme und somit auf unsere Gesellschaft sind noch nicht absehbar.

Wir werden 120 Jahre alt

Im Jahre 2050 wird es selbstverständlich sein, über 100 Jahre alt zu

Reparatur- wird zur prophylaktischen Medizin

werden, und viele der Über-100-Jährigen werden sogar ihren 120. Geburtstag erleben. Um dieses Ziel zu erreichen, braucht der menschliche Körper eine entsprechende Prophylaxe. Die Medizin der Zukunft wird sich daher von einer reinen »Reparaturmedizin« hin zur prophylaktischen Medizin verändern müssen.

Der Mann ist bisher bei allen Überlegungen, die das Älterwerden, die Verlängerung der Lebensspanne und die Verbesserung der Lebensqualität betrifft, von der Medizin nachlässig behandelt worden. Der medizinische Fokus war vielmehr auf das weibliche Geschlecht konzentriert.
Heute wissen wir, dass der männliche Körper in seinen hormonellen Gesichtspunkten ähnlich reagiert wie der weibliche, und können somit viele der aus der medizinischen Wissenschaft für die Frau gewonnenen Kenntnisse und Fortschritte auf den Mann umlegen. Hormone beeinflussen das Leben des Mannes ganz massiv und weitaus vielschichtiger und diffiziler, als jemals angenommen wurde. Vom Berufsleben bis hin zur Sexualität wird der Mann des 21. Jahrhunderts von seinen Hormonen gesteuert.

Wir stehen an der Schwelle dazu, dieses Wissen auch anzuwenden. Die Hormonrevolution ist die faszinierende Geschichte des Einflusses der Sexualhormone auf unsere Lebensqualität, auf unser Altern, auf unsere Lebenserwartung und von bereits vorhandenem und gerade aktuellem Wissen um die Möglichkeiten, die auf diesem Gebiet auch dem Mann gegeben sind.

Die faszinierende Kraft einer weiblichen Brust ist evolutionsbedingt

Die Evolution zeigt, dass das Leben vor allem auf die Reproduktion konzentriert zu sein scheint. Wenn ein Mann fasziniert von den weiblichen Hüften einer Frau ist, so ist die Ursache die Evolution, die durch das Zeigen eines geburtsfähigen und gebärfreudigen Beckens beim Mann bewusst den Trieb zur Fortpflanzung weckt. Die Faszination einer großen Brust ist der von der Evolution im Mann fixierte Instinkt, seinem Nachwuchs ausreichend Nahrung, sprich Muttermilch, mitzugeben.
Wir sind schon längst dabei, uns von den von der Evolution vorgegebenen Zwängen immer mehr zu entfernen, und wir werden dies am Beginn des nächsten Jahrtausends in einem zunehmenden Maße erreicht haben. Die Reproduktion hat sich jetzt schon durch Entwicklungen wie Retortenbefruchtung oder differenziertere Formen wie mikromanipulatorische Spermainjektionen von den Vorgaben der Evolution abgekoppelt. Die Zukunft aber sieht noch weitaus spektakulärer aus.

Der Mann der Zukunft

Die Revolution im männlichen Körper hat längst begonnen. Folgen Sie uns auf einem – sicherlich provokant kühnen, aber medizinisch durchaus realistischen – Exkurs in die Zukunft der Medizin. Ignorieren Sie kurzfristig ethisch-moralische ebenso wie gesellschaftspolitische und philosophische Überlegungen. Was heute noch wie Sciencefiction klingt, kann in einem halben Jahrhundert längst Realität sein:

Persönliche Anti-Aging-Strategien

Im Jahre 2050 wird jeder Mann in der westlichen Welt seine persönliche »Anti-Aging-Strategie« haben. Spätestens mit seinem 40. Lebensjahr, wenn sein Testosteronspiegel auf 70 % gefallen ist, wird er mit einer Hormonersatztherapie beginnen und seine Hormone einstellen lassen, um auch die zweite Hälfte seines Lebens mit einer ähnlichen Qualität erleben zu können wie die erste. Und mit 60, wenn sein Testosteronwert unbehandelt nur mehr bei 55 % des ursprünglichen Wertes liegen würde, wird sein Endokrinologe den Hormonspiegel bereits auf das Level eines 35-Jährigen eingestellt haben. Die regelmäßige Einnahme von Radikalfängern bzw. von Antioxidantien, von Vitaminen und Spurenelementen wird zum »Golden Standard« der Lebensführung gehören.

Ab 40 wird jeder Mann mit einer Hormonersatztherapie starten

Fortpflanzung ohne Sex

Die Sexualität wird 2050 vollständig von der Fortpflanzung getrennt sein. Es pflanzt sich nur mehr der fort, der es aktiv beschließt und auch tatsächlich will. Die Samenzellen eines Mannes werden zu jenem Zeitpunkt, zu dem sie genetisch am besten sind – meist um das 20. Lebensjahr –, für einen späteren Kinderwunsch eingefroren. Wenn sich der Mann schließlich mit 80 Jahren noch dazu entschließt, Vater werden zu wollen, kann er auf das Spermien-Depot zurückgreifen, das frei von negativen Umwelteinflüssen und Schädigungen ist.

Mit 20 werden Samenzellen künftig eingefroren

Nicht anders bei der Frau. Wenn die Eizellen am unverbrauchtesten sind, werden sie tiefgekühlt und für den Tag X deponiert, an dem Karrierepläne und das gesellschaftliche Umfeld für eine Schwangerschaft am günstigsten sind.

Sterilisierung für jeden

Es wird für Mann und Frau gleichermaßen normal sein, sich beim Eintritt in die Geschlechtsreife sterilisieren zu lassen. Sex wird nur noch zum reinen Lustgewinn, nicht jedoch zur Arterhaltung praktiziert. Ist

Sex dient nur noch dem reinen Lustgewinn

der Wunsch zur Fortpflanzung vorhanden, so wird für die In-vitro-Fertilisation Sperma aus dem Nebenhoden genommen oder auf eingefrorenes Sperma zurückgegriffen.

So wird es eine Welt ohne Angst vor ungewollter Schwangerschaft, ohne Antibabypillen, ohne Blutgerinnsel geben – und ohne Abtreibungsdiskussion.

Jede Frau mit Kinderwunsch kann Babys bekommen

Die Qualität der Spermien wird künftig ebenfalls keine Einschränkung mehr für die Fortpflanzung darstellen. Jeder Frau mit Kinderwunsch wird es in Zukunft möglich sein, ein Kind zu bekommen.

Geburt nur mehr per Kaiserschnitt

Kinder werden in den hoch entwickelten Industriestaaten fast nur mehr mit Kaiserschnitt zur Welt gebracht. Schon die Evolution hat gezeigt, dass die Frau für die Geburt nicht so geschaffen wurde wie beispielsweise Vierfüßler.

Der Kopf des Menschen wird zu groß für eine Vaginalgeburt

Es wird unverständlich erscheinen, dass es den Frauen früher durch eine normale Geburt den Beckenboden zerrissen hat und praktisch jede zweite Frau nach dem 50. Lebensjahr schwere Probleme mit Harninkontinenz hatte. Es wird unglaublich klingen, dass man vor nicht allzu langer Zeit Babys dem gewaltigen Stress einer normalen Geburt ausgesetzt hat. Die Zunahme des Gehirnvolumens und somit auch der Kopfgröße im Laufe der Evolution führte zu einer Verkomplizierung der Geburt, ebenso wurde der Durchtritt des Kopfes durch das knöcherne Becken erschwert. Viel intelligenter kann der Mensch nicht mehr werden, weil sonst unser Kopf zu groß wird, um vaginal geboren werden zu können. Die Komplikationsrate bei der menschlichen Geburt ist weitaus höher als überall sonst im Tierreich, die Minuten der Geburt sind die gefährlichsten und riskantesten im Leben eines Menschen. Die Sterblichkeit (Mortalität), die bis zu unserem Jahrhundert enorm hoch war, wird 2050 kein Problem mehr darstellen.

Der Sieg über den Krebs

Eingriffe in die Genstruktur können Krebs verhindern

Der Kampf gegen Krebs wird weitgehend gewonnen sein. Durch die Erkenntnisse aus der Entschlüsselung der menschlichen Gene können langfristig prophylaktische Maßnahmen getroffen oder direkte Eingriffe in die Genstruktur vorgenommen werden.

Vorsorge- statt Reparaturmedizin

»Gesund alt werden muss für alle ein Rechtsanspruch sein und nicht ein Privileg.«

Prof. Bruno Lunenfeld

Der Mann der Zukunft

Die Medizin wird sich von einer Reparaturmedizin zu einer Vorsorgemedizin entwickelt haben. Vor der Jahrhundertwende war die Behandlung der Jahrzehnte ab der Menopause bei der Frau statistisch gesehen kein Thema, weil es die meisten Frauen nicht betroffen hat. Sie starben, bevor es überhaupt zu den Folgeerscheinungen des Hormonmangels kam.

Da die Lebenserwartung des Mannes sowieso sechs bis sieben Jahre niedriger war und ist als die der Frau, sind bei ihm die Spätfolgen wie Knochenschwund (Osteoporose) oder Folgeerkrankungen der Arterienverkalkung heute noch kein Thema. In 20 bis 30 Jahren wird es jedoch unweigerlich Thema sein, wenn der Großteil der männlichen Bevölkerung auf Grund der rapide zunehmenden Lebenserwartung all diese Folgeerkrankungen bewusst zu tragen hat. Prof. Lunenfeld rechnet damit, dass bereits 2010 die Osteoporose genauso häufig beim Mann wie bei der Frau auftreten wird. Bereits heute betreffen 30 % aller Hüftfrakturen Männer, auch ist die Mortalitätsrate bei Männern höher als bei Frauen.

Knochenschwund wird zum neuen Problem des Mannes

Männerärzte und Andropause-Institute

Neben dem Frauenarzt wird es spätestens 2010 auch das Berufsbild des Männerarztes geben. Während heutzutage Urologen in erster Linie chirurgisch agieren, wird der Männerarzt medizinisch-prophylaktisch vorgehen, was zu einem Absinken der Mortalitätsrate vieler Krankheiten und damit zu einer höheren Lebenserwartung des Mannes führen wird.

Das Berufsbild Männerarzt wird entstehen

Eigene Kliniken für den Mann, so genannte Andropause-Institute, werden längst überall in der westlichen Welt zum medizinischen Alltag gehören. Dort können durch Labortests und Screenings Probleme des Mannes in jedem Alter schon im Ansatz erkannt und endokrine Defizite – das Absinken der Hormone – ausgeglichen werden.

Ein neuer Lifestyle

Um über 100 Jahre alt werden und diese Lebensspanne auch mit Qualität erfüllen zu können, wird sich der Europäer in seiner gesamten Lebensweise immer mehr dem asiatischen Lebensstil anpassen. Die jahrtausendealten Kulturen Asiens haben schon sehr früh einen Lifestyle entwickelt, der nicht nur beim Denken ansetzt, sondern eine maßgebliche Vorreiterrolle bei bewusster Ernährung und gesunder Lebensführung spielt. In asiatischen Ländern sind Zivilisationskrankheiten wie Herzinfarkt und Bluthochdruck weitaus seltener als in der westlichen Welt anzutreffen. Die Fortschritte der westlichen medizinischen Wis-

Der Europäer passt sich dem asiatischen Lebensstil an

senschaft werden zunehmend mit den jahrtausendealten Lebens- und Verhaltensregeln der Asiaten verschmelzen.

Die Hormone gegen das Altern

Das Wissen um die richtige Handhabung der Hormone wird eine medizinische Selbstverständlichkeit sein. Durch die Hormonersatztherapie werden die Lebenserwartung des Mannes signifikant gehoben und Altersbeschwerden vermieden werden können.

Vor 15 Jahren wurden Hormone im Harn gemessen

Noch vor 15 Jahren war eine Hormonbestimmung ein höchst komplexes Verfahren und mit einem gigantischen Aufwand verbunden. Es war nicht nur ein spezialisiertes Labor notwendig, man musste dafür auch den Harn über einen Zeitraum von 24 Stunden sammeln. Nur bei wirklich ausgeprägten und ersichtlich klinischen Hormonstörungen wie dem Kropf wurde diese aufwändige, anorganische Untersuchungsmethode praktiziert. Das hatte zur Folge, dass man über die Hormone des Mannes kaum praktische und gesicherte Informationen hatte. Man wusste zwar, dass sie das Leben des Mannes beeinflussen. Aber man ahnte nicht, wie und in welchem Ausmaß.

Die neue Ära begann mit radioaktiven Immunoessays

Mit der Entwicklung der radioaktiven Immunoessays begann ein neues Zeitalter in der Hormondiagnostik. Erstmals konnten routinemäßige Untersuchungen der Hormone im Blut durchgeführt werden. Dieses radioaktive Verfahren war sehr aufwändig und nur für Individualfälle, aber nicht für die Masse der Patienten geeignet.

Eine Hormonbestimmung kostet nur mehr 110 Euro

Erst später setzte eine neue Ära in der Hormonbestimmung ein. Es ist heute möglich, die Hormone beim Mann mit vereinfachten und kostengünstigen Methoden (die Bestimmung von 15 männlichen Hormonen kostet nur mehr rund 110 Euro) im Blut zu messen und so im Labor einen exakten Hormonstatus zu erstellen. Ein praktikables und umfassendes Screening beim Mann, noch vor 15 Jahren im Bereich der Fabel angesiedelt, ist damit zur Realität geworden. An einem Laborplatz können heute am Tag 5 000 Hormonwerte vollautomatisch bestimmt werden, während vor 15 Jahren dafür noch ein ganzes Institut mit 20 Laboranten notwendig war.

Die neuen aus dieser Entwicklung gewonnenen Erkenntnisse der modernen Endokrinologie sind bestimmend für das künftige Leben des Mannes:

- Nicht nur die Frau, auch der Mann ist stark von Sexualhormonen abhängig. Sein ganzes Leben – vom Beruf bis zum Sex – wird davon gesteuert.
- Das Klimakterium ist kein feminines Phänomen. Auch der Mann

kommt in die Wechseljahre, in denen die Hormone wie Testosteron oder Östrogen massiv abnehmen. Beim Mann sinken jedoch die Hormone nicht rapide ab wie bei der Frau. Es ist ein langsamer, gradueller Prozess.

Die Hormonabnahme beim Mann ist ein langsamer Prozess

- Die Osteoporose (Knochenschwund), bisher als primäres Problem der Frau gesehen, ist auch beim Mann vorhanden. Durch Knochendichtemessung lassen sich hier die hormonellen Auswirkungen deutlich ablesen. Die männlichen Knochen sind sexualhormonabhängig, speziell vom Östrogen.
- Auch der Haarausfall des Mannes ist östrogenabhängig.
- Die medizinischen Erklärungen dieser Hormon-Phänomene, die zwar zum Teil vermutet, aber nie ursächlich nachweisbar waren, ist durch die neuen, praktikablen Untersuchungsmethoden einfach möglich.
- Dadurch ergibt sich erstmals die Chance, gezielt in das Hormonsystem des Mannes einzugreifen und Krankheiten zu heilen. Die Hormontherapie wird im 21. Jahrhundert einen unglaublichen Boom erleben.

Die Hormone können der Schlüssel zu einem biblischen Alter sein. 120 Lebensjahre sind in Zukunft keine Utopie, wenn wir bereits jetzt durch gezielte Strategien an der konsequenten Verbesserung unseres Gesundheitsstandards arbeiten. Was noch bis vor kurzem als fiktiv galt, nimmt auch aus der Sichtweise der Wissenschaft immer klarere Formen an.

Der Delphi-Report 1998, die Zukunftsstudie des deutschen Fraunhofer-Instituts für Systemtechnik und Innovationsforschung in Karlsruhe, die von 2453 Experten aus Forschung, Bildung und Industrie erstellt wurde, prognostiziert bereits für die ersten 15 Jahre des neuen Jahrtausends eine Reihe von grundlegenden Veränderungen und revolutionären Entdeckungen in der Medizin:

Der Delphi-Report prognostiziert die Medizin der Zukunft

2005: Eine Therapie gegen Aids wird klinisch eingesetzt, die den Verlauf der Krankheit im ersten Stadium stoppen kann. Ein Insulinpräparat wird entwickelt, das oral verabreicht wird.

2005 wird man Aids stoppen können

2006: Genanalysen können das individuelle Erkrankungsrisiko bei Krankheiten wie Krebs und Bluthochdruck vorhersagen. Die Entstehung und Entwicklung von Alzheimer ist erforscht.

2006 ist Alzheimer erforscht

2008: Die genetischen und molekularen Ursachen von Krankheiten wie Diabetes oder Bluthochdruck sind erforscht.

2010: Impfstoffe gegen Aids werden erstmals eingesetzt, die neurochemischen Mechanismen des Alkoholismus und seine genetischen Komponenten aufgeklärt. Mikrocomputer, die sich selbstständig in der Blutbahn des Menschen bewegen, werden in

2010 werden Mikrocomputer durch unsere Blutbahn fahren

der Praxis zur Blutdiagnose und Thrombosetherapie eingesetzt.

2011: Eine Therapie gegen Alzheimer wird entwickelt. Die Ursache der Parkinson-Krankheit wird geklärt (eine Therapie, die Krankheitserscheinungen wie Schütteln, Gleichgewichts- und Orientierungsprobleme aufheben kann, wird für 2018 erwartet).

Die Entschlüsselung des Genoms

1953 entschlüsselte Francis Crick die DNA-Doppelhelix

Als der Molekularbiologe Francis Harry Compton Crick 1953 zusammen mit seinem Kollegen James D. Watson die Doppelhelix-Struktur des DNA-Moleküls entschlüsselte, das alle genetischen Informationen des Lebens enthält, machte er damit eine der fundamentalsten Entdeckungen des 20. Jahrhunderts. »Wir haben das Geheimnis des Lebens entdeckt«, sagte Crick, als er für diese Erkenntnis den Nobelpreis bekam. Ohne Cricks und Watsons Forschungsarbeit wäre die moderne Medizin, wie wir sie heute kennen, nicht möglich.

2004 wird der genetische Code geknackt sein

Jahrzehntelang haben seither Forscher und Wissenschaftler auf der ganzen Welt im Human-Genom-Projekt zusammengearbeitet, um die gesamte Erbinformation des Menschen zu entschlüsseln. In spätestens fünf Jahren, so ist sich die Wissenschaft einig, wird der genetische Code vollständig geknackt sein. Damit öffnen sich der Medizin ungeahnte Möglichkeiten, um krankheitsrelevante Mutationen im Erbgut herauszufinden und diese für neue Therapien nutzbar zu machen. Viele Krankheiten, die heute noch tödlich verlaufen, werden plötzlich behandelbar sein.

Speziell in amerikanischen Labors wie dem National Institute of Aging (NIA) arbeiten Wissenschaftler fieberhaft daran, jene Gene zu identifizieren, die ein längeres Leben ermöglichen könnten. In jedem Gewebe hören die Zellen ab einem bestimmten, individuell verschiedenen Zeitpunkt auf, wie bisher zu funktionieren, und lösen damit den Alterungsprozess aus. Lassen sich diese Gene identifizieren, deren Ausfälle uns altern lassen, so ist ein weiteres Rätsel der menschlichen Vergänglichkeit gelöst.

Nematoden haben ein »Langlebigkeitsgen«

Bei mikroskopisch kleinen Wurmarten wie den Nematoden (Fadenwürmern) ist es amerikanischen Wissenschaftlern bereits gelungen, eine Art »Langlebigkeitsgen« zu entdecken, das die Nematoden-Larven in einen absoluten Ruhezustand versetzt, sobald nicht ausreichend Nahrung vorhanden ist. In diesem Zustand, der bis zu 60 Tage dauern kann, nimmt die Larve keine Nahrung auf. Dadurch wird die

Lebenserwartung bis zu 100 % verlängert. Michal Jazwinski von der Louisiana State University School of Medicine in New Orleans: »Das Ziel unserer Forschung ist, dass die Menschen in hohem Alter jung sterben. Gene, die den menschlichen Alterungsprozess auslösen, sollen einmal so manipuliert werden, dass sie die darauf zurückführenden Krankheiten unterdrücken, so dass der Mensch bis ins hohe Alter gesund bleibt.«

Täuschen wir die Natur?

Der Mensch täuscht die Evolution

Was bedeutet jedoch der Eingriff in die Genstruktur, der Eingriff in den Hormonhaushalt des Menschen? Täuschen wir die Natur und greifen in sie verändernd ein? Eliminieren wir Mechanismen der Selektion, die die Natur vorgesehen hat? Bis zum 40. bzw. 50. Lebensjahr, solange wir uns fortpflanzen können, sind wir für die Evolution interessant und erhaltungswürdig. Wir erzeugen deshalb genug Sexualhormone, um die Libido zu haben, unsere Attraktivität zu bewahren und die Arterhaltung zu garantieren. Sobald wir für den Entwicklungsprozess nicht mehr interessant sind, entzieht uns die Natur bislang in brutaler Weise die wesentlichen Substanzen, die Sexualhormone. Der Mensch wird jedoch künftig eine neue Möglichkeit haben, korrigierend in die Natur einzugreifen.

Wir beeinflussen tatsächlich die Evolution, indem wir unsere Hormone ergänzen. Dies haben jedoch intuitiv schon viele alte Kulturen wie die chinesische verstanden, die Hormone in Form von Pflanzen wie Ginseng zu sich genommen haben. Unsere Zivilisation versteht es auf subtilere, technische Art, der Evolution ein Schnippchen zu schlagen.

Das Klimakterium des Mannes

Faktoren des Alterns

Der Mann, das schwache Geschlecht

Leben heißt altern. Von der Sekunde unserer Zeugung an. Das ist fixer Bestandteil unseres Lebens, aber auch Grundlage für unser individuelles Schicksal. Im Sinne der Evolution ist das Altern des Menschen auf eine Weise einzigartig, denn der Homo sapiens sapiens lebt länger als fast alle anderen Säugetierarten auf unserem Planeten.

Warum Zellen sterben, ist bis heute ein Rätsel

Warum jedoch Zellen, Organe und Organismen im Laufe ihres Lebens ihre Funktionen reduzieren und schließlich absterben, ist bis heute selbst für die Wissenschaft zum Teil noch immer ein Rätsel. Die Hormone spielen darin – so viel ist sicher – eine Schlüsselrolle. Wenn der Körper weniger Hormone produziert, altern wir.

Das wirft die Frage auf: Kann man den Zeitpunkt des Alterns dadurch hinauszögern, dass man fehlende Hormone einfach ersetzt? Ist es vielleicht sogar möglich, für immer jung zu bleiben?

Telomerase: Wie man menschliche Zellen unsterblich macht

Ist ein Enzym der Schlüssel zur Unsterblichkeit?

Kaum eine Frage hat die Menschheit so beschäftigt wie jene nach den Ursachen des Alterns. Die Entdeckung des Enzyms Telomerase lässt die Lösung dieses Rätsels das erste Mal möglich erscheinen. 1998 haben Wissenschaftler festgestellt, dass Telomerase eine entscheidende Rolle bei der Teilung menschlicher Zellen spielt. Bei jeder Spaltung wird etwas Telomerase aufgebraucht. Spätestens nach 75 Teilungen ist der Vorrat erschöpft, die Zelle stirbt ab.

Telomerase verhindert den Zelltod

Texanische Wissenschaftler haben nun in jahrelanger Forschung entdeckt, dass durch Zugabe von Telomerase der Zelltod zu verhindern ist. Sie legten menschliche Zellkulturen in ein Bad aus Telomerase, um sie ursprünglich damit besonders widerstandsfähig zur Bekämpfung von Krankheiten zu machen. »Selbst nach 300 Teilungen gab es keinerlei Anzeichen von Verschleißerscheinungen«, berichtet Carmen P. Morales vom University of Texas Southwestern Medical Center über

den Methusalem-Effekt der Telomerase im Fachblatt »Nature Medicine«.
Die Wirkung von Telomerase basiert auf dem ständigen Aufbau von so genannten Telomeren an den Chromosomenenden der DNA, dem Sitz unserer Erbanlagen, die sich bei jeder Zellteilung verdoppelt. Telomere sorgen dafür, dass die Struktur der Chromosomen stabil bleibt und diese nicht aneinander ankoppeln. Allerdings geht bei jeder Zellteilung etwas von den Telomeren verloren. Die Telomerase hat die Aufgabe, diese wieder aufzubauen. Je weniger Telomerase, desto weiter ist das Altern fortgeschritten.
Zumindest im Labor ist es Morales nun gelungen, durch Telmomerase-Zufuhr den Zelltod zu verhindern. »Damit«, prophezeien amerikanische Fachzeitschriften bereits, »ist der Beginn vom Ende des Alterns eingeleitet.«

»Das ist der Beginn vom Ende des Alterns.«

Das moderne Bildnis des Dorian Gray

Er ist knappe 20, voll Eleganz, Unschuld und maskuliner Schönheit, als er zum rücksichtslosen Ausleben seiner Gelüste verführt wird. So intensiv und stark, dass in ihm das unbändige Verlangen nach zeitloser Jugend wächst, um alle Sinnesfreuden ewig auskosten zu können. Für immer jung zu bleiben – wie auf dem Gemälde an der Wand: »Dafür würde ich sogar meine Seele hingeben!«
Oscar Wildes Romanfigur des Dorian Gray symbolisiert wie keine andere die Sehnsucht des Menschen nach ewiger Jugend, die bis in die griechische Antike zurückgeht.
Selbst in der Bibel wird die Jugend und ihr Erhalt im hohen Alter zum bestimmenden Motiv. Nach der Überlieferung starb Methusalem – so steht es zumindest im ersten Buch Moses, Genesis 5,27 – im Alter von 969 Jahren. Abraham wurde bei bester Gesundheit immerhin noch 170 Jahre (Genesis 25,8) und sein Sohn Isaac starb erst mit 180. Moses musste schon mit 120 Jahren dem Leben entsagen. Dem 90. Psalm zufolge »währet *(unser Leben)* 70 Jahre, und wenn es hoch kommt, so sind's 80«.

Ewige Jugend: Methusalem starb mit 969 Jahren

Das Höchstalter eines Menschen vermuteten die Ägypter bei etwa 110 Jahren, Buddha setzte die erreichbare Obergrenze bei 100 Jahren an. Nicht überraschend wird in der Bibel das Alter, je näher die geschilderten Ereignisse dem Zeitpunkt der Niederschrift kommen, nach unten korrigiert.
Die Liste bedeutender alter Männer liest sich wie ein Who is who der Geschichte der Menschheit. So erreichten Platon und Sophokles das

90. Lebensjahr, Cato der Ältere, Cicero und Seneca für die damalige Zeit beachtliche 80 Jahre. Michelangelo und Titian, beide wurden knapp 90 Jahre alt, stellten den Allmächtigen, den Schöpfer, grauhaarig und graubärtig dar, gaben ihm aber gleichzeitig den straffen, durchtrainierten Körper eines Athleten in den besten Jahren. Gott als Symbol von Weisheit, körperlicher Kraft und von einem langen Leben in möglichst ungebrochener Gesundheit.

Die Liste bewundernswerter »junger alter Männer« lässt sich beliebig fortsetzen. Sie finden sich auch in der Literatur und in den bildenden Künsten. Bei Shakespeares »König Lear« und Lessings »Nathan der Weise«. Auch Voltaire, der seine Meisterwerke jenseits der 50 schrieb, Giuseppe Verdi, der mit 80 noch die Oper »Falstaff« vollendete, und Pablo Picasso, der bis zu seinem Tod mit 91 Jahren noch Bilder malte, sind beeindruckende Vorbilder.

Verdi vollendete noch mit 80 die Oper »Falstaff«

Das Geheimnis des Alterns

Was ist Altern? So viel ist sicher: Altern kann nicht auf eine einzige Ursache allein zurückgeführt werden. Vermutlich sind eine Reihe gleichzeitig ablaufender Vorgänge dafür verantwortlich. Zwei Theorien der Zellalterung werden derzeit heftig diskutiert:

Die Verschleißtheorie

Die Zelle altert durch freie Sauerstoffradikale

Sie besagt, dass die Zelle durch chemischen Verschleiß mit so genannten freien Sauerstoffradikalen altert. Diese aggressiven Substanzen, die auch für die Krebsentstehung verantwortlich gemacht werden, bilden sich laufend im normalen Stoffwechsel.

Antioxidantien machen freie Radikale unschädlich

Es konnte zwar nachgewiesen werden, dass freie Radikale durch körpereigene Gegenspieler – man nennt sie Antioxidantien – teilweise inaktiviert und unschädlich gemacht werden, aber offensichtlich reicht das nicht aus, um lebenswichtiges Eiweiß und die Gene vollständig zu schützen.

Die Programmtheorie

Sie basiert auf der Annahme, dass die Zellen auf Grund einer ihr innewohnenden Lebensuhr, den Telomeren, altern. Gehen diese Schutzhüllen der Chromosomenenden verloren, werden die Chromosomen selbst instabil und zerfallen. Bei jeder Zellteilung in unserem Körper wird ein winziges Stückchen dieser Hülle abgebaut, werden die Telomere verkürzt. Ist ein kritischer Punkt überschritten, stirbt die Zelle ab.

Nur zwei Zellarten widerstehen diesem natürlichen Zelltod. Sie sind sozusagen unsterblich und können sich endlos teilen, ohne dabei zu altern:

Nur Ei-, Samen- und Tumorzellen teilen sich ohne zu altern

- Ei- und Samenzellen
- Tumorzellen

Neueste Forschungen, die Sie in diesem Buch erstmals ausführlich beschrieben finden, haben jedoch noch eine andere Ursache des Alterns wissenschaftlich nachweisen können, die wahrscheinlich eine der wesentlichsten Grundlagen für das langsame Absterben der Zellen ist:

Die Hormontheorie

Molekulare Veränderungen im Körper basieren auf einer Zunahme der hormonellen Misskommunikation, einem verschlechterten Zusammenspiel der Hormone. Ab dem 30. Lebensjahr produziert der Körper eines Mannes kontinuierlich immer weniger Hormone. Gerät so das fantastische, komplexe Hormonsystem aus dem Gleichgewicht, stimmt die Kommunikation innerhalb des Körpers und seiner Organe nicht mehr. Diese Abnahme der Hormone dürfte eine der wesentlichsten Ursachen des Alterns sein.

Eine hormonelle Disbalance lässt den Menschen altern

Die Altersschwächen des Mannes

Einem Idealbild – wie Michelangelos David – als Symbol der Jugend ein Leben lang zu entsprechen, arbeitet der Alterungsprozess eines jeden einzelnen Organs, ja sogar jeder Zelle und letztendlich jeden Moleküls entgegen. Die Haut wird dünn und faltig, die Muskelmasse schrumpft und das Unterhautfettgewebe verlagert sich in den Bauch- und Hüftbereich. Die Körpergröße des Mannes nimmt ab, zwischen dem 35. und 80. Lebensjahr um durchschnittlich fünf bis sechs Zentimeter. Auch andere Begleiterscheinungen sind symptomatisch für das fortschreitende Alter:

- **Schlechte Gelenke**

Die auffälligste Veränderung der Körperzusammensetzung betrifft das Verhältnis von Fett und Körperwasser. Ab dem 30. bis zum 70. Lebensjahr nimmt das Gesamtkörperwasser um ca. 10 % ab. Die Knochen werden durchlässiger und verlieren an Stabilität. Mit etwa 40 Jahren beginnt ein langsamer Abbau des Knochengewebes. Wirbelsäule, Hüfte und Beine sind besonders betroffen (Näheres dazu finden

Ab dem 30. Lebensjahr nimmt das Körperwasser ab

Sie im Kapitel »Osteoporose«). Der Mangel an körperlichem Training und Bewegung verstärkt diesen Abbau. Mit zunehmendem Alter wird die Flüssigkeit in den Gelenken wässriger und verliert immer mehr ihre Funktion als Gelenksschmiere. Die Folge davon ist eine Abnahme des schützenden Gelenkknorpels, so dass der Bewegungsablauf unrund wird, das Gelenk verschleißt und sich manchmal auch entzündet.

• Falten

Durch zu wenig Melanin entstehen Altersflecken

Die ersten Falten entstehen durch den Verlust an elastischen und kollagenen Stützfasern. Der seit Jahren bestehende Bräunungswahn führt durch die unmäßige UV-Bestrahlung der Haut mit Sonnenlicht zu einer Beschleunigung dieses Vorganges. Die in der Haut liegenden Talgdrüsen produzieren mit zunehmendem Lebensalter weniger Talg, wodurch die Haut immer trockener wird. Durch eine unterschiedliche und abnehmende Produktion des Sonnenschutzfarbstoffes Melanin kommt es auch beim Mann vermehrt zum Auftreten von braunen Flecken, den so genannten »Altersflecken«. Eine nicht ganz unumstrittene, aber interessante Hypothese aus Amerika besagt, dass durch die fast tägliche Rasur die Gesichtshaut des Mannes immer wieder im Sinne von den von Kosmetikstudios durchgeführten »Peelings« erneuert wird und daher länger elastisch bleibt und jünger wirkt als bei gleich alten Frauen.

• Graue Haare

Luft in der Hornsubstanz macht die Haare grau

Die Haare werden grau durch eine zunehmende Einlagerung von Luft in der Hornsubstanz sowie – in abgeschwächter Form – in den Haarwurzelzellen. Sie werden bei vielen Männern dünner, auf Grund einer hormonellen Verschiebung der Geschlechtshormone kommt es häufig zur Glatzenbildung.

• Hörprobleme

Das Hörvermögen lässt mit zunehmendem Alter nach. Interessanterweise sind hier aus noch ungeklärter Ursache mehr Männer als Frauen von einer deutlichen Hörschwäche, der so genannten Altersschwerhörigkeit, betroffen. Möglicherweise hängt dies mit einer stärkeren Lärmbelästigung bei typischen Männerberufen oder aber einer etwas höheren Rate an Durchblutungsstörungen zusammen.

Besondere Bedeutung kommt beim Älterwerden den drei großen biologischen Kommunikationssystemen, dem Nerven-, Hormon- und Immunsystem, zu, auf die in den entsprechenden Kapiteln noch näher eingegangen wird. Das Immunsystem reagiert vor allem, weil die Körperabwehrzellen (T-Lymphozyten) im Alter weniger gut arbeiten und schwächer auf Angriffe von außen reagieren. Infektionen verlaufen mit zunehmendem Alter in Folge der beeinträchtigten Immunabwehr dramatischer als in jungen Jahren. Ab 65 Jahren zählen chronische Bronchitis und Lungenentzündung zu den Haupttodesursachen beim Mann. Je nach Alter und Geschlecht des Betroffenen zeigen diese Erkrankungen einen unterschiedlichen Verlauf. Auch verliert die Lunge generell an Atemkapazität. Die Lungenbläschen werden im Laufe des Lebens nicht nur durch Nikotin, sondern auch durch den Alterungsprozess unelastischer und erweitern sich. Ihre zunehmend dickere Wand erschwert den Gasaustausch bei gleichzeitig schlechterer Durchblutung. Darüber hinaus führt auch eine Verminderung der Atemmuskulatur zu einer Verringerung der Beweglichkeit des Brustkorbs.

Ab 65 verläuft chronische Bronchitis oft letal

- **Schwache Augen**

Auch das Auge verliert etwa ab 45 Jahren zunehmend die Fähigkeit zur Scharfeinstellung. Dies wird allgemein als die so genannte Alterssichtigkeit bezeichnet. Die Fasern der Augenlinse verändern mehr und mehr ihre Struktur, verfärben sich und führen dadurch zu einer schlechteren Durchlässigkeit für die Lichtstrahlen. Dies führt dann zur Linsentrübung und Allgemeinverschlechterung des Sehens.

Ab 45 beginnt häufig die Alterssichtigkeit

- **Rückbildung der Organe**

Im Zuge des Alterungsprozesses des Mannes kommt es auch zu einer zunehmenden Rückbildung einzelner Organe, vor allem von Milz, Leber, Bauchspeicheldrüse, Niere und den Muskeln. So kann die Durchblutung der Leber bei einem 65-jährigen Mann oft nur noch knapp 50 % derjenigen eines 25-jährigen Mannes betragen.

Auch das Gehirn verliert zunehmend an Gewicht, wobei vor allem die weiße Hirnsubstanz mit ihren Nervenfasern weniger wird. Die Nervenzellen der wichtigen und berühmten grauen Hirnrinde bleiben weitgehend unverändert, abgesehen von Alterspigmenteinlagerungen.

Milz, Leber und Niere bilden sich im Alter zurück

Der Tag, an dem Hussein Shadli starb

Hussein Shadli aus dem Dorf Mussaifira in Syrien war ein weiser, alter Mann. Er kannte seine Heimat noch als Teil des Osmanischen Reiches, erzählte gerne Schauergeschichten über den jungen Sultan Abdul Hamid II., den er bereits im zarten Teenageralter erlebte – der moslemische Herrscher erblickte 1876 das Licht der Welt –, und wusste noch genau, wie im Oktober 1918, als der Erste Weltkrieg tobte, eine Allianz aus Briten, Franzosen und Arabern die Türken mit Waffenge-

Der älteste Mann wurde 148 Jahre alt

walt aus Syrien vertrieben. Auch an den 15. April 1946, als der letzte französische Besatzer das Land verließ, erinnerte sich Shadli noch gerne voll Emphase. Als der gute Mann im April 1999 starb, war er stolze 148 Jahre alt – und somit der älteste Mensch der Welt. Die Zeitung »Es Saura« berichtete, dass der 1851 Geborene über ein hervorragendes Gedächtnis verfügte, ohne Brille lesen konnte und an die hundert Enkel und Ur-Enkel hat.
Den »offiziellen« Titel des zur Zeit noch ältesten lebenden Menschen der Welt hält nach Shadlis Tod die altersmäßig weit abgeschlagene US-Bürgerin Sarah Knauss Clark mit 118 Jahren.

Warum Frauen länger leben

Hussein Shadli war – soferne seine Lebensdaten tatsächlich stimmen – eine Ausnahmeerscheinung im Wettlauf der Geschlechter um den Altersrekord beim Menschen. Sämtliche Untersuchungen in den westlichen Industrieländern, insbesondere jene aus Österreich, Deutschland und den USA, kommen zu denselben Ergebnissen: Männer sterben im Durchschnitt sechs bis acht Jahre früher als Frauen und sind im höheren Lebensalter kränker.

Die zehn häufigsten Ursachen für Krankenhausaufenthalte stationär behandelter Männer in Österreich (1996):

Hauptdiagnose	Patienten	% aller Patienten
Krankheiten des Kreislaufsystem	147 259	16,3
Verletzungen oder Vergiftungen	133 040	14,7
Krebserkrankungen	99 659	11,0
Krankheiten der Verdauungsorgane	90 984	10,1
Krankheiten von Skelett, Muskeln, Bindegewebe	76 876	8,5
Krankheiten der Atmungsorgane	76 765	8,5
Krankheiten des Nervensystems und der Sinnesorgane	59 093	6,5
Krankheiten des Urogenitaltrakts	49 038	5,3
Psychiatrische Krankheiten	43 901	4,9
Symptome und schlecht bezeichnete Affektionen (z. B. Altersschwäche)	30 912	3,4
Insgesamt stationär behandelte Männer	903 023	

Quelle: ÖSTAT, 1998

Das Klimakterium des Mannes

Warum baut der Körper eines Mannes früher ab als der einer Frau? Die beiden häufigsten Todesursachen bei Männern in der westlichen Welt – Herzinfarkt und Gehirnschlag – haben eine gemeinsame Ursache: Arteriosklerose, die Verhärtung, Engstellung und Blockade von Arterien durch fett- und kalkhaltige Ablagerungen in den Gefäßen.

Arteriosklerose verursacht Gehirnschlag und Herzinfarkt

Hauptrisikofaktoren der Arteriosklerose in diesem Zusammenhang sind das männliche Geschlecht an sich, eine entsprechende Familienkrankenvorgeschichte, Rauchen, schlecht eingestellter Bluthochdruck, Übergewicht, hohe Cholesterinwerte und wenig Bewegung.
Alle die vorgenannten Risikofaktoren betreffen statistisch im direkten prozentuellen Vergleich der Geschlechter die Männer viel stärker als Frauen. Bei der Analyse der Risikofaktoren sind bereits drei allgemein gültige, mögliche Verursacher zu identifizieren:

1. die menschlich-männliche Erbsubstanz
2. die Hormone
3. das männlich-soziale Rollenverhalten

Diese und andere Faktoren sind verantwortlich dafür, dass Männer früher sterben:

- Die Sterblichkeit der Männer bis zum 25. Lebensjahr ist weitaus höher als die der Frauen. In der Neugeborenenphase wie auch in der frühen Kindheit treten bei Jungen häufiger Gesundheitsstörungen auf. Es finden sich öfter als bei Mädchen Missbildungen und Schäden durch den Geburtsverlauf und andere pathologische Zustände. In Kindheit, Jugend und im frühen Erwachsenenalter gewinnen Unfälle als Todesursache bei Männern vorrangige Bedeutung.

  In Kindheit und Jugend sterben mehr Knaben durch Unfälle

  Im 70. Lebensjahr ist die Differenz der durchschnittlichen Lebenserwartung zwischen Mann und Frau auf 2,5 Jahre geschrumpft. Die Grundlagen für die großen Unterschiede in der männlichen und weiblichen Lebenserwartung werden also bereits im jüngeren Lebensalter gesetzt.
- Männer zeichnen sich durch einen sorglosen Umgang mit dem eigenen Körper aus. Sie gehen wesentlich seltener zum Arzt als Frauen. Nur die Hälfte aller Männer nimmt im Vergleich zu Frauen an Krebsvorsorgeuntersuchungen teil. Das Erkennen von Krankheiten macht vielen Männern Angst. »Sie haben ein Krankheitsverhalten«, resümiert Univ.-Prof. Anita Schmeiser-Rieder vom Institut für Sozialmedizin der Universität Wien, »das dem männlichen Status und der männlichen sozialen Rolle gerecht werden muss. Zeichen von Schwäche, vor allem in Bezug zur Gesundheit, sind nicht mit diesem Rollenbild vereinbar. Männer verschieben häufiger Arztbe-

  Männer gehen seltener zum Arzt

suche oder suchen Ärzte nur bei auftretenden Problemen auf. Sie berichten von Symptomen nur dann, wenn sie mit ihrem männlichen Selbstbild vereinbar sind.«

- Männer ernähren sich wesentlich ungesünder als Frauen. 70 % der Männer zwischen dem 30. und 50. Lebensjahr sind übergewichtig. Hypertonie (Bluthochdruck) und ein erhöhter Cholesterinspiegel kommen häufiger vor als bei Frauen.

Männer suchen das Risiko

- Männer suchen das Risiko in Extremsportarten, sind aber auf der anderen Seite, was regelmäßiges körperliches Training und Fitness betrifft, zur allgemeinen Überraschung auch weniger konsequent als Frauen (sieht man vom obligaten Fußballspielen ab). Univ.-Prof. Schmeiser-Rieder: »Sie legen häufiger ein kompensatorisches, aggressives und risikoreiches Verhalten an den Tag, das sie für Krankheit, Verletzung oder sogar Tod begünstigt. Sie sehen sich oftmals als unverwundbar an.« Auch alkoholverursachte Unfälle kommen bei Männern mehr als zehnmal so häufig wie bei Frauen vor.
- Männer haben auch große emotionale und soziale Probleme und wesentlich weniger Rückhalt als gleichaltrige Frauen. Univ.-Prof. Schmeiser-Rieder: »Es müssen verschiedene Rollen erfüllt werden – Vaterrolle, Berufsrolle. Diese verschiedenen Rollen haben auch Bezug zum subjektiven Gesundheitszustand.« Interessant ist auch, dass bei Männern der Verlust der Ehe zu einem relativen Anstieg der Mortalität führt (doppelt so hoch wie bei Frauen).
- Männern fehlt der »Männerarzt«, der sie – wie der Frauenarzt die Frauen – von der Jugend bis ins Alter regelmäßig betreut, untersucht und behandelt.

Der Nachteil liegt in den Chromosomen

Männer haben nur ein X-Chromosom – das macht sie anfällig

Für eine der grundlegenden Ursachen, warum Männer früher sterben, tragen sie jedoch keine Schuld: Sie liegt in den Genen.
Das Chromosomenporträt eines Mannes zeigt 22 Paare sowie die beiden »Sexchromosomen« X und Y. Frauen haben die Kombination XX. Laut Genexpertin Professor Christine Mannhalter vom Institut für Medizinische und Chemische Labordiagnostik der Universität Wien sind die Herren der Schöpfung trotz durchschnittlich höherer Körpergröße und stärkerer Muskeln schon von Natur aus durch die genetischen Erbanlagen benachteiligt.
Während eine Frau in jeder ihrer Zellen zwei X-Chromosomen besitzt, verfügt der Mann über nur ein X-Chromosom und ein Y-Chromosom. Genau das macht ihn labil. Die genetische Forschung hat gezeigt,

dass allein am X-Chromosom die genetischen Informationen für wichtige Körperfunktionen festgeschrieben sind. Schädigungen an dem einzigen X-Chromosom des Mannes haben unweigerlich negative Auswirkungen. Für die Frau ist ein Defekt an einem der beiden X-Chromosomen nicht so schlimm, da das zweite X-Chromosom den Fehler meist ausreichend ausgleichen kann.

Viele Männerkrankheiten haben ihre Ursache im Defekt des X-Chromosoms

Eine ganze Palette von Krankheiten, die nur Männer betrifft, hat ihre Ursache im Defekt des X-Chromosoms. Dazu gehören beispielsweise die Bluterkrankheiten (bekannt als das Leiden zahlreicher Könige) und der »männliche Schwachsinn« – eine durchaus ernst zu nehmende schwere Erkrankung, die einen von tausend Männern betrifft. Dies sind nach Univ.-Prof. Wolfgang Schnedl, Leiter der Humangenetischen Beratungsstelle am Wiener Wilhelminenspital, mittelschwere Geisteskrankheiten, die Männer dreimal häufiger betreffen. Aber noch eine Reihe anderer, vom männlichen X-Chromosom abhängige Krankheiten wie angeborener Pigmentmangel der Augen, Gesichtsfeldeinengung, Hyper-Gamma-Globulinämie und spastische Lähmung der Arme und Beine sind zwar selten, treffen aber auf den Mann zu. Ebenso weiß man aus Geburtsstatistiken, dass wohl mehr Knaben geboren werden, aber auch mehr von ihnen bereits bei der Geburt sterben. Auch in fast allen Krebsstatistiken haben die Männer die Führungsrolle. Dies gilt insbesondere für Lippen-, Mund-, Kehlkopf-, Lungenkrebs und Krebs der Geschlechtsorgane. Sogar die in den letzten Jahren vermehrt erkannte gravierende Schlafstörung (Schlafapnoe), die zu Erstickungsphasen und zu Morgenmüdigkeit führt und die Lebenserwartung deutlich sinken lässt, betrifft fast ausschließlich Männer.

Fast alle Krebsstatistiken führen Männer an

Tatsache ist, dass auch viel mehr Männer als Frauen mit ihrem Leben nicht fertig werden. Laut Statistischem Zentralamt in Wien haben in den letzten Jahren fast dreimal so viel Männer wie Frauen Selbstmord begangen.

Um älter zu werden, meinen deshalb viele Forscher, müssten Männer grundsätzlich umdenken. Sie sollten den Glauben an die eigene Unverwundbarkeit ablegen. Männer müssen lernen, wie Frauen mehr auf die Signale ihres Körpers zu hören und sorgsamer mit ihm umzugehen.

Auf der Jagd nach dem ewigen Jungbrunnen

Die Jagd nach der unsterblichen Menschenzelle, dem ewigen Jungbrunnen und dem Alterungsfaktor läuft auf vollen Touren. Auf unserem

Weg zur Unsterblichkeit sind wir durch die Entdeckung der Telomerase um wichtige Erkenntnisse reicher geworden. Durch die Zugabe von Telomerase kann der Verlust der Schutzhüllen (Telomere) an den Chromosomen ausgeglichen werden. Die Telomerase ist in der Lage, wieder neue Telomereinheiten an die Grundsubstanz jeden Lebens, an die DNA, anzuhängen. Diese Entdeckung könnte mit ein entscheidender Faktor sein, dass es in Zukunft möglich wird, die biologische Uhr des Menschen anzuhalten.

Kann Telomerase gesunde Zellen in Tumore verwandeln?

Derzeit gilt jedoch die Sorge noch der Gefahr, dass durch die Zugabe von Telomerase gesunde Zellen in Tumore verwandelt werden könnten. Die ersten Versuche der Universität von Texas sowie des US-Gen-Pharmaunternehmens Geron haben bis jetzt in Versuchen gezeigt, dass sich die menschlichen Zellen 300-mal ohne ein Anzeichen von Krebs geteilt haben. Wie die Situation jedoch nach 500 oder 600 Teilungen aussieht, bleibt vorerst offen.

Auch kann ein Gen allein den Alterungsprozess nicht stoppen. Es wird auf diesem Gebiet noch viel Forschungsarbeit notwendig sein, um das Leben des Menschen auf dieser humanbiologischen Ebene entscheidend verlängern zu können.

Die Erkenntnisse aus der Hormonforschung hingegen lassen schon jetzt auf einen revolutionären Fortschritt schließen, um die Verlängerung des menschlichen Lebens zu ermöglichen. Hormone beeinflussen das Leben und Sterben eines jeden Menschen. Mit der Kenntnis ihrer Wirkungsweise und ihrer Eigenschaften öffnen sich Türen in eine faszinierend neue Welt.

Die Wechseljahre des Mannes

Ein Mythos wird enttarnt

Jahrzehntelang verstand es die Medizin in perfekter Art und Weise, ihre Existenz zu negieren. Die Wechseljahre beim Mann? Unvorstellbar. Das männliche Klimakterium? Durch nichts bewiesen und somit kein seriös und wissenschaftlich nachvollziehbares Thema.

Die Existenz der Andropause wurde jahrzehntelang bestritten

Noch vor wenigen Jahren haben die meisten Ärzte die Existenz des Klimakteriums beim Mann nicht nur bezweifelt, sondern meist auch vehement bestritten, seine Symptome ignoriert oder einfach mit der Begründung abgetan, sie seien »eben charakteristisch für das Altern«.

Auch die Betroffenen selbst hatten nur wenig Interesse, die typischen

Symptome wie den Verlust von Kraft, Energie, Elan und Potenz zu thematisieren. Zu selbstsicher und souverän geben sich Männer in ihrem sozialen Umfeld, um derartige Schwächen freiwillig einzugestehen. Zu chauvinistisch ist ihr Selbstbild, zu fixiert ihr Rollenverhalten, um anderen gegenüber zu bekennen, an Potenz und Kraft zu verlieren. Das Image, stark und ausdauernd zu sein, ist Männern wichtiger als die Verbesserung ihres persönlichen Allgemeinbefindens. Wer an der Virilität eines Mannes zweifelt, macht ihn sich außerdem schnell zum Feind.

Erst vor wenigen Jahren hat die Medizin und hier vor allem die Endokrinologie begonnen, sich mit dem Thema Andropause als Krankheit und ihren Symptomen, Diagnosemöglichkeiten und Behandlungsmethoden auseinander zu setzen. Heute können wir erstmals wissenschaftlich gesichert sagen:

Erst seit wenigen Jahren ist die Andropause ein Thema

Es gibt das Klimakterium auch beim Mann.

Ab 30 Jahren kann die Andropause einsetzen

Die Bezeichnung Andropause leitet sich von den griechischen Wörtern »andro« (Mann) und »pausis« (Ende) ab und ist eine Analogie zu dem 1874 von französischen Wissenschaftlern kreierten Begriff »Menopause« (»menses« sind Perioden).
Seit Entdeckung des männlichen Klimakteriums wird in Fachkreisen über dessen korrekte Bezeichnung diskutiert: Andropause, Klimakterium virile oder männlicher Wechsel sind nur einige der möglichen Namen. Der Begriff Andropause hat sich mittlerweile als griffiges Schlagwort durchgesetzt, obwohl beim männlichen Wechsel kein Ende der Maskulinität, sondern nur eine Abnahme zu finden ist.

Andropause = Klimakterium virile = Wechsel des Mannes

Die Andropause ist eine Krise, die sowohl die Mannes- als auch die Lebenskraft betrifft. Die ersten Anzeichen der Wechseljahre können beim Mann bereits um das 30. Lebensjahr einsetzen, obwohl die typischen Symptome in fast 70 % der Fälle erst zwischen dem 50. und 55. Lebensjahr auftreten.

Sie tritt meist zwischen dem 50. und 55. Lebensjahr erstmals auf

Die charakteristischen Merkmale sind meist sehr ähnlich:

- Abnahme der Libido
- Nachlassen bzw. Verlust der Erektionsfähigkeit

- Erschöpfungszustände
- Gereiztheit
- Lethargie
- Depression
- Nervosität
- Knochenschwund
- Muskel- und Gelenkschmerzen

In der Andropause kann sich der Mann von einer kraftstrotzenden, enthusiastischen und positiven Person zu einem pessimistischen, negativen, teilweise auch depressiven Menschen entwickeln, der es seiner Umwelt schwer macht, mit ihm umzugehen. Ein fataler Kreislauf beginnt.

Der Teufelskreis Klimakterium

Die sexuelle Lust nimmt bei 80 % der Männer ab

Das erste Signal des virilen Klimakteriums zeigt sich meist im Bett. Die sexuelle Lust nimmt bei über 80 % der Männer im Wechsel kontinuierlich ab. Das Sexleben wird immer mehr zum Problem, das ungelöst in der Katastrophe enden kann. Nicht nur die Häufigkeit des sexuellen Verkehrs nimmt beim Mann ab, auch die Frequenz sexueller Gedanken und Fantasien.
Das setzt ihn psychisch unter Druck, es kommt häufig zu partnerschaftlichen Diskrepanzen, die oft mit Schlafstörungen einhergehen. Manchmal mutmaßt die Partnerin hinter der Abnahme der Libido eine Affäre mit einer anderen Frau, was zu weiteren Komplikationen führt.

Erektile Dysfunktionen bis zur Impotenz werden häufiger

Parallel zur sexuellen Unlust stellen sich immer häufiger erektile Dysfunktionen bis hin zur völligen Impotenz ein. 75 bis 80 % der Männer in der Andropause kämpfen mit derartigen Störungen: sie sind nicht oder nicht kontinuierlich fähig, eine Erektion zu erzeugen und diese auch zu halten, so dass ein Eindringen in die Frau möglich wäre. Das hat zur Folge, dass meist auch das Selbstwertgefühl, ein »echter Mann« zu sein, darunter leidet. Erektionsstörungen stellen meist das größte Problem für einen Mann im Klimakterium dar.

Morgenerektionen sind immer seltener

Auch die Morgenerektionen werden immer seltener. Dieses Symptom ist eines der wichtigsten Anzeichen für die Diagnose des männlichen Wechsels, da die Ursache in der Abnahme des Hormons Testosteron und hier insbesondere des freien, aktiven Testosterons, begründet liegt. Auch wenn die Erektionsfähigkeit bereits nach geringen Mengen

Alkohol oder unter Stresseinfluss drastisch abnimmt, weist das auf den möglichen Beginn des männlichen Klimakteriums hin.

Wie der Mann in der Beziehung damit umgeht, hängt wesentlich von seiner Partnerin ab. Unterstützt die Frau durch Massage des Penis, Oralsex oder sonstige Techniken sein Bestreben, eine Erektion zu erlangen, so müssen erektile Dysfunktionen nicht zum krassen Beziehungsproblem ausarten.
Eine britische Studie hat gezeigt, dass durch die Abnahme des Testosterons und der sexuellen Aktivität beim Mann der PC-Muskel – jener Muskel, der Harnröhre und Blase umschließt – schlechter kontrahiert. Auch die Abnahme der absoluten Penisgröße im erigierten Zustand ist oft die Begleiterscheinung eines Testosteronmangels und kann zum Problem in der Partnerschaft werden. Speziell wenn Sexualpartner jahrelang aufeinander eingespielt sind, kann auf Grund der plötzlich verkürzten Penisgröße die Stimulation bestimmter Regionen der Vagina nicht mehr so intensiv erfolgen wie bisher, was auf Dauer für beide unbefriedigend werden kann.

Der PC-Muskel des Mannes kontrahiert schlechter

Das Gefühl der permanenten Erschöpfung

In der Arbeit fehlt dem Mann die Energie. Eine Art permanenter Erschöpfungszustand ist bei rund 80 % der Männer im Klimakterium anzutreffen.
Um dem entgegenzuwirken, greift er immer häufiger zum Kaffee mit seiner aufputschenden Wirkung. Manchmal hilft auch Alkohol. Das steigert jedoch auch seine Nervosität. Er kann sich immer schlechter konzentrieren, das Erinnerungsvermögen lässt kontinuierlich nach, die Selbstsicherheit nimmt ab. Kreative Arbeit fällt dem Mann im Wechsel schwer, auch wird es für ihn zum Problem, andere von seinen Ideen zu überzeugen.

Vier von fünf Männern im Wechsel fühlen sich ständig erschöpft

Häufig führen diese beruflichen und privaten Missstände zu Depressionen, die bei ca. 70 % aller Männer in der Andropause in den unterschiedlichsten Schweregraden auftreten. Dadurch ändert sich das gesamte soziale Leben schlagartig. Die Partnerin, die gesamte Familie, aber auch Freunde und Arbeitskollegen leiden immer mehr unter der Dunkelheit, die seine Seele umhüllt.
Der Mann kapselt sich oftmals ab. Privat sitzt er lieber zu Hause, starrt stundenlang auf den Fernsehschirm oder in den Personal Computer und vermeidet immer öfter den sozialen Kontakt zu Freunden.

Depressionen und Schlafstörungen treten auf

Schlafstörungen werden häufig mit Tabletten bekämpft, die den unerwünschten Nebeneffekt haben, die Müdigkeit tagsüber nur zu verstärken. Im Berufsleben weicht der energische Optimismus sukzessive einer schleichenden pessimistischen Lebenseinstellung.
Selbst auf Kleinigkeiten reagiert der Mann in der Andropause häufig gereizt. Im Büro brüllt er mit Kollegen, überall vermutet er Intrigen, zu Hause fühlt er sich missverstanden. Manchmal – nicht immer – kommen auch Kreislaufprobleme hinzu, die sich in Form von kalten Händen und Füßen zeigen.

Zum Problem wird beim Mann auch der Knochenschwund, die Osteoporose. Bislang eine typische Frauenkrankheit, leiden bereits 13 % der Männer an der Abnahme der Knochendichte, die in den nächsten Jahrzehnten noch massiv zunehmen wird.

Aber auch äußerliche Symptome können auf die Andropause hinweisen: die Haare werden oft dünner, die Haut trockener.

Oft werden die Warnzeichen ignoriert

Oft werden all diese Warnzeichen ignoriert oder einfach auf die persönliche Lebensführung – zu viel Stress, zu wenig Schlaf, das Alter u. Ä. – zurückgeführt.

Die Andropause ist keine Midlifecrisis

Die Andropause hat nichts mit der Midlifecrisis zu tun

Bei vielen der aufgezählten Symptome könnte man fälschlicherweise vermuten, sie seien ein Indiz für die Midlifecrisis beim Mann. Diese Überlegung ist falsch.
Zwischen der Andropause und der Midlifecrisis bestehen einige ganz charakteristische Unterschiede:

- **Ursachen im emotionalen Bereich**

Das Wort Krise kommt aus dem Griechischen »krisis« und bedeutet Entscheidung. Es impliziert Veränderung, einen Wendepunkt im Leben. Während der Andropause ist der Mann meist zu erschöpft, lethargisch oder depressiv, um an eine solche überhaupt zu denken.
Die Midlifecrisis hat ihren Ursprung im emotionalen Bereich: Die Kinder verlassen das Elternhaus, die Eltern sterben, Freunde haben ihre erste Herzattacke, der Stress wird unerträglich etc.
Die Andropause hingegen ist ein hormoneller Zustand, der zwar emotionale Auswirkungen haben kann, diese sind jedoch nicht kausale Ursache.

- **Die Andropause setzt meist erst später ein**

Die Midlifecrisis tritt häufig zwischen dem 35. und 45. Lebensjahr auf, die Andropause hingegen meist zwischen dem 50. und 55. Jahr.

- **Soziale Faktoren**

Auch das Elternhaus, die Erziehung, selbst Erfolg im Berufsleben, so paradox das klingen mag, können Auswirkungen auf das Entstehen der Midlifecrisis haben. Oft ist sie mit einem direkten Auslöser wie dem Tod eines geliebten Menschen verbunden. Die Midlifecrisis kommt oft auch direkt nach einer Periode des Erfolgs.

Der Tod eines geliebten Menschen kann zur Krise führen

- **Verstärkte Libido**

Männer in der Midlifecrisis können aber auch einen verstärkten Sexualtrieb haben. Für sie bedeutet Sex oft ein Ventil, den Problemen zu entkommen. Meist nehmen in der Andropause hingegen sowohl Libido als auch die Erektionsfähigkeit ab.

Männer in der Midlifecrisis haben eine verstärkte Libido

Die Entdeckung der Andropause vor 200 Jahren

Bereits gegen Ende des 18. Jahrhunderts hat der Londoner Arzt Dr. Hooper in seinem »Medical Dictionary« erstmals von der Andropause berichtet, die er damals »Decline« (zu Ende gehen) nannte. Er bezeichnete das männliche Klimakterium als »Krankheit«, dessen Besserung sich feststellen ließ, wenn eine »neue Frau in das Leben eines Mannes« trat.

Im 18. Jahrhundert wurde die Andropause als Krankheit entdeckt

Erst in unserem Jahrhundert setzten sich Wissenschaftler mit den Hormonen des Mannes intensiv auseinander und untersuchten die Ursachen des Klimakteriums.
Nach der erstmaligen Isolierung und Synthetisierung von Testosteron 1935 begann ein prosperierender Wirtschaftszweig zu entstehen. In den 40er-Jahren beschrieben Ärzte die Symptome der männlichen Wechseljahre als »jener der Frau äußerst ähnlich«.
Der erste Durchbruch gelang 1944, als das »Journal of the American Medical Association« das Ergebnis einer Studie publizierte, die in der Fachwelt für Aufsehen sorgte. Männern, die typische Symptome der Andropause aufwiesen, wurde Testosteron injiziert, was zur Folge hatte, dass sich diese negativen Merkmale rapide besserten. Bei einer zweiten Testgruppe, die Placebos erhielt, war dies nicht der Fall. »Reader's Digest« griff die Ergebnisse auf und mit einem Schlag wurde die Andropause zum breiten Thema.

»Reader's Digest« machte den Wechsel des Mannes zum Thema

Mit Ende des Zweiten Weltkriegs verebbte das Interesse an einer Diskussion schlagartig. Wurde über Hormone geredet und geschrieben, so stand ausschließlich deren Einfluss und Wirkung auf die Frau im Mittelpunkt des Interesses. Erst zu Beginn der 90er-Jahre wurde die Bedeutung der Hormone für den Mann wieder zum Thema.
Dabei wurden auch etliche positive Aspekte der Hormone entdeckt. So ist Testosteron ein wichtiges Hormon für die Vorbeugung von Herz-Kreislauf-Krankheiten. Amerikanische Studien haben gezeigt, dass Männer mit niedrigem Testosteron- und relativ hohem Östrogenspiegel weitaus häufiger Herzkrankheiten entwickelten als Männer mit Normwerten.

Das schlechte Image der Sexualhormone

Früher glaubte man, Hormone wecken das »Biest im Mann«

Jahrzehntelang waren Sexualhormone wie Testosteron in der Öffentlichkeit mit einem negativen Image behaftet. Die künstliche Zuführung – so die landläufige Fama – erwecke das »Biest im Mann« zum Leben. Dazu kam, dass spezielle Hormone – so genannte anabole Steroide – in Extremsportarten wie Bodybuilding immer wieder missbräuchlich als Dopingmittel verwendet wurden, zum Teil mit furchtbaren Nebenwirkungen wie völliger Impotenz, schweren Leberschäden und in den schlimmsten Fällen Herztod.

Tatsächlich sind viele Hormone wie Testosteron mittlerweile seit über 60 Jahren bekannt und werden seit damals in klinischen Studien erforscht. Neben dem Faktum, dass es den Wechsel auch beim Mann gibt, ist vor allem eine Erkenntnis der modernen Endokrinologie wichtig: Man kann ihre Symptome bekämpfen – durch eine gezielte Hormonersatztherapie, bei der fehlende Hormone im männlichen Körper substituiert werden.

Hormone treten ihren Siegeszug um den Erdball an

Sie wird einen wichtigen Stellenwert in der Präventivmedizin der Zukunft einnehmen. Mit dem 21. Jahrhundert werden Hormone ihren revolutionären Siegeszug rund um den Erdball antreten. Sozialökonomen prophezeien bereits jetzt, dass durch den Ersatz der für den Mann wichtigen Hormone in der zweiten Lebenshälfte seine Vitalität ausgedehnt werden kann, was einen wichtigen gesellschaftspolitischen Aspekt darstellt.

Wie funktioniert nun das Hormonsystem des Mannes? Wie kann ich therapeutisch oder durch eine Änderung meines Lifestyles aktiv in meinen Hormonhaushalt eingreifen? Welche Sexualhormone steuern mein

Leben? Und was kann ich selbst zum Erhalt meiner Vitalität und Virilität tun?
Bevor Sie alles darüber im Kapitel »Die Hormonrevolution« lesen, können Sie noch durch einen einfachen Test innerhalb weniger Minuten selbst feststellen, ob Sie sich bereits in der Andropause befinden oder erste Symptome bei Ihnen aufgetreten sind: Mit der »Andropause-Checkliste« für den Mann.

Der Andropause-Selbsttest

Bin ich im männlichen Klimakterium oder nicht?

Die Anzeichen kommen meist schleichend und sind für den Mann anfangs nur schwer zu deuten: Erschöpfungszustände, Depression, Gereiztheit und reduzierte Libido können die ersten Symptome des männlichen Klimakteriums sein, das meist zwischen dem 50. und 55. Lebensjahr einsetzt.

Mit dem nachfolgenden Test können Sie mit einer hohen Wahrscheinlichkeit herausfinden, ob bei Ihnen die Andropause bereits eingesetzt hat – oder ob Sie vielleicht sogar schon mittendrin sind.

MIDLIFESCORE: IHRE PERSÖNLICHE CHECKLISTE

	nie	selten	manchmal	häufig	sehr oft
1. Ich bin erschöpft, mir fehlt die Kraft.	❑	❑	❑	❑	❑
2. Ich bin ängstlich oder nervös.	❑	❑	❑	❑	❑
3. Ich bin depressiv, habe eine schlechte Stimmung.	❑	❑	❑	❑	❑
4. Ich bin leicht reizbar und zornig oder schlecht gelaunt.	❑	❑	❑	❑	❑
5. Ich verliere an Konzentrationsfähigkeit und Erinnerungsvermögen.	❑	❑	❑	❑	❑
6. Ich habe Beziehungsprobleme mit meiner Partnerin.	❑	❑	❑	❑	❑

	nie	selten	manch-mal	häufig	sehr oft
7. Libido und sexuelle Kraft lassen nach.	❑	❑	❑	❑	❑
8. Ich habe Erektions- oder Potenzprobleme.	❑	❑	❑	❑	❑
9. Meine Haut, speziell im Gesicht und an den Händen, ist trocken.	❑	❑	❑	❑	❑
10. Ich habe Rückenschmerzen, Gelenkschmerzen.	❑	❑	❑	❑	❑
11. Ich schwitze stark (tagsüber oder nachts).	❑	❑	❑	❑	❑
12. Ich trinke extrem viel.	❑	❑	❑	❑	❑
13. Ich fühle mich unter Dauerstress.	❑	❑	❑	❑	❑
14. Ich bin körperlich nicht fit.	❑	❑	❑	❑	❑
	30er	40er	50er	60er	ab 70er
15. Wie alt fühlen Sie sich?	❑	❑	❑	❑	❑
GESAMT angekreuzte Kästchen pro Spalte	.....	.....	.....	.....	.....
Multiplizieren Sie die Anzahl der pro Spalte angekreuzten Kästchen mit folgender Ziffer:	0	1	2	3	4
ZWISCHENSUMMEN:	.....	.....	.....	.....	.....

Addieren Sie die Zwischensummen aller Spalten. Wenn Sie bereits folgende Krankheiten hatten, addieren Sie noch je Erkrankung vier Punkte zur Gesamtsumme:

- Prostataentzündung oder -operation
- Mumps
- Hodenerkrankungen
- chronische Harnwegsinfektionen

IHR PERSÖNLICHER ANDROPAUSESCORE:

DIE AUSWERTUNG

0–10 Punkte	Sie können sich freuen. Es ist äußerst unwahrscheinlich, dass Sie bereits in den männlichen Wechseljahren sind.
11–20 Punkte	Es ist möglich, dass bei Ihnen die Andropause bereits eingesetzt hat.
21–30 Punkte	Es sieht so aus, als ob Sie wahrscheinlich bereits im Klimakterium sind.
31–40 Punkte	Sie sind mitten in den männlichen Wechseljahren. Konsultieren Sie bei Problemen Ihren Arzt.
Über 41 Punkte	Sie sind bereits im fortgeschrittenen Klimakterium.

Letztendliche Sicherheit kann Ihnen jedoch nur eine umfassende Untersuchung und Hormonbestimmung durch einen auf dem Gebiet der Endokrinologie routinierten Arzt geben.

Die Hormonrevolution

Die Hormonstory

Wie Hormone unser gesamtes Leben steuern

»Das Schwierigste ist das, was eigentlich am Leichtesten fallen sollte: Zu sehen, was vor uns liegt.«

Johann Wolfgang von Goethe

Es war einen Versuch wert. Obwohl seine Assistenten in der Physiologischen Versuchsanstalt im Wiener Prater, auch Vivarium genannt, Bedenken äußerten. Zu haarsträubend klang Eugen Steinachs Idee, Geschlechtsumwandlungen an Ratten durchzuführen.

Man schrieb das Jahr 1912, als der energische Professor mit dem gepflegten, weißen Bart, ein kultivierter Mann von Welt mit messerscharfem Verstand und einem Faible für Pferde, seine Arbeit über die »Feminisierung von Männchen und Maskulinisierung von Weibchen« startete. Der damals 51-Jährige entfernte willkürlich männlichen Ratten die Hoden und pflanzte sie weiblichen ein. Über das Resultat seiner Studien, bei denen er auch Scheinzwitter – sie litten an Störungen der Hormonfunktion – behandelte, war der Hohenemser selbst verblüfft. Durch die Operationen nahmen weibliche Ratten plötzlich maskuline Verhaltensweisen an und umgekehrt.

Steinach pflanzte Homosexuellen Hoden »normaler« Männer ein

Angespornt von den Ergebnissen ging Steinach sechs Jahre später noch einen Schritt weiter: Er transplantierte mit dem Urologen Robert Lichtenstern Homosexuellen die Hoden »normaler« Männer in dem Glauben, dass die Ursachen eines »abnormen Sexualverhaltens in der inneren Sekretion« zu suchen seien. Steinach vermutete, dass die Hoden homosexueller Männer weibliche Hormone produzieren. Die Operationen blieben ohne jede Wirkung. Es war sein einziger fundamentaler Irrtum.

Der Pionier der Hormonforschung kam aus Österreich

Die Durchtrennung des Samenleiters gab Männern neue Kraft

Mit einer anderen Entdeckung gab Eugen Steinach kurze Zeit später einer ganzen Generation Hoffnung auf eine Verlängerung ihrer Jugend. Bei der Unterbindung des Samenleiters (Vasoligatur) alter

Labor-Ratten hatte Steinach bemerkt, dass das zwischen den Samenkanälen liegende Zellgewebe – er nannte es »Pubertätsdrüse« – zu neuer Wirkung angeregt wurde. Am 1. November 1918 führte Lichtenstern zusammen mit Steinach die erste Vasoligatur am Menschen durch. Die Wirkung war spektakulär und ging als »Steinach-Operation« um die Welt: Die Patienten erlangten plötzlich neue Kraft und Vitalität. Es folgten Tausende Operationen dieser Art, von denen sich die wohl situierten Herren der damaligen Zeit eine Wiederbelebung der Potenz und eine allgemeine Vitalisierung erhofften. Sogar über hundert Mediziner, großteils Universitätsprofessoren, darunter Steinachs Freund Sigmund Freud und der damals berühmte Orthopäde Adolf Lorenz, unterzogen sich dem Eingriff. Lorenz, gerade stolze 72 Jahre alt, eröffnete kurz danach seine Ordination wieder und behandelte vor neuer Kraft strotzend noch jahrelang Patienten. Die Weltmedien berichteten euphorisch von der »Ära Steinach«. Aber der krause Wissenschaftler war auch herber Kritik ausgesetzt. Man diffamierte ihn als Verbrecher an den Gesetzen der Natur.

1918 führte Steinach die erste Vasoligatur durch

Auch Sigmund Freud ließ seinen Samenleiter durchtrennen

So wandte er sich den Isolierungsarbeiten auf dem Gebiet der Sexualhormone zu, besessen von der Idee, Hormone zu synthetisieren. Er erkannte dabei, dass durch Hormonsubstitution eine positive Veränderung von Haaren, Haut und Psyche, eine regelrechte Verjüngung, erzielt werden kann. Steinach war weltweit einer der Ersten, die die Hormone mit der Psyche in Verbindung brachten.

Eugen Steinach, der 1944 bei Montreux 83-jährig verstarb, gilt heute als Pionier der modernen Hormonforschung des 20. Jahrhunderts. Er enttabuisierte nicht nur die Sexualität, sondern schuf auch die Grundlagen zur Analyse der Hormone. Als solcher wäre Steinach auch in die Annalen der Medizin eingegangen, hätte es da nicht dieses »tragische Problem« gegeben, das ihn zwang, seine Arbeit abzubrechen: Steinach war Jude. Als der Zweite Weltkrieg begann, emigrierte er in die Schweiz und kehrte nie mehr zurück.

Sein Assistent und Schüler Walter Hohlweg, der spätere Begründer der Neuroendokrinologie, ging nach Berlin und führte dort Steinachs Studien fort. Hohlweg, zweifelsohne ein genialer Kopf, stellte erstmals das Progesteron dar, während der Danziger Chemiker Adolf Friedrich Johann Butenandt am Berliner Kaiser-Wilhelm-Institut zum ersten Mal Androsteron in reiner, kristalliner Form aus 1500 Liter Männerharn isolierte. Butenandt, der erst 1995 starb, erhielt für seine Erforschung der Sexualhormone und ihrer Wechselwirkung 1939 den Nobelpreis für Chemie.

Adolf F. Butenandt isolierte als Erster die Hormone

Die Revolution der Hormone

Hormone beeinflussen das gesamte Leben des Mannes

Erst vor der Schwelle zum 21. Jahrhundert wird wissenschaftlich immer eindeutiger, was schon seit Jahrtausenden von Gelehrten vermutet wurde: Hormone beeinflussen das Leben des Mannes ganz massiv und weitaus umfassender, als Steinach auch nur ansatzweise ahnen und die Wissenschaft noch Anfang der 90er-Jahre nachweisen konnte. Vom Berufsleben bis hin zur Sexualität wird der Mann von Hormonen gesteuert.
Auf wissenschaftlichem Gebiet ist eine Revolution der Hormone im Gang.

Die neuen Erkenntnisse sind faszinierend. So wissen wir heute:

- **Östrogen ist Voraussetzung für die männliche Potenz**

Östrogen ist unerlässlich für die Beweglichkeit der Samenzellen

Ausgerechnet das weibliche Hormon Östrogen ist die Grundlage für die männliche Potenz und Zeugungsfähigkeit. Östrogen ist unerlässlich für die Beweglichkeit der Samenzellen. Ein Mann, der zu wenig Östrogen hat, ist unfruchtbar.

- **Hormone sind Faktoren des Alterns**

Östrogene beim Mann beugen der Osteoporose vor

Sexualhormone spielen eine entscheidende Rolle bei der Alterung des männlichen Skeletts. Nicht nur Androgene, also männliche Hormone, auch Östrogene beugen dem Knochenabbau, der Osteoporose, vor. Die richtige Prophylaxe wird dadurch im nächsten Jahrtausend immer entscheidender.

- **Fehlende Androgene machen den Mann fett**

In den letzten Jahren konnte eine Eigenschaft der Androgene nachgewiesen werden, die bislang unbekannt war: Sie bauen Fett ab. Je mehr Androgene ein Mann hat, desto weniger Fettgewebe weist sein Körper auf.
Dieses Fettgewebe betrifft vor allem das Stammfett am Rumpf. Man kann beobachten, dass Männer, die stärker unter Östrogeneinwirkung stehen, besonders an der Hüfte zunehmen. Die Gewichtszunahme beim Mann um die Hüfte ist ab dem 45. Lebensjahr durch verminderte Androgenwirkung, also verminderte Wirkung von männlichen Hormonen, erklärbar.

- **Brust und Prostata sind einander sehr ähnlich**

Brust und Prostata haben fast die gleiche Gewebestruktur

Die weibliche Brust und die männliche Prostata sind einander sehr ähnlich. Beide Organe sind von der Gewebestruktur und von der Reaktion auf hormonelle Einflüsse annähernd gleich zu beurteilen. Es sterben heute mehr Männer an Prostatakrebs als Frauen an Brustkrebs.

• Wir sind alle Zwitter

Männer wissen bis heute nicht, dass sie voller weiblicher Hormone sind. Es klingt unglaublich, ist aber medizinische Realität: Hormonell gesehen sind wir Menschen eigentlich alle Zwitter. Die Steroidverteilung ist praktisch bei beiden Geschlechtern dieselbe, es ist nur eine Frage der Quantität der Hormone.

Der Männerkörper ist voll weiblicher Hormone

Seit dem Zweiten Weltkrieg beschäftigen sich Forscher vermehrt mit der Wirkungsweise der Hormone. Ein regelrechter Boom in der Erforschung ihrer Einflüsse auf den Mann hat allerdings erst in den 90er-Jahren eingesetzt. Seitdem sind Begriffe wie Melatonin, Serotonin, das Wachstumshormon, Östrogen oder Testosteron in den alltäglichen Wortschatz übergegangen.

Melatonin und Testosteron wurden zu Trendwörtern

Dass der Mangel an Sexualhormonen beim Mann auch Krankheiten wie beispielsweise Osteoporose mitverursachen kann, wurde erst jetzt bekannt und wissenschaftlich nachgewiesen. Noch vor zehn Jahren konnten nur 5 % der Bevölkerung mit dem Ausdruck Osteoporose überhaupt etwas anfangen, heute sind es 92 %, die die Bezeichnung mit einer Veränderung des Knochenabbaus assoziieren.
Diese Tatsache macht es sicher leichter, über Hormone und über die Folgen von Hormonmangel für den Mann zu sprechen. Die Generation der Babyboomer kommt langsam in ein Alter, in dem sich die zeitliche Limitierung des eigenen Lebens unauslöschlich in das Bewusstsein drängt. Mit einem Unterschied zu früheren Generationen: Der Mann von heute ist nicht wie der der Nachkriegsgeneration ohne weiteres bereit, die Probleme des Alterns als »schicksalhaft« hinzunehmen. Er weiß längst: Das Alter ist beeinflussbar. Durch Hormone.

Die Geschichte der männlichen Hormone

Das Überlisten des Alters, die Verlängerung des Lebens und der Erhalt der Männlichkeit und Zeugungskraft sind seit Jahrtausenden Themen, die den Mann bewegen. Im Laufe ihrer Geschichte war die Menschheit unablässig bemüht, nach ewiger Jugend zu streben.

Die Verlängerung des Lebens ist seit Jahrtausenden ein Thema

Bereits die Stammväter in der Bibel waren vom Wunsch getrieben, das Alter zu überlisten. So zeugte Noah seine drei Söhne Sem, Ham und Japheth im Alter von 500 Jahren und starb mit 950 Jahren. Im Kapitel 6 der Genesis verkündet der Herr, den Menschen zukünftig nur noch 120 Lebensjahre zu geben. In diesem biblischen Alter starb dann auch der Urheber dieser Geschichte, Moses.

Bereits König Davids Testosteronproduktion wurde angeregt

Schon im ersten Buch der Könige findet sich das überlieferte Beispiel einer hormonellen Stimulierung. Es ist die Geschichte König Davids, der – alt und hochbetagt – die Kälte nicht aus seinem Körper bringen konnte, obwohl man ihn mit Kleidern bedeckte: »Da sprachen seine Großen zu ihm: Man suche unserem Herrn, dem König, eine Jungfrau, die vor dem König stehe und ihn umsorge und in seinen Armen schlafe und unseren Herrn, den König, wärme.«
So brachten sie Abisag von Sunem zu ihm, ein wunderschönes Mädchen, das sich fortan »auf ihn legte und wohl tuend für ihn war«. Dank ihr konnte König David die Nachfolgestreitigkeiten zwischen seinem älteren Sohn Adonia und dessen jüngerem Halbbruder Salomon schlichten. Endokrinologisch betrachtet sorgte die schöne Abisag für nichts anderes als eine exogene Anregung der Testosteronproduktion des Königs.

1600 v. Chr. beschrieben die Ägypter adrenalinähnliche Substanzen

Um 1600 v. Chr. wurden in den Papyri Ebers, Passalaquas und Hearst (benannt nach ihren Entdeckern bzw. Übersetzern) stimulierende und mobilisierende Rezepte der alten Ägypter beschrieben. So wurde beispielsweise aus den Gerbstoffen von Maulbeergewächsen ein Heilmittel hergestellt, dessen Substanz dem Aufbau und der Wirkung des Adrenalin ähnlich ist.
Im Papyrus Passalaquas ist zudem erstmals eine Art Geschlechtstest für Ungeborene zu finden, der auf eine hormonelle Wirkung hinweist: »Weizen und Gerste werden täglich mit dem Harn der Schwangeren benetzt. Wenn der Weizen schneller wächst als die Gerste, wird das Kind ein Knabe. Wächst die Gerste schneller, wird das Kind ein Mädchen sein.«

Hippokrates vermutete, der Samen werde im Gehirn produziert

Hippokrates (460–370 v. Chr.) schließlich vertrat die Ansicht, dass der Samen des Mannes aus dem Gehirn stammt und über das Rückenmark in die Hoden gelangt. Damit versuchte er die mentale Stimulierung des Geschlechtstriebs zu erklären.
Im frühchristlichen Rom wurden die Hoden kastrierter Sklaven als viel begehrte Arznei zur Steigerung des Geschlechtstriebs feilgeboten.

Vesalius wurde wegen seiner Hormonentdeckungen hingerichtet

Wie gefährlich die medizinische Erforschung der Hormone schließlich wurde, zeigt das Schicksal von Andreas Vesalius, einem angesehenen Professor in Padua, Pisa, Bologna und Basel, Leibarzt von Kaiser Karl V. und Begründer der Anatomie. Als er 1553 sein Lebenswerk »De Humani Corporis Fabrica« veröffentlichte, kam er für seine Abhandlung der Schilddrüse vor ein Inquisitionsgericht und wurde schließlich hingerichtet.
Einen auf hormonellen Faktoren basierenden Test zur Diagnose der Zeugungskraft bot erstmals 1696 der Arzt Christian Franz Paulini aus

Münster in der »Heilsamen Drecksapotheke« an: »Wenn einer wissen will, ob die Schuld der Unfruchtbarkeit am Mann oder am Weibe liege, so nimm zwei Gefäße mit Gerste, gib in eines Urin des Mannes und in das andere den Urin des Weibes, und lasse beide 12 Tage stehen. Wessen Gerste nicht aufschießt, an dem liegt die Schuld.«
Konkrete wissenschaftliche Formen nahm die Hormonforschung aber erst Ende des 18. Jahrhunderts an. Der französische Arzt Theophile Bordeu vermutete erstmals den Transport von Drüsensekret über das Blut.
1762 setzte der englische Arzt John Hunter am St. Georges Hospital in London die Hoden eines Hahns lose in dessen Unterleib ein, veröffentlichte das Ergebnis aber niemals.
Am 2. August 1848 machte der Göttinger Professor Arnold Berthold den gleichen Versuch wie Hunter und stellte ein halbes Jahr später fest, dass sich die Hoden nicht verändert hatten. Dieses Ereignis gilt als die Geburtsstunde der erst später als solche bezeichneten Hormonforschung.

1848 war die Geburtsstunde der Hormonforschung

1855 schließlich prägte der französische Forscher Claude Bernard den Begriff »innere Sekretion«.

Der 1. Juni 1889 war eine der Sternstunden der Endokrinologie, als der damals 72-jährige Physiologe Prof. Charles Édouard Brown-Séquard anlässlich einer Tagung der Societé de Biologie in Paris verkündete, ein Mittel gegen das Altern gefunden zu haben. Nach Selbstinjektionen eines Extraktes aus den Hoden junger Hunde und Meerschweinchen fühlte er sich frischer und jünger als je zuvor. Seine Ergebnisse wurden später von der Fachwelt angezweifelt und der Autosuggestion zugeschrieben. Doch Brown-Séquard ließ sich nicht beirren. Er wiederholte sein Experiment bei Strafgefangenen und berichtete in der Folge von gleichen Ergebnissen. Um seine Studenten von der neugewonnenen Manneskraft zu überzeugen, urinierte er vor der Pariser Sorbonne – wie überliefert – mit »starkem, weitem Strahl durch die Luft«.

Prof. Brown-Séquard injizierte sich Extrakte aus Hundehoden

Die später immer zahlreicher werdenden Experimente mit männlichen Keimdrüsen dienten der Wiederherstellung der Männlichkeit kastrierter Versuchstiere und dem Versuch, alte Lebewesen zu verjüngen.
Erst 1905 prägte der Physiologe Ernest Henry Starling bei einer Vorlesung über die chemischen Beziehungen der menschlichen Körperfunktionen am königlichen Kolleg in London das erste Mal den Begriff »Hormon«. Seitdem wurde es zum medizinischen Schlagwort für Jahrzehnte intensiver Forschung.

1905 erfand Ernest H. Starling den Begriff »Hormone«

Laqueur und Ruzicka gelang erstmals die Testosteronumwandlung

Doch erst mit Eugen Steinach begann eine neue Ära in der Erforschung der Hormone. 1935 gelang schließlich Laqueur und Ruzicka die Umwandlung von Cholesterin in Testosteron. Durch die industrielle Herstellung von Testosteron (vom lateinischen testis = Hoden) wurde der heutigen Hormonersatztherapie eine völlig neue Dimension eröffnet.

Ab dem 2. Weltkrieg wurden nur mehr Frauenhormone erforscht

Während bis zum Zweiten Weltkrieg die Erforschung der Hormone fast ausschließlich auf den Mann konzentriert war, änderte sich danach der Fokus völlig. Bis vor wenigen Jahren wurden Hormone und ihre Wirkung fast nur mehr im Körper der Frau erforscht. Eine Entwicklung, die sich mit Ende des 20. Jahrhunderts wieder umkehrt. Mehr denn je steht der Mann im Mittelpunkt endokrinologischer Forschung. Die Industrie hat den alternden Mann als neuen Wirtschaftsfaktor entdeckt, der vor allem von einer wesentlichen Kraft geleitet wird: seinen Hormonen.

DIE ENTDECKUNG DER HORMONE

- **Im Alten Testament.** Schon König David wurde durch eine exogene Anregung seiner Testosteronproduktion behandelt.
- **Bei den Ägyptern.** Im 16. Jahrhundert v. Chr. beschrieben die alten Ägypter im Papyrus Passalaquas den ersten Geschlechtstest für Ungeborene.
- **Hippokrates.** Rund 400 v. Chr. glaubte er, dass der Samen des Mannes aus dem Gehirn stammt und über das Rückenmark in die Hoden gelangt.
- **Charles Édouard Brown-Séquard.** Der 72-jährige Physiologe behauptete am 1. Juni 1889 nach Selbstinjektionen eines Extraktes aus den Hoden junger Hunde und Meerschweinchen das Mittel gegen das Altern gefunden zu haben. Als Beweis urinierte er vor der Pariser Sorbonne vor seinen Studenten mit »starkem, weitem Strahl durch die Luft«.
- **Eugen Steinach.** Erst mit dem österreichischen Hormonpionier, der die Hormone als einer der Ersten mit der Psyche in Verbindung brachte, begann eine neue Ära in der Erforschung der Hormone.

Die Hormone – E-Mails des Körpers

Hormone geben Zellen klare Anweisungen

Was sind und wie wirken Hormone? Hormone sind Botenstoffe im Organismus, biochemische Vermittler, die die Tätigkeit eines bestimmten Organs beeinflussen und regulieren. Jedes Hormon ist ein Datenträger, der bestimmte Zellen des Körpers zu einer bestimmten Aktion aufruft – und das mit einer unglaublichen Geschwindigkeit, Komplexität und Spezifität. Vereinfacht gesagt: »Ein Hormon ist ein Molekül, das zu einer Zelle geht, dort in einen Rezeptor passt und der Zelle Anweisungen gibt«, resümiert US-Hormonpapst Edmund Chein die Wirkungsweise der Botenstoffe. Vergleicht man den Körper mit einem Computer, so sind die Hormone E-Mails, die überallhin versendet werden und innerhalb von Hundertstelsekunden beim richtigen Empfänger Informationen abliefern.

Hormone treffen innerhalb von Hundertstelsekunden beim Zielorgan ein

Das Wort Hormon hat seine Wurzeln im altgriechischen »hormau«, was so viel bedeutet wie: Ich aktiviere mich. Die Wissenschaft, die sich mit Hormonen beschäftigt, wird als Endokrinologie bezeichnet – die Lehre von den endokrinen Drüsen, also von jenen Drüsen, die ihre Sekrete in den Körper abgeben. Oder populärer formuliert: die Wissenschaft vom biologischen Kommunikationssystem der Natur.

Die Evolution der Hormone wurde in ähnlicher Weise vorangetrieben wie die Entwicklung des Telefonsystems in den letzten 50 Jahren. Vor 500 Millionen Jahren stellte sich der Natur das Problem, wie ein Lebewesen über drei bis vier Zellen hinaus kommunizieren soll. Solange nur einzellige Organismen auf der Erde lebten, war die Kommunikation von einem Teil der Zelle zum anderen nicht allzu schwierig. Schon beim Zweizeller stellte sich der Informationsaustausch als komplizierter dar. Bei Mehrzellern, bei denen alle Zellen mehr oder weniger die gleichen Aufgaben erfüllen, funktioniert die Kommunikation noch durch Exozytose und Endozytose (die Information wird aus einer Zelle hinaus- und in die andere hineinbefördert). Wenn ein Organismus aber komplexer wird, ist diese Form der Kommunikation zu langsam und somit unbrauchbar, um rechtzeitig auf Einflüsse von außen reagieren zu können. Differenzierte Zellsysteme mit spezialisierten Funktionen benötigen eine gesicherte Informationspipeline, so dass die richtige Information zum richtigen Zeitpunkt am richtigen Ort ankommt.

Vor 500 Mio. Jahren konnten Zellen nicht kommunizieren

Die Informationspipeline zwischen den Organen

Zunächst reagierte die Natur auf die neuen Anforderungen mit der Entstehung von Nerven. Nervenfasern können wie Telefondrähte im Festnetz Teile des Körpers verbinden und so eine bessere, schnellere und effizientere Kommunikation ermöglichen. Doch was, wenn das Nervensystem nicht mehr ausreicht, weil die Zellstrukturen zu komplex werden, zu groß, zu unübersichtlich? Ein System wie der menschliche

Körper würde im »Kabelsalat« unterzugehen drohen und dadurch nicht lebensfähig sein. Um dieses Problem zu lösen, hat die Natur ein verfeinertes System der Kommunikation entwickelt, nämlich das der Hormone.

Der Mensch hat rund 25 bekannte Hormone

Die evolutionäre Erfindung der Hormone – es gibt rund 25 beim Menschen – sind das biologische Äquivalent zur drahtlosen Kommunikation mittels Handy u. Ä. Mit einem Unterschied: Die Hormone sind in Wirklichkeit tausendfach komplexer als jedes hoch technisierte Datennetz. Die Hormone benötigen ihre Vielschichtigkeit, um Informationen zu sortieren, zu filtern und zu screenen. Die biologische Nachricht, die sie mit sich tragen, ist nicht für jede Körperzelle des menschlichen Organismus vorgesehen, sondern nur für ganz bestimmte Zellen.

Rezeptoren sind Schlösser für bestimmte Schlüsselhormone

Dass ein Hormon diese spezialisierten Zellen auch tatsächlich findet, wird durch Rezeptoren in verschiedenen Teilen der Zelle ermöglicht. Diese Rezeptoren arbeiten nach dem Schlüssel-Schloss-System: Sie können nur ein ganz bestimmtes Hormon erkennen. Hat eine Zelle kein Schloss, keinen Rezeptor für das Schlüsselhormon, ganz gleich, welche Information es mit sich trägt, ist eine biologische Antwort der Zelle nicht möglich. Das Hormon kann nicht andocken und daher seine Information nicht an den Rezeptor abgeben, die sonst das entsprechende Organ veranlassen würde, seine Tätigkeit zu verändern, indem es beispielsweise Eiweiß produziert, Wasser einlagert o.Ä.

Um den Blutzuckerspiegel zu halten, sind vier Hormone notwendig

Ein Hormon kann verschiedene Aktionsweisen haben, so wie auch eine biologische Funktion durch verschiedene Hormone verursacht oder beeinflusst werden kann. Um beispielsweise den Blutglukosespiegel (Bluzuckerspiegel) auf einer gewissen Höhe zu halten, um dadurch die optimale Gehirnfunktion sicherzustellen, sind gleich vier verschiedene Hormone notwendig. Zusätzlich zu diesem komplexen System von – im konkreten Beispiel vier – sich gegenseitig ergänzenden und absichernden Hormonen besteht auch noch ein sehr diffiziles und umfangreiches Feedbacksystem zwischen den Hormonen. So kann fast jedes Hormon seine eigene Produktion hemmen und damit auch die Produktion anderer Hormone beeinflussen.

Welche Hormone gibt es?

Die Medizin unterscheidet heute auf Grund der Art ihrer Ausschüttung in den Organismus drei verschiedene Arten von Hormonen:

1. Die endokrinen Hormone

Endokrine Hormone werden in ganz bestimmten Drüsen wie beispielsweise der Bauchspeicheldrüse (Pankreas), Nebenniere oder

Schilddrüse produziert, von dort in den Blutkreislauf ausgeschüttet und zu den Zellen an den jeweiligen Zielorganen mit ihren spezifischen Rezeptoren geführt. Die Blutbahn ist eine Art Superhighway für die endokrinen Hormone, durch die sie sehr rasch vom Ort, an dem sie gebildet werden, zu ihrem Ziel gelangen können. Die endokrinen Hormone benötigen also die Hilfe Dritter – der Blutbahn – um zu kommunizieren. Sie sind die Long-distance-Transmitter unter den Hormonen. Endokrine Hormone sind beispielsweise:

Endokrine Hormone verwenden die Blutbahn als Datenhighway

- Insulin
- Cortisol
- Glucagon
- Wachstumshormon
- Schilddrüsenhormon
- Östrogen
- Testosteron

Der Hypothalamus, das Datenzentrum der endokrinen Hormone

Das Datenzentrum aller endokrinen Hormone ist der Hypothalamus, eine kirschgroße Drüse, die in der Mitte des Gehirns liegt. Sie erhält vom Körper kontinuierlich Signale über die Temperatur, den Blutdruck, Glukose- und verschiedene andere Hormonspiegel. Diese Signale werden vom zentralen Nervensystem aufgenommen und direkt an den Hypothalamus weitergegeben.

Was sich allein in dieser Drüse abspielt, sprengt jedes menschliche Vorstellungsvermögen: Millionen dynamische Inputsignale treffen jede Sekunde im Hypothalamus ein, der sofort darauf reagiert und in der Folge stoßweise Sekrete ausschüttet, die nur eine kurze Strecke zu überwinden haben, nämlich zur Hypophyse (Hirnanhangdrüse). Diese Botenstoffe, die die Hypophyse steuern, nennt man Releasing- oder Inhibiting-Hormone.

Im Hypothalamus treffen Millionen Signale ein

Die Hypophyse liegt an der Basis des Gehirns, und obwohl sie ein Teil des Gehirns ist, hat sie einen direkten, intensiven Kontakt mit dem Blutsystem. Diese kleine Drüse produziert zehn verschiedene Hormone, die direkt ins Blut abgegeben werden, je nachdem, ob der Hypothalamus Releasing- oder Inhibiting-Hormone abgesendet hat. Einige dieser Hypophysenhormone wie z. B. das Wachstumshormon werden direkt an den Blutstrom abgegeben, andere Hormone wandern zur Nebenniere, zur Schilddrüse und anderen endokrinen Drüsen.

Die Hypophyse produziert zehn verschiedene Hormone

2. Die parakrinen Hormone

Parakrine Hormone werden über kurze Distanzen und normalerweise über einen genau definierten Weg – z. B. vom Hypothalamus zur

Hypophyse – ausgeschüttet. Diese Wege sind Nerven oder Gänge (interzelluläre Spalträume zwischen den Zellen). Parakrine Hormone sind Teil der evolutionären Entwicklung zwischen den Gruppen von endokrinen und autokrinen Hormonen und kommen nicht im Blutstrom vor. Umgelegt auf unser Datennetzbeispiel sind sie für Local calls verantwortlich.

Die parakrinen Hormone sind u. a.:
- Melatonin
- Serotonin
- Releasing-Hormone

3. Die autokrinen Hormone

Autokrine Hormone steuern 60 Billionen Zellen

Autokrine Hormone wirken durch Sekretion der Zellen untereinander. Dazu gehören z. B. die Eicosanoide. Die autokrinen Hormone waren die ersten Hormone, sozusagen Ur-Hormone, weil sie von Zelle zu Zelle der Nachbarschaft ihre Informationen weitergegeben haben. Die autokrinen sind die wichtigsten Hormone im Körper des Mannes, weil sie fast 60 Billionen Zellen (!) steuern. Sie beeinflussen alle anderen Hormone – ähnlich den Intel-Computerchips, die Ihren Personal Computer dirigieren. Selbst wenn der endokrine Hormonspiegel mit zunehmendem Alter abfällt, kann die hormonelle Kommunikation trotzdem erhalten werden, soferne man die autokrinen Hormone schützt.

Die autokrinen Hormone sind z. B.:
- Eicosanoide

Die Hormoneinteilung nach Präkursoren

Präkursoren sind die Basissubstanzen der Hormone

Es gibt jedoch noch eine andere Möglichkeit der Einteilung der Hormone, die auf jenen Substanzen, aus denen die Hormone entstehen, den Präkursoren, basiert. Während beispielsweise Polypeptidhormone (wie Glucagon) und Neurotransmitter (Substanzen, die von Nerv zu Nerv die Information weitergeben, wie z. B. Noradrenalin oder Adrenalin) aus Aminosäuren – den Bausteinen der Eiweiße – aufgebaut werden, stammen Steroidhormone (Sexualhormone wie DHEA, Östrogen, Progesteron, Testosteron etc.) vom Cholesterol ab, Eicosanoide wiederum vom Fett.
Ein weiteres Unterscheidungscharakteristikum der Hormone ist ihre unterschiedliche Größe. Die Faustregel dabei: Je größer ein Hormon ist, desto komplizierter ist es für das Hormon, sein Zielgewebe zu erreichen. Die Polypeptidhormone beispielsweise sind relativ groß.

Steroidhormone bzw. Schilddrüsenhormone sind sehr klein. Einige Hormone wie Melatonin und besonders autokrine Hormone wie Eicosanoide sind fettlöslich, da sie nicht über große Distanzen im Blut zirkulieren müssen. Sie sind gleichzeitig auch sehr klein, so dass sie sehr leicht zwischen die Zellmembrane eindringen können.

Melatonin und Eicosanoide sind fettlöslich

Die Wirkung der freien Hormone im Körper

Um die Gesamtheit, die Komplexität der Hormone im menschlichen Körper und ihre unglaubliche Wirkungsweise zu verstehen, muss man wissen, dass jedes Hormon, das im Blut zirkuliert, an ganz spezifische Botenstoffe, so genannte Bindungsproteine, gebunden ist. Ist nun das Hormon auf seinem Weg durch den Körper an ein solches Protein angekoppelt, ist es inaktiv. Es ist vergleichbar mit der Inbox beim Internet, bei der der Zugriff auf die Messages nicht möglich ist, solange nicht der richtige Code eingegeben wird. Erst wenn das Hormon von seinem Bindungsprotein befreit ist und zum so genannten »freien Hormon« wird, ist es auch biologisch aktiv. Parakrine und autokrine Hormone benötigen jedoch keine Bindungsproteine, weil sie nur über sehr kurze Strecken versendet werden.

Nur freie Hormone sind biologisch aktiv

Wie wichtig diese Differenzierung der inaktiven von den freien Hormonen ist, zeigt das Bindungsprotein SHBG (Sex Hormone Binding Globuline). Es transportiert Hormone wie Östrogen oder Testosteron durch den männlichen Körper. Eine brandneue, 1999 veröffentlichte Studie der Mayo-Klinik belegt nun, dass SHBG beim Mann ab dem 40. Lebensjahr stark zunimmt, was bis dato wenig Beachtung fand. Bei der Frau bleibt SHBG relativ konstant. Diese Erkenntnis ist ausgesprochen wichtig, denn sie beweist, dass jahrzehntelang der Östrogen- und Testosteronspiegel beim Mann falsch bemessen wurde. Warum? Bisher wurde das Gesamtöstrogen und -testosteron im Körper gemessen, was zum Teil bei 30- und 60-jährigen Männern nahezu idente Werte lieferte. Der trügerische Schluss: Der Testosteronspiegel des Mannes nimmt im Alter nicht wesentlich ab. Erst die getrennte Messung des gebundenen und des wichtigen freien Östrogens bzw. Testosterons gibt tatsächlich Aufschluss über die Abnahme der wirksamen (und nicht inaktiven) Hormone. Die Wissenschaftler der Mayo-Klinik kamen daher zum Ergebnis: Sowohl das freie Testosteron als auch das freie Östrogen nehmen beim Mann mit zunehmendem Alter massiv ab, dies korreliert zudem mit einer Abnahme der Knochendichte. Es ist daher zu überlegen, den alternden Mann mit einer Zufuhr von Östrogenen und Testosteron zu behandeln.

SHBG lässt neue Rückschlüsse auf Testosteron zu

Freies Testosteron und Östrogen nehmen im Alter ab

Das Prinzip der Second messengers

Second messengers wirken durch die Zellmembran hindurch

Hormone sind aber nicht nur zeitweise inaktiv, sie haben auch Barrieren zu überwinden: Diese nennt man Endothelzellen, durch die das Hormon hindurchmuss, um Muskel- oder spezielle andere Gewebe zu erreichen. Auch beim Alterungsprozess verändern sich die Endothelzellen, wodurch die Hormone schwerer an ihr Ziel gelangen.
Es kann jedoch auch passieren, dass Hormone grundsätzlich nicht an ihre Zielzellen herankommen. Diese Unfähigkeit, die Zielzelle trotz erhöhten Hormonspiegels im Blut zu erreichen, heißt Resistenz.
Nun gibt es die verschiedensten Stoffe, die die Arbeit der Hormone im Körper negativ beeinträchtigen. Eine Gruppe davon sind die gesättigten Fettsäuren. Diese verschlechtern die Flüssigkeit zwischen den Zellmembranen in ihrer Qualität und Quantität und erschweren dadurch den Hormonen, mit den Rezeptoren der Zielzellen zu interagieren. Sie vermitteln die Information des Hormons dann der Zelle und bringen diverse Enzyme in Schwung, die die Info in eine Aktion umsetzen.
Viele Hormone gehen nicht zwischen diese Membran in die Zelle hinein, sondern agieren direkt durch die Membran mit Hilfe so genannter Second messenger. Für seine Erforschung der Second-messenger-Systeme erhielt Earl W. Jr. Sutherland 1971 den Nobelpreis für Medizin.

AMP ist der häufigste Second messenger

Der am häufigsten zu findende Second messenger ist das zyklische AMP (Adenosinmonophosphat), neu entdeckt als Second messenger wurde das Stickstoffmonoxid. Falsche Ernährung hat einen negativen Einfluss auf die Funktionsfähigkeit dieser Second messenger.

DIE HORMONE DES MANNES

- **Endokrine Hormone**

Sie werden von speziellen Drüsen (z. B. Bauchspeicheldrüse, Nebenniere oder Schilddrüse), die der Hypothalamus und die Hirnanhangdrüse steuern, direkt in den Blutkreislauf ausgeschüttet. Dazu gehören: Insulin, Cortisol, Glucagon, Wachstumshormon, Schilddrüsenhormon, Östrogen, Testosteron.

- **Parakrine Hormone**

Parakrine Hormone werden über kurze Distanzen und einen genau definierten Weg (z. B. vom Hypothalamus zur Hypophyse) ausgeschüttet. Diese Wege sind Nerven oder Gänge. Dazu gehören: Melatonin, Serotonin, Releasing-Hormone.

- **Autokrine Hormone**

Autokrine Hormone wirken durch Sekretion der Zellen untereinander. Sie geben ihre Information an die unmittelbaren Nachbarzellen weiter. Dazu gehören: Eicosanoide.

Warum altern wir?

Das Altern als hormongesteuerter Prozess

Nachdem der Einfluss der Hormone auf den Mann weitaus größer ist, als jemals angenommen wurde, stellt sich eine wesentliche Frage: Welche Rolle spielen die Hormone beim Altern? Gibt es neben dem Enzym Telomerase und dem chemischen Verschleiß durch freie Sauerstoffradikale noch einen anderen Steuerungsmechanismus, der Zellen absterben lässt? Lässt sich dieser biophysische Vorgang durch Hormone so verändern, dass wir länger leben?

Neueste Forschungen auf dem Gebiet der Endokrinologie haben zum Teil unglaubliche Ergebnisse über die Mechanismen des Alterns gebracht. Das wichtigste: Die dem Altern zu Grunde liegenden molekularen Veränderungen im Körper basieren auf einer Zunahme der hormonellen Misskommunikation, einem verschlechterten Zusammenspiel der Hormone untereinander.

Die Misskommunikation der Hormone lässt uns altern

Ab dem 30. Lebensjahr produziert der Körper eines Mannes kontinuierlich immer weniger Hormone. Gerät so das fantastische, komplexe Hormonsystem aus dem Gleichgewicht, stimmt die Kommunikation innerhalb des Organismus und seiner Organe nicht mehr. Dies ist eine der wesentlichsten Ursachen des Alterungsprozesses. Eine nicht nur neue, sondern nahezu revolutionäre Erkenntnis.

Die Disbalance der Hormone

Ihr Körper ist ein gewaltiges, komplexes biologisches Internet, in dem die Kommunikation der Hormone untereinander in richtiger Weise aufeinander abgestimmt werden muss. Geraten die Hormone aus der Balance, beginnt Ihr Organismus zu altern. Schlafstörungen, vermehrte Faltenbildung, trockene Haut, ein abnehmender Sexualtrieb, Depression, chronische Schmerzen, Fettsucht, Diabetes, Herz-Kreislauf-Erkrankungen und Krebs sind auch Folge der Disbalance der Hormone im männlichen Körper. Die richtige Ausgewogenheit der Hormone kann den Alterungsprozess hingegen verlangsamen. Es ist nicht unbedingt der Mangel an bestimmten Hormonen, welcher die Ursache des Alterns darstellt, sondern in Wahrheit oft die Unfähigkeit der Hormone, miteinander zu kommunizieren und ihre Wirkung auf den Organismus abzustimmen.

Die Ausgewogenheit der Hormone verlangsamt den Alterungsprozess

So viel sei vorweggenommen: Durch einen Eingriff in den Hormon-

Hormonsubstitution kann das Altern verzögern

haushalt Ihres Körpers mittels Hormonsubstitution bzw. Beeinflussung der hormonellen Enzymsysteme kann der Alterungsprozess aktiv verzögert werden. Wie dies funktioniert, wird später noch ausführlich erklärt.
Machen Sie jedoch nicht den Fehler, dem Alter nur mit Hormonen entgegenwirken zu wollen. Dies geht nur Hand in Hand mit einer gesunden Ernährung, einem ausgewogenen Lebensstil und der Minimierung zahlreicher Risken, die Sie in diesem Buch aufgeschlüsselt finden.

Es gibt so unterschiedliche Theorien über die Ursache des Alterns, wie es Wissenschaftler gibt, die sich damit beschäftigen. Die Experten sind sich allesamt nicht einig. Neue Forschungsstudien zur Jahrtausendwende haben jedoch einen interessanten Ansatz, der die Hauptursachen des Alterns auf vier wesentliche Punkte zurückzuführen versucht:

VIER MÖGLICHE URSACHEN DES ALTERNS

1. Zu viel Glukose im Blut
Glukose zerstört die Zellwände. Durch zu viel aufgenommenen Zucker wird übermäßig Insulin produziert, das die Glukose im Fettgewebe speichern muss.

2. Zu viel Insulin
Die vermehrte Insulinproduktion kann zu einer Insulinresistenz der Zellen führen, die in der Folge Gefäßschäden und Diabetes verursachen kann.

3. Zu viele freie Radikale
Freie Radikale sind zwar als keimtötende Stoffe im Organismus wichtig, zu viele greifen jedoch die eigenen Zellen an und haben eine stark krebsfördernde Wirkung.

4. Zu viel Cortisol
Nimmt der Stress überhand, schüttet der Körper vermehrt Cortisol aus, was Puls und Blutdruck in lichte Höhen katapultiert und den Organismus belastet.

Hormonelle Faktoren des Alterns

Nach unserem heutigen Wissensstand ist das Altern durch eine Vielzahl von äußeren und inneren Einflüssen verursacht. Eine bedeutende Rolle – so viel ist jedenfalls gesichert – spielen dabei die Hormone. Obwohl die endokrinen Zusammenhänge komplex und vielschichtig sind, finden sich im Wesentlichen zwei Hormone, die das Altern des Mannes nachhaltig beeinflussen: Insulin und Eicosanoide.

Insulin und Eicosanoide beeinflussen den Prozess

Eine erhöhte Insulinproduktion ist wahrscheinlich einer der wichtigsten Faktoren des beschleunigten Alterungsprozesses, weil er alle biologischen Parameter des Alterns negativ beeinflusst. Es gibt Marker im menschlichen Körper, bestimmte Merkmale, die mit zunehmendem Alter ansteigen: die Insulinresistenz (ein erhöhter Insulinspiegel im Blut), der systolische Blutdruck (der bei der Messung erste Blutdruckwert), der Anteil des Fettgewebes, das Verhältnis der Blutfette. Andere Marker fallen mit dem Alter ab: Die Glukosetoleranz (immer weniger Glukose kann verwertet werden), die aerobe Kapazität (die Leistungsfähigkeit des Körpers, speziell bei Sport), die Muskelmasse, die Kraft, die Temperaturregulation, die immunologische Funktion.

Zu viel Insulin lässt den Mann schneller altern

Obwohl diese Marker eine Vielfalt von physiologischen Veränderungen beinhalten, wurde als Ursache in Langzeitstudien wie der Baltimore Study of Aging (BLSA) immer der gleiche entscheidende Faktor gefunden: Die erhöhte Produktion des Hormons Insulin.

• Insulin – ein gefährliches Alterungshormon?

Ein erhöhter Insulinspiegel im Blut (auch als erhöhte Insulinresistenz bezeichnet) dürfte nach heutigem Wissensstand weitreichende Folgen auf den Alterungsprozess haben. Insulin beeinflusst andere hormonelle Systeme, und hier im Besonderen das Hormonsystem der Eicosanoide, massiv. Jeder biologische Parameter des Alterns ist stark durch eine erhöhte Insulinproduktion und letztlich durch den Effekt, den dieses erhöhte Insulin auf andere Hormonsysteme hat, beeinflusst.

Die Aufgabe des Insulins ist es, Nahrungsmittel, die wir aufnehmen, im Besonderen Kohlenhydrate, in den entsprechenden Zielzellen zu speichern. Hätten Sie kein Insulin im Blut, würden Ihre Zellen verhungern. Sie benötigen daher einen gewissen Spiegel an Insulin, um die notwendige Ernährung der Zellen aufrecht erhalten zu können.

Ohne Insulin würden die Zellen verhungern

Insulin benötigt keinen Rezeptor, sondern wird durch ein sehr kompliziertes Transportsystem direkt in die Zelle eingeschleust. Die Insulinresistenz (Hyperinsulinämie), bei der immer mehr Insulin produziert wird, macht es für das Insulin aber schwer, seiner Aufgabe nachzukommen. Viele der Parameter des Alterns sind eine direkte oder indirekte Folge dieser Hyperinsulinämie, z. B. ein vermehrtes Speichern von Fett im Körper.

• Eicosanoide – der Anti-Aging-Schlüssel

Die Bedeutung der Eicosanoide wurde erst in den letzten Jahren erkannt. Obwohl 1982 der Medizin-Nobelpreis für wesentliche wissenschaftliche Arbeiten über Eicosanoide vergeben wurde, die eindeutig belegten, dass diese Hormone praktisch alle physiologischen Vorgänge des Menschen wesentlich beherrschen, können nur wenige Ärzte und Wissenschaftler mit dem Begriff etwas anfangen. Für das biologische »Internet« sind die Eicosanoide von allergrößter Bedeutung: Sie sind ein wesentlicher Schlüssel für das Anti-Aging.

Eicosanoide sind nämlich fähig, die Spiegel an zyklischen AMP – einem Second messenger – in der Zielzelle zu verbessern und somit eine bessere Kommunikation zwischen endokrinen Hormonen und der Zielzelle zu ermöglichen. Diese Second messengers, und hier insbesondere das zyklische AMP, sind verantwortlich für das Anti-Aging, weil sie die letzte wichtige Phase der hormonellen Kommunikation darstellen. Bricht diese Kommunikation zwischen Hormon und Zelle zusammen, kann zwischen ihnen keine Reaktion starten.

Eicosanoide wirken durch Sekretion der Zellen untereinander

Eicosanoide bestehen aus einer Gruppe verschiedener Substanzen, die von jeder Zelle in unserem Körper produziert werden. Man kann sie mit Intel-Mikroprozessoren vergleichen, die jeden Personal Computer in ein faszinierendes technologisches Wunderwerk verwandeln. So wie die Elektronen durch Mikroprozessoren wandern, so sind auch die Eicosanoide überall gegenwärtig. Es sind autokrine Hormone, gelangen demnach nicht in den Blutkreislauf, sondern wirken durch Sekretion der Zellen untereinander. Eicosanoide sind in fast unvorstellbar geringen Konzentrationen wirksam und zerstören sich selbst innerhalb von Sekunden. Dies macht es fast unmöglich, sie im Körper zu studieren, zu objektivieren oder gar zu messen. Es ist daher auch äußerst schwierig, Eicosanoide zu substituieren. Trotzdem investiert die pharmazeutische Forschung zum Jahrtausendwechsel für analytische Studien der Eicosanoide Milliarden von US-Dollar.

Eicosanoide zerstören sich innerhalb von Sekunden selbst

Der Wirkstoff des Aspirins

Ein Großteil unseres Wissens über Eicosanoide kommt aus der Erforschung von Gewebezellkulturen. Praktisch unbekannt war bis heute, dass die Wirksamkeit des von Beginn dieses Jahrhunderts an wohl erfolgreichsten Medikaments, des Aspirins, auf Eicosanoiden beruht. Die Acetylsalizylsäure, die hauptsächlich im Aspirin enthalten ist, war schon den Kelten als wirksames Medikament bekannt. Sie ist sehr stark im Salix, dem Weidenbaum, enthalten. So hätte der Zaubertrank von Asterix historisch gesehen sicherlich hauptsächlich Aspirin bzw.

Aspirin wirkt durch den Extrakt des Weidenbaumes

Weidenextrakt enthalten. Dies ist wiederum ein Beispiel dafür, dass die wirklich wirksamen Medikamente schon der empirischen Medizin früherer Kulturen sehr wohl bekannt waren.

Das Yin-Yang-Prinzip gibt es auch bei den Eicosanoiden

Den Dualismus, der uns in der Natur so oft begegnet, dieses Yin-Yang-Prinzip, gibt es auch bei den Eicosanoiden und anderen Hormonen. Es gibt »gute« Eicosanoide und »schlechte«. Das Verhältnis von guten zu schlechten Eicosanoiden ist für den Alterungsprozess bzw. für das Funktionieren des kompletten Hormonsystems von eminenter Bedeutung.

Zu viel Insulin erzeugt schlechte Eicosanoide

Insulin spielt bei den Eicosanoiden eine zweifelhafte Rolle: Es erhöht die Produktion der schlechten Eicosanoide. Je mehr Insulin wir produzieren, desto mehr schlechte Eicosanoide erzeugen wir damit. Die Folgen sind ein meist erhöhter Blutdruck und zahlreiche andere Erkrankungen (Entzündungen, Diabetes Typ I, Krebs, Depressionen). Damit ließe sich auch erklären, warum ein höherer Insulinspiegel oft auch automatisch mit einem höheren Blutdruck verbunden ist. Mit altersbedingter Hyperinsulinämie nimmt auch der Prozentsatz an Körperfett zu, reduziert sich aber auch die Produktion des guten Blutfettes, des HDL-Cholesterins, weshalb das kardiovaskuläre Risiko erhöht wird. Verschlechtert sich das Ungleichgewicht auf Kosten der guten Eicosanoide, so beginnt das Hormonsystem aus dem Gleichgewicht zu geraten. Dies dürfte ein wesentlicher Faktor der Alterung sein.

Warum sich Eicosanoide nicht ersetzen lassen

Wie können wir erreichen, dass gute und schlechte Eicosanoide im Gleichgewicht sind bzw. wie können wir gute Eicosanoide zu uns nehmen? Nicht durch direkte Substitution. Es gibt gute Eicosanoide nicht als Medikament. Eicosanoide lassen sich nur indirekt durch richtige Ernährung steuern. Eine wesentliche Möglichkeit, dieses Gleichgewicht günstig zu beeinflussen, besteht in einer reduzierten Insulinproduktion, die wir vor allem durch eine kohlenhydratarme Ernährung erreichen. Dies ist der wichtigste Schritt, den Sie für die Erhaltung der Balance Ihres Hormonsystems tun können.

Weniger Kohlenhydrate erhalten die Hormonbalance

Ein anderer ist, darauf zu achten, dass Sie in Ihrer Nahrung dem Körper immer ausreichend ungesättigte Fettsäuren für die Bildung der guten Eicosanoide zuführen. Dieser kommt vor allem in Fisch- und Olivenöl vor. Eskimos essen sehr fett, kennen aber praktisch nicht das Problem der Arterienverkalkung. Warum? Weil sie sehr viel Fischöl und Lebertran zu sich nehmen, sich also im besonderen Ausmaß mit Vorstufen für die guten Eicosanoide ernähren.

Fisch- und Olivenöl enthalten gute Eicosanoide

Andere biologische Parameter sinken mit dem Älterwerden ab. Auch hier können wir erkennen, dass möglicherweise die exzessive Überproduktion von Insulin Ursache dafür ist. Eine Abnahme der Zuckertoleranz erhöht die Insulinresistenz, der Körper kann nicht mehr genug Zucker aus dem Blut aufnehmen und versucht das durch eine vermehrte Insulinproduktion auszugleichen.

Auch die aerobe Kapazität, die Leistungsfähigkeit des Mannes (z. B. beim Sport), ist ein Faktor des Alterns. Ab dem 20. Lebensjahr nimmt sie jedes Jahr um rund 1 % ab. Auch hier spielen die Eicosanoide eine Rolle. Die guten sind nämlich Bronchodilatoren, die schlechten Bronchokonstriktoren (Substanzen, die die Bronchien in der Lunge verengen).

Diese biologischen Parameter des Alterns betreffen jeden, unabhängig vom Geschlecht. Deswegen sollte bei jedem Anti-Aging-Programm dem Senken des Insulinblutspiegels besonderes Augenmerk zuteil werden.

Sie werden sich vielleicht fragen, warum andere Hormonspiegel nicht als biologische Parameter für das Altern herangezogen werden. Ist nicht beispielsweise die Verminderung der Muskelmasse durch verminderte Wachstumshormonproduktion verursacht? Ja und nein. Einige Hormone werden mit dem Älterwerden vermindert produziert, andere nicht. Einige Hormone wie Insulin und Cortisol können sogar ansteigen, andere bleiben relativ konstant. So gesehen dürften Hormonspiegelveränderungen an und für sich sekundäre Parameter des Alterns sein.

Viele Hormone sind sekundäre Parameter des Alterns

Ein Beispiel: Der Spiegel des Wachstumshormons sinkt mit dem Älterwerden dramatisch. Andererseits, wenn die Hypophyse – als Quelle des Wachstumshormons – richtig stimuliert wird, kann das Wachstumshormon rasch zu einer Produktion gebracht werden, die der eines jungen Mannes entspricht. So gesehen ist es nicht eine verminderte Wachstumshormonproduktion, die sich in niedrigen Wachstumshormonspiegeln zeigt, sondern vielmehr ein verminderter »Response«, eine verminderte Antwort auf hormonelle Signale, die hier ausschlaggebend ist. So ist die verminderte Produktion des Wachstumshormons mit dem Älterwerden so wie auch die Verminderung einiger anderer Hormone einfach eine Konsequenz einer primären Ursache: der hormonellen Disbalance.

Wenn wir verstehen, wie Hormone untereinander kommunizieren und biologische Informationen auf diese Weise weitergeben, und wenn wir lernen, diese Kommunikation zu verbessern, haben wir ein wesentliches Fundament für ein praktisches Anti-Aging-Programm.

DIE BEIDEN SÄULEN DES ANTI-AGING

Endokrinologen in den USA halten folgende zwei Rezepte für wichtig, um den Alterungsprozess zu verzögern:

1. Eicosanoide halten Sie jung
Diese lassen sich nicht medikamentös zuführen, sind aber beispielsweise in Fisch- und Olivenöl enthalten. Sie verbessern die Kommunikation zwischen endokrinen Hormonen und den Zellen und sorgen für eine Balance der Hormone, die wichtig ist, um das Altern zu verzögern.

2. Nehmen Sie weniger Kohlenhydrate zu sich
Wenn Sie die Zunahme an Kohlenhydraten reduzieren, legen Sie den Grundstein zu einem längeren Leben, da Sie dadurch Eicosanoide günstig beeinflussen. Fasten oder hungern wäre kontraproduktiv und falsch. Aber zu viel Pasta, Pizza und Zucker ist der Tod für die Kommunikation innerhalb des Hormonsystems. Übermäßig Glukose im Blut zerstört die Eicosanoide, das Gleichgewicht bricht zusammen.

Die Angst vor Hormonen ist unbegründet

Die Angst ist unberechtigt, aber vielfach existent: Gegen Hormone existieren noch immer jede Menge Vorurteile. Zu unerforscht sei ihre Wirkungsweise, sagen die einen. Zu groß die Gefahr von Nebenwirkungen, meinen die anderen.
Vorurteile dieser Art hat es in der Geschichte der Medizin immer wieder gegeben. Hätte man diese allzu ernst genommen, wären wir heute medizinisch auf dem Stand des späten Mittelalters.

Hormone bergen, wenn sie unsachlich angewandt bzw. eingenommen werden, wie jedes andere Medikament Risken in sich. Sie können falsch dosiert eine Schädigung der Nebenniere, der Schilddrüse, aber auch anderer endokriner Organe wie der Bauchspeicheldrüse verursachen. In vielen Ländern wie den USA gibt es Hormonpräparate leichtfertigerweise im Supermarkt ebenso zu kaufen wie über das Internet. Vor einer solchen unkontrollierten Einnahme ist ausdrücklich zu warnen. Hormone gehören in die Hand eines erfahrenen Endokrinologen, eines auf die Therapie mit Hormonen spezialisierten Arztes. Dann sind die Gefahren von Nebenwirkungen nicht größer als bei jeder anderen medikamentösen Therapie.

Hormone gehören in die Hand eines erfahrenen Endokrinologen

Testosteron, das männliche Hormon

Wann ist ein Mann ein Mann?

»Man consists of balls and brain.«

Hugh Hefner, »Playboy«-Gründer

Als Clemens B. in die Abteilung für Endokrinologie in der Universitätsklinik in Wien kam, hatte er ein Problem, um das ihn die meisten Männer beneiden würden: Sein Sexualtrieb war unersättlich. »Ich könnte ständig mit drei Frauen schlafen«, gestand er dem diagnostizierenden Arzt. Die sexuelle Begierde, die Lust war bei ihm nicht zu zügeln. Trotzdem klagte B. über fehlende Energie, um seine Libido befriedigen zu können. Schweißausbrüche, Unausgeglichenheit und eine schnelle Gereiztheit machten ihm psychisch zu schaffen.
Eine umfassende Hormonanalyse bestätigte schließlich, was sein Arzt schon während des persönlichen Gesprächs anhand der Symptome vermutete: Clemens B. hatte einen hohen Testosteronspiegel von 8,5 Nanogramm, aber einen äußerst niedrigen Östradiolwert von nur 17 Picogramm. Die Balance seiner Hormone war gestört.

Testosteron ist das wichtigste Sexualhormon des Mannes

Testosteron ist das mit Abstand bedeutendste Sexualhormon des Mannes. Es wird hauptsächlich in den männlichen Keimdrüsen, den Hoden, aus dem Androstendion gebildet. Der männliche Körper produziert ca. sieben Milligramm Testosteron pro Tag, der weibliche nur rund 0,3 Milligramm.

Die Schaltzentrale für das Testosteron sitzt im Gehirn. Es veranlasst oder unterdrückt je nach Bedarf des Körpers seine Produktion. Die Großhirnrinde stimuliert die Testosteron-Produktion, wenn wir erregt oder glücklich sind. Wenn wir unter Stress stehen oder uns ärgern, sinkt unser Testosteronlevel.

Die Hypophyse steuert die Testosteronproduktion in den Hoden

Nur ca. 10 % des Testosterons sind im Körper aktiv

Der Prozess läuft immer gleich ab: Der Hypothalamus steuert über die Hypophyse (Hirnanhangdrüse) die Testosteronerzeugung im Hoden, wo es in den Leydig'schen Zellen, von denen der Mann rund 500 Millionen besitzt, produziert wird. Die Hormone melden dem Hypothalamus den Aktivitätszustand der Hoden. Von den Hoden aus wird Testosteron in das Blut abgegeben und zu einem Großteil an das Protein SHBG (Sex Hormone Binding Globuline) gebunden. Testosteron, das an das SHBG gebunden ist, ist nicht aktiv. Nur ca. 10 % sind freies Testosteron, das in die Zielzelle bzw. das Zielorgan eindringen und sich an den Rezeptor im Zytoplasma der Zelle binden kann. Wenn diese Verbindung stattgefunden hat, wird es in den Kern der Zelle transportiert, wo es bestimmte Gene stimuliert, die die Eiweißsynthese veranlassen.

Es ist relativ aufwändig zu messen, wie viel freies und somit aktives Testosteron im Blut vorhanden ist. Das freie Testosteron nimmt ebenso wie das freie Östrogen beim Mann mit dem Älterwerden ab, während das Gesamttestosteron bzw. -östrogen auf Grund der Zunahme des Bindungshormons SHBG kaum abnimmt. Ein Faktor, der bei der Hormonstatuserhebung des alternden Mannes heute zunehmend die Messung des freien Hormongehaltes notwendig macht.

Es sorgt für Bartwuchs, Penisentwicklung, Muskelaufbau, Potenz

Die Wirkungsweise des Testosterons beim Mann ist vielschichtig:
- Es ist verantwortlich für das Wachstum und die Ausbildung der sekundären Geschlechtsmerkmale, von Körper- und Barthaaren, Penis, Prostata, Samenblase und Kehlkopf.
- Es sorgt für den Muskelauf- und Fettabbau.
- Es ist wesentlich für den Sexualtrieb verantwortlich, sorgt somit wie ein Aphrodisiakum für Libido und Potenz.
- Testosteron ist auch für das räumliche Denken wichtig. Frauen, die einen relativ starken Testosteronmangel haben, tun sich z. B. äußerst schwer, ihr Auto einzuparken.
- Es steigert die Aktivität und das Leistungsvermögen des Mannes, erhöht aber auch die Aggressivität.

Männer mit hohem Testosteronspiegel sind erfolgreicher

Eine Studie der National Institutes of Health (NIH) in Bethesda, USA, untersuchte die Korrelation zwischen Testosteronwert und Charaktertyp von 1 700 Männern mit einem klaren Ergebnis: Männer mit hohem Testosteronspiegel versuchen vermehrt andere zu »kontrollieren« und zu »beeinflussen«. Sie drücken ihre Meinung mit Nachdruck aus, reagieren energischer und lassen ihrer Wut gerne freien Lauf. Männer mit höherem Testosteronspiegel sind zudem meist im Leben erfolgreicher, agiler und sexuell aktiver.

Casanova erhöhte durch rohe Eier seine Androgenwerte

Das war schon bei Giacomo Casanova der Fall, der im 16. Jahrhundert die Frauenwelt mit seiner ausgeprägten Männlichkeit beglückte. Er erhöhte – ohne die tatsächliche Wirkung in seinem Körper zu kennen – seinen Testosteronspiegel, indem er täglich eine Vielzahl roher Eier aß, bevor er seine amourösen Abenteuer startete und mit bis zu zehn Frauen täglich schlief.

Aber nicht nur der Testosteronwert allein, vielmehr das Zusammenspiel zwischen dem typisch weiblichen Östrogen und dem charakteristisch männlichen Testosteron ist für das Leben des Mannes prägend. Überwiegt das Testosteron, weil das Östrogen reduziert ist, so kommt es zu einem Beschwerdebild, bei dem der Patient – wie im Fall von Clemens B. – geradezu unter seiner unstillbaren Libido bei gleichzeitig hoher Aggressivität leidet. Die für einen Mann bisher unglaubliche Diagnose lautet in diesem Fall: Östrogenmangel.

Die sexuelle Differenzierung beginnt im Mutterleib

Androgen bedeutet im Altgriechischen »Männermacher«

Androgene – der Überbegriff für die männlichen Hormone – sind verantwortlich für die männliche Sexualität und bedeuten im Altgriechischen eigentlich »Männermacher«. Eine der primären Funktionen des Testosterons ist die sexuelle Differenzierung zwischen Mann und Frau. Seine Konzentration und Wirkung sind wesentliche Faktoren, ob wir uns zum Mann oder zur Frau entwickeln. Testosteron begründet auch die Unterscheidung des Geschlechterverhaltens. Diese Differenzierung durch die Hormone beginnt schon in der Gebärmutter. Einen hohen Anstieg an Testosteron finden wir im letzten Drittel der Schwangerschaft, es fällt dann für viele Jahre auf ein sehr niedriges Niveau, um mit Beginn der Pubertät erneut anzusteigen. Testosteron entscheidet maßgeblich, ob wir uns zum Adonis oder zum schwächlichen Jungen entwickeln. Mit abgeschlossener Pubertät gehen die Testosteronspiegel massiv in hohe Bereiche und sinken mit dem Älterwerden nur gering ab.

In der Pubertät schießt der Testosteronwert in die Höhe

Hormondisbalancen oder -störungen können sich individuell unterschiedlich bemerkbar machen, erfolgen aber meist in der zweiten Lebenshälfte. Wir beobachten beim Mann nie einen dramatischen Testosteronabfall, wie ihn die Frau zur Zeit der Menopause beim Östrogen erlebt. Der Anteil an freiem Testosteron geht jedoch mit dem Älterwerden zurück, während das Gesamttestosteron (mit dem an das Trägereiweiß SHBG gebundenen und damit inaktiven Testosteron) nur gering abfällt.

Das SHBG bindet immer mehr Testosteron

Darüber hinaus ist eine der wesentlichen Eigenschaften des Testosterons, das im Blut vorkommt, im männlichen Körper Muskelgewebe auf- und Fettgewebe abzubauen. Es hat weiters eine wichtige Wirkung bei der Straffung der Muskelmasse und ist für die so genannte Bodycomposition, die Fettverteilung, zuständig. Ein muskulöser, männlicher Körper ist nicht zuletzt ein Produkt des Testosterons. Das zeigt sich auch im Tierreich: Ein guter Hahn wird nie fett.

Im Spitzensport und beim Bodybuilding gerät Testosteron immer wieder negativ in die Schlagzeilen: Die bekannten Dopingmittel sind großteils Abkömmlinge des Testosterons, das als Anabolika missbraucht wird, indem man seinen Wert im Körper künstlich erhöht.

Dopingmittel sind meist Testosteronabkömmlinge

Wie wirkt Testosteron beim Mann?

Im männlichen Körper wird Testosteron zu ca. 10 % zum Dihydrotestosteron umgewandelt, wobei das Dihydrotestosteron die eigentlich wirksame Substanz in den Organen wie Prostata, Samendrüse oder Haut ist. Es ist zehnfach wirksamer als Testosteron und für die Glatzenbildung ebenso verantwortlich wie für die tiefe, maskuline Stimme. Es hat aber auch – seine gefährlichste Eigenschaft – eine ungünstig aktivierende Wirkung auf Prostatakrebszellen. Man kann die Prostata wahrscheinlich günstig beeinflussen, indem die starke »aggressive Wirkung« des Dihydrotestosterons auf die Prostata großteils geblockt, also verhindert wird.
Der Prozess der Umwandlung von Testosteron in Dihydrotestosteron – durch das Enzym Reduktase – und dessen Hemmung sind therapeutisch äußerst wichtig. Mittel, die diese Umwandlung verzögern (z. B. das Prostatamedikament Proscar®), können beispielsweise die Haarpracht des Mannes wieder zum Wachsen bringen. Da Testosteron im Gehirn die Libido hervorruft, kann ein solches Mittel zwar häufig Glatzenbildung verhindern, aber in seltenen Fällen auch die Libidowirkung blockieren.

Das Enzym Reduktase wandelt es in Dihydrotestosteron um

Für die Psyche, aber auch für die Libido ist Dihydrotestosteron meist nicht von Bedeutung, da Testosteron in erster Linie im Gehirn wirkt, Dihydrotestosteron jedoch hauptsächlich im Gewebe und nur gering im Gehirn.

Wie Aromatase aus Testosteron Östrogen macht

Testosteron und Östrogen sind sowohl beim Mann als auch bei der Frau für die Ausbildung der Männlichkeit bzw. Weiblichkeit notwendig und kommen in beiden Geschlechtern vor, wobei es quantitative Unterschiede gibt. Während ein Mann pro Tag ungefähr 25- bis 50-mal mehr Testosteron erzeugt als die Frau, produziert sie vice versa zwei- bis dreimal mehr Östrogen als ein Mann.

Der Mann erzeugt 25- bis 50-mal mehr Testosteron als die Frau

Testosteron wird durch das Enzym Aromatase in Östrogen umgewan-

Das Enzym Aromatase wandelt es in Östrogen um

delt. Dieses Enzym dürfte bei Clemens B. nicht ausreichend aktiv gewesen sein, wodurch es zu einem relativ hohen Testosteron-, aber einem erniedrigten Östrogenwert kam. Bei B. war neben dem erhöhten Testosteronspiegel auch eine geringere Aktivität des Enzyms Aromatase festzustellen.

Es kann jedoch auch der umgekehrte Effekt eintreten: Statt einem Androgenübergewicht kann es auch durch eine allzu aktive Enzyminduktion der Aromatase zu einem Übergewicht an Östrogen kommen. Diese Männer haben meist keine vegetativen Beschwerden, auch meist keine Störungen der Potenz oder der Erektion, bemängeln jedoch oft, dass sie seit geraumer Zeit einfach »keine Lust mehr auf Sex« haben und dass ihnen eine gewisse »gesunde« Aggressivität, die sie oft für ihren Beruf bzw. für ihre Karriere brauchen, abgeht.

Kürbiskernöl aktiviert das Aromatase-Enzym

Einige pflanzliche Stoffe wie das Kürbiskernöl bzw. deren Extrakte dürften das Aromatase-Enzym aktivieren können, wodurch es auch seinen Stellenwert bei der Behandlung des männlichen Klimakteriums bekommt. Man spricht diese Wirkung auch dem Gelee Royale zu, das von den Bienen produziert wird.

Östrogene gleichen die Wirkung von Testosteron aus. Wenn bei einem Mann ein Missverhältnis zwischen Testosteron und Östrogen vorliegt, so ist eine Störung auf Enzymebene anzunehmen. Die verminderte Aktivität eines Enzyms, und zwar konkret der Aromatase, ist in diesem Fall eine Alterserscheinung.

Häufiger kommt jedoch vor, dass die Aromataseaktivität erhöht ist, vor allem durch ein Mehrangebot an Aromatase, da das Fettgewebe dieses Enzym auffällig stark besitzt. Je mehr Fettgewebe vorhanden ist, desto mehr kann die Produktion von Östrogen aus Testosteron beim Mann, aber auch bei der Frau erfolgen. Die Crux dabei: Östrogen verursacht einen Fettgewebsanbau vor allem an der Hüfte.

Stress gefährdet die Testosteronproduktion

Um Libido, Energie sowie eine kardiovaskuläre Gesundheit zu erhalten, darf der Testosteronspiegel beim Mann nicht zu stark sinken. Stress ist eine der größten Gefahren für die Testosteronproduktion, da dabei das Stresshormon Cortisol produziert wird. Während Testosteron anabol (gewebeaufbauend) wirkt, wirkt Cortisol katabol (abbauend).

Die beste und einfachste Möglichkeit, um selbst seinen Testosteronspiegel zu erhöhen, ist der Abbau von Fettgewebe. Fettgewebe besitzt in hohem Maße das Enzym Aromatase, das aus Testosteron Östrogen produziert. Nehmen Sie fünf Kilo ab, minimieren Sie diesen Umwandlungsprozess bereits stark, wodurch automatisch Ihr Testosteronwert steigt.

Der Wissenschaftler Alan Mazur konnte in einer Zeitspanne von zehn Jahren bei Männern nachweisen, dass eine zehnprozentige Zunahme des Fettgewebes konstant den Testosteronspiegel senkte. Training und Sport eignen sich am besten, diesen wieder zu heben. Am Höhepunkt des körperlichen Trainings, so belegen US-Studien, steigt der Testosteronspiegel um 30 % an. Der Sport muss jedoch kontinuierlich gemacht werden. Bereits einige Wochen nach beendetem Training fielen die Testosteronspiegel wieder auf den ursprünglichen Wert zurück.

Durch Sport steigt der Testosteronspiegel um 30 %

Eingriffe in die Aromatase- und Reduktaseaktivität (hemmend oder aktivierend) sind heute viel diskutiert, werden aber bereits durchgeführt. Sie ermöglichen eine aktive Prophylaxe für das Prostatakarzinom und die Beeinflussung der Glatzenbildung.

Die Testosteronersatztherapie beim Mann – eine revolutionäre Erfindung

Wie kann man nun Testosteron wirksam beeinflussen? Testosteron lässt sich substituieren, also ersetzen, was dazu führt, dass niedrige Testosteronspiegel wieder normalisiert werden können.

Bevor Sie jedoch mit einer Hormonersatztherapie starten, ist eine umfassende Untersuchung notwendig. Dabei wird Ihre Krankengeschichte bis zurück zur Kindheit aufgenommen, wobei speziell Krankheiten wie Mumps oder Entzündungen analysiert werden, die sich negativ auf Ihre Hoden und so auf die Testosteronproduktion in Ihrem Körper ausgewirkt haben könnten.

Hormonersatztherapie nur nach ärztlichem Check

Dann müssen Sie eine umfassende Andropause-Checklist ausfüllen, die eine erweiterte Form jenes Tests darstellt, der im Kapitel »Der Andropause-Selbsttest: Bin ich im männlichen Klimakterium oder nicht?« in diesem Buch abgedruckt ist.

Anschließend überprüft der Endokrinologe, welche weiteren Faktoren Ihre Gesundheit negativ beeinflussen könnten – von berufsbedingtem Stress bis hin zur falschen Ernährung.

Schließlich folgt als Letztes eine umfassende medizinisch-diagnostische Untersuchung, die nicht nur Ihre Herz-Kreislauf-Funktionen, Penis, Leber und Prostata umfasst, sondern auch eine komplette Blutanalyse samt Erstellung des spezifischen Hormonstatus.

Nach der Auswertung all dieser Untersuchungen wird Ihr Endokrinologe in einem zweiten Gespräch sämtliche Ergebnisse mit Ihnen in aller Ruhe durchgehen. Eine Hormonersatztherapie alleine reicht oft nicht aus, um Ihr Leben grundlegend zu verbessern. Auch eine Änderung des Lifestyles ist oft dringend notwendig. Die Entscheidung dafür liegt letztendlich bei Ihnen alleine.

Entschließen Sie sich zu einer Hormonersatztherapie, so gibt es mehrere Möglichkeiten: Testosteron und andere Hormone können durch Injektionen, Tabletten, Depots und durch Cremen auf der Haut zugeführt werden.

- **Injektionen**

Injektionen zeigen nur 2–3 Tage Wirkung

Bereits in den 40er-Jahren wurden Testosteron-Injektionen bei Patienten angewendet. Sie zeigten jedoch anfangs nur für zwei Stunden, später für zwei bis drei Tage Wirkung. Später spritzte man Dosen von rund 220 bis 250 Milligramm ein- bis zweimal die Woche ins Gesäß, was zum Teil auch heute noch praktiziert wird.
Solche Injektionen haben jedoch einen Nachteil: Nach einigen Stunden steigt der Testosteron-Wert sprunghaft auf eine Höhe, die er nicht erreichen sollte, was sich à la longue auch negativ auf die Leberfunktion auswirken kann. Dazu kann Testosteron vermehrt in Östrogen umgewandelt werden, was in diesem Fall nicht beabsichtigt ist. Schließlich fällt der Wert so rasch ab, dass er schon bald ein Level erreicht, das unter dem eigentlichen Zielwert der Therapie liegt.
Für viele Männer ist es schwer, diese hormonelle Hochschaubahnfahrt auf Dauer zu verkraften. Schon bald sollen neue Injektionen angewendet werden, die die Wirkungsdauer auf ein bis vier Monate verlängern.

- **Tabletten**

Die orale Einnahme von Testosteron hat einen gravierenden Nachteil: 40 bis 80 % des Hormons wandern geradewegs in die Toilette.

Testosterontabletten werden bis zu 80 % ausgeschieden

Dazu wurde früher Methyl-Testosteron verwendet, das mittlerweile in praktisch allen Staaten der Welt verboten wurde – bis auf Amerika (!), wo es noch immer in Tablettenform erhältlich ist. Vor Methyl-Testosteron, das maßgeblich dazu beigetragen hat, Hormone in Verruf zu bringen, ist ausdrücklich zu warnen: Es schädigt die Leberzellen und kann sogar Krebs verursachen.
Heute gibt es mehrere wirksame und ungefährliche Präparate (z. B. Restandol® und Proviron®), die als Tabletten zu meist 40 Milligramm im Handel erhältlich sind. Zwei bis vier Stunden nach der Einnahme erreicht die Wirkung ihren Höhepunkt, daher ist meist zwei- bis drei-

mal täglich eine Tablette einzunehmen. Viele Männer lehnen diese Form der Therapie jedoch als zu mühsam ab.

- **Depots**

Depots spritzt man in die Fettpolster am Gesäß

Sie bestehen meist aus kristallinem Testosteron und werden seit über 60 Jahren erfolgreich verwendet. Unter Lokalanästhesie werden vier bis zehn Depots (meist zu 180 bis 200 Milligramm Testosteron) durch eine dicke Nadel in den Fettpolster des Gesäßes platziert. Es ist ein schmerzfreier Eingriff, der knappe 20 Minuten dauert, und einen gleich bleibenden Testosteronspiegel über einen Zeitraum von rund sechs Monaten garantiert.

- **Pflaster**

Pflaster sind eine echte Innovation bei der Therapie

Die erst seit kurzem erhältlichen Testosteronpflaster sind als echte Innovation zu betrachten. Sie sind besonders zu empfehlen, um einen lange anhaltenden, gleichmäßigen physiologischen Testosteronspiegel beim Mann zu garantieren. Der Durchbruch kam mit dem Produkt Androderm®, das von der John Hopkins University ebenso wie der University of Utah mit großem Erfolg klinischen Tests unterzogen wurde und das sich überall auf der Haut – ob am Oberkörper oder Arm – anbringen lässt.
Bis zu dieser Entwicklung war es allerdings ein langer, dorniger Weg. So gab es Versuche, Testosteron-Pflaster direkt am Hodensack anzubringen, der ursprünglich als das sensibelste Hautstück für eine solche Therapie galt. In Tests mussten Männer das Pflaster täglich in der Früh auf den rasierten Hodensack kleben, was eine unangenehme Prozedur darstellte. Dazu kam, dass die Haut des Hodensacks reich am Enzym 5-Alpha-Reduktase ist, was dafür sorgte, dass das Testosteron in Dihydrotestosteron umgewandelt wurde, noch während es absorbierte.

Natürliche Therapien

Als alternative, natürliche Therapie kann man versuchen, den Testosteronspiegel durch Aromatase und Reduktase zu beeinflussen. So sollen beispielsweise Phytohormone im Rotklee hemmend auf die Aromatase wirken. Extrakte aus der Sabalfrucht einer bestimmten Palmenart wiederum können die Reduktase, also die Dihydrotestosteronproduktion, hemmen. Wir können aber auch durch die Einnahme bestimmter pflanzlicher Extrakte die Produktion des Östrogens aus dem Testosteron anregen. Ein sehr wirksames Androgen ist aus der Ginseng-Wurzel zu gewinnen.

Die Testosteronersatztherapie jedenfalls hat riesige Erfolge mit sich gebracht. Vitalität und Virilität, Kraft, Energie und Potenz kamen bei

Durch die Ersatztherapie kehren Vitalität und Virilität zurück

Zehntausenden Männern wieder zurück, Haarausfall wurde gestoppt und viele wurden einfach glücklichere Menschen.
Es ist daher zu erwarten, dass die Hormonersatztherapie im 21. Jahrhundert zu einer der wichtigsten Methoden im Kampf gegen das Altern des Mannes wird.

Warum Testosteron Prostatakrebszellen aktivieren kann

Vorsicht: Testosteron kann Prostatakrebs aktivieren

Bei allen faszinierend positiven Effekten des Testosterons und seiner Abkömmlinge auf die Muskelbildung, auf die Festigkeit der Haut, die Körperbehaarung u. Ä. müssen wir uns auch der Kehrseite bewusst werden. Testosteron hat eine aktivierende Wirkung auf Prostatakrebszellen. Es ist falsch zu glauben, dass Testosteron Prostatakrebs »produziert«, aber es kann ihn aktivieren.
Das ist um so problematischer, als aus genetischen Gründen bereits jeder vierte bis fünfte 40-jährige Mann latente, also »schlafende« Prostatakrebszellen aufweist. Bei der Obduktion von 80-jährigen Männern wurde sogar festgestellt, dass praktisch 90 % von ihnen ein »schlafendes« Prostatakarzinom hatten. Das sind Tatsachen, die nach regelmäßigen Screenings – nach konkreten Untersuchungen eines möglichen Prostatakarzinoms ab dem 45. Lebensjahr – verlangen.
Diese Fakten lassen aber auch klar werden, dass eine Androgensubstitutionstherapie sehr bedacht durchgeführt werden muss, also wirklich individuell angepasst und nur nach entsprechender Testosteronspiegelerhebung bzw. auch -verlaufskontrollen von spezialisierten Ärzten durchgeführt werden sollte. Hände weg von Testosteronpillen, die man per Post bestellen kann! Auch von »Testosteron-Hämmern« ist unbedingt abzusehen. Eine Testosteronsubstitution hat nur durch den Arzt zu erfolgen.

Verlaufskontrollen sind unbedingt notwendig

Sex ist das Lebenselixier des männlichen Körpers

Häufiger Sex regt die Testosteronproduktion an

Es gibt neue wissenschaftliche Hinweise dafür, dass sexuelle Aktivität bzw. auch erotische Impulse die Keimdrüsenfunktion anregen. Das würde im Klartext bedeuten, dass häufiger Sex automatisch die Testosteron- bzw. Hormonsubstitution in Gang bringt.
Je häufiger der Mann will, je öfter eine sexuelle Aktivität stattfindet, desto höher wird die Libido. Das ist darauf zurückzuführen, dass dadurch wahrscheinlich der Testosteronspiegel ansteigt.

Es gibt wissenschaftliche Studien, die eindeutig belegen, dass die Ausschüttung der Hypophyse an Impulshäufigkeit deutlich zunimmt, wenn sich der Patient einen Pornofilm ansieht. Der Wiener Soziologe K. Grammer hat in einer brandneuen Studie zum Testosteron auch eine andere Korrelation nachweisen können: Je kürzer der Rock einer Frau, desto höher ist die Testosteronausschüttung des Mannes, der sie ansieht. Und: Dasselbe gilt auch bei der Transparenz ihrer Bluse.

Die Hypophysenausschüttung nimmt bei Pornofilmen zu

Der Umkehrschluss: Junggesellen ohne oder mit verminderter sexueller Aktivität haben eher einen geringeren Sexualhormonspiegel. Viele Leitsymptome des männlichen Klimakteriums wie Muskel- oder Gelenkbeschwerden können daher auch eine Folge verminderter sexueller Aktivität sein. Nicht ohne Grund spricht der Volksmund oft vom »alten, knorrigen Junggesellen« oder bei der Frau – mit chronischem Östrogenmangel – von der »alten, vertrockneten Jungfer«.

»The more you do – the more you want to do« gilt auch für die sexuelle Aktivität und erklärt sich durch die Stimulation der Keimdrüsen und damit der vermehrten Produktion von Testosteron. Sex kann nicht nur schön sein. Es nützt Ihrer Gesundheit.

Sex hält Sie gesund!

DIE SEXUALHORMONE BEIM MANN

- Lassen Sie durch einen Arzt mittels Bluttest Ihren so genannten Hormonstatus prüfen, bei dem festgestellt wird, welches Hormon in welcher Menge in Ihrem Körper vorhanden ist.
- Die Balance zwischen Testosteron und Östrogen ist beim Mann besonders wichtig.
- Ergänzungen von Hormonen durch eine Hormonersatztherapie sind beim Mann individuell abzustimmen und mittels Verlaufskontrollen regelmäßig zu prüfen.
- Hände weg von Testosteronpillen, die man über Postversand bekommt! Hormone können – falsch dosiert – zu einem Risiko für den Körper werden. Nur der Arzt kann richtig einschätzen, was Ihnen fehlt, und durch eine ideale Gabe für Ihren Körper Hormone gezielt und ungefährlich ersetzen.
- Das einfachste Mittel, seinen Testosteronwert zu erhöhen, ist, sein Gewicht zu verringern. Fettgewebe besitzt in hohem Maße das Enzym Aromatase, das aus Testosteron Östrogen produziert. Wenn Sie fünf Kilo abnehmen, erhöhen Sie damit automatisch Ihren Testosteronwert.

Die Östrogene des Mannes

Was weibliche Hormone beim Mann auslösen

Östrogen steht für Weiblichkeit und feminine Attribute

Ohne Östrogene ist ein Mann kein Mann. Eine Tatsache, die nicht nur überrascht, sondern jeden Mann tief in seiner Maskulinität trifft. Noch immer herrscht eine Urangst des Mannes gegenüber dem Hormon Östrogen, denn es steht als Reizwort seit Jahrzehnten für Weiblichkeit und alle damit verbundenen femininen Attribute.

Östrogene sind wichtig für die männliche Potenz

Seit Eugen Steinach die Wirkungsweise des weiblichen Hormons als einer der Ersten erkannt und Adolf Friedrich Butenandt für seine Synthetisierung den Nobelpreis erhalten hat, gilt Östrogen als das typische Hormon der Frau. Um so mehr verblüfft die neueste Erkenntnis der Endokrinologie: Dieses urweibliche Hormon ist wichtige Voraussetzung für die männliche Potenz und eine Reihe anderer maskuliner Faktoren. Östrogen bedeutet nicht automatisch Wachsen von Brüsten oder Potenzverlust. Dieser Irrglaube gehört der Vergangenheit an. Östrogen ist heute viel differenzierter zu sehen.

Muss die Bibel umgeschrieben werden?

Stammesgeschichtlich betrachtet ist Östrogen weitaus älter als das Testosteron. Provokant gesagt: Würde man die Bibel endokrinologisch analysieren, müsste der Schöpfungsakt umgeschrieben werden. Gott schuf nicht zuerst Adam, um aus seiner Rippe Eva in die Welt zu setzen. Er gestaltete zunächst die Frau mit ihren beiden XX-Chromosomen, um dann einen »Ast« des X herauszunehmen. Mit dem verbliebenen XY-Chromosom erschuf er den Mann.

Das Gehirn als gigantische Hormonwerkstatt

Der Idealwert liegt bei 20–40 Picogramm/ Milliliter Blut

Östrogen ist ein endokrines Hormon, dessen Produktion von der Hirnanhangdrüse gesteuert und das beim Mann in Hoden, Gehirn, aber auch im Fettgewebe gebildet wird. Es kommt in verschwindend kleinen Mengen im Körper vor. Der Idealwert beim Mann liegt zwischen 20 und 40 Picogramm pro Milliliter Blut.
Das Hormon Östrogen ist vor allem für die Energie, Ausgeglichenheit und Belastbarkeit des Mannes verantwortlich. Es hat auch eine

wesentliche Wirkung auf die Psyche bzw. das Gehirn, das – wie gerade erst erforscht wird – eine gigantische Hormonproduktionsstätte ist. Das männliche Gehirn ist übersät mit Östrogen- und Testosteronrezeptoren. Ein Faktum, das Eugen Steinach in den 20er-Jahren unseres Jahrhunderts bereits vermutete, aber noch nicht nachweisen konnte, als er von der »Erotisierung des Gehirns« sprach.

17-Beta-Östradiol ist das wichtigste Östrogen beim Mann

Wenn von Östrogen gesprochen wird, meint der Hormonspezialist in der Regel das 17-Beta-Östradiol, wie seine exakte Bezeichnung lautet.
Über das Blut kommt Östrogen zu den so genannten hormonempfindlichen Geweben im Körper, wobei nur ein relativ geringer Teil genital, also für die Fortpflanzung wichtig ist. Sexualhormone sind nur zu rund 20 % für die Sexualität im männlichen Körper verantwortlich. Der weitaus größere Teil der sexualhormonabhängigen Gewebe ist extragenital, rund 80 % ihrer Aufgaben gelten also Organen und Körperteilen ohne Bezug zur Fortpflanzung. Sie wirken vielmehr auf Gehirn, Knochen, Haut und Haare und das Herz-Kreislauf-System.

Östrogen ist für den Mann daher mehrfach wichtig:

Es sorgt für die Beweglichkeit der Samenzellen

Östrogen verhindert die Osteoporose

- Östrogen ist für die männliche Fruchtbarkeit verantwortlich.
- Es ist für die Beweglichkeit der Samenzellen ausschlaggebend. Je weniger Östrogen im männlichen Körper vorhanden ist, desto unbeweglicher sind die Spermien.
- Das Risiko von Herz-Kreislauf-Erkrankungen nimmt bei einem normalen Östrogenspiegel ab.
- Östrogen fördert beim Mann ganz wesentlich den Knochenaufbau und unterstützt die Vermeidung von Osteoporose.

Je dicker ein Mann, desto größer die Gefahr, zu verweiblichen

Je mehr Fettgewebe ein Mann hat, desto mehr Östrogen produziert er, denn dort befindet sich in großen Mengen das Enzym Aromatase, das Testosteron zu Östrogen umwandelt. Der Schluss daraus: Je dicker ein Mann ist, desto mehr besteht die Gefahr, dass er verweiblicht. Ist die Balance zwischen Testosteron und Östrogen nicht vorhanden, treten Beschwerden wie Aggressivität, Schweißausbrüche oder Schlafstörungen auf. Fehlt dem Mann Östrogen, ist er auch weniger belastbar. Wenn 55-jährige hartgesottene Männer plötzlich bei berührenden TV-Szenen zu weinen beginnen, dann ist die Wahrscheinlichkeit eines Östrogenmangels sehr hoch.

Östrogen ist wichtig für die Potenz des Mannes

Östrogen sorgt für die sexuelle Kraft beim Akt

Östrogen hat eine ganz wesentliche Funktion in der männlichen Sexualität: Es ist neben dem Testosteron und dem DHEA ein wichtiges Hormon für die Potenz des Mannes. Ein Mann, der zwar einen hohen Testosteron-, jedoch einen niedrigen DHEA- und Östrogenspiegel aufweist, ist bemitleidenswert: Er hat zwar eine ausgeprägte Libido, ein enormes sexuelles Verlangen, nur – er kann nicht.

Östrogen ist in der Erotik als Energiebasisträger notwendig. Testosteron ist der Auslöser der Erotik und für die Libido verantwortlich. Für die sexuelle Kraft, das Durchhalten im Rahmen des sexuellen Akts, ist jedoch das Östrogen zumindest gleich wichtig.
Man könnte daraus auch ableiten, dass die stärker östrogengesteuerte Sexualität der Frau einen anderen Charakter als die vom Östrogen und Androgen gesteuerte Sexualität des Mannes hat, welche kurzfristiger, triebhafter und impulsiver ist.

Ohne Östrogenwirkung werden Männer unfruchtbar

Die wichtige Bedeutung des weiblichen Hormons Östrogen für den Mann lässt sich anschaulich an der Anamnese bei zwei Patienten, von denen jeder an einer extrem seltenen endokrinologischen Missbildung litt, erkennen. Der eine hatte einen vollständigen Aromatasedefekt und bildete deswegen aus dem Testosteron praktisch kein Östrogen. Der andere wies einen normalen Östrogenspiegel auf, litt aber an einem kompletten Rezeptorendefekt, was zur Folge hatte, dass die Östrogene keine Wirkung zeigten. Beide Männer, denen die Natur die Östrogenwirkung genommen hat, wiesen eine Gemeinsamkeit auf: Sie hatten eine viel zu geringe Knochendichte und waren auf Grund einer stark verminderten Spermienbeweglichkeit de facto unfruchtbar.

Östrogen als Schutz vor Herzinfarkt und Osteoporose

Östrogen ist aber auch auf anderen als der sexuellen Ebene für den Mann wichtig. Die kardioprotektive Wirkung der Östrogene bei der Frau – die Vermeidung von Herzerkrankungen – ist längst bekannt. Eine richtig hormonsubstituierte Frau hat ein geringeres Risiko, Herz-Kreislauf-Erkrankungen zu bekommen als eine Frau ohne Hormonersatztherapie. Wie weit ein protektiver Schutz durch Östrogene auch beim Mann zu erwarten ist, ist noch Gegenstand von Diskussionen.

Auch ob Östrogene beim Mann Alzheimer vermeiden können, wird gerade klinisch untersucht.

Können Östrogene beim Mann Alzheimer vermeiden?

Eine klinische Untersuchung der Osteoporose bei Männern am Wiener Allgemeinen Krankenhaus zeigte vor zwei Jahren im direkten Vergleich zwischen Männern, die an Knochenschwund litten, und solchen, die diese Erkrankung nicht aufwiesen, nur einen essenziellen Unterschied: Bei den Osteoporosepatienten war der Östrogenspiegel deutlich geringer.

Ohne Rezeptoren ist der Mann verloren

Die Wirkung des Östrogens verläuft im Körper über Rezeptoren, die die Zellen aktivieren. Wir wissen beispielsweise erst seit kurzem, dass es Alpha- und Beta-, also zwei verschiedene Östrogenrezeptoren gibt. Wahrscheinlich werden in der nächsten Zeit noch mehr Untergruppen dieser Rezeptoren gefunden. Ihr Muster ist nicht bei jedem Menschen gleich, sondern individuell verschieden. 17-Beta-Östradiol beispielsweise bindet sowohl an den Alpha- als auch an den Betarezeptor und kann somit die meistgewünschten positiven Wirkungen auf die Knochendichte, die Elastizität der Haut, die Dichte des Haares etc. ausüben. Es kann aber auch, wenn die Dosis zu hoch ist, beim Mann eine Anregung des Brustdrüsengewebes verursachen, eine so genannte Gynäkomastie, bzw. eine weibliche Fettverteilung an den Hüften, vor allem durch seine Wirkung am Alpharezeptor.

Es gibt beim Östrogen Alpha- und Betarezeptoren

Warum Männer im Alter verweiblichen

Mann und Frau kommen sich endokrinologisch mit dem Älterwerden immer näher. Es konnte empirisch nachgewiesen werden, dass Frauen nach der Menopause eher vermännlichen und viele Männer oft weibliche Charakteristika annehmen. Durch den Östrogenabfall im Klimakterium bei gleichzeitigem Erhalt des Testosteronlevels ist ein Übergewicht an Androgenen bei der Frau feststellbar. Sie virilisiert, was sich beispielsweise im Bartwuchs zeigt. Beim Mann setzt ein diametral entgegengesetzter Prozess ein: Seine Beine werden dünner, er nimmt um die Hüften zu.

Mann und Frau werden im Alter immer ähnlicher

Das liegt daran, dass die Androgene bei vielen Männern zu Gunsten der Östrogene abnehmen. Im Klimakterium fällt der Östrogenspiegel der Frau binnen kurzem von durchschnittlich ca. 100 auf rund

Ein 30-Jähriger hat mehr Östrogen als eine 60-Jährige

10 Picogramm. So hat ein 30-jähriger Mann mehr Östrogen als eine 60-jährige Frau.

Männer können im Alter an Gynäkomastie leiden

Beim älter werdenden Mann entsteht oft ein relatives Übergewicht der Östrogene. Zu viel Östrogen, sei es im falschen Verhältnis zum Testosteron, sei es endogen durch eine zu hohe Produktion oder durch vermehrte Zufuhr von außen, kann unerwünschte Verweiblichungserscheinungen mit sich bringen: u. a. eine typisch feminine Fettgewebsverteilung (um die Hüften und am Gesäß) und die Gynäkomastie, die Ausbildung der Brüste.

Die Balance entscheidet alles

Was kann man dagegen tun? Die wichtigsten Erkenntnisse und praktischen Konsequenzen in der Endokrinologie, der Ersatz von Sexualhormonen bei Mann und Frau, entstehen nicht als blanke Theorien hinter dem Schreibtisch irgendwelcher Universitäten, sondern aus der ständigen Beobachtung der Realität. Die Andropause des Mannes und der Einfluss der Hormone auf sein Leben ist ein neuer Forschungszweig innerhalb der Medizin, der für viele Ärzte Neuland bedeutet.

Das Testosteron-Östrogen-Gleichgewicht ist entscheidend

Die Erfahrung hat gezeigt, dass es beim Mann die unterschiedlichsten Formen der endokrinen Veränderungen durch das Älterwerden gibt, die individuell verschieden und auch so zu werten sind. Bei kaum einem Mann sind die Hormonspiegel völlig ident, für jeden bedeutet die Balance der Hormone etwas anderes und hat auch einen anderen Einfluss auf den Körper.

Nur das individuelle Gleichgewicht zwischen Testosteron und Östrogen im Organismus des Mannes kann negative Auswirkungen auf den Körper vermeiden.

Gelee Royale enthält die Östrogensubstanz Isoflavone

Eine primitive Form der Östrogensubstitution gab es bereits im vorigen Jahrhundert. Junge Männer, vorwiegend der steirischen Landbevölkerung, lutschten, bevor sie ihren Mädchen einen Besuch abstatteten, die Weiselzellen aus Bienenstöcken. Jene Zellen, in denen die Bienenkönigin heranwächst. Diese hätten eine potenzfördernde Wirkung, lautete die landläufige Fama. Jedoch hatte dieses Ritual auf Dauer einen unerwünschten Nebeneffekt: Den jungen Männern wuchsen Brüste. Was sie nicht wissen konnten: Gelee Royale in jenen Weiselzellen enthält ca. 20–30 % östrogenwirksame Substanzen, nämlich Isoflavone, hochwertige Stoffe, mit denen die Bienenkönigin gefüttert wird.

Ihre Wirkung ist faszinierend: Genetisch sind eigentlich alle Bienen gleich. Diese beschließen – vergleichbar mit der Bestimmung der jeweiligen Reinkarnation des Dalai Lama –, aus welchem der Eier die Königin wachsen soll, die in Folge ein ganz spezielles Futter, das Gelee Royale, erhält. Die Bienenkönigin lebt dadurch nicht nur 30-mal länger, sie wird auch 40-mal größer als alle anderen Bienen.

Diese unglaubliche Wirksamkeit des Gelee Royale war bereits den alten Ägyptern bekannt. Im Grab von König Ramses dem Großen fand man die Substanz als Beigabe. Von Ramses wurde überliefert, dass er über 90 Jahre alt wurde – und mehr als 200 Kinder zeugte. Er kannte somit die älteste Non-Aging-Substanz der Welt.

Ramses II. wurde durch Gelee Royale über 90 Jahre alt

Das erste Designer-Östrogen für den Mann

Was kann man heute bei zu wenig Östrogen tun? Die Kunst ist es, durch Wahl der entsprechenden östrogenwirkenden Substanz in der richtigen Dosierung bei entsprechender Beachtung der nicht gewünschten Wirkungen eine ideale Substitution zu erzielen.

Die ersten therapeutischen Erfahrungen machten Endokrinologen bei Transsexuellen, die eine hormonelle Umwandlung vom Mann zur Frau verlangten.

Das 17-Beta-Östradiol, das bei der weiblichen Hormonsubstitution hauptsächlich verwendet wird, ist für den Einsatz beim Mann wegen seiner feminisierenden Nebenwirkungen nicht zu empfehlen.

17-Beta-Östradiol ist für den Mann ungeeignet

Eine neue Entwicklung wird jedoch die Östrogentherapiemöglichkeiten beim Mann im nächsten Jahrzehnt revolutionieren. Im Frühjahr 1999 wurde bei einer Pressekonferenz des Berliner Pharmakonzerns Schering das erste Designer-Östrogen für den Mann vorgestellt. Dieses nicht feminisierende Östrogen, ein so genanntes 17-Alpha-Östradiol, eröffnet neue Wege der Therapie.

Aber auch das Genestein in Soja und Rotklee kann verminderte Östrogenspiegel beim Mann ergänzen, wobei bei diesen Phytohormonen ein zusätzlicher Vorteil darin besteht, dass hauptsächlich der Betarezeptor stimuliert wird, der positive Eigenschaften auf Gefäße, Haut, Haare und Knochen hat, nicht jedoch die feminisierenden Charakteristika forciert. Rotklee senkt die Konzentration des für den Mann ungünstigen Beta-Östradiols, das eine feminisierende Wirkung hat, wirkt jedoch als östrogene Substanz vor allem auf den Betarezeptor, der die für den Mann günstigen Wirkungen hat.

Genestein in Soja und Rotklee kann Östrogen ergänzen

Die Östrogenersatztherapie beim Mann erfolgt ausschließlich in Tablettenform. Kommen bei Frauen auch Östrogenpflaster zum Einsatz, so ist deren Wirkung beim Mann noch nicht erforscht.

DDR-Bonzen und die Östrogentherapie

Erich Honecker und DDR-Bonzen wurden Östrogene verabreicht

Früher war ein medizinischer Hormonersatz noch mit undefinierbaren Risken verbunden, heute ist die Forschung um Lichtjahre weitergekommen. In der ehemaligen DDR waren Hormonsubstitutionen auch bei Führungspersönlichkeiten durchaus üblich. Zu Zeiten des Kalten Krieges experimentierten die ostdeutschen Wissenschaftler intensiv mit Sexualhormonen. Für sportliche Wettkämpfe, Olympiaden und Weltmeisterschaften wurden ihre Sportler massiv gedopt. Um eventuellen Tests und Kontrollen zu entgehen, konzipierten die Experten medizinische Verschleierungsmethoden, die in den meisten Fällen tadellos funktionierten.

Im Zuge dieser Forschungen stießen die DDR-Mediziner sehr bald auf die vorbeugende und protektive Wirkung der Östrogene bei Herz-Kreislauf-Erkrankungen. So wurde beschlossen, die Führungsebene des Regimes einer kollektiven Hormonkur zu unterziehen, um sie der DDR-Politik noch lange zu erhalten. Sie bekamen Östrogenpräparate und fühlten sich subjektiv meist gestärkt und voll neuer Kraft, wie die Auswertung der geheimen medizinischen Bulletins nach der Wende ergeben hat. Noch heute erfreuen sich zahlreiche ehemalige DDR-Bonzen bester Gesundheit, die lange Zeit mit Östrogenen behandelt wurden.

Ist Pavarotti noch zu retten?

Die Abnahme des Stimmumfangs weist auf den Wechsel hin

Wie sehr das fehlende Östrogen den Mann auch anderweitig beeinflusst, lässt sich sogar in der Kunst feststellen. Es ist die Horrorvision einer jeden Operndiva, die Apokalypse der Soprane: Die plötzliche Unfähigkeit, das dreigestrichene C zu erreichen. Nicht die Angst vor den Buhrufen ist das Problem, wenn die Stimme das erste Mal auf der Bühne versagt. Es ist vielmehr die Angst vor dem Danach. Das hat einen medizinisch fundierten Grund: Die Abnahme des Stimmumfangs ist in der Regel das erste Anzeichen für das einsetzende Klimakterium. Das erste Organ, das auf einen Östrogenmangel reagiert, sind die Stimmbänder.

Haargenau dasselbe Problem stellt sich auch beim Mann ein, nur mit einem eklatanten Unterschied: Es wurde bis heute nicht als Indiz für ein männliches Klimakterium gewertet. Berühmte Opernsänger – ob sie Caruso, Gigli oder Pavarotti heißen – bekamen mit zunehmendem Alter Schwierigkeiten durch eine schleichende Veränderung ihrer Stimme. Diese tritt meist um das 55. Lebensjahr auf.

Östrogenmangel dürfte zu Stimmproblemen beim Mann führen

Die Schlussfolgerung ist, dass oft ein nur diskreter Östrogenmangel zu starken stimmlichen Problemen beim Mann führen kann. Eine hormonelle Störung muss nicht die einzige Ursache sein, ist aber sicher an der Abnahme der stimmlichen Qualität maßgeblich beteiligt.

ÖSTROGENE BEIM MANN

- Östrogen ist für die männliche Fruchtbarkeit verantwortlich.
- Je weniger Östrogen im männlichen Körper vorhanden ist, desto unbeweglicher sind die Spermien.
- Östrogen schützt vor Herzinfarkt.
- Es fördert beim Mann den Knochenaufbau und unterstützt die Vermeidung von Osteoporose.
- Ein 30-jähriger Mann hat mehr Östrogen als eine 60-jährige Frau.

DHEA – das Energiehormon

Der Gegenspieler zum Alterungsprozess

Rudolf S. war ein erfolgreicher Topmanager. Er dirigierte jahrelang mit eiserner Hand ein großes Unternehmen, wurde von seinen Feinden gefürchtet und von seinen Untergebenen ehrfürchtig respektiert. Hinter der Fassade des knallharten Profis steckte jedoch eine Psyche voller Zweifel. S. litt, was der Öffentlichkeit verborgen blieb, an schweren Depressionen. Manchmal brauchte er einen halben Tag, um sich zu überwinden, zum Telefonhörer zu greifen und ein unangenehmes Gespräch zu führen. Seine Sekretärinnen hatten den Auftrag, ihn generell zu verleugnen. Er kapselte sich immer mehr ab.

In der Öffentlichkeit hatte S. den Ruf einer energischen Führungspersönlichkeit. Da er unter den depressiven Phasen und der abnehmenden Entscheidungsfreude immer mehr zu leiden begann, konsultierte er mehrere Ärzte.

Etliche bedeutende Mediziner konnten keinerlei organische Ursachen für sein Problem finden. Bis S. einen Endokrinologen aufsuchte. Ein Test seines Hormonstatus brachte schnell die Erklärung für sein Verhalten: Durch eine Chemotherapie im Rahmen der Bekämpfung einer Krebserkrankung wurden bei ihm die Gonadenfunktion (Keimdrüsenfunktion) und die Nebennierenrindenfunktion geschädigt. Ihm fehlten dadurch die wichtigen Hormone DHEA und Östrogen. Erst durch substituierende DHEA-Gaben bekam Rudolf S. wieder seine alte Energie zurück. Nach dieser äußerst erfolgreichen Behandlung bedankte er sich bei seinem Endokrinologen: »Sie haben mir ein neues Leben geschenkt. Ich hätte nie geglaubt, dass ein Mann so stark von Hormonen abhängig ist. Ich konnte gestern sogar zehn Stunden Golf spielen – es ist ein großartiges Gefühl!«

Dehydroepiandrosteron – das männliche Powerhormon

DHEA ist das meistproduzierte Hormon des Mannes

Dehydroepiandrosteron (kurz DHEA), die Substanz mit dem unaussprechlichen Namen, gilt als das Powerhormon des Mannes. Es wird im menschlichen Organismus im absoluten Vergleich zu anderen Hormonen in der größten Menge produziert: Fast 25 bis 30 Milligramm werden täglich in der Nebennierenrinde des Mannes erzeugt. Wie jedes Hormon aus der Gruppe der Steroide entsteht es aus Cholesterol.

Je größer das Gehirn, desto mehr Dehydroepiandrosteron

Interessant ist die Erkenntnis, dass der DHEA-Spiegel mit der Größe des Gehirns steigt. Untersuchungen bei Ratten haben beispielsweise gezeigt, dass diese kaum DHEA im Blut haben, während Primaten (höhere Affenarten) einen DHEA-Spiegel wie beim Menschen aufweisen.

DHEA verhindert die Cortisolbildung im Organismus

DHEA hat mehrere charakteristische Merkmale im männlichen Körper. Zu seinen wichtigsten Eigenschaften gehört, dass DHEA die Cortisolbildung im Körper verhindern kann. Cortisol ist mit 10 bis 20 Milligramm pro Tag das am zweitstärksten produzierte Hormon beim Mann und wird vor allem in einer für den Organismus gefährlichen Situation ausgeschüttet: bei Stress.

DHEA kann als sein natürlicher Gegenspieler die negative Wirkung von Cortisol verhindern, indem es sich an die Cortisolrezeptoren bindet und so den Körper vor unnötigem Energieverlust schützt. Da Cortisol auch die Glucoseverwertung hemmt, die sonst den Blutzuckerspiegel heben und eine Ausschüttung von Insulin zur Folge haben würde, wirkt DHEA somit nicht nur aktiv gegen Stress und seine negativen Auswirkungen auf den Körper, sondern auch gegen den Alterungsprozess. Außerdem hat Cortisol auf Knochen, Muskeln und Haut einen gewebeabbauenden Effekt, was durch Dehydroepiandrosteron ebenfalls verhindert wird.

Es wirkt gegen Stress, reduziert den Energieverbrauch im Körper

Wenn der Körper eines Mannes zu wenig DHEA produziert, wird das Cortisol mit all seinen Nachteilen für den Organismus stärker. Entscheidend ist daher das Verhältnis von Cortisol zu DHEA als für das Altern wichtiger Parameter.
Neueste Untersuchungen lassen vermuten, dass niedrige DHEA-Spiegel mit einer verminderten Eicosanoidproduktion zusammenhängen. Somit sind niedrige DHEA-Spiegel wiederum gleichzusetzen mit einer geringeren Herstellung der für den männlichen Körper wichtigen Eicosanoide.

Wenig DHEA weist auf verminderte Eicosanoide-produktion hin

Amerikanische Studien haben eine Reihe von positiven Effekten beschrieben, für die DHEA im Körper verantwortlich ist:

- **Mehr Power und Energie**

DHEA reduziert durch Hemmung der Cortisolproduktion den unnötigen Energieverbrauch im Körper. Männer mit einem hohen DHEA-Spiegel zeigen nicht nur mehr Energie und Kraft, auch ihre mentalen Funktionen wie Merkfähigkeit, Gedächtnisleistung und andere kognitive Eigenschaften werden durch den neurotropen (auf das Nervensystem gerichteten) Effekt des DHEA positiv beeinflusst und gestärkt.

Der neurotrope Effekt beeinflusst das Gehirn positiv

- **Weniger Herz-Kreislauf-Erkrankungen**

Das Risiko von Herz-Kreislauf-Erkrankungen nimmt bei normalem bis erhöhtem DHEA-Spiegel ab. Auch die Mortalitätsrate ist in diesem Fall niedriger als bei unzureichendem DHEA-Spiegel.

Die Herz-Kreislauf-Sterberate nimmt bei erhöhtem DHEA ab

- **Weniger bis kein Übergewicht**

DHEA unterstützt im Körper den Abbau von Fettgewebe.

- **Verbesserte Immunfunktion**

Die Immunabwehr des Mannes wird durch Dehydroepiandrosteron unterstützt.

Die Immunabwehr wird durch Dehydroepiandrosteron gefördert

- **Stresshemmung**

DHEA verhindert die Ausschüttung des Stresshormons Cortisol, das Blutdruck und Pulsfrequenz in die Höhe katapultiert.

Wie entsteht DHEA im Körper?

ACTH steuert die DHEA-Produktion

Wie sein Gegenspieler Cortisol wird DHEA hauptsächlich in der Nebennierenrinde produziert. Seine Produktion wird durch dasselbe Hormon wie beim Cortisol, das Hypophysenhormon ACTH (Adrenocorticotropes Hormon), ausgelöst und gesteuert. Wie weit das ACTH wirken kann, ist abhängig vom so genannten zyklischen AMP (Adenosinmonophosphat), einem Second messenger.

Die DHEA-Ausschüttung ist größer, wenn auch die zyklischen AMP-Spiegel erhöht bzw. im gesunden Bereich sind. Wird ein entsprechender Spiegel an zyklischem AMP in der Nebennierenrinde produziert, beginnt der erste Schritt der DHEA-Erzeugung im Körper. Dabei kommt es zu einer Freisetzung von Cholesterol aus der Nebenniere.

Das freie Cholesterol dringt in die Mitochondrien ein

Dieses freie Cholesterol bewegt sich zu den einzelnen Zellen und dringt in die Mitochondrien, die Kraftwerke der Zelle, ein. Dort wird durch eine Reihe von Reaktionen letztlich Pregnenolon – eine Zwischenstufe der Steroidentstehung – erzeugt, das gleich zu drei verschiedenen Hormonen weiter umgewandelt werden kann: zu Progesteron, Cortisol und DHEA.

Durch Kalorienreduktion steigt der DHEA-Wert

Eine Ursache für die verminderte DHEA-Produktion beim Älterwerden ist sicherlich die Abnahme des zyklischen AMP, das die Erzeugung von DHEA erst ermöglicht. Nimmt das zyklische AMP ab, so lässt sich das durch eine Produktionsförderung der guten Eicosanoide positiv beeinflussen, was am einfachsten durch Kalorienreduktion möglich ist. Tierversuche bei Rhesusaffen konnten eindeutig belegen, dass der DHEA-Spiegel unter Kalorienreduktion deutlich ansteigt. Wichtig ist daher, jene Substanzen einzunehmen, die die Vorstufen von Eicosanoiden sind, nämlich mehrfach ungesättigte Fettsäuren (enthalten z. B. im Fisch- oder im Olivenöl).

Bevor Sie also DHEA zur Hormonsubstitution einnehmen, versuchen Sie es erst mit einer gezielten Kalorienreduktion und der Einnahme von Fisch- oder Olivenöl.

Wie wirkt DHEA beim Mann?

Beim Mann wird DHEA in Östrogen umgewandelt

DHEA wird bei Mann und Frau unterschiedlich verarbeitet. Seine hohe Konzentration im Organismus ist wahrscheinlich darin begründet, dass es im Körper Testosteron und Östradiol synthetisiert. Bei der Frau wird DHEA im Gewebe großteils zum männlichen Hormon Testosteron umgewandelt, beim Mann erfolgt der Prozess genau umgekehrt: aus DHEA wird hauptsächlich Östrogen.

In erster Linie ist DHEA für die Energie des Mannes verantwortlich. Studien aus San Diego, Kalifornien, zeigen, dass bei Männern, die einen niedrigen DHEA-Spiegel hatten, durch Substitution des Hormons die subjektive Empfindung des Wohlfühlens (»Mir geht's gut, ich habe Kraft«) deutlich verbessert werden konnte. Keinen Einfluss hat DHEA auf die Libido, da es die für den Geschlechtstrieb verantwortlichen Androgene beim Mann nicht sonderlich erhöht. In einer neuen, im Fachmagazin »Urology« veröffentlichten Studie konnten die Wiener Ärzte Werner Reiter und Johannes Huber jedoch nachweisen, dass DHEA bei impotenten Männern in 30–40 % der Fälle zu einer Besserung der erektilen Dysfunktion führt.

DHEA kann bei erektiler Dysfunktion helfen

Untersuchungen von französischen Wissenschaftlern wiederum belegen, dass hohe Spiegel von DHEA bei älteren Männern ein wesentlich geringeres Risiko, Herz-Kreislauf-Erkrankungen zu bekommen, mit sich bringen. Das außergewöhnliche dabei: Bei Frauen konnte dieser positive Effekt nicht nachgewiesen werden. Wie ist das möglich?
Die Antwort wurde erst jetzt gefunden: Ausschlaggebend dafür ist die unterschiedliche Verarbeitung im Körper bei Mann und Frau. Beim Mann werden durch DHEA vermehrt Östrogene gebildet, die eine gefäßschützende Wirkung haben. Bei der Frau wird duch DHEA vermehrt Testosteron gebildet, welches diese positive Eigenschaft nicht hat.

Diese Erkenntnisse sind brandneu, ebenso wie die Tatsache, dass durch DHEA das kognitive Denken und die Immunabwehr des Organismus deutlich positiv beeinflusst werden.

Kann man durch DHEA Aids bekämpfen?

Die Erforschung von DHEA ist erst am Anfang. Die Wissenschaft stößt auf immer neue, positive Auswirkungen von DHEA auf den menschlichen Organismus. Neueste Studien aus den USA belegen, dass die Abwehrzellen des Körpers, die Lymphozyten, eigene Rezeptoren für DHEA besitzen. Dadurch kann DHEA direkt in das Immunsystem des Körpers eingreifen und Abwehrstoffe gegen Viren, Bakterien etc. in die Zellen einschleusen.
Diese Tatsache eröffnet künftig völlig neue Methoden der Behandlung

Lymphozyten besitzen eigene DHEA-Rezeptoren

der unterschiedlichsten Krankheiten. So wird gerade fieberhaft versucht, DHEA als Vehikel für Medikamente gegen Aids zu benutzen, um diese in die Lymphozyten führen zu können. Bisher gab es dazu keinerlei medizinische Möglichkeit. Das Hormon DHEA könnte somit der Schlüssel zur wirksamen Bekämpfung von Aids sein.

Die DHEA-Therapie – zu viel ist immer schlecht

In den USA wurde Dehydroepiandrosteron zum Modehormon

Die Therapie mit DHEA erfolgt in Europa nach einem anderen Prinzip als in den USA. Hier zu Lande gilt das Motto: »Messe, wie viel vorhanden ist – und ersetze, was fehlt!«
In den USA ist der Umgang bedenklich, denn getreu dem Motto »Je mehr, desto besser« wird DHEA oft unkontrolliert zugeführt, ohne auf die richtige Dosierung zu achten. In den USA wurde DHEA – ebenso wie Melatonin – längst zum Modehormon. Trotz seiner vielfältigen positiven Eigenschaften ist seine Anwendung jedoch kritischer zu betrachten, als dies die Amerikaner tun.

Meist werden Tabletten zu 50 mg verabreicht

DHEA kann man in verschiedenen Formen zu sich nehmen. Am gängigsten sind Tabletten mit 20 bis 100 Milligramm. Bei den meisten Patienten werden im Schnitt 50 Milligramm verabreicht. Es besteht aber auch die Möglichkeit, DHEA als Salbe aufzutragen.

Ziel der Therapie ist der DHEA-Wert eines 20-Jährigen

Wichtig ist hier die Verlaufskontrolle durch den Arzt. Das Ziel der Therapie ist, den DHEA-Spiegel auf ein Optimum zu bringen, das am besten jener Konzentration entspricht, die ein 20-jähriger Mann aufweist. Da der DHEA-Spiegel mit 50 Jahren in der Regel nur noch ein Viertel des jugendlichen Wertes erreicht, ist die exakte Zuführung nur duch regelmäßige Kontrollen und Spiegelmessungen möglich.

Welche Wirkung DHEA in zu hohen Dosen hat, ist heute noch nicht geklärt. Grundsätzlich gilt aber bei DHEA wie auch überall sonst in der Medizin: Die Dosis macht das Gift.

DHEA ist nicht patentierbar

Der Grund, warum heute noch viele Fragen zu DHEA offen sind, liegt in der Tatsache begründet, dass Dehydroepiandrosteron nicht patentierbar ist. Große Pharmakonzerne bringen daher nur ungern größere Geldmengen für die Forschung auf. So wird es sicher noch bis in das erste Jahrzehnt des dritten Jahrtausends dauern, bis auch groß angelegte Studien die mittlerweile bekannten und erforschten Vorzüge von DHEA bestätigen werden.

DAS ENERGIEHORMON DHEA

- **Gegen Stress.** Es reduziert die Produktion des Stresshormons Cortisol.
- **Mehr Power.** Es sorgt für mehr Energie beim Mann und beeinflusst durch seinen neurotropen Effekt die mentalen Fähigkeiten wie Merkfähigkeit und Gedächtnisleistung positiv.
- **Weniger Fett.** Es fördert den Abbau von Fettgewebe.
- **Bessere Immunabwehr.** Es unterstützt die Immunfunktionen des Organismus.
- **Geringeres kardiovaskuläres Risiko.** Es senkt die Gefahr einer Herz-Kreislauf-Erkrankung.

Melatonin und Serotonin

Hormone für ein langes Leben

MELATONIN – DAS ANTI-AGING-HORMON

Melatonin steuert die biologische Uhr des Menschen

Die biologische Uhr des Menschen regelt sein gesamtes Leben. Melatonin ist ihr faszinierender Antrieb. Es ist eine der wirksamsten Substanzen gegen Schlafstörungen und Jetlag beim Fliegen, aber gleichzeitig auch eines der stärksten Antioxidantien, die bisher gefunden wurden. Melatonin senkt den schlechten LDL-Cholesterinspiegel, bekämpft Krebs und stärkt das Immunsystem.

Wie ein Vampir ist Melatonin nur nachtaktiv

Es wird in der Zirbeldrüse, der Epiphyse, im Gehirn auf Grund von Serotoninimpulsen gebildet. Wie ein Vampir kommt Melatonin nur in der Nacht und schwindet am Tag. Erst wenn es dämmert, beginnt die Zirbeldrüse mit der Melatoninproduktion, die bei völliger Dunkelheit am stärksten ist. Die Lichteindrücke werden dabei durch den Sehnerv des Auges in das Rückenmark und von dort in die Epiphyse, den Zeitmesser des Gehirns, weitergeleitet. So erhält die Zirbeldrüse ein ständiges Feedback über die Abläufe der Außenwelt und kann den Zellen im Organismus durch das Erkennen des Wechsels von hell zu dunkel signalisieren, auf Sparflamme zu fahren und ihre Energieleistung stark zu reduzieren.

Es senkt die Körpertemperatur

Dabei senkt das Melatonin auch die Körpertemperatur ab. Das hat zur Folge, dass innerhalb des Organismus weniger Energie (Energie = Wärme) benötigt wird und sich alle Zellen im Körper, die nicht während der Schlafphase aktiv sein müssen, regenerieren können.
Diese Kontrolle des so genannten zirkadianen Rhythmus, des Tag-Nacht-Rhythmus des Körpers, dem zahlreiche Hormone wie Cortisol, Testosteron und das Wachstumshormon unterworfen sind, ist eine der Hauptfunktionen des Melatonins.
Während Testosteron und Cortisol am stärksten in den frühen Morgenstunden ausgeschüttet werden, sind die so genannten Peaks, die Spitzen der Hormonausschüttung, beim Wachstumshormon während des Schlafes, exakt vor der REM-Schlafphase, zu finden.

Herzinfarkte sind in den Morgenstunden doppelt so häufig

Der zirkadiane Rhythmus der Hormone hat Einfluss auf eine Vielfalt von physiologischen Funktionen. Zum Beispiel sind Herzinfarkte zweimal häufiger in den Morgenstunden als während des restlichen Tages anzutreffen. Auch die Tatsache, dass die Geburtenrate zwischen ein und zwei Uhr morgens am höchsten ist, ist auf den zirkadianen Rhythmus zurückzuführen. Wenn Sie ein schweres Essen zu sich nehmen, so ist die Gewichtszunahme morgens um vieles geringer als am Abend. Auch die Pharmakokinetik, die Funktion von Medikamenten, ist unterschiedlich. Aspirin hat beispielsweise eine viel längere Halbwertszeit, wenn es am Morgen eingenommen wird, als am Abend.

Melatoninstörungen bringen den Körperhaushalt durcheinander

Diese Rhythmen, die auch wieder individuell bei jedem Mann verschieden sind, können durch Melatoninstörungen aus dem Gleichgewicht gebracht werden. Erniedrigtes Melatonin oder eine gestörte rhythmische Ausschüttung können in der Folge alle vom Melatonin abhängigen Hormone vollkommen aus dem Gleichgewicht bringen.

Melatonin verlängert unser Leben

In Tierversuchen verlängerte es das Leben um 25 %

Die besondere Wirkung des Melatonins wurde erstmals in Tierversuchen nachgewiesen, bei denen unter Melatoninzugabe die Lebenserwartung der Versuchstiere stark anstieg. Die Verlängerung der Lebensspanne lag durch Melatonin bei ungefähr 20 bis 25 %. Bei gleichzeitiger Kalorienreduktion konnte der Melatoninspiegel um fast das Doppelte erhöht werden. Ratten mit Kalorienreduktion hatten einen doppelt so hohen Melatoninwert wie normal gefütterte. Auch wurde in anderen Versuchen die Epiphyse von alten Ratten in junge transplantiert und umgekehrt. Junge Ratten – mit den Zirbeldrüsen älterer – alterten daraufhin beschleunigt, während alte Ratten mit Epiphysen junger Versuchstiere verjüngt wirkten und für den Rest ihres länger dauernden Lebens aktiver blieben.

Der wichtigste Schluss, den man daraus zog: Die innere, biologische Uhr hat einen Einfluss auf die Lebenserwartung des Menschen. Anscheinend ist die Einhaltung der zirkadianen Rhythmen als Mittel gegen das Altern immens wichtig. Der russische Forscher Vladimir Lesnikov behauptete nach Tierversuchen, dass im Hypothalamus, dem obersten Steuerzentrum im Gehirn, eine innere Uhr das Altern sozusagen vorgibt. Vielleicht wird auch diese Uhr im Hypothalamus durch die abfallenden Melatoninspiegel in ihrer Wirkungsweise beschleunigt?

Die Einhaltung der zirkadianen Rhythmen hilft gegen das Altern

In einer US-Studie aus dem Jahre 1995 wurde der immunstärkende Aspekt des Melatonin wissenschaftlich nachgewiesen. Speziell bei Patienten, die auf Grund einer Krebserkrankung chemotherapiert wurden, waren die Ergebnisse positiv. Auch in einer italienischen Untersuchung an der San-Gerardo-Klinik in Monza verbesserte sich die »Ein-Jahres-Überlebensrate« bei Patienten mit metastasierendem Lungenkarzinom deutlich. In einer anderen Studie mit 200 Krebspatienten im fortgeschrittenen Stadium und einer prognostizierten Lebenserwartung von sechs Monaten konnte eine Kombination aus Melatonin und Immuntherapie bei 2 % der Patienten eine komplette Rückentwicklung des Tumors, bei 18 % eine partielle Rückentwicklung und bei 38 % zumindest eine Stabilisierung des Zustandes bewirken. Melatonin dürfte auch eine wichtige Rolle in der Prophylaxe von Brust- und Prostatakrebs spielen, da bei Patienten mit diesen Karzinomen meist besonders niedrige Melatonin-Werte zu finden sind.

Melatonin sorgte bei Krebspatienten für eine Tumor-Rückentwicklung

Weiters wirkt Melatonin auch als eine Art Prellbock bei Stress, indem es den Stresshormonen wie Cortisol entgegenwirkt.

Es wirkt dem Stresshormon Cortisol entgegen

So wie viele Hormone fällt auch das Melatonin mit dem Älterwerden stark ab. Im Alter von 80 Jahren entsprechen die Melatoninspiegel ungefähr nur noch 10 % des Wertes eines 20-Jährigen. Das hat zur Folge, dass im Alter der Körper nachts seine Temperatur nicht mehr absenken kann.

Jede Verminderung von Melatonin beeinflusst auch die Eicosanoidproduktion, was verheerende Folgen für den Alterungsprozess hat. Melatonin hat also eine ganz wichtige Rolle bei der Erhaltung der Eicosanoid-Balance, die als wesentlicher Schlüssel zum Nichtaltern gilt.

Melatonin erhält die Eicosanoid-Balance

Melatonin als Antioxidantium

Das konstante Bombardement von so genannten freien Radikalen, Abfallprodukten aus Nahrung und Sauerstoff, ist ein wesentlicher Fak-

Melatonin zerstört freie Radikale

tor des Alterns und der Entstehung von Krankheiten des Herz-Kreislauf-Systems, von Krebs und Autoimmunerkrankungen. Melatonin ist einer der stärksten Zerstörer von freien Radikalen, die bisher gefunden worden sind, der sowohl außerhalb der Zelle an ihrer lipidreichen Membran als auch in ihrem wassergefüllten Inneren wirkt.

1993 wurde entdeckt, dass Melatonin ein Antioxidantium mit einer Reihe von einmaligen Eigenschaften ist. Der Mensch hat im Laufe der Evolution die Fähigkeit verloren, einige wichtige Antioxidantien wie Vitamin C, E oder Betacarotin, die freie Radikale unschädlich machen können, selbst im Körper zu erzeugen. Andere Antioxidantien wie Melatonin und einige Enzymsysteme wurden erhalten. Sie bilden ein ganz starkes Abwehrsystem gegen das extrem destruktive hydroxylfreie Radikal. Von allen freien Radikalen ist das hydroxylfreie Radikal das aktivste und somit auch gefährlichste. Die antioxidanten Enzyme wie eben Vitamin C arbeiten zusammen, um die Produktion des hydroxylfreien Radikals zu verhindern. Aber auch Melatonin ist sehr wirkungsvoll im Binden dieses hydroxylfreien Radikals.

Das hydroxylfreie Radikal ist das gefährlichste

Radikale attackieren die Zellen im Gehirn

Diese Radikale stellen die größte Gefahr für die Zellen, vor allem im Gehirn, dar. Das Gehirn, das zu 50 % aus Fett besteht – zu einem Drittel aus mehrfach ungesättigtem Fett –, ist für freie Radikale sehr empfänglich. Da die Zirbeldrüse in der Mitte des Gehirns liegt, ist für die Melatoninsynthese und Sekretion dieser Platz ideal, um die gefürchteten hydroxylfreien Radikale zu binden. Melatonin ist sozusagen der letzte Ort, an dem diese freien Radikale abgewehrt werden können.

Der Körper braucht Melatonin, um die essenziellen Fettsäuren zu schützen und diese in gute Eicosanoide umwandeln zu können, die er wiederum benötigt, um die entsprechenden Spiegel an zyklischem AMP zu erhalten und um Serotonin in Melatonin umzuwandeln.

Melatonin gegen den Jetlag

Melatonin hilft gegen den Jetlag

Aber auch andere Eigenschaften machten Melatonin in den letzten Jahren in breitem Rahmen medizinisch und therapeutisch einsetzbar. Es ist eines der wirksamsten Mittel, die es gegen den Jetlag beim Fliegen gibt. Wie gut unser Schlaf ist, hängt direkt von der Menge an Melatonin ab, die wir während des Schlafs ausschütten. Ältere Menschen, die an Schlafstörungen leiden, haben nur einen halb so hohen Melatoninspiegel wie jüngere. Auch die Abnahme des Wachstumshormonspiegels trägt zur Schlaflosigkeit bei.

Studien belegten, dass schon bei Gabe niederer Melatonin-Dosen (0,3 bis 1 Milligramm) nicht nur die Einschlafzeit deutlich verkürzt, sondern auch die totale Schlafzeit deutlich verlängert werden konnte.

Durch diese Beeinflussung kann Melatonin die innere Uhr des Körpers nach Flügen durch verschiedene Zeitzonen oder Schichtarbeit wieder »neu stellen«. In über 50 % der Fälle mindert es so Erschöpfungszustände, Stimmungsschwankungen oder Desorientierung.

Die richtige Dosierung

Die wirksame und empfehlenswerte Dosis als Schlafmittel und gegen den Jetlag ist von Mann zu Mann verschieden. Manchen reichen bereits extrem niedrige 250 Mikrogramm, um Wirkung zu zeigen, während andere erst bei 70 Milligramm (!) ihre ideale Dosis erreichen. Bis zum 60. Lebensjahr ist es meist nicht notwendig, Melatonin als Altersschutz zuzuführen. Es reicht, wenn Sie in völlig dunklen Räumen schlafen. Achten Sie darauf, dass kein Licht im Schlafzimmer brennt, da sonst die Melatonin-Produktion reduziert wird.

Melatoninsubstitution nicht vor dem 60. Lebensjahr

Ab dem 60. Lebensjahr sollten Sie als Hormonsubstitution mit geringen Dosen anfangen, die meist zwischen 0,5 und einem Milligramm liegen. Nehmen Sie die Tablette zwischen 45 Minuten und zwei Stunden vor dem Schlafengehen ein. Innerhalb der ersten 30 Minuten nach Einnahme werden die meisten Männer bereits schläfrig. Sollten Sie sich nach dem Aufwachen gerädert fühlen, so reduzieren Sie die Dosis. Wenn Sie noch immer nicht einschlafen können, erhöhen Sie sie hingegen auf 5 bis 10 Milligramm. Wollen Sie Melatonin absetzen, so machen Sie dies nicht abrupt, sondern über einen Zeitraum von zumindest einer Woche. Genauere Empfehlungen erhalten Sie von Ihrem Arzt, den Sie diesbezüglich unbedingt konsultieren sollten.

Warnhinweise

Melatonin sollte von Männern nicht eingenommen werden, wenn geistige Krankheiten, Depression, Allergien, Autoimmunerkrankungen (z. B. multiple Sklerose) oder Krebs des Immunsystems (z. B. Leukämie) bestehen. Melatonin wird – bedingt durch die langen Dämmerungs- und Dunkelphasen – besonders verstärkt im Winter gebildet. Durch diese permanent gesteigerte Produktion von Melatonin kann es zur Winterdepression kommen, die sich durch ständige Müdigkeit, Antriebsschwäche und Erschöpfung diagnostizieren lässt.

Kein Melatonin bei Depressionen, Autoimmunerkrankungen!

Weiters sollte Melatonin unter keinen Umständen in der Schwangerschaft oder von stillenden Müttern eingenommen werden, ferner nicht von Kindern oder Frauen mit Kinderwunsch (hohe Dosen haben eine kontrazeptive Wirkung).

SEROTONIN – DAS GLÜCKSHORMON

»Das wahre Glück baut sich jeder nur dadurch, dass er sich durch seine Gefühle unabhängig vom Schicksal macht.«
Wilhelm von Humboldt

Glück ist eine momentane positive Empfindung

Was ist Glück im Leben eines Mannes? Es ist eine unwillkürliche Emotion, die nur wenige Sekunden dauert, wie es Psychophysiologen definieren. Eine positive Empfindung, sei es der Moment des Orgasmus oder der Biss in eine Tafel Schokolade. Alles, was wir fühlen und denken, bewusst oder unbewusst, ist das Ergebnis komplexer Vorgänge in unserem Gehirn. Die Fähigkeit, Glück zu empfinden, ist weitgehend ein chemischer Prozess zwischen Hormonen und Nerven. Im menschlichen Körper sind es vor allem das Hormon Serotonin und der Neurotransmitter Dopamin, die für gute Stimmung sorgen.

Je mehr Serotonin, desto euphorischer sind wir

Serotonin ist das Glückshormon des Mannes. Je mehr Serotonin der Körper produziert, desto glücklicher, positiver und euphorischer sind wir. Es spielt eine wesentliche Rolle bei der psychischen Ausgeglichenheit und beeinflusst außerdem das Essverhalten, den zirkadianen Rhythmus, die Stimmung, das Sexualverhalten und das Schmerzempfinden. Ein Serotoninmangel kann zu Antriebslosigkeit und Schlafstörungen führen, da Serotonin auch die Steuerung des Schlafes positiv beeinflusst.

Serotonin entsteht aus der Aminosäure L-Tryptophan in Körpergeweben, u. a. auch im Gehirn. Es wirkt außerdem als Überträgerstoff im Magen-Darmtrakt und hat wesentliche Funktionen bei der Blutstillung.
So wie Noradrenalin überträgt Serotonin die Signale von Nervenzelle zu Nervenzelle. Sobald ein Neuron elektrisch stimuliert wird, produziert es an seinen Synapsen (den Verbindungsstellen zu anderen Neuronen) Serotonin und schüttet es aus. Rezeptoren an der Außenmembran nehmen das Hormon auf und leiten den chemischen Impuls ins Zellinnere weiter, wo er in ein elektrisches Potenzial umgewandelt wird. Je mehr Rezeptoren besetzt werden, desto stärker ist das Signal.

Depressive Männer haben zu wenig Serotonin

Nun wurde in Studien belegt, dass bei depressiven Männern zu wenig Serotonin produziert wird. Andere Untersuchungen wiederum wollten nachweisen, dass Depressive viel weniger Nervenzellen besitzen, die Serotonin als Botenstoff benutzen. Diese dürften aber bei Depressiven mehr Rezeptoren für ihren Botenstoff aufweisen, was Endokrinologen als Kompensation des Mangels deuten.
Diverse Substanzen wie Östrogen können die Serotoninausschüttung aktivieren. Östrogen verhindert zugleich seinen Abbau, so dass es zur Anhäufung des Serotonins kommt.

Serotonin als Antidepressivum

Die wichtigste Eigenschaft von Serotonin ist seine antidepressive Wirkung. Neue Medikamente, so genannte Selektive Serotonin-Wiederaufnahmehemmer (SSRI), hemmen die Aufnahme von Serotonin und Noradrenalin aus dem synaptischen Spalt, wodurch ihre Konzentration steigt (z. B. Fluctine®, Seropram®).

Eine Untersuchung von 70 Patienten der Psychiatrischen Klinik und Poliklinik am Universitätsklinikum Benjamin Franklin in Berlin, die alle einen Selbstmordversuch überlebt haben, hat gezeigt, dass alle einen erniedrigten Serotoninspiegel aufwiesen. Fehlregulationen des Serotonins auf biochemischer Ebene dürften demnach sogar mit dafür verantwortlich sein, dass sich ein Mensch umbringt. Derzeit werden gerade die Gefühle und emotionalen Impulse in Zusammenhang mit Serotonin in neuen Studien erforscht. »So wird es im 21. Jahrhundert wahrscheinlich möglich sein, Selbstmorden durch Medikamente vorzubeugen«, resümiert Bernd Ahrens, der Leiter der Berliner Studie.

Selbstmörder haben einen niedrigen Serotoninspiegel

Das Glück kommt aus der Schokolade

Früher wurde das L-Tryptophan, ein Vorläufer des Serotonins, zur Behandlung der Depression verabreicht. Tryptophan ist auch in der Schokolade enthalten, weswegen Männer unter Stress gerne zu Schokolade greifen. Schokolade erhöht den Serotoninspiegel im Blut. Im Sommer verhindert das helle Tageslicht, dass Serotonin im Körper abgebaut wird. Im Winter, an kurzen und trüben Tagen, baut unser Organismus Serotonin ab. Schokolade – bei all ihren negativen Inhaltstoffen wie Fett und Zucker – verhindert seinen Abbau im Körper.

Schokolade verhindert den Serotoninabbau

Serotonin sorgt dafür, dass wir uns ausgeglichen fühlen. Das in der Schokolade enthaltene Fett mobilisiert zudem Endorphine, die Gefühle von Euphorie auslösen können.

Ein weiterer Effekt des Serotonins ist laut »Medical Sciences Bulletin« Gewichtsverlust. Schon in den späten 80er-Jahren wurde ein Zusammenhang zwischen Serotonin und Essstörungen wie Bulimie vermutet. Die Theorie war, dass Diätnahrung in Zucker umgewandelt wird, der wiederum die Bauspeicheldrüse anregt, Insulin zu produzieren. Insulin erhöht den Spiegel der Aminosäure Tryptophan, einem Präkursor des Serotonins. Serotonin schließlich reguliert die Stimmung und erzeugt ein Glücksgefühl.

Serotonin sorgt für Gewichtsverlust

Unerwünschte Wirkungen

Macht Serotonin Männer zu Schlafwandlern?

Eine neue Studie aus Utah will belegen, dass Serotonin das Schlafwandeln in der Nacht fördert. Dazu soll es bei erhöhtem Serotonin-Spiegel zu einer Abnahme der Konzentrationsfähigkeit und des Gedächtnisses kommen. Diese Wirkung konnte aber in keiner weiteren Studie bestätigt werden.
Sind die Eigenschaften von Adrenalin, Noradrenalin und Cortisol bei Mann und Frau bereits seit langem bekannt (und werden daher in diesem Buch nicht mehr eigens behandelt), so ist die Entdeckung der Wirkung von Melatonin und Serotonin beim Mann neu. Beide sorgen für das subjektive psychische und körperliche Wohlbefinden des Mannes, Kraft, Stärke – und für ein längeres Leben.

Das Wachstumshormon

Der Gegenspieler des Alterns

David Rudman machte Männer um 10–20 Jahre jünger

Am 5. Juli 1990 schien die medizinische Welt für einen Augenblick stillzustehen. Das renommierte Fachblatt »The New England Journal of Medicine« veröffentlichte die klinische Studie über ein Hormon, das der Schlüssel auf der Suche nach dem Jungbrunnen zu sein schien. Der Wissenschaftler David Rudman hatte am Medical College Wisconsin zwölf Kriegsveteranen zwischen 61 und 81 Jahren mit dem Wachstumshormon HGH (Human Growth Hormone) behandelt und erzielte Resultate, die er in einer für ein Fachjournal ungewöhnlich saloppen Art formulierte: »Die Wirkung des Wachstumshormons nach sechsmonatiger Behandlung entsprach einer Veränderung, als wären die Körper zehn bis zwanzig Jahre jünger geworden.« Graue Haare wurden wieder schwarz, Falten an den Händen und im Gesicht verschwanden, die Libido kehrte zurück – so massiv, dass die um 15 Jahre jüngere Frau eines Studienteilnehmers in Interviews von ihren Problemen erzählte, mit ihrem Mann sexuell mithalten zu können.

Seine Studie war die Initialzündung für einen weltweiten Boom

Rudmans bahnbrechende Untersuchung war die Initialzündung für einen weltweiten Boom, die Hormone – und insbesondere das HGH – zu erforschen. Seitdem wird in Tausenden Studien weltweit das Wachstumshormon und sein Einfluss auf das Altern analysiert. Allein das National Institute of Aging in den USA untersucht in einer Fünf-Jahres-Studie an neun verschiedenen Kliniken, ob sich durch HGH das Altern verzögern oder vielleicht sogar aufhalten lässt.

Das Allroundhormon – von der Immunabwehr bis zum Blutdruck

Seither wurden eine Vielzahl von Eigenschaften des Human Growth Hormone erkannt und in klinischen Studien bestätigt, darunter:

- Gesteigerte Immunabwehr
- Massiver Körperfettverlust
- Zunahme von Muskeltonus und -stärke
- Abnahme der Faltenbildung
- Bessere Gedächtnisfähigkeit
- Höherer Energielevel
- Niederer Blutdruck
- Stärkere Knochen
- Schnellere Wundheilung
- Dickere Haut
- Höheres »gutes« HDL-Cholesterin, niedrigere »schlechte« LDL-Werte
- Erfüllteres Sexualleben
- Besserer Schlaf
- Weniger chronische Krankheiten

Muskelzuwachs von 8,8 %, Fettverlust von 14,4 %

Nach sechs Monaten hatten Studienteilnehmer, denen das Wachstumshormon verabreicht wurde, im Schnitt einen Muskelzuwachs von 8,8 %, ohne ihren Körper in irgendeiner Form zu trainieren, bei gleichzeitigem Fettverlust von rund 14,4 % – ohne jede Diät. HGH baut Muskelmasse auf, Fettgewebe ab und fördert die Hautdicke. Alternde Männer sind jedoch nicht die Einzigen, die das vielseitig einsetzbare Hormon anwenden. Spitzenathleten nutzen es besonders gerne aus zwei Gründen: Es steigert die Leistung und es kann bei Dopingkontrollen nicht nachgewiesen werden.

HGH kann den Zelltod nach Herzinfarkten stoppen

Bei zahlreichen Erkrankungen sind die Auswirkungen des HGH erstaunlich. Es hat die Fähigkeit, den Zelltod nach Herzinfarkten zu stoppen. Versuche mit Ratten, bei denen man künstlich einen Herzinfarkt herbeiführte, zeigten, dass bei diesen nach unmittelbarer Gabe des HGH weniger Zellen abgestorben waren als in der Kontrollgruppe ohne Wachstumshormon. Bei schweren Lungenkrankheiten wurde an der University of North Carolina School of Medicine in Chapel Hill festgestellt, dass Patienten nach dreiwöchiger HGH-Gabe nicht nur weitaus verbesserte Lungenfunktionen, sondern auch eine bessere Prognose aufwiesen. Am Sahlgrenska Hospital der Universität Göteborg zeigte eine Studie mit 333 Patienten, die unter einem schweren HGH-Mangel litten, eine doppelt so hohe Sterblichkeit bei Herzkrankheiten wie bei Patienten mit normalem Wachstumshormonspiegel. Die Beispiele ließen sich beliebig fortsetzen.

HGH-Mangel: doppelt so hohe Sterblichkeit bei Herzkrankheiten

Aber das Human Growth Hormone dürfte sogar noch eine weitaus faszinierendere Eigenschaft besitzen: Wenn es ein Hormon gegen das Altern gibt, dann scheint das Wachstumshormon diesbezüglich das größte Potenzial zu besitzen.

Das Wachstumshormon existiert nur wenige Minuten

Das Wachstumshormon hat eine Halbwertszeit von 5–6 Minuten

Das HGH wird nach einem Impuls des Hypothalamus in der Hypophyse gebildet und von dort direkt in den Blutstrom abgegeben. Es ist eines der wenigen Hormone, die direkt von der Hypophyse ins Blut gelangen. Das Wachstumshormon wird in rhythmischen Pulsierungen abgegeben, hat jedoch nur eine Halbwertszeit von rund fünf bis sechs Minuten und bleibt somit nicht lange im Blut erhalten. Die Zeit reicht jedoch aus, um von den Fettzellen und der Leber aufgenommen zu werden, wo es unter anderem in das insulinähnliche IGF-1 (Insulinlike Growth Factor 1), auch bekannt als Somatomedin C, umgewandelt wird. IGF-1 ist verantwortlich für die meisten der positiven Auswirkungen des Wachstumshormons.

75 % des HGH werden im Schlaf abgegeben

HGH erreicht seinen höchsten Level während der Wachstumsphase in der Pubertät und wird zu 75 % während des Schlafes abgegeben, in den tiefsten Phasen des Schlafes in der höchsten Konzentration. Das alte Sprichwort »Du wächst im Schlaf« hat somit einen endokrinologischen Hintergrund.

Mit 80 hat ein Mann nur mehr 1/20 des HGH-Spitzenwertes

Mit zunehmendem Alter nimmt das HGH kontinuierlich ab. Die Abgabe (Sekretion) des Wachstumshormons fällt um 10 bis 15 % in jedem Lebensjahrzehnt ab. Nach dem 60. Lebensjahr erreicht der HGH-Level nicht einmal mehr ein Viertel des Wertes eines 20-Jährigen. Ein 20-Jähriger produziert am Tag im Schnitt 500 Mikrogramm HGH, mit 80 Jahren liegt die Produktion beim Mann nur mehr um die 25 Mikrogramm. Obwohl die Rezeptoren auf der Hypophyse in jedem Alter voll funktionsfähig sind, wird durch eine Verminderung der Second messengers wie dem zyklischen AMP anscheinend auch die Hormonausschüttung vermindert.

Das verwundert um so mehr, da bisherige Untersuchungen zeigten, dass auch der alternde Mensch in der Lage wäre, genauso viel HGH wie ein Junger zu erzeugen, vorausgesetzt, die Produktion würde adäquat stimuliert. Die Ursachen der rapiden Abnahme müssen daher in der Regulation zwischen Hypophyse, Leber und IGF-1 liegen.

»Sauteuer«, aber es wirkt

Viele Effekte des Älterwerdens sind, so viel lässt sich heute bereits sagen, zumindest zum Teil auf einen Wachstumshormonmangel zurückzuführen. Wachstumshormonmangel ist ein natürlicher Prozess im Organismus und führt dazu, dass sich beispielsweise Körperproportionen ändern. Wieweit allerdings diese Prozesse durch die Substitution von Wachstumshormon reversibel sind, ist bis heute noch nicht vollständig geklärt.

Es gibt heute bereits zahlreiche Wachstumshormon-Präparate auf dem Markt, um das fehlende Hormon gezielt zu ersetzen. Nutropin AQ® beispielsweise gibt es als zu injizierende Flüssigkeit, die 192 Aminosäuren (um eine mehr als das HGH im Körper) enthält. Andere Mittel heißen Norditropin®, Genotropin® oder Humatrope®.

HGH wird als Hormonersatz meistens injiziert

Das Wachstumshormon entspricht ganz der amerikanischen Mentalität: Alles in der Medizin muss sehr stark sein und augenblicklich wirken. So ist auch der Boom des HGH in den Vereinigten Staaten zu sehen, der eigentlich nur durch die hohen Kosten des Wachstumshormons und die immer noch schwierige Form der Applikation, nämlich mittels täglicher Injektion, gebremst wird. Die Therapie mit HGH verursacht monatliche Ausgaben zwischen 700 und 1 500 Euro (also von rund 9 600 Schilling bzw. 1 370 Mark aufwärts).
Das Wachstumshormon darf nur von einem routinierten Hormonspezialisten ersetzt werden! Das Zusammenspiel der Hormone funktioniert über ein komplexes System im Körper. Der Ersatz eines einzelnen Hormons wie dem HGH hat automatisch auch Auswirkungen auf andere Hormone, die man berücksichtigen muss. Die Dosen, die Rudman in seinem legendären Kriegsveteranen-Versuch verwendete, waren jedenfalls um 50 bis 75 % zu hoch und hatten unerwünschte Nebenwirkungen wie das Wachsen von weiblichen Brüsten.

Rudmans Dosen waren bis 75 % zu hoch

Das Wachstumshormon kann aber auch über die Ernährung angeregt werden, vor allem durch die Einnahme von Arginin, Ornitin und Galanin (Aminosäuren, die z. B. in Hülsenfrüchten enthalten sind), wenn man sich vorerst eine Hormonersatztherapie ersparen will.

Das Wachstumshormon kann durch Hülsenfrüchte angeregt werden

Wieweit HGH das Altern des Menschen verzögern kann, lässt sich nach heutigem Wissensstand noch nicht verlässlich prognostizieren, sämtliche Indizien sprechen aber vehement dafür. Altersforscher und Endokrinologen sind sich einig, dass das maximal erreichbare Alter des Menschen bei 120 Jahren liegen müsste. Manche Wissenschaftler wie Dr. Ronald Klatz, Präsident der American Academy of Anti-

Anti-Aging-Präsident Ronald Klatz hält 150 Lebensjahre für möglich

Aging Medicine, rechnen sogar mit einer möglichen Lebensspanne von 150 Jahren und mehr.

Die Langzeitwirkung lässt sich nur bei Tieren testen

Alle diese Überlegungen haben jedoch ein kausales Problem: Die Auswirkungen auf das Alter lassen sich nur im Tierversuch, z. B. bei kurzlebigen Mäusen, testen. Die Wirkung auf den Menschen wird frühestens 2050 erkannt werden, wenn heutige 30-Jährige 80 Jahre alt sind. Bei Versuchen mit Mäusen konnte jedoch schon mehrmals nachgewiesen werden, dass jene mit regelmäßig verabreichten HGH-Dosen länger lebten, als die normale Lebenserwartung für ihre Spezies beträgt.

Unerwünschte Nebeneffekte

Nichts im Leben ist ungefährlich. Auch beim HGH gibt es gewisse Nebenwirkungen, die nicht auftreten müssen, aber auch nicht zu 100 % auszuschließen sind.

HGH hat Wirkungen wie ein Dopingmittel

- Das Wachstumshormon kann zu Akromegalie führen (Wachstum der Körperspitzen: lange Nasen, riesige Hände etc.).
- Es kann Ödeme (Wasser im Gewebe) verursachen.
- HGH ist kein anaboles Steroid, hat aber ähnliche Wirkungen wie ein Dopingmittel.
- Es ist auch bisher noch nicht ausreichend erforscht, wieweit das Wachstumshormon auch bösartige Krebszellen zum Wachsen anregen kann. Es gibt Hinweise, dass durch HGH unter Umständen das Krebsrisiko vergrößert wird.

DAS SUPERHORMON HGH

Das Wachstumshormon hat eine Halbwertszeit von nur 5 bis 6 Minuten im Blut. Es wird zu 75 % im Schlaf abgegeben und erreicht seinen höchsten Wert in der Pubertät. Die HGH-Ersatztherapie ist sehr teuer (bis zu 1500 Euro im Monat).

- Das Wachstumshormon senkt das Herzinfarktrisiko.
- Es kann den Zelltod nach Herzinfarkten stoppen.
- Es sorgt für einen Muskelauf- und Fettabbau.
- Es steigert die Immunabwehr.
- Es macht die Haut dicker und straffer.
- Es verbessert die Gedächtnisfähigkeit.

Das Schilddrüsenhormon

Der Regulator des Organismus

Die Schilddrüse ist der oberste Dirigent des Hormonsystems. Das ist der Grund, warum jedes Screening-Programm der modernen Hormonlehre auch die Bestimmung von Schilddrüsenhormonen bzw. eines sehr sensiblen Parameters, nämlich des TSH-Wertes, beinhalten sollte.
Die Schilddrüse ist ein schmetterlingsförmiges Organ, das wie ein kleiner Schild unterhalb des Kehlkopfes liegt, kaum 20 Gramm schwer und nicht zu ertasten ist. Ihre wichtigste Aufgabe ist es, aus Jod und anderen Substanzen Hormone herzustellen und in die Blutbahn abzugeben.

Die Schilddrüse ist nur 20 Gramm schwer

Die Schilddrüsenhormone regeln sämtliche Stoffwechselvorgänge im männlichen Körper und halten sie im Gleichgewicht. Sie steuern:

- die Temperatur des Körpers bzw. die Wärmeproduktion
- Wachstum und Entwicklung des Organismus
- den Stoffwechsel
- die Gehirnreifung beim Neugeborenen
- das Verhalten

Sie regelt die Temperatur des Körpers

Wie funktioniert meine Schilddrüse?

Die Schilddrüse enthält so genannte Follikel, deren Zellen die beiden Schilddrüsenhormone Trijodthyronin (kurz T3) und Thyroxin (T4) produzieren. Dazu benötigt sie unbedingt Jod, das aus dem Blut aufgenommen wird, sofern es ausreichend mit der Nahrung zugeführt wird (z. B. durch jodiertes Salz). Thyroxin ist das Prohormon, während Trijodthyronin das eigentlich aktive Hormon der beiden darstellt. Sie werden nach ihrer Produktion im Kolloid dieser Follikel gespeichert, wobei sie an ein Protein, das Thyreoglobulin, gebunden sind.

Die Schilddrüse produziert Thyroxin und Trijodthyronin

Trijodthyronin ist um das Drei- bis Achtfache stärker als das Thyroxin. Unglücklicherweise hat Thyroxin eine viel kürzere Lebenszeit im Blut als T3, es verschwindet also früher.
Der größte Teil der Schilddrüsenaktivität erfolgt durch das Trijodthyronin im Blut. So wie meist bei den endokrinen Hormonen beginnt der Prozess im Hypothalamus. Je nachdem, welche Umwelteinflüsse auf den Hypothalamus einwirken, schüttet er eine geringe Menge eines Peptides aus, welches man TRH (Thyreoid Releasing Hormone) nennt.

Das Hormon Thyroxin zerfällt rasch im Blut

Die Bindung dieses TRH zum Rezeptor in der Hypophyse verursacht dann die Ausschüttung von TSH ins Blut. Das TSH, das Thyreoid Stimulating Hormone, bindet sich an Rezeptoren in der Schilddrüse. Der Second messenger bei diesem Prozess, um die biologische Aktivität in der Schilddrüse auszulösen, ist wieder einmal das zyklische AMP (die »Ölschmiere« bei hormonellen Vorgängen). Nur durch die Aktivität des zyklischen AMP wird das Thyroxin gebildet, welches zu den Zielorganen ausgesendet wird, um dann dort als Trijodthyronin zu wirken.

Schilddrüsenhormone brauchen Bindungsproteine

Die hormonelle Achse Hypothalamus–Hypophyse–Schilddrüse

Weil Schilddrüsenhormone kaum in Wasser löslich sind, müssen sie an Bindungsproteine zum Transport im Blut gebunden werden (TBG, Thyroid Binding Globuline). Wie bei Cortisol, Östrogen, Progesteron und Testosteron ist es auch beim Schilddrüsenhormon so, dass nur das freie, nicht gebundene Hormon biologisch aktiv ist. Dieses freie Schilddrüsenhormon baut einen Rückkoppelungsmechanismus mit dem Gehirn auf, um die weitere Ausschüttung von TRH im Hypothalamus zurückzuhalten. So entsteht die hormonelle Achse Hypothalamus–Hypophyse–Schilddrüse.

Wenn das freie Schilddrüsenhormon in die Zelle eintritt, bindet es sich an den Rezeptor und wird dann zum Zellkern transportiert. Im weiteren wird RNA produziert, die bestimmte Proteinproduktionen in der Zelle auslöst – weitere Proteine werden dann je nach Bedarf hergestellt.

Schilddrüsenüber- und -unterfunktion

Zu viel Hormone fahren den Stoffwechsel hoch

Bei der Basedow'schen Krankheit treten die Augäpfel hervor

Bei einer Schilddrüsenüberfunktion (Hyperthyreose) kommt es zu einer gesteigerten Ausschüttung der Schilddrüsenhormone Thyroxin und Trijodthyronin. Dadurch wird der gesamte Stoffwechsel hochgefahren, die Fettverbrennung und Energiefreisetzung erhöht. Der Organismus läuft auf Hochtouren, Körpertemperatur und Herzfrequenz steigen, Herzrasen tritt meist auf. Schlaflosigkeit, Zittern, Schwitzen, Durchfall, aber auch ein gesteigerter Appetit, ohne jedoch an Gewicht zuzunehmen, können die Folge sein. Meist ist die Schilddrüsenüberfunktion dadurch verursacht, dass bestimmte Areale in der Schilddrüse nicht mehr auf die Steuerung durch die Hypophyse reagieren und übermäßig viele Schilddrüsenhormone produzieren. Es kann aber auch eine Autoimmunreaktion die Ursache sein, bei der das Immunsystem Stoffe produziert, die die Schilddrüse zum Wachstum und zur erhöhten Hormonproduktion anregen. Es kommt dabei häufig zu einer Kropfbildung. Bei der Basedow'sche Krankheit kommt meist noch ein charakteristisches Hervortreten der Augäpfel hinzu. Nur rund 20 % der diagnostizierten Schilddrüsenüberfunktion betrifft Männer. Sie kann medikamentös ziemlich gut in den Griff bekommen werden, eine vitaminreiche Ernährung und die Vermeidung bestimmter jodhältiger Speisen (z. B. Fisch) sind begleitend zur Therapie zu empfehlen. Bei der Hyperthyreose wird der Patient manchmal auch mit radioaktivem Jod behandelt, um die Schilddrüsenfunktion völlig zu zerstören und um dann das nunmehr fehlende Hormon durch eine Schilddrüsenersatztherapie zu ergänzen. Ein Leben lang.

Die Überfunktion wird mit radioaktivem Jod behandelt

Die Schilddrüsenunterfunktion (Hypothyreose) basiert auf einem systemischen Irrtum. Es mangelt dem Körper an den Schilddrüsenhormonen Thyroxin und Trijodthyronin, oft weil zu wenig Jod aus der Nahrung vorhanden ist, um die Hormone in ausreichender Menge zu produzieren. Dadurch sinkt der Hormonspiegel im Blut. Dieser Mangel wird an die Hypophyse im Gehirn weitergeleitet, die daraufhin die Schilddrüse zur vermehrten Hormonproduktion anregt. In ihrem Bestreben, sich der Situation anzupassen, vergrößert sich die Schilddrüse immer mehr, um auch noch die kleinsten Mengen Jod im Körper aufzuspüren und zur Hormonproduktion zu verwenden. Das hat zur Folge, dass die Schilddrüse wächst. Obwohl sie anfangs praktisch keine Beschwerden bereitet, sind ab einem bestimmten Stadium Knoten im Hals tastbar, da sie immer mehr Platz im Hals einnimmt. Wegen der fehlenden Schilddrüsenhormone wird weniger Energie im Körper produziert, alle Vorgänge laufen langsamer und träger ab. Es kommt meist zu Konzentrationsschwächen, Müdigkeit, Leistungsabfall und Frieren. Oft wird die Schilddrüsenunterfunktion auch von einer Depression begleitet. Häufig werden diese Anzeichen bei Männern von Ärzten nicht richtig diagnostiziert. Die häufigsten Ursachen sind eine unzureichende Entwicklung der Drüse, die angeboren sein kann, Jodmangel oder eine Störung in der Regulation der Schilddrüsenhormonfreisetzung. Ab dem 50. Lebensjahr nimmt die Hormonproduktion beim Mann meist stark ab. Als Therapie werden die fehlenden Schilddrüsenhormone substituierend verordnet.

Die Unterfunktion ist ein systemischer Irrtum

Die Schilddrüse wird immer größer

Depression und Müdigkeit sind die Folge

Warum ist unser Körper 36,8 °C warm?

ATP (Adenosintriphosphat), die gespeicherte Energie in unseren Körperzellen, erzeugt bei Verbrennung Hitze. Diese Hitze ist die hauptsächliche Quelle für die Temperaturregelung im Körper. Diese Wärmeproduktion dient dazu, um im Körper eine konstante Temperatur von 36,8 °C aufrecht zu erhalten. Warum aber wird der Körper nicht auf einer niedrigeren Temperatur gehalten und somit Energie gespart? Einer der Hauptgründe ist, dass die Enzyme im Körper, die

Bei höherer Körpertemperatur zerfallen die Enzymstrukturen

ja wesentlich die biochemische Fabrik mit Gehirn und Nervensystem darstellen, am besten bei dieser Temperatur arbeiten können. Bei höheren Temperaturen zerfallen die Enzymstrukturen. Bei niedrigeren Temperaturen würde das Herz-Kreislauf-System unseres Körpers versagen. Der menschliche Körper arbeitet am besten in einer relativ begrenzten Temperaturzone. Das ist der Preis, den Warmblütler zahlen müssen.

Funktioniert meine Schilddrüse noch tadellos?

Niedrige Körpertemperatur am Morgen weist auf Unterfunktion hin

Die Körpertemperatur ist eine der besten Messmöglichkeiten für die Schilddrüsenfunktion. Ermitteln Sie einfach am Morgen Ihre Körpertemperatur unter der Achsel mit einem Thermometer. Wenn sie erniedrigt ist, ist das meist ein ziemlich klares Zeichen für eine Schilddrüsenunterfunktion. Sie sollten einen Arzt aufsuchen. Wenn die Wirkung des Schilddrüsenhormons an den Fettzellen nicht ausreichend ankommt, wird die Wärmeproduktion vermindert und das Körperfett wird weniger verbraucht. Dadurch nimmt der Mann oft auch an Gewicht zu.

Was kann der Arzt tun?

Bisher wurde die Schilddrüse bei der Hormonsubstitution der Frau viel zu wenig beachtet, beim Mann überhaupt sträflich vernachlässigt. Die Einstellung einer gestörten Schilddrüsenfunktion erfordert viel Erfahrung und Geschick, das »Fein-Tuning« ist oft ganz wesentlich für die Behandlung hormoneller Störungen bzw. hormonell bedingter Beschwerden.

Jahrzehntelang hat man auch im Volksmund für Gewichtszunahme als Ursache eine geringere Verbrennung, also eine Unterfunktion der Schilddrüse, angenommen. Heutzutage ist diese gern verwendete Begründung nicht mehr in Mode, trotzdem ist diese Unterfunktion noch immer ein Problem. So wurden beispielsweise im Jahr 1997 in den USA 36 Millionen Rezepte für Schilddrüsenpräparate verschrieben. Es ist damit das zweithäufigst verschriebene Medikament. Nur 4 % der älteren Bevölkerung haben eine verminderte Schilddrüsenfunktion, aber viel mehr Leuten ist das Schilddrüsenhormon verschrieben worden. Das bedeutet, dass die Vorteile für die Patienten von einem funktionellen Standpunkt aus möglicherweise auch bei »normalen« Blutspiegeln wirken müssen. Diesbezügliche Forschungen werden wahrscheinlich schon bald Antwort auf diese Fragen geben.

Der Schilddrüsenhormonspiegel geht kaum zurück

Wie messe ich das Schilddrüsenhormon? Während andere endokrinen Hormone mit dem Alter rapide abfallen, scheint der Schilddrüsenhormonspiegel im Blut nicht so sehr zurückzugehen. Wenn es ein Hormonsystem gibt, das der Beobachtung des Patienten selbst unterliegt, so ist es das Schilddrüsenhormon mit seinen typischen Symptomen. Sir William Osler sagte bereits zu Beginn des 20. Jahrhunderts: »Wenn Sie den Patienten lange genug sprechen lassen, werden Sie wahrscheinlich die Diagnose von selbst stellen.«

Wie gut Ihre Schilddrüsenhormone funktionieren, kann am besten durch Ihre eigene Beobachtung und Beschreibung Ihrer Symptome festgestellt werden. Durch einen einfachen Blut- oder Harntest kann man das Gefühl nur noch ergänzen oder bestätigen.
Ein Mann kann gelegentlich normale Testergebnisse aufweisen, aber trotzdem Symptome einer verminderten Schilddrüsenfunktion haben. Deswegen empfehlen viele Experten eine 24-Stunden-Sammlung des Harns. Man sollte in diesem Fall auch die Nebennierenhormone messen lassen. Der Grund dafür ist, dass auch die Nebennierenrindenfunktion geprüft werden sollte, weil Cortisol wichtig für die Umwandlung von Thyroxin zu Trijodthyronin ist. Wenn also die Nebennierenfunktion niedrig ist, kann dies natürlich auch ein Problem der Schilddrüse darstellen.

Für die Analyse ist der 24-Stunden-Harn wichtig

In Fällen von schwerer Unterfunktion gibt es ganz eindeutige Symptome: Gewichtszunahme, trockene Haut, schütteres Haar, brüchige Nägel bzw. vermehrt Gelenkschmerzen, vermindertes Immunsystem, schlecht heilende Wunden, Depressionen und verminderte Sexualfunktionen.
Bei einer Überfunktion der Schilddrüse sind folgende Symptome signifikant häufig festzustellen: hochgradige Unruhe, Rastlosigkeit, ein Gefühl des Getriebenseins, Konzentrationsschwächen, Reizbarkeit.

Wollen Sie also Ihr Schilddrüsenhormon schützen und den Hormonspiegel beibehalten, einige Tipps:

Reduzieren Sie Ihre Kohlenhydrateinnahme um 50 %!

- Reduzieren Sie Ihre Kohlenhydrate auf zumindest 50 %. Dadurch erzielen Sie wieder eine Erhöhung der zyklischen AMP (»Schmiere«) und können so die Wirksamkeit von TSH und damit die Freisetzung von Thyroxin aus der Schilddrüse fördern. Außerdem werden dadurch erhöhte Insulinspiegel gesenkt, was eine vermehrte Bildung von Trijodthyronin, der aktiven Form der Schilddrüsenhormone, entspricht.

- Wenn die Cortisolspiegel ansteigen, sinkt die Schilddrüsenproduktion. Eine andere Beziehung zwischen Hypothyreose und Hypoinsulinämie bezieht sich auf die erhöhten Cortisolspiegel. Vermeiden Sie Stress – dann vermeiden Sie auch die Cortisolausschüttung.

Vermeiden Sie Stress!

Und ermöglichen damit dem Körper, die Entwicklung und den Stoffwechsel Ihres Organismus so zu steuern, dass Sie sich voller Energie und gesund fühlen.

Phytohormone

Die Wundersubstanzen aus der Natur

Indianer entdeckten die erste Antibabypille

Es war das Wundermittel der Indianerstämme am Amazonas. Seit Jahrhunderten überliefert, brachte die faszinierende Wirkung der Rinde eines ganz speziellen Baumes für die Stammesmitglieder ein Leben voller Lust und ohne Sorgen. Ihre orale Einnahme hatte bei Frauen eine empfängnisverhütende Wirkung. Was sie nicht ahnen konnten: Sie hatten damit die erste natürliche Antibabypille der Welt entdeckt, so zuverlässig wie ihre heutigen, synthetisch hergestellten Pendants. Das veränderte das gesamte Leben der Sippe. Wissend um die kontrazeptive Wirkung, gaben sich die Indianer am Amazonas der freien Liebe hin. Ethnologen, die ihre Sprache später analysierten, mussten feststellen, dass diese Indianerstämme bis zu 70 % mehr erotische bzw. pornografische Ausdrücke in ihrem Wortschatz hatten als jene, die von dieser natürlichen Empfängnisverhütung nichts wussten.

Vom Gänseblümchen zum Romeo

Die Hormone bei Gänseblümchen und Romeo sind die gleichen

Wenn ein junger Mann in seiner Sturm-und-Drang-Phase in Leidenschaft entbrennt, so heißt es im Volksmund: »Er spürt die Hormone.« Wussten Sie aber, dass es ganz ähnlich Sexualhormone sind, die ein Gänseblümchen zum Blühen bringen?
Erst in unserem Jahrhundert wurde entdeckt, dass sich in der Evolution die Sexualsteroide bzw. Geschlechtshormone, die Substanzen der Fortpflanzung, sowohl bei der einfachen Pflanze als auch beim Menschen kaum geändert haben. Sie waren von Anfang an ein genialer Coup der Natur, eine großartige Erfindung der Evolution, die weder sonderlich angepasst noch geändert werden musste. Die Tatsache,

dass sich das »Erfolgsprinzip« Sexualhormone bei der Pflanze und den Säugetieren bzw. den Menschen kaum verändert hat, ermöglicht uns sehr interessante therapeutische und prophylaktische Überlegungen zu jenen sexualhormonähnlichen Substanzen, die in Pflanzen enthalten sind.

In den großen, alten medizinischen Schulen Asiens, vor allem in China, war ihre Wirkung bereits vor Jahrtausenden bekannt: Die Phytohormone, natürliche Hormone aus der Natur wie beispielsweise Ginseng, bieten uns Wirkungen, die Hormonen wie Testosteron ähnlich sind. Die chinesischen Ärzte haben diese Hormonsubstitutionsmöglichkeit in der Oberschicht ganz gezielt als Non-Aging-Strategie eingesetzt. Wie weit die Chinesen in ihrem Wissen schon vor tausenden von Jahren waren, zeigte die Analyse einer in Destilliergefäßen einer »Kosmetikmanufaktur« gefundenen Substanz. Sie bestand aus konjugierten Östrogenen, ähnlich jenem Wirkstoff, der in Premarin® seit 50 Jahren weltweit verwendet wird.

Phytohormone wirken ähnlich wie Testosteron

Auch zu Hippokrates' Zeiten – um 400 v. Chr. – hatten die Phytohormone eine Hochblüte. So gab es damals beispielsweise pflanzliche Produkte, mit denen eine Abtreibung möglich war. Im hippokratischen Eid ist noch der Satz überliefert, dass es nicht erlaubt ist, einer Frau eine »Substanz zu geben«, mit der abgetrieben wird.

Hippokrates erfand ein antikes Abtreibungsmittel

Die Indianer Nordamerikas wiederum verwendeten gewisse pflanzliche Mischungen aus Phytohormonen als »Non Aging Diet«. Die tatsächliche Wirkung so genannter Phytohormone kann erst seit Mitte dieses Jahrhunderts analysiert werden. Je ausgeklügelter die Analyse wird, desto überraschter sind die Wissenschaftler, welche verschiedenen Hormone mit ihren vielfältigen Wirkungen uns die Natur bietet. Der Urwald, so sind sich Endokrinologen sicher, birgt diesbezüglich noch immer ungehobene Schätze.

Der Urwald birgt »ungehobene Hormon-Schätze«

Beispiele für Phytohormone sind mannigfach. Eine kleine Auswahl:

• Hafer

Der Hafer enthält androgenähnliche Substanzen, die den männlichen Sexualhormonen in Aufbau und Struktur gleichen. Interessant ist, dass im Volksmund – wie schon so oft – solche Eigenschaften bereits seit langem überliefert sind: »Den sticht der Hafer« galt immer als Ausdruck für sexuelles Interesse.

• Klee

Wenn Pferde nur Klee fressen, so bekommt ihr Fell einen besonders intensiven Glanz. Die Ursache dafür ist die so genannte extragenitale Wirkung der Sexualhormone. Beim Klee sind es östrogenähnliche Substanzen, Isoflavone.

Klee enthält östrogenartige Substanzen

• Ginseng

Das bekannteste Beispiel einer rasch einsetzenden Wirkung ist Ginseng, eine dem männlichen Hormon ähnliche und ähnlich wirksame Substanz.

Bis die Ginseng-Wurzel reif ist, dauert es sieben Jahre, außerdem ist es von der Anbauregion abhängig, wie hormonhaltig sie ist. In den letzten zehn Jahren gibt es zunehmend Studien, die ihre zahlreichen Vorteile unterstreichen. Die Wirkung des Ginseng entspricht der eines männlichen Hormons wie Testosteron oder Androstendion, aber es scheint in der Balance der erwünschten und nicht-erwünschten Wirkungen (wie z. B. auf Prostatakrebszellen) dem reinen Testosteron oder Androstendion gegenüber Vorteile zu haben. Die Natur dürfte uns mit Ginseng ein »natürliches, selektives Steroid« gegeben haben. Es waren die alten Chinesen, die mit den verschiedenen Phytohormonen in der Therapie sehr intensiv gearbeitet haben, wobei Ginseng sicherlich eines der bekanntesten und wirksamsten darstellt.

Ginseng ist ein natürliches, selektives Steroid

Der wesentliche Grund, warum Phytohormone trotz der jahrtausendelang bekannten Wirkung ihren Siegeszug in unserer modernen Welt noch nicht angetreten haben, ist, dass aus der Natur stammende Substanzen bisher nur eine kleine oder gar keine Industrielobby hinter sich hatten, und deshalb in der Vergangenheit oft zu wenig erforscht wurden. Viele Pharmafirmen können sich jedoch diesem Trend hin zu natürlichen Präparaten nicht mehr verschließen und gründen aus diesem Grund eigene »Biolinien« im Rahmen ihrer Programme. Es ist anzunehmen, dass in den nächsten beiden Jahrzehnten Biowirkstoffe regelrecht boomen werden.

Industrie interessierte sich für Phytohormone bisher nicht

Es gibt zahlreiche Beispiele, dass Phytoöstrogene wirksam sein können. So wurde die Östrogenwirkung des Hopfens bei böhmischen Hopfenpflückerinnen bekannt, die häufig Zwischenblutungen hatten, weil im Hopfen – und in Folge natürlich auch im Bier – Phytoöstrogene enthalten sind.

Im Bier sind Östrogene enthalten

Gerade Östrogen bzw. östrogenähnliche Substanzen lassen sich vor allem durch die Nahrung aufnehmen. Jede chinesische Apotheke hatte früher auch eine Gaststätte angeschlossen, in der »Functional food«, das heute sehr in Mode kommt, angeboten wurde. Es eröffnet uns die Möglichkeit, durch Ernährung zu korrigieren und zu therapieren. Bei Magenkrankheit ist es z. B. schon jetzt eine Selbstverständlichkeit, eine gewisse Diät zu empfehlen. Es sollte daher noch viel mehr beachtet werden, welche Möglichkeiten die Ernährung aus endokrinologisch-therapeutischer Sicht bietet (z. B. Soja bei trockener Haut oder bei Brustspannen).

Chinesische Apotheken hatten Restaurants angeschlossen

Phytoöstrogene in Soja und Rotklee

Eines der bekanntesten Phytoöstrogene ist Soja. Die Rolle der Phytoöstrogene aus Soja im Rahmen einer gesunden Ernährung verdeutlicht eine umfangreiche Sudie aus Japan: Wechselbeschwerden treten bei Japanerinnen in wesentlich geringerem Maße als bei Frauen in westlichen Nationen auf. Ähnliches gilt auch für japanische Männer. So ist die Mortalitätsrate der Prostatakarzinome hier ebenfalls signifikant geringer als im Westen. Im Weiteren zeigt diese Studie, dass sich der Gesundheitszustand von Asiaten, die in die USA emigrieren, innerhalb weniger Jahre dem westlichen Niveau anpasst. Dies legt den Schluss nahe, dass die festgestellten geringen Mortalitätsraten nicht genetisch bedingt sind. Neuerlich wurde Rotklee als weitere wichtige Phytoöstrogenquelle identifiziert. Hierauf basierend wurde die Bindungswirkung eines Rotkleepräparates (Menoflavon) am Östrogenrezeptor im Vergleich zu Sojaextrakten getestet. Die Ergebnisse dieser Untersuchung waren verblüffend: Der Rotkleeextrakt zeigt eine bis zu 100fach stärkere Bindung an den Östrogenrezeptor als bisher bekannte Sojaextrakte. Darüber hinaus konnte belegt werden, dass Rotklee, nicht aber Soja, die Aromatase hemmt und es dadurch zu einem leichten Anstieg des vorgeschalteten Testosterons kommt. Die Substitution mit Rotkleeextrakt bringt dem Mann daher alle gewünschten Wirkungen auf den Östrogen-Betarezeptor (etwa eine Stärkung der Knochen, eine positive Beeinflussung des Gehirns etc.), aber nicht die – unerwünschte – Bildung von weiblichen Brüsten oder eine feminine Fettverteilung. Rotkleeextrakt gilt daher als natürliches, selektives rezeptormodulierendes Östrogen.

Rotklee hemmt die Aromatase

Oft wird in Zusammenhang mit Phytohormonen argumentiert, sie seien »Gemische aus verschiedenen Substanzen, von denen man nichts Genaueres weiß«, die »Wirkung jeder einzelnen Substanz ist nicht in entsprechenden Studien evaluiert worden«. Dem muss man entgegnen, dass die häufigst angewandte Hormonsubstitution (Premarin®) ein Gemisch aus verschiedenen Steroid-Substanzen ist, die teilweise noch nicht einmal genau und schon gar nicht einzeln in ihrer Wirkung analysiert worden sind, aber trotzdem ausgezeichnete Ergebnisse zeigen.

Maximizing Manhood

Ewig potent

Sex – Erotik – Hormone

Der Wunschtraum: 40 cm und allzeit bereit

Er sollte 40 Zentimeter lang sein, hart wie Stahl und jederzeit bereit. Allein der bloße Anblick sollte Frauen dazu bewegen, jede Hemmung zu verlieren und sich ihm augenblicklich hinzugeben.
So sieht die Wunschvorstellung des durchschnittlichen Mannes von seinem überdurchschnittlichen besten Stück aus. Die Realität zeigt jedoch mit dem Herzenswunsch wenig Übereinstimmung.

700 000 Österreicher haben Erektionsprobleme

Sie kennen das Problem. Jeder kennt es, auch wenn es viele von uns nicht zugeben wollen. Unser verlässlicher Freund lässt uns im Stich. Meist in einer Situation, wo wir ihn am dringendsten brauchen würden. Etwa 450 000 Männer zwischen 40 und 70 Jahren leiden in Österreich an schweren oder mittelschweren Erektionsstörungen. Weitere 250 000 haben zumindest manchmal selbiges Problem. Auch bei jungen Männern ist das Phänomen zunehmend häufiger anzutreffen.

Obwohl Lust, Sex, Potenz und Impotenz mehr denn je Themen unserer Zeit und unserer Gesellschaft sind, gibt es hinsichtlich der männlichen Sexualität nur wenige fundierte medizinische Studien und Daten. Es ist daher kein Zufall, dass die wenigen ausführlichen Untersuchungen wie der Kinsey-Report oder die Massachusetts Male Aging Study aus dem Jahre 1994 zu den fundamentalen Grundlagen der Sexualforschung geworden sind.

Jeder zweite Mann hat Potenzstörungen

52 % der Männer haben Potenzprobleme

Die Zahlen der Massachusetts Male Aging Study sind alarmierend: 52 % der Männer zwischen 40 und 70 Jahren – somit jeder Zweite – leiden unter Potenzstörungen und fühlen sich durch diese beeinträchtigt. Von diesen 52 % waren 10 % komplett impotent, 25 % klagten über gravierende und 17 % über geringfügige Probleme bei der Erektion.

Wenn man die Angaben auf die jeweiligen Altersgruppen verteilt, kommt man zu folgenden Prozentzahlen:

● 40-jährige Männer:	16 % leichte
	17 % mäßige
	5 % komplette Erektionsstörungen
● 50-jährige Männer:	16 % leichte
	23 % mäßige
	9 % komplette Erektionsstörungen
● 60-jährige Männer:	17 % leichte
	28 % mäßige
	12 % komplette Erektionsstörungen
● 70-jährige Männer:	18 % leichte
	34 % mäßige
	15 % komplette Erektionsstörungen.

Warum steht der »beste Freund« nicht mehr?

Hormonerkrankungen können die Ursache sein

Die Ursachen von Potenzschwierigkeiten sind vielschichtig. Bei Erektionsstörungen stehen an erster Stelle systemische Erkrankungen der Blutgefäße (Arteriosklerose, Zuckerkrankheit), Herz-Kreislauf-Erkrankungen, Nieren- und Leberstörungen, Erkrankungen des Nervensystems wie Morbus Parkinson und Multiple Sklerose, Hormonerkrankungen (Schilddrüsenüber- und -unterfunktion, Hypogonadismus und Hypoprolaktinämie) sowie Depressionen.

Zu viel Alkohol bewirkt Erektionsstörungen

Aber auch der chronische Gebrauch von Genussmitteln wie Alkohol und Zigaretten, erhöhte Blutfette und Fettleibigkeit erhöhen das Risiko. Besonders katastrophal für die Potenz des Mannes ist das gleichzeitige Auftreten mehrerer Risikofaktoren.

Auch die Einnahme von Arzeimitteln kann als ungewollte Nebenwirkung zu Impotenz führen.

ARZNEIEN, DIE IHRE POTENZ GEFÄHRDEN KÖNNEN

- blutdrucksenkende Medikamente (Betablocker, Reserpin, Dihydralazin, Clonidin)
- entwässernde Medikamente (Spironolacton, Hydrochlorothiazid)
- Herzmittel (Digitalis, Verapamil)
- Blutfettsenker (Clofibrinsäure)

- Antidepressiva (trizyklische Antidepressiva, Lithiumsalze)
- Tranquilizer (Benzodiazepine)
- Schlafmittel (Barbiturate)
- Aufputschmittel und Anreger (Amphetamine)
- Migränemittel (Dihydroergotamin)
- Abmagerungspräparate (Fenfluramin)
- Corticosteroide (Kortisonpräparate)
- Opiate
- Östrogene und Gestagene
- Zytostatika

Was passiert im Körper, wenn der Mann nicht mehr kann?

Ist die Potenz bloß eine reine Kopfsache? Oder spielen auch hier Hormone eine wesentliche Rolle?
Allgemein wird unter Impotenz das Unvermögen des Mannes zum Beischlaf, das auf eine mangelnde Erektion zurückzuführen ist, verstanden. Davon zu unterscheiden ist die Zeugungsunfähigkeit/Unfruchtbarkeit.

Erektionsstörungen

Impotenz verursacht keine Schmerzen

Impotenz verursacht keine körperlichen Schmerzen. Dennoch ist dieses Problem von grundsätzlicher, manchmal sogar von existenzieller Bedeutung. Denn jeder Mann will, ohne Rücksicht auf sein Alter, allzeit bereit sein. Immerhin geben derzeit bereits in der Altersgruppe von 18 bis 35 Jahren 10 % schwere Erektionsstörungen an, 30 % klagen über einen vorzeitigen Samenerguss.

Es gibt Erektions- und Ejakulationsstörungen

Der Zustand dieser sexuellen Belastungen ist schwer zu definieren. Die Übergänge von kurzen Störungen bis hin zu krankhaften Veränderungen sind fließend. Man kann dabei verschiedene Formen der Impotenz unterscheiden. Je nach der Phase spricht man von Erektionsstörungen oder Ejakulationsstörungen. Bei Letzteren handelt es sich meistens um einen vorzeitigen Samenerguss. Neben den organischen Beschwerden können aber auch psychische Probleme wie Depressionen oder Stress, insbesondere übertriebene Erwartungshaltung und Leistungsdenken oder Angst als Liebeshemmer auftreten.

Man unterscheidet zwischen psychisch und physisch bedingter Impotenz, die sich wie folgt unterscheiden:

Psychisch bedingte Impotenz	Physisch bedingte Impotenz
• akutes Auftreten	• langsamer Beginn
• nur bei bestimmtem Ereignis	• schleichender Verlauf
• nur bei bestimmter Person	• allgemein kontinuierliche Verschlechterung
• morgendliche Erektion vorhanden	• morgendliche Erektion selten bis gar nicht
• Masturbation möglich	• Masturbation nicht mehr möglich

Was macht den Penis hart wie Stahl?

Neurotransmitter entspannen die Penismuskulatur

Entscheidend für die Erektion ist der glatte Muskel des Schwellkörpers (Corpus cavernosum). Chemische Botenstoffe (Neurotransmitter) entspannen die Muskulatur im Penis. Dadurch werden die Arterien erweitert und es fließt zunächst mehr Blut in das Glied. Gleichzeitig wird durch die glatten Muskelzellen der Blutabfluss gedrosselt, während die Blutplättchen die Venen abdichten und kein Blut zurück in den Körper fließen lassen. Wenn alles passt und gleichzeitig abläuft, kommt es zur Erektion. Die Steuerung des ganzen Ablaufes erfolgt durch übergeordnete Zentren. Neben einer intakten Psyche sind ein normaler Hormonhaushalt, eine intakte Nervenversorgung und ungestörte Durchblutungsverhältnisse die Voraussetzung.

Damit es jedoch überhaupt zu einer Erektion kommen kann, müssen im Gehirn komplexe Vorgänge ablaufen. Dabei werden die Sexzentren, im speziellen der Hypothalamus und das limbische System, stimuliert. Diese Stimulation sorgt für eine Freisetzung von erektionsfördernden Botenstoffen (Neurotransmittern), insbesondere von Dopamin, ACTH, NO, Oxytocin und Serotonin.

Reize werden durch Stickstoffmonoxid freigesetzt

Die Reizsignale werden über das Rückenmark ins Erektionszentrum geleitet, von dort wiederum als Reflex über Nervenbahnen zum Penis weitertransportiert und als Botenstoff Stickstoffmonoxid (NO) freigesetzt. Stickstoffmonoxid ist ein Proto-Hormon, das keinen Rezeptor braucht und nur sehr kurze Strecken überwinden kann, bevor es sich selbst zerstört. Es ist eines der kleinsten Moleküle, die wir kennen, ein so genanntes freies Radikal. Dieses steigert in den glatten Muskelzellen des Schwellkörpers die Produktion von cyclischem Guanosinmo-

Cyclisches Guanosinmonophosphat sorgt für die Erektion

nophosphat (cGMP), das über die Erschlaffung der Muskelzellen zur Erektion führt.
Nicht nur die Entstehung, sondern auch die Aufrechterhaltung einer Erektion ist im Endeffekt die Folge der vermehrten Blutfüllung des Schwellkörpers und des vermehrten Blutflusses in den Penis.

Viagra – die magische Pille

Was sagt Ihnen der 27. März 1998? Nichts? Es ist jener Tag, der wie kaum ein anderer das Leben des modernen Mannes verändert hat.

Am 27. März 1998 wurde Viagra erstmals zugelassen

An diesem 27. März wurde nach einem beschleunigten Zulassungsverfahren durch die Food and Drug Administration (FDA), wie man es sonst nur bei Krebsmitteln kennt, Viagra offiziell in den USA als Medikament zugelassen.

Seit der Markteinführung wurden alleine in den USA etwa 35 Millionen Tabletten an rund drei Millionen Patienten verschrieben. Die Dunkelziffer über Schwarzhandel und gesunde Männer, die es aus reiner Neugier eingenommen haben, liegt eklatant höher. Kaum ein anderes Medikament hat in so kurzer Zeit eine derart große weltumspannende Aufmerksamkeit erregt.

Viagra war zunächst ein kapitaler Flop

Dabei begann die Erfolgsstory von Sildenafil, wie Viagra chemisch heißt, Mitte der 80er-Jahre zunächst mit einem kapitalen Flop. Damals waren Forscher des Pfizer-Konzerns auf der Suche nach einem neuen Mittel gegen Angina pectoris, doch die Resultate der ersten Pilotstudie mit der chemischen Substanz zur Steigerung der Herzdurchblutung waren ernüchternd. Eine Reihe von freiwilligen Studienteilnehmern berichtete über unerwartete und ausgeprägte Erektionen.
Es dauerte jedoch einige Jahre, bis den Forschern die Rolle des Stickstoffmonoxids (NO), das für die Durchblutung sowie die Erektion eine wesentliche Rolle spielt, klar wurde. Für die Stickstoffmonoxidforschung wurde erst kürzlich der Nobelpreis für Medizin verliehen.

Sildenafil ist ein wirksamer und selektiver Hemmstoff der so genannten cGMP-spezifischen Phosphodiesterase (Typ 5 PDE 5) im Schwellkörper des Penis, wo sie für den Abbau von cGMP verantwortlich ist. Wenn unter sexueller Stimulation die Aktivierung des NO-cGMP-Stoffwechselweges stattfindet, bewirkt die PDE-5-Hemmung durch Sildenafil einen erhöhten Spiegel von cGMP im Schwellkörper. Daher ist eine sexuelle Stimulation nötig, damit Sildenafil den beabsichtigten günstigen pharmakologischen Effekt entwickeln kann.

Sildenafil wird schnell aufgenommen und erreicht im Blut innerhalb von 60 Minuten maximale Spiegel. Die absolute Bioverfügbarkeit beträgt dabei 40 %. Die Eiweißbindung ist mit etwa 96 % hoch und Ursache möglicher Wechselwirkungen mit anderen Medikamenten. Die Halbwertszeit, in der die Hälfte der Substanz im Körper wieder abgebaut ist, beträgt vier Stunden. Bei der – nicht empfohlenen – mehrfach täglichen Einnahme kann es zur Akkumulation kommen. Eine verminderte Wirkung wird beobachtet, wenn die Einnahme zusammen mit stark fetthaltiger Nahrung erfolgt.

Der maximale Spiegel ist nach 60 Minuten erreicht

Erhöhte Blutspiegel können bei Patienten über 65 Jahren durch einen im Alter verminderten Abbau, bei Leberschäden oder bei stark eingeschränkter Nierenfunktion auftreten. Klinisch wichtige Wechselwirkungen finden sich bei Medikamenten wie Cimetidin (Magensäureblocker), Erythromycin (Antibiotikum), Ketoconazol (Antipilzmittel) oder Grapefruitsaft. Eine Wirksamkeit des Präparates ist sowohl bei organischer als auch bei psychogener Ursache der Erektionsstörung nachgewiesen worden.
Sildenafil steht in Dosierungen von 25, 50 und 100 Milligramm zur Verfügung. Die Erfolgsraten bei 25 mg liegen in Studien zwischen 60 und 67 %, bei 50 mg zwischen 78 und 84 % und bei 100 mg zwischen 86 und 100 %.
Überraschend ist das Ergebnis einer Studie mit 100-mg-Tabletten, die zeigte, dass 12 bis 20 % der Männer, die reine Placebos – also Substanzen ohne Wirkung – erhielten, ebenfalls ein sexuelles Erfolgserlebnis hatten. Der reine Glaube an Wunder kann manchmal ebensolche ermöglichen.

Auch Placebos zeigten im Test Wirkung

Viagra hilft auch Zuckerkranken

Viagra kann Männern mit den unterschiedlichsten Krankheitsbildern wirksam helfen. Eine im Frühjahr 1999 erschienene Arbeit zeigte, dass auch die Sexualfunktion von Zuckerkranken verbessert werden kann. Zwischen 35 und 75 % der männlichen Zuckerkranken leiden an einer erektilen Dysfunktion. Nach einer zwölfwöchigen Behandlung zeigte sich in der Behandlungsgruppe eine Verbesserung der Erektionsfähigkeit um 78 %. In der behandelten Gruppe erreichten 61 % der Männer während der Studie zumindest einen erfolgreichen Geschlechtsverkehr und versuchter Beischlaf führte viermal häufiger zum Erfolg als in der nicht behandelten Gruppe.

78 % der Zuckerkranken spüren eine Verbesserung

Die blauen Magic Pills können jedoch auch unerwünschte Nebenwir-

Die Magic Pills können Benommenheit verursachen

kungen haben. Die häufigsten sind Kopfschmerzen, Gesichtsrötungen, Magenbeschwerden, verstopfte Nase und Atemwegsstörungen, Harnweginfekt, Sehstörungen, Durchfall, Benommenheit und Hautausschlag, wobei die Phänomene meist leicht bis mäßig und von vorübergehender Natur sind. Die Nebenwirkungen sind nach den bisher vorliegenden Erfahrungen dosisabhängig und hinterlassen demnach keine bleibenden Schäden.

Eine weitere wesentliche Nebenwirkung ist die Blutdrucksenkung von etwa 10 mm/Hg bei gleichzeitigem Anstieg der Herzfrequenz um 10 %. Verstärkt wird die blutdrucksenkende Wirkung bei gleichzeitiger Gabe von Medikamenten, die gleichfalls auf das Stickstoffsystem wirken. Im Besonderen handelt es sich dabei um Nitrate und Molsidomin. In einer wissenschaftlichen Untersuchung konnte beobachtet werden, dass es bei Patienten, die an einer stabilen Angina pectoris litten, bei gleichzeitiger Gabe ihrer Standardmedikamente und von 50 mg Sildenafil in manchen Fällen zu einer maximalen Senkung des oberen Blutdruckwertes bis 50 mm/Hg kam.

Wie tauglich ist Viagra?

Seit September 1998 ist Viagra europaweit zugelassen und steht auch Männern in Deutschland und Österreich zur Verfügung. Entscheidend für die Sicherheit ist die Frage, welche Kontraindikationen bedacht werden müssen. Ist ein Mann »viagratauglich« oder nicht?

Vorsicht, Herzkranke! Viagra kann gefährlich werden

Gerade bei Männern, die an einem oder mehreren Risikofaktoren leiden oder sogar herzkrank sind, ist die Frage zu klären, ob die mit einer sexuellen Aktivität einhergehende physische Belastung für sie vertretbar ist. Können sie die bei einem Geschlechtsverkehr übliche Leistung von rund 100 Watt ohne jedes Problem durchstehen?

Diese Frage lässt sich durch einen einfachen Fahrradergometertest (siehe das Kapitel »Fit fürs Leben«) überprüfen. Abgesehen von solchen eher unpräzisen Leitlinien ist es notwendig, dass der betroffene Mann in seiner individuellen Gesamtbefindlichkeit untersucht und beurteilt wird.

Dies ist um so wichtiger, da es mittlerweile einen wachsenden Missbrauch von Viagra gibt. So ist es im Rotlichtmilieu üblich, die Substanz auch älteren Freiern, die diese bedenkenlos verwenden, zu verkaufen. Eine weitere Entwicklung, über die sich noch niemand im Klaren ist, ist die Tatsache, dass in der Suchtgiftszene Jugendliche Sildenafil zusammen mit halluzinogen wirkenden Amylnitritsprays, so genannten Poppers, zur Luststeigerung verwenden, wodurch es zu lebensgefährlichen Blutdruckabfällen kommen kann. Empfehlungen für die Praxis bei Patienten mit Herzkrankheiten finden Sie im Kapitel »Motor des Lebens«.

Zum gegenwärtigen Zeitpunkt gelten eine bestehende Allergie gegen Viagra sowie die gleichzeitige Gabe von Medikamenten aus der Nitrat- oder NO-Donatorengruppe als absolute Kontraindikation. Aber auch Patienten mit der Augenerkrankung Retinitis pigmentosa sollten unter keinen Umständen das Präparat einnehmen. Vorsicht ist weiters bei älteren Männern und Patienten mit Leberschäden sowie Deformationen des Penis oder Erkrankungen, die zum Priapismus (schmerzhafte Dauererektion) führen können, geboten. Auch Patienten mit Blutgerinnungsstörungen oder einem akuten Magen- oder Zwölffingerdarmgeschwür sollten unter keinen Umständen während der Erkrankung Viagra nehmen. Seit der Einführung des Medikaments in den USA wurde von 128 Todesfällen in Zusammenhang mit der Einnahme von Viagra berichtet. Ob dabei ein ursächlicher Zusammenhang mit der Einnahme besteht, bleibt in der überwiegenden Zahl der Fälle offen. Darüber hinaus konnte ein spezifischer Effekt des Medikamentes nicht von einer allgemeinen Folge der körperlichen Belastung beim Geschlechtsverkehr unterschieden werden.

128 Todesfälle seit Einführung des Medikaments

Wie nehme ich Viagra ein?

Die Anwendung sollte steigend bis maximal 100 Milligramm erfolgen, wobei der Einstieg immer mit 25 Milligramm beginnen sollte. Nur bei Erfolglosigkeit ist eine Steigerung auf 50 oder 100 Milligramm empfehlenswert. Besondere Vorsicht ist bei allen Herzerkrankungen geboten. Die Einnahme sollte etwa ein bis vier Stunden vor dem geplanten Geschlechtsverkehr erfolgen, der Wirkungseintritt erfolgt im Schnitt nach 25 Minuten. Eine Wiederholung sollte frühestens nach 24 Stunden stattfinden.

Zum Einstieg reichen 25 Milligramm

Welche Mittel machen mich potent?

Nachdem die Aktien des Pharmakonzerns Pfizer an der Wall Street förmlich explodiert sind, versuchen auch andere pharmazeutische Firmen auf dem Potenzmittelmarkt durch Einführung neuer Medikamente ähnliche Kursgewinne zu verzeichnen.

Der japanische Chemiekonzern Takeda will noch 1999 die Zulassung der FDA (Food and Drug Administration) für eine Substanz mit dem

Apomorphin wird die neue Potenzpille 2000

Namen Apomorphin® erwirken. Diese neue Potenzpille befindet sich derzeit in Nordamerika in der klinischen Testphase. Die Wirkung von Apomorphin erfolgt nicht über die Blutgefäße, sondern über sexuelle Erregungen im Zentralnervensystem. Die Hersteller hoffen, dass dieses Präparat, das auf das Sexzentrum im Gehirn wirken soll, auch für Frauen interessant sein könnte. Die ersten Erfahrungen mit Viagra bei Frauen waren ja eher enttäuschend.

70 % sollen wieder potent werden

Der Wirkungseintritt von Apomorphin soll innerhalb von Minuten erfolgen. Die ersten Ergebnisse, die durchsickerten, sprechen von einer Wirksamkeit von etwa 70 %. Auffallend war jedoch, dass etwa jeder sechste Anwender über Übelkeit und in einigen Fällen sogar Erbrechen klagte. Bis jetzt wurde Apomorphin nur bei psychisch bedingter Potenzstörung getestet. Eine Überprüfung bei organisch verursachter Impotenz liegt bis jetzt noch nicht vor. Die Wirkung von Apomorphin wird derzeit in den USA auch bei Sexualstörungen von Frauen überprüft.
Offen muss bei solchen noch nicht ausgetesteten Medikamenten auch bleiben, welche Langzeitfolgen auftreten können, ob ein derartiges Präparat noch als Medikament zu sehen ist und es sich nicht langsam zu einer echten Lifestyle-Droge – im wahrsten Sinn des Wortes Droge – entwickelt.

Vasomax sagt Viagra den Kampf an

Ein weiteres Präparat, das wie Viagra auf die Penisdurchblutung wirkt, ist die Substanz Phentolamin mit dem spektakulären Handelsnamen Vasomax®. Dieses Medikament gehört zur Kategorie der Alpha-2-Rezeptorenblocker und hemmt das sympathische Nervensystem und dessen negative Einflüsse auf die Erektion. Die ersten Studienergebnisse zeigten eine Verdoppelung der Wirksamkeit gegenüber Placebos. Hersteller ist eine texanische Firma namens Zonagen Inc. in Zusammenarbeit mit dem Pharmamulti Schering. Ähnlich wie Viagra wird Vasomax etwa eine halbe bis eine Stunde vor dem Geschlechtsverkehr eingenommen.

Potenzfördernde Präparate aus der Natur

Seit Jahrtausenden gibt es Substanzen, deren potenzfördernde Wirkung längst bewiesen ist. Gerade in einer Zeit, wo Pharmakonzerne chemische Substanzen testen, erleben Naturmittel einen regelrechten Run. Positiv dabei ist, dass sie dadurch endlich auch wissenschaftlich untersucht werden.
Der Glaube, dass alles, was aus der Natur kommt, ungefährlich ist, ist leider falsch. Einige der potenziellen Lustverstärker sind nicht unge-

fährlich. Eines ist jedoch sicher: Die Mittel aus der Natur (Aphrodisiaka) können immer nur als Unterstützung eingesetzt werden.

• Ginseng

Ginsenoside steigern Lust und Potenz

Das wohl bekannteste Präparat ist Ginseng. Die Ginseng-Wurzel enthält neben zahlreichen anderen Wirkstoffen vor allem Ginsenoside. Man vermutet, dass diese Substanzen zu einer Freisetzung der körpereigenen Hormone, möglicherweise des Testosterons, führen und damit in weiterer Folge Lust und Potenz steigern können. Entscheidend ist, dass nur die regelmäßige Einnahme von Ginseng zu einer Steigerung der Potenz führt. Des Weiteren muss man beachten, dass auch andere Substanzen die Wirkung des Ginseng verfälschen können und daher beim Kauf eines derartigen Produktes mindestens 15 % Ginsenoside enthalten sein müssen. Als Nebenwirkungen treten gelegentlich bei Überdosierung Hautausschläge, Bluthochdruck und ein Engegefühl im Brustkorbbereich auf.

• Yohimbin

Yohimbin ist das anerkannteste Aphrodisiakum

Der aus der Rinde des afrikanischen Yohimbe-Baumes gewonnene Extrakt ist eines der ältesten Aphrodisiaka. Schon die alten Ägypter haben es verwendet. Unter den derzeit am Markt erhältlichen Aphrodisiaka ist Yohimbin sicherlich wissenschaftlich das anerkannteste, es ist auch offiziell als Medikament zugelassen.
Studien aus dem Jahre 1997 in Deutschland zeigten, dass 71 % der mit Yohimbin-Extrakt behandelten impotenten Männer eine positive Veränderung ihrer Potenz bemerken konnten. Man vermutet, dass Yohimbin einerseits zu einer Erweiterung der Blutgefäße und einer damit verbesserten Durchblutung des Beckens führt, andererseits auch aktivierend auf das Nervensystem in den unteren Abschnitten des Rückenmarks wirkt. Dies ist für die sexuelle Stimulation durchaus entscheidend. Besonders geeignet scheint Yohimbin bei Patienten mit Erektionsstörungen auf Grund von Stress und Versagensangst.
Doch keine Wirkung ohne Nebenwirkung: 20 bis 40 % der mit Yohimbin Behandelten berichten über zahlreiche Nebenwirkungen, weswegen die Präparate mit höherem Yohimbin-Gehalt auch rezeptpflichtig sind. Häufig kommt es zum Auftreten von Zittern, bei Überdosierung zu Herzrasen, nervösen Störungen, erhöhter Reizbarkeit, Schlafstörungen, Blutdruckanstieg und Angstzuständen.

• Gelee Royale

Dabei handelt es sich um Bienenpollen, einen Extrakt, der von den Bienen zur Ernährung ihrer Königin hergestellt wird. Wissenschaftli-

Gelee Royale regt die Spermaproduktion an

che Untersuchungen haben ergeben, dass durch Gelee Royale die Spermaproduktion angeregt und gesteigert werden kann. Dadurch wird wahrscheinlich die Libido und das sexuelle Interesse verstärkt. Vorsicht ist vor allem bei Allergikern geboten, da die Präparate einen Pollenanteil enthalten und es zum Auftreten von Asthmaanfällen oder Hautausschlägen mit allergischen Reaktionen bis hin zum allergischen Schock kommen kann.

• Gingko biloba

Gingko biloba macht das »beste Stück« wieder steif

Gingko biloba entspannt die Arterien und verbessert dadurch die Durchblutung aller Organe. Durch eine optimale Blutzufuhr des Penis soll Gingko auch bei Potenzstörungen, die durch eine Durchblutungsstörung verursacht sind, helfen. Bei einigen wenigen Studien hatten 50 % der Männer sechs Monate nach Einnahme von 60 Milligramm Gingko-Extrakt wieder täglich normale Erektionen. In Folgestudien konnten diese guten Ergebnisse jedoch nicht wiederholt werden. Der pflanzliche Wirkstoff soll in einer Tagesdosis von 60–80 mg bis zu einer maximalen Tagesdosis von 200 mg eingenommen werden. Gingko ist ein relativ sicheres Pflanzenmittel, wenn es auch gelegentlich zu Bauch- oder Kopfschmerzen kommen kann. Vermieden soll unter allen Umständen die gleichzeitige Einnahme von Aspirin oder anderen blutverdünnenden Mitteln werden.

• Muira puama

Muira puama wird auch das »Potenzholz« genannt. Dabei wird die Innenrinde und das zerraspelte Holz des gleichnamigen südamerikanischen Baumes verwendet. Die Tagesdosis beträgt etwa 1 bis 1,5 Gramm Muira puama. Das Präparat soll luststeigernd wirken, wesentliche Nebenwirkungen sind nicht bekannt.

• Kürbiskerne

Kürbiskerne wirken positiv auf die Genitalien

Kürbiskerne werden häufig zur Therapie von Prostatabeschwerden empfohlen. In den Kürbiskernen sind große Mengen von Vitalstoffen, vor allem Zink und Vitamin E, zu finden, die potenziell eine positive Wirkung auf die Genitalorgane haben. Dem Duft der Kürbisse wird auch eine stimulierende Wirkung auf Männer nachgesagt.

• Pheromone

Pheromone sind Duftstoffe der Lust

Liebe geht durch die Nase. Mittlerweile ist es kein Geheimnis mehr, wie wichtig der Geruchssinn für die Erotik ist. Eine entscheidende Rolle dafür wird den so genannten Pheromonen zugeschrieben. Dabei

handelt es sich um Substanzen, die nicht mit dem eigentlichen Geruchssinn wahrgenommen werden, sondern mit dem so genannten Venero-Nasalen Organ, kurz: VNO.
Versuche bei verschiedenen Tieren wie Eidechsen und Hamstern zeigten, dass bei operativer Entfernung des VNO das Männchen nicht zur Begattung fähig war, wenn das Organ vor dem ersten Geschlechtsakt entfernt wurde. Aus diesen Tierbeobachtungen wurde analysiert, dass das VNO zur Erlernung sexueller Aktivitäten eine wichtige Voraussetzung darstellt. Mittlerweile hat sich ein eigenes Gebiet der Pheromonforschung etabliert. Dabei konnte vor allem nachgewiesen werden, dass jede Tiergattung ganz eigene stimulierende Absonderungen hat, die nur auf die eigenen Artgenossen als Duftstoff wirken. Die Pheromone werden üblicherweise über die Haut, die mit Schweißdrüsen übersät ist, abgegeben. Besonders starke Schweißdrüsenkonzentrationen findet man in der Achsel, Knie- und Leistenbeuge sowie am Rücken. Ein weiteres Gebiet, in dem reichlich Pheromone zu finden sind, ist der kleine Platz zwischen Nase und Oberlippe. Erstmals gelang es 1980, die menschlichen Pheromone zu isolieren und nachzuweisen. Mittlerweile hat die kommerzielle Nutzung des VNO längst begonnen. Seit kurzem sind Hautgele auf dem Markt (Phänomenal-Gel), welche durch künstliche Pheromone die Wirkung auf das jeweils andere Geschlecht verstärken sollen. Das Präparat ist eine aus Sandelholzextrakt angereicherte Feuchtigkeitscreme. Wissenschaftliche Untersuchungen und Studien liegen jedoch noch nicht vor. Mittlerweile ist ein echter Boom mit Pheromonen zu erwarten. Neue Parfüms, die aus Duftöl und Pheromonen bestehen, sollen den Träger »unwiderstehlich« machen.

Die Spritze in den Penis

Eine weitere Möglichkeit ist die Selbstinjektion in den Schwellkörper, der zu einer ausreichenden Erektion bei intimen Begegnungen führen soll. Dabei wird die körpereigene Substanz Prostaglandin E1 injiziert (Prostaglandin: Kunstbegriff aus Prostata = Vorsteherdrüse, Glans = Eichel). Die Spritze kann selbst verabreicht werden. In 70 % der Fälle ist die Therapie erfolgreich. Allerdings ist gerade bei Potenzspritzen eine strenge ärztliche Überwachung notwendig, da es bei falscher Durchführung zu einer Schädigung des Schwellkörpers kommen kann. Bei der Schwellkörper-Selbstinjektion können verschiedene Substanzen verwendet werden. Dabei ist auf Nebenwirkungen wie behandlungsbedürftige Dauererektionen zu achten, in bis zu 10 % der Fälle kommen Schädigungen des Schwellkörpers mit starken Narbenbildungen vor.

In 70 % der Fälle hilft die Penis-Spritze

Neben dem Prostaglandin E1 – Handelsname Caverject® – wird noch die Substanz Papaverin, Handelsname Androscat® angeboten. Relativ neu ist auch das 1998 in Dänemark erstmals freigegebene Hormon VIP (Vasoaktives Intestinales Polypeptid) mit dem Handelsnamen Invicort®.

Vakuumpumpen und Penisimplantate

Alternative Methoden sind auch die seit mehr als 30 Jahren im Handel befindlichen Vakuumapparate, mit deren Hilfe eine Erektion des Penis erreicht wird. Danach wird an der Peniswurzel durch einen Gummiring der Abfluss des Blutes aus dem Schwellkörper verhindert.

Penisimplantate sind immer mehr »out«

Andere Möglichkeiten, die jedoch keine große Anwendung erfahren haben, sind Penisimplantate mittels ein- bis dreiteiliger, zum Teil hydraulischer Penisprothesen, die über eine im Hodensack liegende, von außen nicht sichtbare Pumpe gesteuert werden.

WIE BLEIBE ICH EWIG POTENT?

- Senken Sie das potenzschädliche schlechte LDL-Cholesterin. Es macht Sie auf Dauer impotent.
- Stellen Sie das Rauchen ein, da Nikotin die Blutgefäße im Penis verengt. Das Risiko eines Rauchers, impotent zu werden, ist doppelt so hoch wie das eines Nichtrauchers.
- Achten Sie auf Ihren Blutdruck.
- Ein normaler Blutzuckerspiegel ist besonders wichtig. Im Laufe eines Lebens wird jeder zweite zuckerkranke Mann impotent.
- Achten Sie auf Gefäßverengungen und Verkalkungen als häufigste Ursache für körperlich bedingte Impotenz.
- Regelmäßiger Sex hebt die Testosteronwerte, deshalb sollten Sie so oft wie möglich Sex haben. Sex ist für den Penis wie das Aufladen einer Batterie.

Sollte es trotz allem einmal nicht klappen, so seien Sie sicher, dass dies normal ist und jedem von uns passieren kann. Das Beste wäre danach ein klärendes Gespräch mit der Partnerin/dem Partner. Sollte es zu einem Drama ausarten, können Sie sich einmal von Ihrem Arzt Viagra verschreiben lassen, um wieder Selbstvertrauen zu tanken.

Geht es dann noch immer nicht, ist eine eingehende Abklärung durch den Facharzt unbedingt angezeigt.

Radfahren kann Potenzprobleme verursachen

Noch ein letzter Tip: Seien Sie vorsichtig beim Radfahren. Urologische Studien haben ergeben, dass bei über 700 befragten Radfahrern mittleren Alters, die vier Stunden pro Woche Fahrrad fuhren, 4 % über teilweise erhebliche Potenzprobleme klagten.
Je mehr Stunden die Radler aufwiesen, um so höher war die Rate an Symptomen. Bei einer Kontrollgruppe von Läufern gab es nur bei 1 % derartige Symptome. Die Analyse der Urologen besagt, dass es durch den harten Sattel zu einer Erschütterung der Nerven und Blutbahnen in Penis und Hoden kommt. Zu empfehlen wäre, immer wieder den Druck auf den Unterbauch zu reduzieren, die Stöße besser abzufedern und jede halbe Stunde eine Pause zu machen.

Die richtige Ernährung

Der erste Schritt zum gesunden Leben

Michael W. ist 32 Jahre alt, hat eine Universitätsausbildung hinter sich, arbeitet bei IBM in der EDV und ist unverheiratet. Wenn er nicht seinem Beruf nachgeht, Listings erstellt oder neue Programme testet, isst er unaufhörlich große Mengen an Süßigkeiten. Eine 500-Gramm-Tafel Alpenmilchschokolade liegt stets griffbereit neben seinem Rechner, eine Bonboniere – Trüffelmischung bevorzugt – steckt in der Aktentasche. Und für den kleinen Hunger zwischendurch greift er oft und gerne zu den neuen Schokokugeln mit Nugatcreme und Marillengeschmack – am Abend vor dem Fernsehapparat ebenso wie am Wochenende, im Auto oder auf dem Weg zur Arbeit. Er kauft kalorienreiches Essen, Menüs für die Mikrowelle, liebt Fastfood, isst aber immer nur kleine Mengen, damit es nicht auffällt. Michael W. ist fettsüchtig und er leidet an seinem Übergewicht, das ihn auch zunehmend sozial isoliert. Er liebt seinen Körper nicht und macht um jeden Spiegel einen weiten Bogen. Lebhaft erinnert er sich noch an die Sätze der Ernährungsberaterin, die kühl den Status quo konstatierte: »Zu süß, zu fett, zu ungesund.«

Der Mann ist, was er isst

Übergewicht wird im Westen zum Problem der Zukunft

Michael W. ist kein Einzelfall. Immer mehr Männer leiden an Übergewicht und der Trend im nächsten Jahrtausend – so sind sich Ernährungswissenschaftler und die Weltgesundheitsorganisation WHO sicher – wird noch zunehmen: Übergewicht wird in den westlichen Industrieländern zum größten Ernährungsproblem der Zukunft. Die Speisen, die wir täglich zu uns nehmen, sind die Quelle für die Energie unseres gesamten Körpers. Wenn die Ernährung nicht ausgewogen ist, wirkt sich das negativ auf unseren Organismus und somit auf unser ganzes Leben aus. Der erste Schritt auf dem Weg zum Power-Mann von morgen ist daher die genaue Kontrolle bzw. Umstellung der eigenen Ernährung.

Deutsche und Österreicher essen viel zu fett

Die Österreicher und Deutschen essen viel zu fett, was ernährungsbedingte Krankheiten wie Krebs, Arteriosklerose oder Diabetes fördert. Allein in Österreich werden fast eine halbe Million Diabetiker vermutet. Der hohe Zuckergehalt in den meisten Speisen droht beim Menschen Zähne und Taille sukzessive zu ruinieren. Die viel zu hohe tägliche Cholesterinaufnahme beim Mann von durchschnittlich 421 Milligramm (normal wären rund 300 Milligramm) ist zusätzlich ein schwerer Belastungsfaktor für den Körper.

Die Videoclipgesellschaft greift zu Burger und Pommes

Schon in Urzeiten war es so, dass der mächtigste Mann im Volk, der Stammeshäuptling, das kalorienreichste Mahl serviert bekommen hat. Im Nachkriegswirtschaftswunder wurde reichlich das konsumiert, was einem jahrelang versagt geblieben war: Wurst, Schinken, Torten und Schokoladen. In den 80er-Jahren wurde die wahllos-zügellose Nahrungsaufnahme durch die neue TV- und Videoclipgesellschaft abgelöst, die am liebsten zu schnellem Burger und Pommes frites griff. Erst in den 90er-Jahren setzte in manchen Bevölkerungsschichten ein Umdenken in Richtung Ernährungsbewusstsein ein. Den Kampf gegen die Kilos mit Diäten, Appetitzüglern, neuen Wunderpillen, Abführmitteln und Operationen wollen immer mehr Übergewichtige auf sich nehmen.

Wissen Sie eigentlich, was Sie essen?

Der im Frühjahr 1999 von der Universität Wien im Auftrag des Bundesministeriums für Arbeit, Gesundheit und Soziales publizierte Österreichische Ernährungsbericht deckt bei der Energieaufnahme erwachsener Österreicher zahlreiche Sünden auf. Größter Schwachpunkt

sind ein viel zu hoher Anteil an tierischen Nahrungsmitteln am Speiseplan sowie eine unzureichende Zufuhr bei den Vitaminen D, B_1, B_2, B_6 und bei den Mineralstoffen Kalzium, Magnesium, Zink und Jod. Im Gegensatz zu mediterranen Ländern – in Italien ist beispielsweise nur jeder Sechzehnte übergewichtig – essen die Österreicher zu viel rotes Fleisch und zu wenig Obst, Gemüse und Getreideprodukte. Ansonsten konnte bei den übrigen Nährstoffen durchaus eine Ausgewogenheit festgestellt werden.
Dringend verbesserungswürdig ist jedoch die Versorgung älterer Menschen mit Vitamin B_6 und Vitamin D, bei Vitamin C, Folsäure und Betacarotin ist eine Optimierung möglich. Das Teilergebnis des allgemeinen Ernährungsverhaltens zeigte, dass 80 % der männlichen Österreicher gemischte Normalkost mit beinahe täglichem Fleisch zu sich nimmt. Vegetarisch ernähren sich hingegen nur etwa 2 % der Männer. Auffallend war auch, dass sich signifikant mehr Frauen als Männer fleischarm ernähren, während die Männer zum überwiegenden Teil eine österreichische Normalkost bevorzugen.

80 % der Männer essen täglich Fleisch

Auch das Alter spielt bei der Ernährung eine Rolle. Die jungen Studienteilnehmer praktizieren kontroverse Ernährungsformen. Zum einen geben 6 % an, »Vegetarier« zu sein, zum anderen ernähren sich 75 % mit einer Normalkost. Weniger als 20 % ernähren sich an Gesundheitsaspekten orientiert und eher fleischarm. Betrachtet man den Einfluss des Bildungsgrades, zeigt sich, dass die Normalkost vor allem von jener Gruppe mit niedriger Bildung bevorzugt wird. Bei Personen mit höherer Bildung wird die fleischärmere Ernährungsweise vorgezogen. Unterschiede bei den Ernährungsformen der österreichischen Männer werden auch beim Vergleich einzelner Körpergewichtsgruppen deutlich: 92 % der Vegetarier in den Untersuchungskollektiven sind normalgewichtig und nur 8 % leicht übergewichtig. 67 % der Gruppe, die Normalkost konsumiert, sind normalgewichtig, 27 % leicht und 6 % stark übergewichtig. Die Gruppe, die sich fleischarm ernährt, weist etwa 20 % Übergewichtige auf.

Nur 20 % der Jugendlichen ernähren sich gesundheitsbewusst

27 % sind übergewichtig, 6 % leiden an Fettsucht

Im Rahmen des Forschungsprojektes wurde auch das Ernährungswissen untersucht. Die Studienergebnisse zeigten, dass Frauen ihr Ernährungswissen besser einschätzen als Männer. Bei der persönlichen Beurteilung des täglichen Energiebedarfs wurde der tatsächliche Energiebedarf jedoch meist unterschätzt. Ein Drittel der Befragten konnte den Bedarf gar nicht schätzen. Differenziert nach Ernährungsformen konnten Vegetarier vor Studienteilnehmern mit einer bewussten, gesundheitsorientierten, gemischten Kost die besten Ergebnisse erzielen. Befragte mit einer normalen, gemischten Ernährungsform hatten das geringste Ernährungswissen.

Wer weiß, wie man richtig ist, ernährt sich noch lange nicht so

Die Ergebnisse decken schonungslos auf, dass der Österreicher in Wahrheit kaum eine Ahnung davon hat, was er isst. Noch schlimmer: Ein etwaiges Ernährungswissen korreliert nur selten mit einem günstigen Ernährungsverhalten. Ohne die Basis eines entsprechenden Ernährungswissens ist aber keine effektive Verbesserung des Verhaltens möglich. Die Befragten gaben auch an, dass viele der Ratschläge eher verwirrend sind, wobei sie die Informationen vorwiegend aus Radio oder Fernsehsendungen beziehen und dabei oft auch widersprüchliche Empfehlungen erhalten.

Krankheiten wie Krebs oder Herzinfarkt sind ernährungsbedingt

Natürlich kann Essen auch zur Leidenschaft werden. Um sich wohl zu fühlen, Krankheiten abzuwehren und maximal leistungsfähig zu sein, braucht der Körper jedoch eine ausgewogene, bilanzierte Ernährung. Viele chronische Erkrankungen in unserer westlichen Zivilisation, insbesondere Herzinfarkt, Krebs und Schlaganfall, sind teilweise durch falsche oder übermäßige Ernährungsgewohnheiten hervorgerufen. Was ist also eine ausgewogene Ernährung? Für eine ausgewogene Ernährung sind fünf verschiedene Elemente – in den Ernährungswissenschaften auch Bilanzen genannt – zu beachten:

1. Energiebilanz
2. Nährstoffbilanz
3. Flüssigkeitsbilanz
4. Elektrolytbilanz
5. Bilanz der Vitamine und Spurenelemente

Essen Sie richtig?

Überprüfen Sie, ob Sie richtig essen!

Viele Erkrankungen, zum Teil sogar zahlreiche lebensbedrohende, sind auf eine falsche Ernährung zurückzuführen. Testen Sie selbst, wie gefährdet Sie durch Ihre Ernährung sind. Univ.-Prof. Kurt Widhalm, Österreichs führender Ernährungsexperte, und die Ernährungswissenschaftlerin Monika Koch haben folgenden Test zusammengestellt, der Ihnen in nur fünf Minuten Klarheit gibt, wie bewusst oder fahrlässig Sie mit Ihrem Körper umgehen.

1. Wie viele Mahlzeiten essen Sie pro Tag?

2	❑ 1 Punkt
3	❑ 3 Punkte
mehr	❑ 5 Punkte

2. Woraus besteht Ihr Frühstück meistens?
   - Semmel, Marmelade, Ei ... ❑ 3
   - Vollkornbrot mit Belag, Müsli ... ❑ 5
   - Ich frühstücke nicht ❑ 1

3. Was bevorzugen Sie als Hauptgericht?
   - Fisch, mageres Puten- oder Hühner-Fleisch, Naturschnitzel Rind/Kalb ❑ 4
   - Kartoffeln, Gemüse, Getreide, Salat ❑ 5
   - Innereien, gebackenes Schnitzel, Wurstwaren ❑ 0

4. Was ist die größere Portion bei Ihrem Hauptgericht?
   - Fleisch oder Fisch ❑ 1
   - Beilage (Kartoffeln, Reis, Gemüse, Salat ...) ❑ 5
   - Beides gleich ❑ 3

5. Welches Fett verwenden Sie hauptsächlich?
   - Butter, Schmalz, Kokosfett ❑ 1
   - Sonnenblumenöl, Maiskeimöl ❑ 3
   - Kaltgepresstes Olivenöl, Kürbiskernöl, Distelöl ❑ 5

6. Wie oft essen Sie Fisch?
   - Zweimal pro Jahr ❑ 1
   - Zweimal pro Monat ❑ 3
   - Zweimal pro Woche ❑ 5

7. Was essen Sie zu den Zwischenmahlzeiten?
   - Wurstsemmel, Hamburger, Mehlspeisen, Snacks ❑ 0
   - Obst, fettarme Milchprodukte, Vollkornweckerl mit Belag ❑ 5
   - Fertiges Fruchtjoghurt, Müsliriegel ❑ 4

8. Wie oft essen Sie frisches Obst?
   - Einmal pro Tag ❑ 3
   - Mehrmals pro Tag ❑ 5
   - Nicht täglich ❑ 1

9. Wie viel trinken Sie pro Tag?
   - 3 Gläser bzw. große Tassen ❑ 1
   - 6 Gläser bzw. große Tassen ❑ 3
   - mehr ❑ 5

10. Welche Getränke bevorzugen Sie als Durstlöscher?
    - Obstsäfte, Limonaden ❑ 3
    - Tee, Wasser, verdünnte Fruchtsäfte ❑ 5
    - Kaffee, Bier ❑ 1

11. Wie oft salzen Sie Speisen nach?
    - Selten ❑ 4
    - Häufig ❑ 1
    - Nie ❑ 4

12. Rauchen Sie Zigaretten?
    - Nein ❑ 5
    - Ja, bis 5 pro Tag ❑ 3
    - Ja, über 5 pro Tag ❑ 1

13. Wie oft betreiben Sie Sport?
    - Regelmäßig (mind. zweimal/Woche) ❑ 5
    - Nicht regelmäßig, aber Stiegensteigen, Zufußgehen … ❑ 3
    - Sehr selten ❑ 1

14. Wie oft trinken Sie alkoholische Getränke wie Bier, Wein oder Tee mit Rum?
    - Täglich ❑ 1
    - 3–5 Mal pro Woche ❑ 3
    - Gar nicht oder nur zu besonderen Anlässen ❑ 5

15. Wie essen Sie meistens?
    - In Eile ❑ 1
    - In Ruhe ❑ 6
    - Neben dem Fernsehen ❑ 1

16. Wann essen Sie?
    - Wenn ich mit Freunden zusammen bin (auch ohne Hunger) ❑ 1
    - Nur wenn Essenszeit ist und ich hungrig bin ❑ 5
    - Wenn ich fernsehe, lese oder mich geärgert habe ❑ 0

GESAMTSCORE

AUSWERTUNG

65 bis 80 Punkte
Gratulation! Sie ernähren sich grundsätzlich richtig. Eine bewusste Ernährung beeinflusst Erkrankungen wie Arteriosklerose, Herzkrankheiten oder Diabetes positiv. Behalten Sie Ihre Ernährungsgewohnheiten bei und seien Sie neuen Anregungen zur bewussten Ernährung aufgeschlossen.

40 bis 65 Punkte
Ihre Ernährung ist ein wichtiger Bestandteil Ihres Leben. Trotzdem lässt sich einiges noch verbessern. Halten Sie sich an die Empfehlungen in diesem Buch und versuchen Sie, öfter zu Obst, Gemüse und Vollkornprodukten zu greifen. Mit der bewussten Auswahl von Fetten und Ölen können Sie Ihren Cholesterinspiegel verbessern. Greifen Sie bei Hauptspeisen häufiger zu Gemüse als zu Fleisch.

Weniger als 40 Punkte
Die richtige Ernährung hat kaum einen Stellenwert in Ihrem Leben. Das ist ein schwerer Fehler, wenn Sie auf Dauer gesund bleiben möchten. Viele Krankheiten werden durch falsche Ernährung verursacht. Dem können Sie aktiv entgegenwirken. Versuchen Sie Ihre Ernährung nach den Empfehlungen in diesem Kapitel bewusst umzustellen, damit Sie für das nächste Jahrtausend gerüstet sind.

Ihre persönliche Energiebilanz

Das Wort Bilanz hat in unserer heutigen Welt einen hohen Stellenwert. Von der Wallstreet bis zur Außenhandelsbilanz, von der EU-Bilanz bis zu unserer ganz persönlichen Bilanz. Entscheidend für die Kraft und Leistungsfähigkeit eines Mannes ist seine Energiebilanz, die angibt, wie viele Kilokalorien er pro Tag verbraucht. Sie ist einfach zu berechnen: Der totale Energieumsatz setzt sich aus dem Grundumsatz, dem Leistungsumsatz und dem trainingsbedingten Mehrumsatz zusammen. Der Grundumsatz für einen Tag eines 70 Kilogramm schweren, schlanken »Standardmanns« errechnet sich folgendermaßen:

Die Energiebilanz ist wichtig für Kraft und Leistungsfähigkeit

Körpergewicht in Kilogramm x 24 Stunden x 1 Kalorie = Grundumsatz

Das bedeutet in diesem Fall: 70 x 24 x 1 = 1 680 Kilokalorien.

Schreibtischjobs benötigen 30 % mehr Energie-Grundumsatz

Bei leichter körperlicher Tätigkeit, der so genannten Schreibtischtätigkeit, wird der Energieumsatz gegenüber dem Grundumsatz um etwa 30 % erhöht. Der Leistungsumsatz beträgt daher Grundumsatz x 1,3. Bei mittlerer körperlicher Tätigkeit wie kontinuierlichem Gehen, Streichen eines Hauses oder Gartenzauns wird der Grundumsatz für die Dauer der Tätigkeit um 200 % erhöht, das heißt der Leistungsumsatz beträgt in dieser Zeit Grundumsatz x 3 (Achtung: nicht für einen Tag berechnen, sondern nur für die Zeit der tatsächlichen Mehrleistung, z. B. zwei Stunden).

Der Totalumsatz (= Grundumsatz plus Leistungsumsatz) für den Standardmann für einen 8-Stunden-Arbeitstag beträgt ungefähr bei:

- leichter Tätigkeit: 2 000 Kilokalorien
- mittlerer körperlicher Tätigkeit: 2 700 Kilokalorien
- schwerer körperlicher Tätigkeit: mehr als 3 500 Kilokalorien

für insgesamt 24 Stunden.

Wie Sie gesünder leben können

Wie tanke ich diese benötigte Energie für meinen Körper richtig? Eine Vielzahl von Nahrungsbestandteilen und eine ausgewogene Balance ist für eine gesunde Ernährung notwendig.

Die Energiespender: Kohlenhydrate

Langsame Kohlenhydrate (z. B. Teigwaren, Pasta) steigern die Leistung. Komplexe Kohlenhydrate (z. B. Bohnen, Linsen) verbessern die Belastbarkeit, was vor allem beim Sport wichtig ist. Das ergab eine Studie an der San Jose State University in Kalifornien. Dabei aßen Radsportler eine halbe Stunde vor dem Training eine Mahlzeit mit komplexen Kohlenhydraten. Ihre Trainingsergebnisse waren dadurch deutlich verbessert. Der Grund: komplexe Kohlenhydrate werden langsamer und gleichmäßiger zu Muskelbrennstoff Glukose umgebaut.

Kohlenhydrate liefern die Energie für die Zellen

Was sind überhaupt Kohlenhydrate? Die Hauptfunktion der Kohlenhydrate ist die kontinuierliche Energiezufuhr für sämtliche Zellen des menschlichen Organismus. Sie füllen den Magen und machen für einen längeren Zeitraum satt und leistungsfähig, was den Vorteil hat, dass der Heißhunger auf Süßes und Fettes gebremst wird. Für die

Ernährung von Bedeutung sind die schwach süßen Kohlenhydrate, so genannter Einfachzucker wie Traubenzucker oder Fruchtzucker, die ohne weiteren Abbau vom Körper aufgenommen werden können. Aber auch die Doppelzucker wie der gewöhnliche Tischzucker und die Vielfachzucker wie Stärke und Zellulose sind schwach süße Kohlenhydrate. Ungefähr 50 % der von uns konsumierten Kalorien kommen aus Kohlenhydraten. Ein Gramm Kohlenhydrate liefert 4,3 Kilokalorien. Wesentlich für den ernährungsbewussten Mann ist, dass der Anteil der Kohlenhydrate am Total-Energieumsatz etwa 55 bis 60 % betragen sollte.

50 % unserer Kalorien kommen aus Kohlenhydraten

Die guten und die schlechten Kraftgeber: Fettsäuren

Man unterscheidet grundsätzlich zwei Arten von Fett: die gesättigten und ungesättigten Fettsäuren. Fette aus Pflanzen sind generell ungesättigt, während gesättigte Fettsäuren meist von Tieren stammen und sich in Butter, fettem Fleisch, fetten Wurstwaren und fetten Käsesorten wieder finden. Sie tragen maßgeblich zum Übergewicht bei. Dies unter anderem deshalb, weil ein Gramm Fett 9,5 Kilokalorien liefert und damit mehr als doppelt so viel Kalorien wie Eiweiß oder Kohlenhydrate pro Gramm enthält. Die optimale Tagesmenge pro Kilogramm Körpergewicht des Erwachsenen sollte bei mittlerer körperlicher Aktivität weniger als ein Gramm Fett betragen. Durchschnittlich sollten wir nur 20 bis 25 % der Gesamtkalorien durch Fett abdecken, doch wie der österreichische Ernährungsbericht 1998 zeigt, nimmt der durchschnittliche Österreicher – die Zahlen in Deutschland sind ähnlich – mehr als 40 % der täglichen Kalorienmenge in Form von Fett zu sich. Besonders empfehlenswert sind ungesättigte Fettsäuren, die vom Körper selbst nicht produziert werden können. Sie sind in kaltgepressten Ölen wie Oliven- oder Rapsöl, aber auch im Fisch enthalten, helfen Herz-Kreislauf-Erkrankungen zu vermeiden und schützen so vor Herzinfarkt. Olivenöl enthält rund 70 % der einfach ungesättigten Ölsäure und etwa 12 % der mehrfach ungesättigten Linolsäure. Diese ungesättigten Fettsäuren senken den schlechten LDL-Cholesterinspiegel im Blut, während sie den Anteil des guten HDL-Cholesterins steigern.

Ungesättigte Fettsäuren schützen vor Herzinfarkt

Die Baustoffe: Proteine

Proteine (Eiweißstoffe), die sich aus verschiedenen Aminosäuren zusammensetzen, sind die wichtigsten Baustoffe aller – auch unserer menschlichen – Zellen. Von den 20 Aminosäuren, aus denen sich alle

Von 20 Aminosäuren kommen acht aus der Nahrung

bekannten Eiweiße zusammensetzen, müssen acht essenzielle mit der Nahrung (z. B. in Milch und Milchprodukten) fertig aufgenommen werden, weil sie im Stoffwechsel nicht aus fremden Bestandteilen aufgebaut werden können. Ein Gramm Eiweiß liefert 4,3 Kilokalorien. Entscheidend ist, dass unser Nahrungseiweiß ausgewogen die Aminosäuren enthalten muss, da ihr Fehlen zu schweren Schäden im Körper führt.

Die Faserschmeichler: Ballaststoffe

Ballaststoffe regulieren die Darmtätigkeit

Ballaststoffe sind Bestandteile pflanzlicher Lebensmittel (insbesondere von Vollkorn wie Weizen, Roggen, Mais; Hülsenfrüchte wie Erbsen, Bohnen, Linsen; Obst etc.), die von den Dünndarmenzymen des Menschen nicht abgebaut werden können. Sie vermehren den Speichelfluss und regulieren die Darmtätigkeit. Ballaststoffe verzögern auch die Magenentleerung und verlängern dadurch die Verweildauer der Nahrung im Magen, was zur Folge hat, dass der Sättigungseffekt länger anhält und wir weniger Kalorien aufnehmen. Unsere Ernährung ist zwar reich an faserfreien Nährstoffen tierischen Ursprungs, aber arm an natürlichen Faserstoffen. Darauf sind viele Erkrankungen des Magen-Darmtraktes zurückzuführen.

Die Salze des Lebens: Mineralstoffe

Man unterscheidet zwischen Makro- und Mikroelementen

Bei den Mineralstoffen unterscheidet man je nach der Menge zwei Gruppen, die vom menschlichen Körper aufgenommen werden:

1. Makroelemente

Jene Mineralstoffe, die in großen Mengen zugeführt werden müssen. Dazu gehören: Natrium, Kalium, Kalzium, Phosphor und Magnesium.

2. Mikroelemente

Diese Mineralstoffe werden vielfach auch als Spurenelemente bezeichnet. Sie werden nur in geringsten Mengen aufgenommen und sind im Körper enthalten. Dazu zählen u.a. Eisen, Kupfer, Mangan, Nickel, Selen, Silicium und Vanadium.

Für den täglichen Mineralstoffbedarf hat die Deutsche Gesellschaft für Ernährung (DGE) die auch für Österreich gültigen Richtlinien erarbeitet, die Sie der nachfolgenden Tabelle »Fit durch Vitamine« entnehmen können. Eine ausreichende Versorgung mit richtigen Mineralstoffen ist ganz entscheidend. Dies lässt sich an so einfachen Dingen wie am Wachstum der Haare, der Finger- und der Fußnägel sehen.

Zum Teil sind diese Mineralstoffe wie Natrium unentbehrlich für den

Wasserhaushalt des menschlichen Organismus oder Kalzium für den Aufbau einer entsprechenden Knochendichte. Ganz entscheidend sind viele dieser Mineralstoffe aber auch bei der körpereigenen Abwehr sowie bei der Unterstützung vieler verschiedener Stoffwechsel- und Zellfunktionen. So z. B. ist Eisen lebenswichtig für den Sauerstofftransport und die Funktion der roten Blutkörperchen und führt bei Mangel zur berühmten Müdigkeit, Schwäche, Blässe und Anämie.

Mineralstoffe stärken die körpereigene Immunabwehr

Wenn Sie sich für die Einnahme von Präparaten mit Mineralstoffen entscheiden, sollten Sie berücksichtigen, dass diese in einem möglichst ausgewogenen Verhältnis zueinander stehen müssen und einzelne Elemente nicht extrem überdosiert werden dürfen. Die heute verbreitete Meinung, dass »mehr auch mehr hilft«, kann bei einzelnen Mineralstoffen unter Umständen riskant sein. Glaubt man der Werbung und den Gesundheitszeitschriften, so kann durch Superpillen, die aus Vitaminen, Mineralstoffen und Spurenelementen bestehen, alles – vom Herzinfarkt bis zum Haarausfall, von der Müdigkeit bis zu Schlafstörungen, von der Grippe bis zum morgendlichen Kater, von der Schwerhörigkeit bis zur Konzentrationsschwäche – überwunden werden.

Die Alleskönner: Bioaktivstoffe

Immer größere Bedeutung erlangen auch die so genannten Bioaktivstoffe – um die 10 000 bisher bekannte Substanzen, die auch als sekundäre Pflanzeninhaltsstoffe bezeichnet werden (Farbstoffe, Bitterstoffe, Enzyme, Aromastoffe etc.). Sie kommen im Gemüse ebenso vor wie in Gewürzen und haben die Eigenschaft, zellzerstörende freie Radikale einzufangen, Krebs erregende Substanzen zu neutralisieren, den Cholesterinwert positiv zu beeinflussen oder das Ausscheiden von Umweltgiften zu fördern. Die Erforschung der Bioaktivstoffe wird am Beginn des neuen Jahrtausends zum wichtigen Objekt internationaler Studien werden.

Bioaktivstoffe wirken antioxidativ

Die wichtigsten bioaktiven Substanzen sind:

- **Carotinoide**

Sie stimulieren das Immunsystem, wirken krebsvorbeugend und gelten als wichtige Antioxidantien. Carotinoide werden in Lykopin, Lutein, Alpha- und Betacarotin unterteilt. Man findet sie in orangefarbenem Obst und Gemüse, in Tomaten und Grapefruits/Pampelmusen.

- **Terpene**

Sie sind wichtige Krebsvorbeuger. Zu den Terpenen gehören Menthol,

Zitrusöl und Carvon, sie kommen hauptsächlich in Minze, Kümmel und der Limone vor.

- **Sulfide**

Sulfide beugen Krebs vor

Sie sind wahre Wundermittel: Sulfide wirken antioxidativ, beugen Krebs vor, stimulieren die Immunabwehr, sind entzündungshemmend, blutzuckersenkend und verdauungsfördernd. Sie kommen vor allem im Knoblauch vor.

- **Polyphenole**

Auch Polyphenole sind wichtige Antioxidantien. Sie wirken immunstimulierend und krebsvorbeugend. Man findet sie u. a. in Rotwein, Trauben, Zwiebeln, Fisolen/grünen Bohnen, Getreide, Heidelbeeren, Himbeeren, Blaukraut/Rotkohl und Grünkohl.

Die Superstoffe: Vitamine

Mit Ende des 20. Jahrhunderts hat eine neue Ära der Vitaminforschung begonnen. Die Mediziner entdecken Vitamine als vorbeugende Mittel gegen Krebs, als Schutz vor einem Schlaganfall und als Therapie nicht mehr nur bei Allerweltsbeschwerden, sondern, wie am Beispiel Vitamin E feststellbar, auch als Schutz vor einem Herzinfarkt. Selbst den geistigen Abbau im Alter können Vitamine möglicherweise verlangsamen, wie bei einer Studie mit über 300 Alzheimerpatienten festgestellt wurde. Galt früher noch ein Apfel pro Tag als ausreichend, so empfiehlt das amerikanische National Cancer Institute heute fünf Portionen Obst und Gemüse pro Tag. Mit diesen Mengen könne man sich optimal schützen. Auch die Deutsche Gesellschaft für Ernährung (DGE) wird noch 1999 mit neuen Empfehlungen für die tägliche Vitaminaufnahme an die Öffentlichkeit treten. Dabei werden deutlich höhere Dosierungen als bisher empfohlen.

Vitamine verlangsamen den geistigen Abbau bei Alzheimer

Vitamin C

Patienten mit Durchblutungsstörungen der Herzkranzgefäße (koronare Herzkrankheit) profitieren wahrscheinlich von der langfristigen Einnahme von Vitamin C (Ascorbinsäure). Amerikanische Wissenschaftler konnten nachweisen, dass sich die blutflussgesteuerte Erweiterung der Arterie brachialis unter der täglichen Einnahme von 500 mg Vitamin C deutlich verbesserte. Die langfristige Behandlung mit Ascorbinsäure hat offensichtlich einen anhaltend günstigen Einfluss auf die gestörte Funktion der inneren Zellschicht der Blutgefäße. Weiters unterstützt Vitamin C die Immunabwehr und wirkt sich auch bei zahlreichen Erkrankungen positiv aus.

Vitamin C schützt die Zellschicht der Blutgefäße

Vitamin E

Das Vitamin E avanciert immer mehr zu einem vielseitig einsetzbaren Heilmittel. Eine im April 1999 veröffentlichte Studie von New Yorker Wissenschaftlern bestätigt, dass die regelmäßige Einnahme von Vitamin E das Risiko eines Schlaganfalls senken kann. Ideal sei die Kombination von Vitaminpillen und gesunder Lebensweise. Die Studie ergab ein eindeutig geringeres Schlaganfallrisiko für die Gruppe mit der höchsten Vitamineinnahme.

Vitamin E senkt das Schlaganfallrisiko

Folsäure, Vitamine B_6 und B_{12}

Neben Vitamin C und E empfiehlt die amerikanische Kardiologengesellschaft seit Januar 1999 auch Folsäure (kommt vor allem in grünen Salaten, Blattgemüse und Hülsenfrüchten vor) sowie Vitamin B_6 und B_{12} zum Schutz vor Herzinfarkt und Schlaganfall. Dies deshalb, weil eine Gruppe von Herzpatienten, die oft normales Cholesterin und normales Körpergewicht aufweisen, einen höheren Spiegel der Aminosäure Homocystein im Blut haben, die für 10 % aller Herzerkrankungen verantwortlich ist. Durch die Verabreichung von Folsäure und den beiden B-Vitaminen soll dieser Homocysteinspiegel prophylaktisch gesenkt werden.

Folsäure senkt den Homocysteinspiegel

Gemüse oder Pillen?

Die vom National Cancer Institute in den USA empfohlenen fünf Portionen Obst und Gemüse täglich sind realistischerweise nicht einmal für Gesundheitsfanatiker zu schaffen. Dies hat unter anderem zum amerikanischen Vitaminpillenwahn, der »Vitaminomanie«, als neuer Gesundheitshysterie geführt. Dort gibt es Vitamine für den Mann, Vitamine für den pubertierenden Mann, Vitamine für die Frau, Vitamine für den Sportler, Vitamine als Brainfood, Vitamine gegen Stress, Vitamine für die Potenz, Vitamine für und gegen alles. Dabei werden aber eine Reihe von wesentlichen Fragen nicht berücksichtigt:

Vorsicht: Auch Vitamine können überdosiert werden

1. Vitamine können genauso wie Medikamente überdosiert werden. Oft ist der Grat zwischen Schaden und Nutzen nicht sehr breit. So konnte erst kürzlich in Schweden bei einer Untersuchung an Frauen nachgewiesen werden, dass sich bei einer überdosierten täglichen Einnahme von Vitamin A das Risiko einer Hüftfraktur deutlich erhöhte.
2. Besteht ein Unterschied zwischen natürlichen und synthetischen Vitaminen? Prinzipiell nein. Synthetische Vitamine sind rein und in ihrer chemischen Struktur mit jenen in der Nahrung vorkommenden ident. Und doch berichten Ernährungsforscher, dass die meisten

Vitamine nur in Kombination mit anderen gut wirken und vor allem, dass der Körper Vitamine aus Nahrungsmitteln, etwa aus Obst und Gemüse, trotz der identen chemischen Struktur möglicherweise anders verarbeitet als die künstlichen Kopien. Neueste Studien der Universität von Michigan bestätigen, dass Vitamin E positiv in den Cholesterinstoffwechsel eingreift, allerdings nur, wenn es über die Nahrung aufgenommen wird. Nach Einnahme von Vitaminpillen zeigte sich dieser Effekt nicht.

Welcher Mann braucht welche Vitamine?

Ausgeprägter Vitaminmangel ist oft Ursache für Depressionen, Konzentrationsschwächen und Müdigkeit im Alter.
Bei Erkältungen steigt der Vitamin-C-Bedarf, aber auch im Skiurlaub, bei körperlicher Anstrengung oder härteren klimatischen Bedingungen.
Insgesamt haben nicht nur Leistungssportler, sondern prinzipiell alle Sportler durch verstärkte Energie- und Kohlenhydratstoffwechsel einen erhöhten Bedarf an Vitamin C, E, Betacarotin und Vitamin B. Als tägliche Empfehlung gilt für Sportler: 2 bis 4 Milligramm Betacarotin, 150 bis 200 Milligramm Vitamin C, 20 bis 50 Milligramm Vitamin E. Pro 1 000 Kalorien erhöhtem Energieumsatz zusätzlich 0,4 Milligramm Vitamin D.

Raucher verbrauchen mehr Vitamin A

Raucher verbrauchen mehr Vitamin A, das auch als Antikrebsvitamin gilt. Außerdem haben Studien gezeigt, dass Vitamin C das Lungenkrebsrisiko senkt und Raucher insgesamt einen um 40 % höheren Vitamin-C- und bis zu 50 % höheren Vitamin-E-Bedarf aufweisen (Empfehlung: täglich 120–150 mg Vitamin C sowie 30 mg Vitamin E).

Bei erhöhtem Alkoholkonsum helfen B-Vitamine

Bei erhöhtem Alkoholkonsum helfen B-Vitamine. In Australien, wo »Hochprozentiges« oft schon zum Standardfrühstück gehört, wird deshalb sogar den Spirituosen Vitamin B_1 beigemengt.
Für Teenager, die öfter eine Mahlzeit auslassen oder sich vorwiegend von Fastfood, also einseitig, ernähren, besteht prinzipiell ein erhöhter Vitaminbedarf. Hier empfehlen sich Multivitamin- und Multimineralstoffpräparate.

Vitamine als Antioxidantien

Bei Herzpatienten unterstützen besonders die beiden Vitamine C und E den körpereigenen Gefäßschutz. Zur Vorbeugung von Herzinfarkt empfiehlt sich täglich 100 bis 200 Milligramm Vitamin E und 250 bis 500 Milligramm Vitamin C.

Bei Stress kommt der Trend aus den USA, der auf der Theorie basiert, dass durch Alkoholkonsum und Rauchen mehr freie Radikale – das sind äußerst reaktionsfreudige Abspaltungen der chemisch eher trägen Sauerstoffmoleküle – entstehen. Diese chemischen Abspaltungen greifen die Zellwände an und spielen bei der Entstehung von Krebs und Gefäßerkrankungen eine wesentliche Rolle. Vitamine sollen hier als Antioxidantien wirken, die diese freien Radikale neutralisieren. Viele Manager nehmen daher für den Stressabbau eine Mischung aus Vitamin C, Folsäure und Vitamin E.

Vitamine wirken als Antioxidantien

Älter werdende Männer ernähren sich oft falsch und einseitig. Bei älteren Menschen liegt oft nicht nur eine Unterversorgung mit den Vitaminen B_2, B_6, B_{12} vor, auch die Vitamine C und D sowie Folsäure werden im Alter zu wenig aufgenommen. Oft behindert auch die Einnahme von Medikamenten (Schmerzmittel) die Aufnahme von Vitamin B und C, Magentherapeutika die Aufnahme von Vitamin C, Antibiotika fast alle Vitamine, fettsenkende Medikamente A, D, E und K.

Dazu kommt es auch während der *Wintermonate* zu einem noch stärkeren Absinken. Besonders wichtig ist nicht nur für Frauen, sondern auch für Männer Vitamin D zur Vorbeugung von Knochenschwund (siehe Osteoporose). Als tägliche Empfehlung gilt: 2 bis 4 Milligramm Betacarotin, bis zu 0,1 Milligramm Vitamin B_{12}, 150 bis 200 Milligramm Vitamin C sowie 20 bis 50 Milligramm Vitamin E.

Vitamin D zur Vorbeugung von Knochenschwund

Vitamine in der Krebsvorsorge 2000

Das Cover verkündete eine Euphorie, die sonst beim betont seriösen Nachrichtenmagazin nur selten an der Tagesordnung steht: »Die Vitaminrevolution ist im Gang«, titelte das US-Opinionleader-Blatt »Newsweek« eine Story über die neuesten Erkenntnisse bei Vitaminen. Grund für die kollektive Jubelstimmung war eine Megastudie bei 30 000 Menschen, die den ersten stichhaltigen Beweis erbrachte, dass Vitamine möglicherweise gezielt Krebs verhindern können.

Die Zahl der krebsbedingten Todesfälle ging in der Gruppe, die Vitaminpräparate in hoher Dosierung zu sich nahm, um 13 %, die allgemeine Sterblichkeit um 9 % zurück. Die Magen- und Speiseröhrenkrebsrate reduzierte sich sogar um 21 %. Als besonders erfolgreich erwies sich dabei vor allem die Antioxidantienmischung aus Vitamin E, Betacarotin und Selen.

Vitamine können 13 % der Krebstodesfälle verhindern

Eine weitere Untersuchung aus Harvard, Boston/USA, wertete die Ernährungsgewohnheiten von 80 000 amerikanischen Kranken-

schwestern über 14 Jahre aus. Dabei zeigte sich unter den Frauen vor den Wechseljahren ein deutlicher Zusammenhang zwischen vitaminreicher Kost und Brustkrebsschutz. Frauen, die täglich mehr als fünf Portionen Obst und Gemüse aßen, hatten ein um 23 % verringertes Erkrankungsrisiko im Vergleich zu anderen, die weniger als zweimal täglich zu den Vitaminen griffen.
Es ist derzeit noch nicht möglich, ein spezielles Vitamin oder auch einen Mineralstoff als Krebsschutzfaktor zu identifizieren. Die Natur verpackt normalerweise nicht eine einzelne Substanz in ein Nahrungsmittel, sondern immer gleichzeitig mehrere Wirkstoffe. Entscheidend wird vermutlich eine Kombination der verschiedenen Vitamine sein.

Die Kosmetikindustrie hat Vitamine für den Mann entdeckt

Der Trend zu Vitaminen geht aber noch weiter. So boomen mittlerweile Vitamine auch als Wirkstoff in Kosmetika wie Hautcremen, Sonnenlotionen und Haarpflegeprodukten für den Mann. Denn auch durch äußere Einflüsse wie das Sonnenlicht entstehen aggressive freie Radikale, die in der Haut einen Oxidationsprozess in Gang setzen, der Spuren hinterlässt und die Hautalterung vorantreibt. So wird auch Powerkosmetik für Männer mit dem Versprechen, eine Babyhaut zu behalten, betrieben. Vitamin A und Betacarotin finden sich als so genannte Anti-Aging-Spezialisten in Faltencremen, die der frühzeitigen Hautalterung durch Kollagenbildung entgegenwirken sollen. Bei den Haaren wiederum ist derzeit die Vitamin-B-Gruppe am Markt vertreten: Sie unterstützt die Bildung von Keratin, dem wichtigsten Baustein der Haare; Vitamin B_3 soll die Haarfaser von innen stärken. Vitamin E findet sich gemeinsam mit Vitamin C, um die Haut wieder glatter, fester und feuchter zu machen. Seit Jahren im Mittelpunkt als Haarvitamin ist das Vitamin H oder Biotin.

FIT DURCH VITAMINE – DIE EMPFOHLENE TAGESDOSIS FÜR DEN MANN

Vitamin A (Retinol)	1 mg
Betacarotin (die Vorstufe von Vitamin A)	2–4 mg
Vitamin B_1 (Thiamin)	1,3 mg
mit steigendem Lebensalter (ab 60)	bis zu 10 mg
Vitamin B_2 (Riboflavin)	1,7 mg
Niacin	18–30 mg
Pantothensäure	6 mg
Vitamin B_6 (Pyridoxin)	1,8 mg (teilweise bis 50 mg täglich)
Vitamin B_{12} (Cobalamin)	0,003 mg
Vitamin C (Ascorbinsäure)	75–120 mg

Vitamin D (Calciferol)	0,005 mg
Vorsicht: Höhere Vitamin-D-Dosierungen nur in Absprache mit dem Arzt	
Vitamin E (Tocopherol)	15–20 mg
Vitamin H (Biotin)	0,03–0,1 mg
Vitamin K (Phyllochinon)	0,08–0,1 mg
Folsäure	0,4 mg

In Kürze sind bei den Vitaminen B_6, B_{12} und Folsäure von der Deutschen Gesellschaft für Ernährung (DGE) deutlich höhere Dosierungen zur Senkung des Homocysteinspiegels und Verminderung des Herzinfarktrisikos als Empfehlung zu erwarten.

Vorsicht: Zu viele bzw. viel zu hoch dosierte Mineralstoffe und Vitamine können Übelkeit oder als Nebenwirkung sogar diverse Erkrankungen hervorrufen. Dies gilt interessanterweise auch für ein Zuviel an Rohkost und isolierten Ballaststoffen, denn die Aufnahme von sehr viel Ballaststoffen und Rohkost kann die Resorption – und damit die Zufuhr von Mineralien und Spurenelementen – behindern.

Essen als Medizin der Zukunft

Functional Food ist der Schlüssel zur Gesundheit

Lebensmittel können wirksame Medikamente sein. Eine neue Forschungsrichtung, die im nächsten Jahrtausend boomen wird, beschäftigt sich mit Functional Food, einem Zweig der Pharmakologie, der Lebensmittel als Arzneien ausmacht. »Functional Food hat einen zusätzlichen, über übliche Ernährungseffekte hinausgehenden Nutzen für Gesundheit und Wohlbefinden, den wir ›added value‹ nennen«, erklärt Prof. Dr. Berthold Kolezko von der Abteilung für Stoffwechsel und Ernährung des Hauner'schen Klinikums in München. Bis 1997 hat die amerikanische Food and Drug Administration (FDA) zehn Zusammenhänge zwischen Lebensmitteln oder Lebensmittelinhaltsstoffen und verminderten Erkrankungsrisken bestätigt.
Darunter fallen ein reduziertes Osteoporoserisiko durch Zufuhr von Kalzium, ein vermindertes Risiko koronarer Herzkrankheiten durch Lebensmittel mit niedrigem Fettgehalt, wenig gesättigten Fettsäuren und Cholesterin bzw. niedrigem Gehalt an löslichen Ballaststoffen aus Hafer. Ebenso anerkannt ist ein reduziertes Kariesrisiko durch die Verwendung von Zuckeralkoholen.

In den USA laufen derzeit Untersuchungen über die mögliche Antikrebswirkung der verschiedensten Substanzen – von der Süßholzwurzel bis zum Flachssamen –, deren erste Ergebnisse für 2000/2001 erwartet werden.

Das Geheimnis der Eskimos heißt Omega-3-Fettsäure

Seit Jahren beschäftigen sich Wissenschaftler mit den so genannten Omega-3-Fettsäuren, als sie entdeckten, dass Eskimos trotz beträchtlichen Fettkonsums nur selten über Herzattacken klagten. Es zeigte sich, dass Eskimoblut nur sehr langsam verklumpt. Das liegt wahrscheinlich daran, dass Eskimos fast ihr gesamtes Fett aus Meerestieren beziehen, die eine hohe Konzentration an Omega-3-Fettsäuren enthalten. Omega-3 senkt den Cholesterinspiegel, den Blutdruck und macht das Blut dünnflüssiger. Omega-3-Fettsäuren finden sich vor allem in Makrele, Sardine, Rotbarsch, Aal oder Seezunge.

Schleichendes Übergewicht und seine Folgen

Bereits 4–10 % Gewichtszunahme erhöht das Infarktrisiko

Dass Übergewicht zu den Risikofaktoren für Bluthochdruck und Herzerkrankungen zählt, ist schon die längste Zeit bekannt. Weniger jedoch, welchen Einfluss eine mäßige, aber stetige Gewichtszunahme über einen längeren Zeitraum auf die Entwicklung von Herzerkrankungen hat. Eine 1999 im »European Heart Journal« veröffentlichte Studie der Universitätsklinik von Göteborg zeigt, dass bereits eine geringe Gewichtszunahme – nur 4 bis 10 % – vom 20. Lebensjahr bis zu den »mittleren« Jahren das Risiko, einen Herzinfarkt zu erleiden und an einer Herzerkrankung zu sterben, um das 1,5fache erhöht. 80 % der Studienteilnehmer legten im Laufe der Zeit im Schnitt etwa zehn Kilogramm zu.

Übergewichtige haben dreimal häufiger Bluthochdruck

Bei Männern, die im Lauf ihres Lebens mehr als ein Drittel zugenommen hatten, stieg das Risiko eines tödlichen Herzinfarkts sogar um das Dreifache an. Nach Angaben der Weltgesundheitsorganisation hat die Adipositas (das Übergewicht) in Europa in den letzten zehn Jahren um bis zu 40 % zugenommen. Etwa 40 % aller Adipösen und 25 % der leicht Übergewichtigen leiden im Vergleich zu 13 % der Normalgewichtigen an Herz-Kreislauf-Erkrankungen. Bei Übergewichtigen ist der Bluthochdruck etwa dreimal so häufig anzutreffen wie bei Normalgewichtigen. Der Anstieg des Blutdrucks ist direkt mit der Gewichtszunahme zu korrelieren. Das übermäßige Übergewicht erhöht das Risiko nicht nur für den Bluthochdruck und die koronare Herzkrankheit, sondern auch für Zuckerkrankheit, erhöhte Blutfette, Gallensteinleiden, Atemstillstand beim Schlafen, Krebs sowie Abnützungserscheinungen der Gelenke.

Mein Idealgewicht

Das langfristige Ziel eines jeden Mannes muss daher sein, sein Idealgewicht zu erreichen und zu halten. Die heute wissenschaftlich übliche Berechnungsart für Normalgewicht, Übergewicht und Fettsucht – an ihr leiden 6 % der österreichischen Männer – ist der so genannte Body-Mass-Index (BMI). Das Körpergewicht allein ist kein ausreichender Parameter. Beim BMI wird heute als Messgröße das Gewicht in Relation zur Körpergröße definiert. Sie berechnen ihn aus Ihrem Körpergewicht in Kilogramm dividiert durch das Quadrat Ihrer Körpergröße in Metern. Die jeweiligen BMI-Grenzwerte sehen so aus:

Der BMI ist die Relation Gewicht zu Körpergröße

Bis 18,4:	Untergewicht
18,5 bis 24,9:	Normalgewicht
25 bis 28:	Übergewicht
Mehr als 29:	Fettsucht

Ein Beispiel: Ein Mann mit 88 Kilogramm und 1,82 Meter Körpergröße berechnet seinen BMI folgendermaßen:

$$88 : (1{,}82)^2 = 88 : 3{,}3124 = 26{,}5668$$

Dieser Mann hat Übergewicht, jedoch noch nicht so ausgeprägt, dass man es als Fettsucht bezeichnen könnte.

Neben dem BMI ist auch die Verteilung des Fettgewebes entscheidend. Hierfür ist der Hüftumfang eine gute Maßeinheit. Die so genannten *Apfeltypen* (Bauchfett) und *Birnetypen* (Hüftfett), primär dem männlichen und weiblichen Verteilungstyp zugeordnet, unterscheiden sich hinsichtlich des Risikoprofils wesentlich.
Beim so genannten Apfeltyp oder Androiden, dem männlichen Fettverteilungstyp, besteht ein deutlich erhöhtes Risiko hinsichtlich des Auftretens von typischen Begleiterkrankungen. Die Fettansammlung am Bauch unterscheidet sich von anderen Fettdepots durch eine höhere Zellzahl pro Maßeinheit, eine höhere Anzahl von Rezeptoren für Cortison und männlichen Hormonen (Androgenen) und durch eine höhere, durch das Stresshormon Katecholamin induzierte Auflösung von Fett.

Fettdepots am Bauch haben höhere Zellzahlen

Andererseits lassen sich die Fettdepots an den Hüften beim weiblichen Verteilungstyp (Birnetyp), die häufig von Frauen als kosmetisches Problem erlebt werden, deutlich schlechter beeinflussen; dies gilt sowohl für die Veränderung der Nahrungszufuhr als auch für sportliche Aktivität.
Als einfaches Maß für die Beurteilung des Bauchfettdepots kann der Bauchumfang herangezogen werden. Ist der Bauchumfang bei einem

Ab 94 cm Bauch: Erhöhtes Risiko für Stoffwechselkrankheiten

Mann größer als 94 Zentimeter, so ist das Risiko für eine Stoffwechselerkrankung erhöht. Ist der Bauchumfang größer als 102 Zentimeter, ist das Risiko sogar deutlich erhöht.

Im erwähnten österreichischen Ernährungsbericht wird darauf hingewiesen, dass die verschiedenen Methoden bzw. Produkte zur Gewichtsreduktion das drittgrößte Segment der Ernährungswerbung ausmachen. 11 % aller Inserate und bis zu 17 % des Seitenumfangs in Gesundheitszeitschriften beschäftigen sich mit diesem Thema.
Die Botschaft in Printmedien vermittelt, dass Gewichtsreduktion aus kosmetischen Gründen und in kurzer Zeit erreicht werden kann. Die in der Gesellschaft vorhandenen, aus gesundheitlicher Sicht problematischen Schlankheitsnormen werden damit verstärkt. Der Bericht hält fest, dass 80 % aller Schlankheitsinserate und ein Drittel aller Methoden, die im redaktionellen Teil von Printmedien empfohlen werden, keine dauerhafte Gewichtsreduktion ermöglichen. Darüber hinaus ist die Information in den redaktionellen Diätbeiträgen unvollständig, und das Wissen, welches Lesern eine Beurteilung der Diät ermöglicht, wird nicht vermittelt. Die im Schnitt versprochene Gewichtsabnahme liegt mit 2,5 Kilogramm pro Woche beträchtlich über den Empfehlungen von maximal einem Kilogramm.

»Abnehmen in Riesenschritten ist völlig sinnlos!«

»Abnehmen in Riesenschritten ist vollkommen sinnlos«, resümiert der Wiener Sozialmediziner Univ.-Prof. Michael Kunze. Täglich kommen zu den Klassikern der Wunderdiäten und Blitzkuren neue Abnehmprogramme hinzu. Doch bei fast allen ist große Vorsicht angesagt. Besonders die Crashdiäten, die maximalen Gewichtsverlust in kürzester Zeit versprechen, sind in den meisten Fällen mittelfristig wirkungslos und können sogar akut gesundheitsgefährdend sein. Die Diäten mit extrem proteinreicher und kohlenhydratarmer Kost haben oft in Verbindung mit Anabolika schon bei Bodybuildern Todesopfer gefordert.
Alle tauglichen Diätpläne basieren daher auf dem gleichen Prinzip: Weniger essen bei ausgewogener, ernährungsphysiologisch vernünftig zusammengestellter Kost. Nehmen Sie Anleitung an der mediterranen oder asiatischen Küche.

Fünf Punkte für das richtige Abnehmen

1. Nehmen Sie langsam ab

Fasten mag zwar »in« sein und manchmal auch einen meditativen Charakter haben, ist aber zum Abnehmen völlig ungeeignet. Daher sollten Sie täglich Ihren Grundumsatz von durchschnittlich rund 1680 Kalorien abdecken.

2. Optimaler Fettabbau erfolgt nur durch Training

Ausdauertraining ist zur Gewichtsreduktion am besten geeignet. Zu beachten ist die richtige Belastungsintensität. Eine aktuelle US-Studie der Mayo-Klinik in Rochester, Minnesota, hat gezeigt, dass eine überschüssige Kalorienzufuhr auch durch kleinste Bewegungen wie Fingerspiel, häufiges Aufstehen, Treppensteigen u. Ä. kompensiert werden kann.

Die amerikanische National Weight Control Registry hat in Langzeituntersuchungen von Abnehmenden gleichfalls festgestellt, dass nahezu alle Männer, die mindestens 15 Kilogramm abgenommen und das neue Gewicht gehalten haben, wenigstens 2 000 Kalorien pro Woche beim Sport verbrannten. Die magischen 2 000 Kalorien kann man durch langsames Laufen (Joggen) im Fettstoffwechselbereich (dem vermeintlich optimalen Fettabbaubereich, einer Herzfrequenz von ca. 60 % der maximalen Herzfrequenz, etwa 120 Schläge pro Minute) sammeln. Das bedeutet ungefähr 80 % Fettverbrennung, 20 % Kohlenhydratverbrennung. Der Energieumsatz beträgt dabei rund acht Kilokalorien pro Minute. Laufen mit mittlerer Geschwindigkeit und einer Herzfrequenz von 75 bis 80 % der maximalen Herzfrequenz (z. B. 150–160 Schläge pro Minute) bedeutet, dass der Energieumsatz deutlich höher (ca. 15–18 Kilokalorien pro Minute) ist, wobei die Energie zu ungefähr 50 bis 60 % aus Fettverbrennung und zu 40 bis 50 % aus Kohlenhydratverbrennung bereitgestellt wird. In diesem Fall werden ca. neun Fettkalorien pro Minute verbrannt. Das bedeutet, dass im gleichen Zeitraum nicht nur mehr Energie (Kalorien) verbraucht wird, was letztendlich für die Gewichtsreduktion entscheidend ist, sondern auch um bis zu einem Drittel mehr Fett verbrannt wird.

Ab 2 000 verbrannten Kalorien/Woche nimmt man(n) ab

3. Schlank im Schlaf

Für eine Gewichtsabnahme im Sinn einer Reduktion des Körperfettanteils ist nicht so sehr der Fettabbau während des Trainings, sondern vielmehr der nach dem Training, der so genannte »Nachbrenneffekt«, und der Gesamtfettabbau in 24 Stunden entscheidend. Der gesamte tägliche Energieverbrauch muss höher sein als die Energiezufuhr bzw. die Energiezufuhr geringer als der Energieverbrauch. Jedes antrainierte Kilogramm Muskelgewebe verheizt bis zu 150 bis 200 Kalorien am Tag, sogar im Schlaf. Auch Ihr Ausdauertraining wird durch die größere Muskelmasse energiezehrender, denn der Organismus holt sich auch im Schlaf die noch benötigte, aber fehlende Energie aus dem Fettgewebe. In Ruhe wird fast ausschließlich Fett verbrannt.

Der Körper holt sich im Schlaf Energie aus dem Fettgewebe

4. Vermeiden Sie alkoholische Getränke

Mit dem Alkohol nimmt man nicht nur zusätzliche Kalorien zu sich (bei

Zwei Gläser Bier pro Tag: 13 Kilo Fett mehr pro Jahr

zwei Gläsern Bier pro Abend einen Gegenwert von 13 Kilo Fett pro Jahr), es wird auch der Appetit deutlich angeregt. Wer einen alkoholischen Aperitif vor dem Essen zu sich nimmt, isst in der Folge meistens auch tatsächlich mehr. Dazu sind viele Getränke – auch viele antialkoholische – versteckte Kalorienbomben:

● Sekt	110 Kalorien
● Kakao	80 Kalorien
● Rotwein	74 Kalorien
● Weißwein	70 Kalorien
● Milch	66 Kalorien
● Cola	57 Kalorien
● Bier	47 Kalorien
● Apfelsaft	46 Kalorien
● Orangen-/Apfelsinensaft	42 Kalorien
● Eistee	29 Kalorien
● Cola light	4 Kalorien
● Kaffee	1 Kalorien
● Mineralwasser	0 Kalorien

Trinken Sie daher vor dem Essen und zum Essen lieber Wasser oder Mineralwasser.

5. Machen Sie keine Radikalkuren

Radikalkuren sind gesundheitsgefährdend

Muss der Organismus plötzlich auf seine gewohnte Nahrungsmenge verzichten, schaltet er automatisch alle Systeme zurück. Bei radikalen Abmagerungskuren sinkt nach ein paar Tagen der so genannte Kalorigrundumsatz. Während der Diät wird der Organismus daran gewöhnt, mit weniger Kalorien auszukommen. Wer dann nach Diätende heißhungrig zu früheren Essgewohnheiten zurückkehrt, riskiert, dass die überschüssigen Kalorien noch stärker als vor der Diät in Fettpolster umgewandelt werden. Man spricht in diesem Fall vom berüchtigten Jo-Jo-Effekt. Daher sollten Sie sich erst gar nicht verbieten, was Sie besonders gerne mögen. Vergessen Sie Vorsätze wie »Ab morgen esse ich keine … mehr«. Entscheidend ist, langsam zu essen, gut zu kauen und Bissen für Bissen bewusst zu genießen. Trinken Sie gleichzeitig viel Mineralwasser vor den Mahlzeiten, so hat der Magen Zeit, sich zu füllen und das Sattheitsgefühl an das entsprechende Zentrum im Gehirn zu senden. Dies dauert üblicherweise eine knappe Viertelstunde.

Gibt es die Schlankheitswunderpille für den Mann?

Die neben-wirkungsfreie Schlankheitspille bleibt ein Märchen

Die nebenwirkungsfreie Schlankheitspille wird es weder heute noch in unmittelbarer Zukunft geben. Die Forschung beschäftigt sich zwar intensiv mit dem Fettgen, dem Hormon Leptin, welches das Fettgewebe reduzieren soll, über die neue Substanz Orlistat (Xenical®), die die Fettaufnahme aus dem Darm blockieren soll, bis hin zu den neuen serotoninartigen Mitteln (z. B. Reductil®), die direkt auf das Sattheitszentrum im Gehirn wirken.
Die ersten Ergebnisse belegen jedoch, dass sich der Fettaufnahmeblocker Orlistat nur bei Fettsüchtigen mit einem Body-Mass-Index über 30 bei gleichzeitig strenger, fettarmer Diät bewährt. Auch bei den anderen Medikamenten müssen erst umfangreiche klinische Studien zeigen, ob diese Präparate nebenwirkungsfrei und klinisch erfolgreich sind.

ZEHN TIPPS FÜR EINE GESUNDE ERNÄHRUNG

- Nehmen Sie täglich fünf kleine Mahlzeiten statt drei große zu sich.
- Vermeiden Sie fettreiche Speisen.
- Essen Sie vermehrt Obst, Gemüse und Vollkornprodukte.
- Bereiten Sie Speisen schonend zu, um wertvolle Vitamine zu erhalten.
- Reduzieren Sie Ihren Fleischkonsum.
- Essen Sie regelmäßig Fisch, soferne möglich, frischen.
- Salzen Sie Ihre Speisen gar nicht oder nur wenig.
- Trinken Sie täglich zumindest zwei Liter Flüssigkeit.
- Nehmen Sie ausreichend Vitamine zu sich.
- Verzichten Sie auf Süßspeisen und reduzieren Sie den Zucker in Ihrer Nahrung.

Fit fürs Leben

Mehr Power für den Männerkörper

»Noch drei Minuten, noch zwei Minuten. Die eine Minute schaffen wir auch noch. Fertig, das war's fürs Erste!« Locker, ohne zu schwitzen, läuft der sportliche Personal Trainer neben seinem Fitnessschützling

Dr. Albert N., einem 45-jährigen Chirurgen aus Wien, über die imaginäre Ziellinie. Diesem ist die Anstrengung des 20-Kilometerlaufs in das gerötete, schweißüberströmte Gesicht geschrieben.
Es ist 6.30 Uhr früh und gerade lichtet sich der Morgennebel über dem Donaukanal. 90 Minuten sind die beiden entlang der Donau gelaufen, bevor sie jetzt vom Ausdauertraining zum Krafttraining im Fitnessstudio übergehen.
An manchen Tagen bevorzugt der Mediziner auch Spinning statt Laufen, ein super-aerobes Training, das mit mentalen Elementen kombiniert wird. Auf speziellen Bikes – einer Weiterentwicklung des Hometrainers zum modernen Ergometer – radelt er dann bei lauter Musik und hohen Trittfrequenzen zusammen mit gleichfalls Spinningbegeisterten im Studio.

Die Balance zwischen Körper und Seele ist wichtig

Sport gehört zu den Eckpfeilern des Lebens, denn Höchstleistungen im Beruf sind ohne einen ausgewogenen Lebenswandel mit einer optimalen Balance zwischen mentalem, physischem, emotionalem und geistigem Wohlergehen nicht möglich.
Albert N. entspricht dem Typus des modernen, westeuropäischen Mannes, der berufsbedingt nur wenig Zeit für sich selbst hat, aber trotzdem Sport in seine Lebensgestaltung fix integriert. Seine Philosophie ist die der neuen Generation von Power-Männern: »Wohl fühlen und aktiv bleiben – bis ins hohe Alter.«

Die Wechselwirkung zwischen Körper, Geist und Seele kannten schon die antiken Griechen. Auch Leonardo da Vinci zeigte sie eindrucksvoll in seinem Bild »Der vitruvische Mensch«, das im Original noch heute in der Akademia in Venedig hängt. Die berühmte Proportionsstudie da Vincis stellte ursprünglich den menschlichen Körper in Beziehung zu den geometrischen Elementarformen Quadrat und Kreis, wird aber bis heute in vielen Gesundheitsartikeln und Büchern als Ausdruck der Harmonie von Leib und Seele wiedergegeben.

Ken Cooper begründete mit »Aerobics« den Fitnessboom

Die Grundlage für das moderne Verständnis der körperlichen Fitness legte vor fast drei Jahrzehnten ein ehemaliger Luftwaffenoffizier, der nicht einmal in seinen kühnsten Träumen gehofft hatte, dass seine Idee um die Welt gehen und sich zu einem der größten Fitnessbooms des 20. Jahrhunderts entwickeln wird. Dr. Kenneth H. Cooper stellte eine spezielle Art des Ausdauertrainings zusammen, das er schlicht Aerobics nannte – nach dem griechischen »aerob« (Luft). Aerobics steht für jene Bewegung, bei der Sauerstoffzufuhr und Fettverbrennung im Gleichgewicht sind und durch das Training der Sauerstoffumsatz im Körper angekurbelt wird. Zunächst revolutionierte seine Methode das

Sportverständnis in den USA, dann ging Aerobics um die ganze Welt. Heute herrscht Ken Cooper über ein wahres Fitnessimperium mit einer eigenen »Cooperklinik«, dem Cooper Institute for Aerobics Research in Dallas, Texas, und einer Kette von Cooper-Fitnesscentern, wo die Kunden zunächst unter ärztlicher Aufsicht nach allen Regeln der Diagnostik und modernen Sportmedizin untersucht werden, bevor man sie zum Training schickt. Im Labor werden bis zu 50 Blut- und Harnwerte gecheckt. Die Ärzte prüfen Herz- und Lungenfunktion, Sehkraft, Gehör, auf Wunsch aber auch Risikofaktoren wie Krebs. Nach einem entsprechenden Belastungstest wird die Leistungsfähigkeit in Bezug auf das Alter genauso wie die Beweglichkeit der Wirbelsäule und die Körperfettzusammensetzung bestimmt. Während die Zeitgeist-Bezeichnung Aerobics in Europa wieder out ist, wurde Coopers Methode unter den verschiedensten Namen weiterentwickelt und bestimmt noch immer die Fitnessprogramme in der ganzen Welt.

Im Fitnesscenter sind zwei Drittel Männer

In der Cooperklinik, aber auch in den österreichischen und deutschen Fitnesscentern sind zwei Drittel der Kunden Männer. Der Altersschnitt liegt zwischen 32 und 45 Jahren. Drei von vier Männern halten sich zwar prinzipiell für gesund und fit, wollen aber der schleichenden Veränderung ihres Körpers gegensteuern. Immer stärker wird auch der Trend, den Dr. N. mitmacht, nämlich nach einem individuellen und auf den jeweiligen Klienten abgestimmten Trainingsprogramm Sport zu betreiben, das sowohl im Fitnesscenter, als auch allein zu Hause durchgeführt wird. Der persönlichen Trainer, mit dem zwei- bis dreimal pro Woche gejoggt oder an den Geräten getrimmt wird, ist dabei der letzte Schrei.

Der neueste Trend: Ein persönlicher Trainer

Grundvoraussetzung für jede Art von Sport ist die richtige Einstellung zu seinem eigenen Körper: Macht der Stress aus Ihnen eine tickende Zeitbombe, die vor Überlastung meist kurz vor der Explosion steht? Schlafen Sie nachts schlecht? Sitzen Sie am Wochenende meist mit Pizza und Bier vor dem Fernsehschirm? Wann haben Sie das letzte Mal völlig abgeschaltet und etwas für Ihr Wohlbefinden getan?

Leider ist es bei den meisten Männern so, dass das Interesse am eigenen Körper und die Bereitschaft, etwas aktiv für die eigene Gesundheit zu tun, erst dann entsteht, wenn gravierende gesundheitliche Probleme auftreten – entweder bei einem selbst oder bei nahen Verwandten oder Freunden. Diese Einstellung ermöglicht es, dass gesundheitliche Probleme langsam anwachsen und erst spät eruptiv hervorbrechen – ob in Form von Krebs, Schlaganfall, Herzkrankheiten oder Diabetes. Ziel muss daher beim modernen Mann eine aktive Gesundheitsvorsorge sein, nicht die Reaktion auf akute Probleme.

Ziel muss eine aktive Gesundheitsvorsorge sein

Viele Männer argumentieren auf die Frage nach fehlender sportlicher Betätigung und nicht vorhandener Rücksichtnahme auf die Bedürfnisse ihres eigenen Körpers, der akute Zeitmangel sei daran schuld. Time is money. Das mag sein, nur: Können Sie es sich so gesehen leisten, krank zu sein?

Ohne Bewegung riskiert man(n) sein Leben

»Nur wer seinen Körper trainiert, kann auch geistige Höchstleistungen bringen. Neue Ideen und Innovationen entstehen meist nur dann, wenn Körper und Kopf gleichermaßen fit sind.«

Niki Lauda

1996 haben die Weltgesundheitsorganisation WHO und der Weltverband des Sportes zusammen eine Besorgnis erregende Resolution an alle Länder dieser Erde übermittelt. Demnach ist die Hälfte der Menschen körperlich inaktiv und verschwendet damit nicht nur bedeutendes Potenzial, sondern riskiert dabei auch ihr Leben. Mehr als 60 % der Erwachsenen erreichen das empfohlene Maß an regelmäßiger körperlicher Aktivität nicht. 25 % sind vollkommen inaktiv und betreiben null Sport. Ältere Jugendliche sind deutlich weniger körperlich aktiv als jüngere. »Erwachsene sollten zumindest 30 Minuten täglich eine mäßige körperliche Belastung auf sich nehmen, z. B. in Form von schnellem Gehen, Wandern oder Treppensteigen«, hieß es in der WHO-Empfehlung.

25 % der Männer betreiben null Sport

Die WHO empfiehlt 30 Minuten Bewegung täglich

Es gibt die verschiedensten Möglichkeiten, mit Fitness anzufangen. Nur: Sie müssen bereit sein, den ersten Schritt zu tun. Das boomende Interesse an Fitness, Gesundheit und Wohlbefinden ist die Auswirkung eines fundamentalen gesellschaftlichen Wandels. Wir nutzen unseren Körper anders als unsere Vorfahren in der Steinzeit oder auch noch unsere Urgroßeltern. Waren prähistorische Männer vorwiegend Jäger, die auf ihren durchtrainierten Körper angewiesen und permanent köperlicher Beanspruchung ausgesetzt waren, so hat sich über die Jahrhunderte das Bild gewandelt. Noch unsere Urgroßväter mussten meist von früher Kindheit an schwer arbeiten und wiesen demnach häufig typische Verschleißerkrankungen auf. Im Vordergrund der Gesundheit stand das Überleben. Nur wenige erreichten ein Alter jenseits der 50, Infektionskrankheiten rafften sie dahin. Angesichts der geringen medizinischen Möglichkeiten haben damals viele Menschen Krankheit auch weitgehend schicksalhaft hingenommen.

Unsere Urgroßväter hatten typische Verschleiß-erkrankungen

Doch das beginnende 20. Jahrhundert mit seiner völlig veränderten Arbeitswelt und dem maschinellen Ersatz der physischen Arbeit führte zu einer Verminderung schwerer körperlicher Leistungen, damit verbunden aber auch zu einer Einschränkung der Bewegungsfreiheit. Stundenlang tagsüber auf dem Bürosessel sitzen, lange Strecken mit dem Auto von der Arbeit nach Hause fahren und dann die Entspannung vor dem TV-Apparat suchen – so sieht der normale Alltag des Mannes immer häufiger aus.

Der zunehmende Erfolgsdruck sowie der Kampf um den Arbeitsplatz bewirkten eine Zunahme des psychischen Drucks. Stress ist die logische Folge. Der moderne Lebensstil mit Rauchen, Trinken und Übergewicht fordert seinen Tribut: Er ist hauptverantwortlich für die Todesursache Nr. 1, Herz-Kreislauf-Leiden. In unserer serviceorientierten Welt, zu der Fastfood beim Drive-In – ohne den Wagen zu verlassen und einen Schritt gehen zu müssen – ebenso gehört wie die allnächtliche Zustellung durch den lokalen Pizza-Service, werden uns die natürlichen, regelmäßigen Bewegungen, die man für ein optimales Maß an kontinuierlichem Training und Bewegung, für Gesundheit, Performance und Erscheinung braucht, entzogen.

Der moderne Lebensstil ist für Herz-Kreislauf-Leiden verantwortlich

Physische Inaktivität und der Alterungsprozess führen so zu einer ständigen Abnahme unserer Leistungskapazität, die es uns ermöglicht, physische Arbeit überhaupt auszuüben. Wenn Sie sich von Aktivitäten, die Kraft, Geschicklichkeit und Beweglichkeit erfordern, zunehmend zurückziehen, wird es für Sie immer schwieriger, diese mit dem Alter überhaupt noch ausführen zu können. Das Risiko von Verletzungen und Erkrankungen steigt.

In den letzten zehn Jahren haben Mediziner, insbesonder Sportärzte und Physiologen, völlig neue Erkenntnisse gewonnen. Es besteht nunmehr überhaupt kein Zweifel, dass durch Ausdauertraining in vielen Fällen der Herzinfarkt – und damit der Herztod – verhindert werden kann. Sogar bei Menschen über dem 60. Lebensjahr kann durch Krafttraining eine Leistungssteigerung und Verbesserung der Körperkoordination erreicht werden. Es ist nie zu spät, mit einem Fitnesstraining zu beginnen. Jeder, der mit Sport anfangen möchte, sollte jedoch zuvor individuell von seinem Arzt beraten werden.

Sport verhindert in vielen Fällen den Herzinfarkt

DIESEL VERSUS GTI: NORMALES HERZ GEGEN SPORTLERHERZ

Das Magazin »Men's Health« vergleicht in seiner Ausgabe vom Juni 1999 ein normales Herz mit einem »Diesel«, das Herz eines Sportlers mit der »GTI-Version«:

	Normales Herz	Trainiertes Herz
▪ Größe	so wie die Faust seines Trägers	bis zu 100 % größer
▪ Beförderte Menge Blut	6 Liter/Minute	bis zu 30 Liter/ Minute
▪ Anzahl der Herzschläge	60 bis 75 pro Minute in Ruhe	30 bis 55 pro Minute in Ruhe

Welche Vorteile bringt regelmäßige körperliche Betätigung? Entscheidend dabei ist die richtige Mischung aus Ausdauer, Beweglichkeit, Kraft und Schnelligkeit, die gesund hält und dadurch den natürlichen Alterungsprozess verzögert. Durch Ausdauertraining werden die Pulsfrequenz und der Blutdruck gesenkt, während durch intensives Training das Herzvolumen steigt. So wird das Herz trainiert, weniger gefordert und benötigt auch weniger Sauerstoff.

Gesundheitssport verbessert die Durchblutung und den Gasaustausch in der Lunge und steigert somit die gesamte Sauerstoffversorgung des Körpers. Aber auch die Fließeigenschaften des Blutes werden verbessert, die Empfindlichkeit gegenüber Hormonen in den diversen Geweben optimiert. Entscheidend sind auch die Auswirkungen auf den Stoffwechsel: Die Blutfettwerte werden massiv positiv beeinflusst. So sinkt das Gesamtcholesterin und das nützliche HDL-Cholesterin steigt in direktem Verhältnis zu den wöchentlich gelaufenen Kilometern. Der Blutzuckerspiegel bei Männern wird selbst durch hobbymäßige Sportarten gesenkt, das Immunsystem (die Körperabwehr) gesteigert und die Knochenmasse und -festigkeit, die mit zunehmendem Alter verloren geht, insbesondere durch regelmäßiges Kraftausdauertraining bis zu 1 % pro Jahr gesteigert. Dies alles ist insoferne besonders wichtig, weil die Zahl der Muskelzellen und somit die Muskulatur zwischen dem 20. und dem 70. Lebensjahr beim Mann um 20 bis 40 % abnimmt. Kraftausdauertraining hält diesen Alterungsprozess auf.

Das gesunde HDL-Cholesterin steigt durch Sport an

Ab 20 nehmen die Muskelzellen bis zu 40 % ab

Sport bringt mehr Spaß am Sex

Neue Untersuchungen zeigen, dass Bewegung massive Veränderungen und damit zusammenhängende Vorgänge im Körper verursacht:

Sportliche Männer schlafen tiefer, agieren im Alltag gelassener und haben mehr Spaß am Sex als träge. In der berühmten Fachzeitschrift »Nature« wurde sogar eine Arbeit veröffentlicht, in der es heißt, dass bei trainierten Ratten Nervenwachstumsfaktoren verstärkt in den am Gedächtnis beteiligten Strukturen nachweisbar sind und damit sogar zwischen Bewegung, Denkvermögen und Gedächtnis eine positive Verbindung bestehen dürfte. Wenn diese Daten bestätigt werden und auch auf den Menschen umzulegen sind, wird eine neue Fitnesswelle den gesamten Globus erfassen.

Sportliche Männer sind im Alltag gelassener

Man kann aber auch des Guten zu viel tun. Dies gilt besonders für diejenigen, die mit dem Gesundheitssport gerade anfangen. Die Folge übertriebenen und falschen Trainings kann sowohl bei Anfängern als auch bei Amateur- und Freizeitsportlern zur körperlichen Erschöpfung führen. »No pain – no gain« oder »Wenn ich härter trainiere als alle anderen, werde ich auch schneller als alle anderen« sind die häufigsten Fehler. Bei 80 % der Sportler mit einem Erschöpfungssyndrom kann es sogar zum Auftreten von Depressionen kommen. Daher ist es in jedem Alter wichtig, vor Beginn eines regelmäßigen körperlichen Ausdauerprogramms den mit der persönlichen Vorgeschichte vertrauten Allgemeinmediziner oder bei sportlichen Ambitionen und im höherem Alter sogar einen Sportmediziner vor Beginn des Trainings zu konsultieren.

»No pain – no gain« ist die falsche Einstellung

Aerobes versus anaerobes Training

Aerobes Training, welches wörtlich übersetzt »Training mit Sauerstoff« bedeutet, erfolgt dann, wenn Sie kontinuierlich Ihre großen Muskelgruppen wie z. B. ihre Beine bewegen. Diese Übungen stellen eine gesteigerte Herausforderung an Herz-, Lungen- und Muskelzellen dar. Durch ein derart gutes Ausdauertraining kommt es zu einer besseren Sauerstoffnutzung im Organismus. Es ist nicht so intensiv, dass es Schmerzen verursacht, die durch den Anfall von Milchsäure im Muskel normalerweise auftreten würden.

Aerobes Training verbessert die Sauerstoffnutzung

Bei anaeroben Übungen – Training ohne oder mit verminderter Sauerstoffzufuhr im Muskelgewebe – wird während des Trainings der gesamte Sauerstoff verbraucht, es kommt dabei zu einer Überbeanspruchung der Muskulatur. Dabei entsteht zuerst Laktat, danach Laktatsäure und diese führt statt zu Wohlbefinden nur zu einem Muskelkater. Anaerobe Übungen empfehlen sich nur für Spitzensportler, nicht für Überehrgeizige, die im Fitnesscenter gleich die schwersten Gewichte stemmen wollen.

Die Laktatsäure im Körper führt zum Muskelkater

In der Januar-Ausgabe 1999 des »Sports Medicine Bulletin«, das auch über das Internet abgerufen werden kann (www.acsm.org), wurde eine Empfehlung über das individuell richtige Trainingsschema mit adäquaten Belastungen für Sportler gemeinsam vom American College of Sports und dem United States Olympic Committee veröffentlicht.

Die Amerikaner unterscheiden zwischen gesundheitsassoziierter und fitnessassoziierter physischer Aktivität. Gesundheitsaktivitäten sollen eine oder mehrere gesundheitsabhängige Variablen wie z. B. Blutdruck, Stress, Körperfett, Herz-Kreislauf-Erkrankungsrisiko, Krebs, Zuckerkrankheit etc. positiv beeinflussen. Fitnessaktivitäten sollen die Leistung in bestimmten Sportbereichen wie z. B. Ausdauer, Zeit, Performance fördern. Natürlich gibt es bei diesen beiden Gruppen häufig Überschneidungen. Viele Fitnessaktivitäten verbessern auch Gesundheitsvariablen, aber es muss nicht immer der Fall sein. Nehmen wir ein einfaches Beispiel: Wenn das Hauptziel Ihres Trainingsprogramms das Senken Ihres persönlichen Stress ist, so wäre es nicht wirklich optimal, Ihr Joggingprogramm in der Gruppe von erfahrenen, wettkampferprobten Läufern zu beginnen. Möglicherweise würde das Umfeld Ihren Stress noch zusätzlich erhöhen, obwohl Sie Ihre aerobe Fitness beim Joggen gesteigert haben.

Fitnessaktivitäten verbessern auch Gesundheitsvariablen

LEBEN HEISST BEWEGUNG

- Ausdauertraining senkt den Blutdruck und die Pulsfrequenz
- Sport macht den Körper empfindsamer für Hormone
- Regelmäßiges Training senkt den Cholesterin- und Blutzuckerspiegel
- Fitness unterstützt das Immunsystem des Körpers
- Sport verzögert den natürlichen Alterungsprozess

Härter ist nicht unbedingt besser

Das Alter, das Körpergewicht, der momentane Trainingszustand und viele andere Faktoren spielen eine entscheidende Rolle bei der Erstellung eines individuellen Trainingsprogramms. Vor dem Beginn eines Trainings sollte unbedingt eine ärztliche Untersuchung stehen. »Harder is not necessarily better« ist die wesentliche Botschaft, die aus dem amerikanischen Fitnessbereich kommt.

- **Blutdruck**

Der normale Blutdruck eines Menschen liegt laut Empfehlung der Weltgesundheitsorganisation WHO bei 135/85 mm/Hg. Durch extremen Sport kann er vorübergehend auf bis zu 300/150 mm/Hg ansteigen. Ein arteriosklerosefreies und gesundes Herz-Kreislauf-System sollte dies kurzfristig aushalten können.

Sport lässt den Blutdruck bis 300/150 mm/Hg hochschnellen

- **Trainingsfrequenz**

Die Gesundheitsvorteile nehmen mit der Frequenz des Trainings zu. Die ideale Trainingsfrequenz liegt zwischen drei bis fünf Tagen pro Woche. Weniger als drei Tage bringt nicht so viel, mehr als fünf Tage pro Woche physischer Aktivität ist zwar mit einem geringen zusätzlichen Vorteil, aber auch mit einer stark erhöhten Häufigkeit an Muskel- und Knochenverletzungen verbunden.

Optimal: drei- bis fünfmaliges Training pro Woche

- **Trainingsintensität und -dauer**

Die neuesten Forschungsergebnisse beweisen, dass der innere »Schweinehund« leichter überwunden wird und man eher beim Trainingsprogramm bleibt, wenn die Übungen mit einer niedrigeren Intensität durchgeführt werden. Dabei sollte die Ziel-Herzschlagrate etwa bei 55 bis 60 % der maximalen Herzschlagrate liegen. In einer weiteren Studie konnte auch gezeigt werden, dass viermal zehn Minuten eines Nicht-Ausdauer-Übungsprogramms denselben positiven Effekt haben wie einmal ein 40 Minuten dauerndes Training. Dies bedeutet, dass auch niedrig-intensive Übungen, die man zumindest 30 Minuten jeden Tag – ob kontinuierlich oder in Zehn-Minuten-Sequenzen – durchführt, einen großen gesundheitlichen Nutzen haben. Der Schlüssel für diesen positiven Effekt dürfte im totalen Energieverbrauch liegen. Eine andere Möglichkeit ist, die Übungsintensität zu vermindern und durch eine Steigerung der Übungsdauer zu kompensieren, so dass der totale Kalorienverbrauch gleich bleibt. Ein Beispiel, bei dem das Ergebnis völlig ident ist: 30 Minuten Walking (schnelles Gehen) mit einer Geschwindigkeit von 6 km/h oder 40 Minuten Walking mit 4,3 km/h. Fazit ist: Das langsamere Gehen kann durch eine längere Strecke kompensiert werden, denn in beiden Fällen ist der Energieverbrauch derselbe.

Die Ziel-Herzschlagrate soll bei 60 % des Maximums liegen

Weitere Beispiele für körperliche Aktivitäten:

- Weniger intensiv, dafür länger: 45 Minuten Volleyballspielen; 30–45 Minuten Gartenarbeit; 2,8 Kilometer Gehen in 35 Minuten; 30 Minuten Basketball oder Bälle werfen; 8 Kilometer Radfahren in 30 Minuten; schnelleres Tanzen für 30 Minuten.
- Mittelintensiv: 3,2 Kilometer Gehen in 30 Minuten; 20 Minuten Wasseraerobics oder Schwimmen
- Intensiv, dafür kürzer: 15 Minuten Basketballmatch; 6,4 Kilometer

Radfahren in 15 Minuten; 15 Minuten Seilspringen; 2,4 Kilometer Laufen in 15 Minuten; 15 Minuten Schneeschaufeln; 15 Minuten Stiegensteigen.

Eine Aktivität von mäßiger Intensität entspricht etwa einem Kalorienverbrauch von ca. 150 Kilokalorien Energie pro Tag oder 1 000 Kilokalorien pro Woche.

● **Trainingsart**

Das American College of Sports Medicine betont die Bedeutung der Sportart, die man für sich selbst auswählt. Besonders wenn physische Aktivitäten etwas völlig Neues für Sie sind, kann das Verletzungsrisiko deutlich gesenkt werden, wenn man so genannte gewichtslose Sportarten wählt. Zu den gewichtslosen Übungen zählen Fahrradfahren, Schwimmen, Armergometer etc. Zu den gewichtsbezogenen Aktivitäten zählen Laufen, High-Impact-Aerobics u. Ä.

»Zu viel Sport ist giftig.«

»Sport ist wie ein Medikament: Die richtige Dosis heilt, zu viel ist giftig«, predigt Sportarzt Dr. Boldt, Leiter des Landesinstitutes für Sportmedizin in Berlin. Gymnastik für die Kraft und Dehnungsübungen, die beweglich machen, gehören zum Basisprogramm jedes Sportlers. Bei der Auswahl der Ausdauerdisziplinen sollte man neben der individuellen Vorliebe vor allem die körperliche Verfassung berücksichtigen.

Übergewichtige sollten nicht joggen

- Stark Übergewichtige etwa sind für das Laufen nicht geschaffen.
- Wer zu Rückenschmerzen neigt, sollte die Bauchmuskeln stärken und aufs Fahrrad verzichten.
- Kniepatienten sollten Squash meiden, dafür können sie Muskulatur und Kreislauf beim Schwimmen trainieren.

Intensives Training steigert die Lebenserwartung

Eine groß angelegte Studie mit mehr als 17 000 Akademikern der Harvard University in Boston, USA, hat ergeben, dass intensives Training wie etwa zwei Stunden Tennisspielen oder vier Stunden Radfahren pro Woche sogar die Lebenserwartung steigert.

Eine kurze Übersicht über die wichtigsten Sportarten und ihre Vor- und Nachteile:

Sportart	Vorteile	Nachteile
Jogging	▪ Ideales Ausdauertraining ▪ Keine Überstrapazierung möglich, da der Körper mit massiver Ermüdung reagiert	▪ Hohe Belastung der Gelenke (insbs. der Knie- und Fußgelenke) ▪ Jogging auf Beton oder Asphalt kann auf Dauer den Bewegungsapparat schädigen ▪ Nichts für Übergewichtige

Sportart	Vorteile	Nachteile
Schwimmen	▪ Optimales Ausdauertraining ▪ Aktiviert fast alle Muskelgruppen des Körpers ▪ Ideal für Übergewichtige	▪ Praktisch keine
Rad fahren	▪ Sehr gutes Ausdauertraining ▪ Idealer Sport bei Übergewicht	▪ Vorsicht bei Rückenproblemen ▪ Bei enorm langen Distanzen Durchblutungsstörungen möglich
Krafttraining (Bodybuilding)	▪ Gezielter Muskelaufbau	▪ Kein Ausdauertraining ▪ Gefahr von Bänder- und Muskelzerrungen bzw. -einrissen ▪ Keine positive Auswirkung auf das Herz ▪ Vorsicht bei Bluthochdruck
Tennis	▪ Ausdauertraining ▪ Fördert Körperkoordination und Geschicklichkeit	▪ Abruptes Stopp & Go ist schlecht für die Kniegelenke und Bänder

Die fünf Regeln des richtigen Starts

1. Wenn Sie über 40 sind, gehen Sie vor Trainingsbeginn unbedingt zum Arzt

Wenn Sie älter als 40 Jahre sind, noch nie regelmäßig trainiert haben, aber auch wenn Sie an einer chronischen Krankheit wie z. B. Bluthochdruck, Herzkrankheit, Zuckerkrankheit oder einer Nierenerkrankung leiden, suchen Sie vor Beginn des Programms unbedingt einen Arzt auf.

2. Bauen Sie langsam auf

Auch Rom wurde nicht an einem Tag erbaut. Übertreiben Sie nicht. Beginnen Sie mit 20 Minuten Spazierengehen, dann später mit langsamem Laufen. Nach einem Monat können Sie sich bei jeder Trainingseinheit eine um 10 % längere Strecke zutrauen. Sollten Sie wie ein Drittel aller Hobbysportler zwischen Oktober und Februar pausiert haben, vergessen Sie, was Sie vor sechs Monaten noch leisten konnten. Erhöhen Sie Ihr Pensum jede Woche um 10 bis 15 %. Schon nach einer 14-tägigen Pause büßt der Körper etwa 10 bis 15 % seiner Kraft und 25 % seiner Ausdauer ein. Versuchen Sie nie, das Verpasste aufzuholen, sondern drosseln Sie in der ersten Woche nach Wiederaufnahme des Trainings Ihr Tempo um 10 %.

Übertreiben Sie nicht, wenn Sie mit Sport beginnen

3. Wählen Sie jenes Trainingsprogramm, das zu Ihnen passt

Es sollte eine Sportart sein, die Sie mögen und die Ihnen Spaß macht:

Walking, Jogging, Schwimmen, Radfahren, Squash, Inline-Skating, Tennis, Tanzen, Schifahren, Langlaufen und Aerobic sind ideale Formen eines sinnvollen und effizienten Kreislauftrainings.

4. Trainieren Sie unbedingt regelmäßig

Minimum ist dreimal pro Woche 20 Minuten, d. h. 60 Minuten pro Woche. Idealer sind fünfmal pro Woche zumindest 30 Minuten.

5. Stehen Sie zu Ihrem Individualprogramm

Sie müssen kein Spitzen- oder Superathlet werden. Setzen Sie sich keine unrealistischen Ziele. Idealerweise sollten Sie sich einen Pulsmesser für ein pulskontrolliertes und somit gefahrloses, aber doch optimales Training anschaffen.

Wie fit ist fit? Die richtige Methodik des Trainings

Der Körper baut Adenosintriphosphat (ATP) auf

Das Ziel eines optimalen Trainings abseits des Leistungssports ist die Ausdauer zu erhöhen. Ausdauer ist die Fähigkeit, bei körperlicher Tätigkeit Adenosintriphosphat (ATP) wieder aufzubauen und so die Leistungsfähigkeit aufrechtzuerhalten. Weiters wird dadurch die Widerstandsfähigkeit gegen Ermüdung während einer Belastung und die Erholungsfähigkeit nach einer Belastung gesteigert.

Das bedeutet, dass eine bestimmte Tätigkeit länger durchgeführt werden kann bzw. dass es zu einer rascheren Wiederherstellung kommt.

Das Ergometer zeigt Ihre Leistungsfähigkeit an

Wie kann man nun die Ausdauerleistungsfähigkeit messen? Am einfachsten mit einer Fahrrad- oder Laufbandergometrie. Dieser Test ist in jedem besseren Fitnessstudio oder bei Ihrem Internisten leicht durchführbar. Es werden dabei während der Belastung Blutdruck, Herzfrequenz und EKG überprüft und später analysiert.

Dabei wird mit einer sehr leichten Belastung von 25 Watt begonnen, die alle zwei Minuten um weitere 25 Watt erhöht wird, bis der Test wegen Ermüdung abgebrochen wird. Die beim Abbruch erzielte Leistung ist die maximale Wattleistung (Wattmax). Bei jüngeren und/oder trainierten Personen ist es zulässig, mit 50 Watt zu beginnen und die Belastung alle zwei Minuten um weitere 50 Watt zu steigern, wobei die Minimumtestdauer acht Minuten betragen muss. Für die erzielten Wattmax gibt es geschlechts-, alters- und körpergrößenabhängige Normalwerte, die mittels der nachstehenden Tabelle berechnet werden:

Männeralter (in Jahren)	25	35	45	55	65	75
Wattmax/Kilogramm	3,0	2,76	2,52	2,28	2,01	1,77

Um den individuellen Normalwert für die Wattmax zu ermitteln, muss die entsprechende Zahl für Wattmax/Kilogramm mit dem Körpergewicht multipliziert werden. Zum Schluss wird die individuelle Wattmax als Prozentsatz des Normalwertes berechnet und angegeben. Damit kann in Prozent die Abweichung gegenüber dem Normalwert, also der Traningszustand, quantifiziert werden. Die normale Leistungsfähigkeit in Prozent für jedes Alter und Gewicht beträgt immer 100. Der Normalbereich der Leistungsfähigkeit beträgt 90 bis 110 %. Bei weniger als 90 % ist die Leistungsfähigkeit vermindert, bei mehr als 110 % ist sie überdurchschnittlich. Die Fahrradergometrie ist sicher die genaueste und sicherste Möglichkeit der Messung der Leistungsfähigkeit, auf die ein Interessierter nicht verzichten sollte. Sie wird von Allgemeinmedizinern, Internisten und Sportärzten durchgeführt.

Die normale Leistungsfähigkeit ist immer 100 %

Das American College of Sports Medicine empfiehlt:

1. Trainingsfrequenz: 3 bis 5 Tage pro Woche
2. Trainingsintensität: 55/65 % bis 90 % der maximalen Herzfrequenz (HF_{MAX}) oder 40/50 % bis 85 % der maximalen Sauerstoffaufnahme (dot O_2R). Die niedrigen Intensitätwerte, 40 bis 49 % Sauerstoffaufnahme bzw. 55 bis 64 % maximale Herzfrequenz, sind gut auf Männer anwendbar, die nicht fit sind.
3. Trainingsdauer: 20 bis 60 Minuten kontinuierliches- oder Intervalltraining mit Minimumeinheiten von zehn Minuten.
4. Art der Aktivität: Jede Aktivität, die große Muskelgruppen bewegt und kontinuierlich, rhythmisch und aerobisch in der Natur durchgeführt werden kann wie Walking, Bergwandern, Laufen, Joggen, Eislaufen, Radfahren, Langlaufen, Schnurspringen, Rudern, Stiegensteigen, Schwimmen etc. Als Richtgröße zur Einhaltung einer bestimmten Intensität wird nicht die Belastung angegeben, weil diese sich ändern kann, sondern eine der gewünschten Intensität von ca. 60 % entsprechende individuelle Trainingsherzfrequenz (HF_{TR}), da das Verhältnis von Intensität zur Herzfrequenz (Puls) im Wesentlichen konstant bleibt.

20–60 Minuten Training sind ideal

Zur Ermittlung der individuellen Trainingsherzfrequenz bedarf es der maximalen Herzfrequenz, die dem Ergometertest zum Zeitpunkt des Abbruchs entnommen wird, und der Ruheherzfrequenz, die nach einigen Minuten ruhiger Rückenlage gemessen wird. Sodann wird der individuelle Bereich HF_{TR} mit folgender Formel errechnet: HF_{TR} ist gleich HF_{RUHE} plus (HF_{MAX} minus HF_{RUHE}) mal 0,6 plus 5 Schläge pro Minute. Die HF_{TR} muss bei jedem einzelnen Training kontrolliert werden. Die aktuelle Belastung muss jedes Mal so korrigiert werden, dass die Einhaltung der festgelegten HF_{TR} gewährleistet ist. Am einfachsten erfolgt dies mit dem vorerwähnten automatischen Miniaturpulszählgerät (Pulsmesser). Zur Regelung der Intensität wird nicht ein bestimmtes Tempo oder ein Laktatwert herangezogen, sondern die individuell bestimmte HF_{TR}. Auf diese Weise ist es z. B. auch beim Training im Gelände mit unterschiedlichen Steigungen immer möglich, die richtige Intensität einzuhalten. Bei noch nicht trainierten oder älteren Menschen kann bei leichter Steigung die richtige HF_{TR} schon bei einfachem Gehen erreicht werden.

Die neue Lust am Laufen

Kaum eine andere Sportart hat in den vergangenen Jahren einen derartigen Boom erlebt wie der Laufsport. Der Vorteil: Laufen kann man immer und an jedem Ort der Welt. Ein übliches Einsteigerprogramm sollte einmal in der Woche einen so genannten Intervalldauerlauf beinhalten – d. h. 30 Minuten lang abwechselnd eine Minute flottes Gehen, eine Minute langsames Laufen –, einmal pro Woche einen Dauerlauf mit 20 Minuten gleichmäßigem Laufen und entsprechender Überwachung durch den Pulsmesser und einmal in der Woche ein so genanntes Fahrtspiel mit 30 Minuten Training, d. h. Laufpassagen werden mit zügigem Gehen je nach Lust und Laune gewechselt.

Beginnen Sie mit einem Intervalldauerlauf

Dieses Wochenprogramm muss systematisch ausgebaut werden, wobei bei einem Intervalldauerlauf bis zu einer Gesamtdauer von 60 Minuten die Laufzeit von einer Minute kontinuierlich steigend auf fünf Minuten erhöht, die Gehzeit aber immer bei einer Minute belassen wird. Bei einem Dauerlauf wird die Laufzeit bis 60 Minuten gesteigert, auch beim Fahrtspiel kann die Dauer auf bis zu 60 Minuten erhöht werden. Der Maximalpuls – wenn nicht wie vorher genau erläutert errechnet –, kann nach folgender Faustregel berechnet werden: Maximalpuls ist 220 minus Lebensalter. Dieser Maximalpuls sollte nie überschritten werden.

Kein Sport bis zwei Stunden nach dem Essen!

Zu beachten ist auch, dass man ein bis zwei Stunden nach der Nahrungsaufnahme keinen Sport betreiben soll. Des Weiteren, dass man sowohl vor als auch nach dem Training eine Aufwärm- und eine so genannte Abwärm- oder Abkühlphase beachten sollte. Durch langsames Laufen über fünf bis zehn Minuten müssen die Muskeln erst auf Betriebstemperatur gebracht werden. Günstig ist hier auch, nach dem Einlaufen die Muskeln zu dehnen, damit sie die Belastungen besser überstehen. Dieses Stretching verbessert die Elastizität der Muskeln und vermindert somit den Bewegungswiderstand. Auch die Beweglichkeit der Gelenke wird verbessert. Versuchen Sie beispielsweise, bei durchgedrückten Knien und geradem Rücken mit den Handspitzen

ihre Füße zu berühren. Halten Sie einige Sekunden lang diese Position.
Nach dem Laufen sollte in der Abwärmphase durch langsames Auslaufen und Dehnen der Muskeln eine Entspannung herbeigeführt werden. Als günstig erweist es sich auch, nach dem Training durch Vollbäder, Wechselduschen, Sauna, Dampfbad oder Massagen die Regeneration zu steigern.

Joggen oder Laufen?

Die Entstehung des Begriffs »Jogging« ist nicht ganz klar. Es wird vermutet, dass es eine Wortkonstruktion aus den englischen Worten »Jump« (Springen) und »Go« (Gehen) ist. Tatsächlich meint Joggen ein langsames Laufen, vom Tempo her einem extrem schnellen Gehen vergleichbar. Jogging bedeutet damit aerobes Laufen.
Um Muskelarbeit leisten zu können, braucht der Körper Energie. Als eine Art »Treibstoff« dient dabei eine Mischung aus Zucker (Glucose) und Fett (Fettsäuren), wobei das Mischungsverhältnis von der Intensität des Laufens abhängig ist. Das heißt, dass die Energie für den Muskel aus Muskelzucker und -fetten unter Verbrauch von Sauerstoff, der über die Atmung zur Verfügung gestellt wird, kommt. Je schneller man läuft, je größer somit die Anstrengung ist, desto mehr Zucker ist im »Treibstoff« enthalten. Je geringer die Anstrengung ist – wie beim langsamen Joggen –, desto mehr Fett ist im Gemisch. Sind die Zuckervorräte verbraucht, erschöpft der Körper. Das Ziel des Joggings ist daher, in erster Linie Fett und nicht Zucker zu verbrennen. Da Untrainierte oft bereits ab 50 % ihrer maximalen Trainingsintensität mehr Zucker im Gemisch aufweisen, ist ein langsamer Trainingsaufbau enorm wichtig. Joggen wir schneller, d. h. laufen wir schneller, als wir für diese Form der Energiegewinnung Sauerstoff aufnehmen können, kommen wir in den Bereich des anaeroben (ohne Luft/Sauerstoff) Laufens. Der Kalorienverbrauch für 30 Minuten Dauerlauf mit 9 km/h beträgt 300 Kilokalorien, für Dauerlauf mit 15 km/h 385 Kilokalorien. Im Vergleich dazu der Verbrauch beim Radfahren: Mit 10 km/h 70 Kilokalorien in der halben Stunde, bei 20 km/h 235 Kilokalorien und beim Gehen mit 5 km/h 95 Kilokalorien in der halben Stunde.

Glucose und Fettsäuren liefern dem Körper Energie

30 Minuten Joggen mit 9 km/h verbrennt 300 Kalorien

Egal ob »Ehrgeizläufer« oder »Gesundheitsjogger«, fast alle Teilnehmer von regelmäßigen Laufgruppen weisen darauf hin, dass das Joggen ihre Psyche ins Gleichgewicht bringt: »Ich bin ruhiger und gelassener geworden«, »Meine innere Unruhe ist fast völlig verschwunden«, »Das Joggen macht mich einfach ausgeglichener«, »Ich bin nicht mehr so überdreht und hektisch«.

Laufen verbessert die Fähigkeit, Stress zu verkraften und mit ihm umzugehen. Es wird sogar immer wieder behauptet, dass durch Joggen Angst ihren Schrecken verliert, manche tatsächlich ihren Depressionen davonlaufen und auch psychosomatische Störungen nachlassen. Dem wird immer wieder die selbst von Läufern locker verwendete Formulierung »Laufsucht«, also eine Abhängigkeit vom Laufen, entgegengehalten. In einer Untersuchung bezeichneten sich über die Hälfte der befragten Läufer selbst als »laufsüchtig«. Generell sollte man aber nur dann von einer Laufsucht sprechen, wenn Läufer die Warnsignale ihres Körpers wie Schmerzen völlig ignorieren und sich durch schmerzstillende Medikamente, Cortison oder Dopingpräparate fit spritzen lassen. Ein Grund, warum auch das Wort Sucht verwendet wird bzw. man meint, dass die Psyche durch Joggen Veränderungen erfahren kann, ist in der berühmten Ausschüttung der körpereigenen Glücks- und Stresshormone, der Endorphine und Katecholamine, begründet.

Häufiges Joggen kann zur »Laufsucht« werden

Endorphine werden nur beim Marathon ausgeschüttet

Allerdings kann ein Laufpensum, das zu einer Endorphinausschüttung führt, beim Gesundheitsjoggen nicht erreicht werden. Üblicherweise kann man diesen hormonbedingten Glückszustand erst ab täglichen Strecken zwischen 30 und 45 Kilometer erzielen, was typisch für die Empfindungen während eines Marathons ist. Läufer sind meistens zäh. Es gibt jedoch keinen fataleren Fehler als den Schmerz zu ignorieren, denn er ist immer nur eines: ein Alarmsignal.

TIPPS FÜR MÄNNER OHNE ZEIT

Männer in Führungspositionen fehlt es oft an ausreichend Zeit, um kontinuierlich Sport zu betreiben. Trotzdem können Sie regelmäßig etwas für Ihren Körper zu tun:

- Machen Sie Kniebeugen, während Sie morgens und abends die Zähne putzen.
- Vermeiden Sie Aufzüge und gehen Sie Treppen prinzipiell zu Fuß.
- Steigen Sie bei kurzen Distanzen nicht ins Auto, sondern gehen Sie per pedes.
- Marschieren Sie zügig und nicht langsam.
- Machen Sie Dehnungsübungen, während Ihr Computer das Betriebssystem lädt.
- Kontrahieren Sie beim Sitzen im Bürosessel hin und wieder Ihre Gesäßmuskeln, halten Sie den Anspannungszustand zehn Sekun-

den aufrecht, entspannen Sie wieder und beginnen Sie von neuem.
- Nutzen Sie Autofahrten: Spannen Sie nacheinander verschiedene Muskelpartien für fünf bis zehn Sekunden stark an, dann lassen Sie wieder locker. Wiederholen Sie diese Übung pro Muskel zumindest zehnmal.

Diese Aktivitäten verbrennen zudem ähnlich viel Fett wie ein leichtes Fitnesstraining, ergab eine Studie des Cooper Institute of Aerobics Research in Dallas. Selbst die Blutdruckwerte, Körperfettanteile und Herzfunktionswerte wurden dadurch besser. Hand aufs Herz – für diese fünf Minuten täglich muss Zeit sein.

Fitness für den Geist

So nutzen Sie Ihre Brain-Power

Die Abteilung Neuroscience and Neuropsychology der National Institutes of Health (NIH) in Bethesda, Maryland, ist gesichert wie der Hochsicherheitstrakt des Bundesgefängnisses von Georgia. Hinter den Toren dieses weltweit führenden biomedizinischen Laboratoriums beschäftigen sich Mediziner und Wissenschaftler mit der Erforschung des Gehirns und seiner unglaublichen Fähigkeiten. Etliche Erkenntnisse, die in Bethesda erzielt worden sind, werden heute von der CIA und dem FBI gegen feindliche Nachrichtendienste eingesetzt, manche finden sogar in militärischen Operationen Anwendung.

Gehirnforschung für das FBI

1887 als Hygienelabor gegründet, gelten die NIH heute als Mekka der Medizin. Kaum ein bahnbrechendes Forschungsergebnis oder eine Entwicklung innovativer Behandlungsmethoden der letzten Jahrzehnte – von neuen Formen der Krebstherapie bis zu Erkenntnissen in der Molekularbiologie –, die nicht zumindest zum Teil ihren Ursprung in einem der 24 verschiedenen Institute der NIH in Bethesda hatten.
Derzeit arbeiten die Forschungslabors nicht nur an der Risikominimierung und Behandlung von Herzinfarkten, Krebs, Alzheimer und Geisteskrankheiten, sondern auch am Phänomen des Alterns, den Möglichkeiten seiner Verzögerung und der Analyse der Funktionsweisen des menschlichen Gehirns. Das Budget der National Institutes of Health für 1999 beträgt unglaubliche 15,6 Milliarden Dollar. »Wir werden«, prophezeit NIH-Direktor Harold Varmus, »nach der Jahrtau-

sendwende mit den Erkenntnissen der Genom-Forschung eine neue Medizin begründen können.«

Auf den Spuren der Intelligenz

Um die menschliche Intelligenz in all ihren Facetten zu verstehen, beschäftigen sich Forscherteams in Bethesda auch intensiv mit der Gedächtnisleistung und den dafür verantwortlichen Strukturen innerhalb des Gehirns.

Memorykliniken untersuchen Merk- und Gedächtnisprobleme

Der Gedächtnistest, den die Wissenschaftler an der Memory Clinic der NIH entwickelten, erinnert auf den ersten Blick an simple Intelligenzstrukturtests, wie sie jahrzehntelang bei Personalberatern Verwendung fanden, die damit die Fähigkeiten einer neuen Sekretärin oder eines potenziellen Verkaufsleiters testeten. Doch das hochkomplexe Computerprogramm, das die Forscher erstellten, kann um Lichtjahre mehr: Es verschafft nicht nur binnen Minuten Klarheit darüber, ob und in welchem Ausmaß die Testperson Merk- oder Gedächtnisprobleme hat, es liefert auch in vielen Fällen die Lösung, welcher exakten Art diese sind.

Nach einem Einstieg mit grellen, grafischen Animationen erscheinen auf dem Bildschirm die Gesichter von Männern und Frauen verschiedenen Alters, die ihren Namen und ihren Wohnort nennen. Am Ende, wenn die Bildfläche mit 36 Köpfen gefüllt ist, wird der Patient aufgefordert, zu den jeweiligen Gesichtern den Namen und den passenden Wohnort zu rekapitulieren.

In Sekundenschnelle wechselt die Aufgabe: Eine Vielzahl von Alltagsgegenständen – Wohnungsschlüssel, Handschuhe, Hut, Regenschirm, Mantel, Aktentasche und vieles mehr – sind mittels Fingerberührung in der am Touch-Screen erscheinenden Wohnung zu verteilen. Dann läutet ein Telefon, das verschiedene Rufnummern am Display zeigt, die der Patient wiederholen muss. Plötzlich endet die synthetische Musik des Computers und auf dem Monitor erscheinen wieder die Figuren vom Anfang des Tests. Der Patient wird gefragt, welche Figur er gesehen hat: »Wissen Sie noch den Namen und den Wohnort?«

Männer haben Angst, unter dem Durchschnitt zu liegen

»Die meisten Männer«, erklärt NIH-Direktor Varmus, »die in der ›Memory Clinic‹ Hilfe suchen, haben weniger Angst vor der möglichen Diagnose einer schweren Gedächtnis- oder Merkstörung. Sie fürchten vielmehr, intellektuell weit unter dem Durchschnitt abzuschneiden.«

Diese Art Tests, die federführend in Bethesda entwickelt wurden, sind mittlerweile auch in Österreich und in Deutschland an diversen Memorykliniken routinemäßig im Einsatz. Denn die Zahl der Patienten, die an den Fähigkeiten ihres Gehirns zweifeln und bei sich selbst bereits Alzheimer im fortgeschrittenen Stadium diagnostizieren, noch bevor sie einen Neurologen aufsuchen, steigt rapide. Häufig ist die Ursache einer Gedächtnisstörung jedoch nicht organisch bedingt, sondern schlicht die Nebenerscheinung von Stress oder Depression.

Gedächtnisstörungen sind oft durch Stress bedingt

Um die Power des eigenen Gehirns effizient trainieren zu können, sollte man sich zuerst die strukturellen Grundlagen dieses einzigartigen Wunderwerks der Evolution näher vor Augen führen.

Das Gehirn – Zentrum unseres Lebens

Das menschliche Gehirn besteht aus 125 Milliarden Nervenzellen

Das menschliche Gehirn ist ein unglaubliches Organ. Es wiegt etwa 1,4 Kilogramm, besteht im Schnitt aus 125 Milliarden Nervenzellen und ist noch immer leistungsfähiger als sämtliche modernen Computer. Das Faszinierende daran aber ist, dass es sich um ein vitales Organ handelt, dessen Funktions- und Leistungsfähigkeit sich ständig verändert und den Erfordernissen des (Über-)Lebens anpasst. Unser Gehirn ist trainierbar.

Was wir bisher über diese Schaltzentrale des menschlichen Lebens wissen, die nicht nur sämtliche Vitalfunktionen steuert, sondern auch unser Bewusstsein beherbergt, ist noch relativ wenig. Seine Komplexität ist unerreicht. Jede seiner Milliarden von Nervenzellen kann mit 2 000 bis 200 000 anderen Neuronen in Bruchteilen einer Sekunde in Kontakt treten. Seine ungeheure Vielseitigkeit verdankt das Gehirn sowohl der Arbeitsteilung als auch gemeinschaftlichen Prozessen. Jeder einzelne seiner zahlreichen Teilabschnitte übernimmt spezielle Aufgaben, die meisten beteiligen sich aber auch an der gemeinsamen Steuerung des Gesamtorganismus.

Vergleicht man die Hirne von Reptilien, Vögeln oder Haustieren wie einem Hund mit dem eines Menschen, wird die erstaunliche Entwicklung und Vergrößerung des Gehirns in den letzten 500 Millionen Jahren deutlich.

Vor 4 Mio. Jahren wog das Gehirn nur 300 Gramm

Noch vor rund vier Millionen Jahren, als die Vorfahren des Menschen, die Hominiden, das Land besiedelten, wog deren Gehirn rund 300 Gramm. Der erste echte Repräsentant der Gattung Mensch, der Homo habilis, erschien vor ca. zwei Millionen Jahren mit einem Gehirngewicht von etwa 600 Gramm. Der Homo erectus vor einer Million Jahren hatte ein Hirngewicht von etwa einem Kilogramm, bei den Neandertalern, die vor 100 000 Jahren lebten, war das Gehirn bereits rund 1,3 Kilogramm schwer.

Der Homo sapiens sapiens – die heutige Spezies Mensch, der wir angehören – tauchte vor rund 35 000 bis 50 000 Jahren auf der Erde

Männer haben rund 100 Gramm Gehirn mehr als Frauen

auf und hatte ein durchschnittliches Hirngewicht von 1,4 Kilogramm. Das durchschnittliche Gewicht eines Männergehirns liegt etwa um 100 Gramm über dem Gehirngewicht einer Frau. Dieses Mehr an Gewicht ist weitgehend durch die größere Muskelmasse des Bewegungsapparates bedingt, den es zu versorgen gilt. Es gibt auch einige andere Unterschiede:

- Mehr Männer als Frauen sind Linkshänder.
- Mädchen sprechen in der Regel früher als Jungen.
- Sie lernen auch leichter Fremdsprachen.
- Die durchschnittliche Schreibfertigkeit eines Mädchens ist ausgeprägter als die eines gleichaltrigen Jungen.
- Dafür sind Jungen in der Regel gleichaltrigen Mädchen im Rechnen überlegen.
- Auch das räumliche Vorstellungsvermögen ist bei Jungen ausgeprägter.

Eindeutige wissenschaftliche Daten, die dies erklären, liegen bis heute nicht vor. Wahrscheinlich spielen aber auch hier die Hormone eine entscheidende Rolle. In der wissenschaftlichen Diskussion verliert die »Erziehung« diesbezüglich immer mehr an Bedeutung.

Östrogen hilft gegen Alzheimer

So hat der amerikanische Mediziner Viktor Handersen von der University of Southern California im Jahr 1994 eine unglaubliche Entdeckung gemacht. Frauen, die wegen Beschwerden durch den Wechsel oder aus Vorsorge gegen Herzerkrankungen und Knochenschwund regelmäßig Pillen mit dem weiblichen Geschlechtshormon Östrogen eingenommen haben, wiesen ein um 40 % vermindertes Erkrankungsrisiko für die Alzheimer'sche Krankheit auf.

Östrogen bietet Schutz vor Gehirndegeneration

In weiteren Studien konnte an Ratten bestätigt werden, dass Östrogen tatsächlich einen gewissen Schutz vor dieser Form der Hirndegeneration bietet. Die Östrogengabe stimulierte bei den Versuchsratten Nervenzellen genau in jenen Regionen, die beim Menschen von der Alzheimer'schen Erkrankung betroffen sind.

Das weibliche Geschlechtshormon hat im Gehirn aber noch eine zweite Wirkung: Es regt die Bildung eines Enzyms an, das wiederum den Botenstoff Acetylcolin herstellt. Während bei Frauen der Östrogenspiegel in den Wechseljahren signifikant abnimmt, sind Männer von diesem Mangel weniger betroffen. In ihrem Gehirn werden Östrogene durch Umwandlung des männlichen Geschlechtshormons Testosteron gebildet. Das könnte – zumindest teilweise – erklären, warum Männer seltener an Alzheimer erkranken.

Testosteron lässt Männer seltener an Alzheimer erkranken

1999 haben nun Forscher der Yale-University mit Hilfe funktionaler Magnetresonanzbilder (fMRI) zeigen können, dass sich bei Frauen nach dem Wechsel durch Verabreichung von Östrogenersatz-Präparaten die Gedächtnisleistung ähnlich wie im Versuch bei Ratten steigern lässt. Dieses Ergebnis lässt für den Beginn des neuen Jahrtausends einen phänomenalen Durchbruch in der Behandlung von Gedächtnisschwäche und Alzheimer sowohl bei der Frau als auch beim Mann erhoffen.

Solche Erkenntnisse sind nur durch moderne bildgebende Verfahren möglich, die Rückschlüsse auf die Funktionsweise des Gehirns ermöglichen. War die Entdeckung der Röntgenstrahlen zur Jahrhundertwende ein großer Durchbruch für die Medizin, so ließen die rein zweidimensionalen Bilder nicht zu, Organe mit gleicher Dichte wirksam zu unterscheiden.

Erst der britische Wissenschaftler Godfrey Hounsfield sorgte 1971 für eine Wende in der medizinischen Diagnostik von Gehirnerkrankungen: Er kombinierte Röntgenstrahlen mit einem Computer, indem er mehrere Röntgenaufnahmen aus leicht verschiedenen Blickwinkeln so überlagerte, dass sie im Computer ein dreidimensionales Bild ergaben. 1972 testete Hounsfield seinen Prototypen erstmals an einer Patientin, deren Neurologe eine Gehirnverletzung vermutete, und fand so tatsächlich eine dunkle, kreisförmige Zyste in ihrem Kopf. Hounsfield nannte seine neue Technologie »Computerized Tomography«, kurz CT (Computertomographie). Sie zeigte hundertfach genauer Details bei Kopfverletzungen und Krankheiten des Gehirns, als es je zuvor möglich war.

Hounsfield erfand 1971 den Computertomographen

In den 80er-Jahren wurde schließlich die Nuklear-Magnetresonanztechnologie entwickelt. Bei ihr werden mittels eines gigantischen Magnets die Protonen (oder Atomkerne in den Wasserstoffatomen) in einem Organismus gruppiert und entsprechend der Nord-Süd-Polarität des Magneten ausgerichtet. Ein Computer »liest« diese Werte und gestaltet so ein Bild in einem Prozess, den man »Magnetic Resonance Imaging« (MRI) oder Magnetresonanztomographie (MRT) nennt. Die MRT eignet sich besonders für die Beobachtung und Diagnostik von inneren Organen mit feinem Gewebe wie dem Gehirn, da diese einen höheren Wassergehalt als beispielsweise Knochen aufweisen. Der Patient liegt bei der MRT-Untersuchung über einen längeren Zeitraum (15 bis 60 Minuten) in einer Röhre.

Die Magnetresonanztomographie eignet sich für Gehirnuntersuchungen

Derartige Methoden in der Neurologie erlauben heute, das Gehirn bei seiner Arbeit zu analysieren. Mittels Elektroenzephalogramm (EEG) lassen sich die Gehirnaktivitäten beim Denken, Sprechen, Fühlen und Handeln messen, die jeweiligen Regionen und ihre Funktionen für das menschliche Leben identifizieren und in Wellenform darstellen. Im normalen Wachzustand sind so genannte Betawellen feststellbar. Wenn Sie an Ihrem Computer sitzen, an einer Konferenz teilnehmen, Zeitung lesen oder telefonieren, befinden Sie sich im Beta-Zustand. Den Zustand mentaler Entspannung nennt man Alpha-Zustand. Sie schlafen nicht, sind wach, nehmen alles wahr – aber Ihr Kopf ist angenehm leer.

Der Zustand mentaler Entspannung heißt Alpha-Zustand

Moderne Neurologie verfügt auch über komplexe bildgebende Systeme wie die Positronen-Emissionstomographie (PET), die die Strukturen des menschlichen Gehirns darstellt und auch bereits molekulare Dimensionen sichtbar macht. Damit lässt sich auch der Ursache für banale Fragen wie »Kennen wir uns?« oder »Haben wir uns schon einmal gesehen?« auf den Grund gehen. Fragen, die sich älter werdende Menschen unweigerlich stellen, obwohl ihnen jemand bereits dreimal begegnet ist.
Dabei ist grundsätzlich zu klären, ob man beim Älterwerden Schwierigkeiten hat, Erinnerungen zu bilden, oder ob es daran liegt, dass einmal gespeicherte Informationen nicht wieder abgerufen werden können. Die neuesten Ergebnisse gehen in die Richtung, dass junge Menschen Neues schneller lernen, da bei älteren Menschen nicht genügend Zeit vorhanden ist, um genügend Informationen im Gedächtnis aufzunehmen und zu verschlüsseln.

Junge Menschen lernen Neues schneller

Beim Älterwerden brauchen wir längere oder häufigere Lern- bzw. Wiederholungsphasen, um Erinnerung aufzubauen. »Use it or loose it!« ist die Devise.
Wie funktioniert nun das Gehirn?

Der Aufbau des Gehirns

Das Großhirn besteht aus zwei symmetrischen Hälften – auch Hemisphären genannt –, die durch eine tiefe Furche voneinander getrennt sind, und deren Verbindung ein dicker Nervenstrang, der Balken, darstellt der den Informationsaustausch zwischen den beiden Gehirnhemisphären ermöglicht. Der oberflächliche Teil des Großhirns ist das Pallium, die Großhirnrinde, die nur rund drei Millimeter dick, stark gefaltet und in Windungen gelegt ist. Trotzdem enthält sie rund 14 Milliarden Nervenzellen und steuert die hochkomplizierten Prozesse wie das Denken oder die Sprache. Sie weist in ihrem Feinbau sechs unterschiedliche Schichten auf, die man in ihrer Gesamtheit als graue Substanz bezeichnet, und die sich durch die in ihnen befindlichen Zellstrukturen unterscheiden. Nach innen hin schließt sich die

Nervenfaserzone, das Großhirnmark, als weiße Substanz an, die von den Fortsätzen der Nervenzellen gebildet wird.

Jede Hemisphäre hat spezielle Aufgaben und Funktionen. Der griechische Gelehrte Hippokrates erkannte als Erster die spezifische Arbeitsweise der Gehirnhälften. Er untersuchte Verwundete aus den Persischen Kriegen und fand heraus, dass Schäden an bestimmten Regionen des Gehirns mit dem Verlust bestimmter Körper- bzw. Gehirnfunktionen einhergingen. Es gibt, so schloss Hippokrates, Funktionen des Organismus, denen man einen ganz bestimmten Ort im Gehirn zuweisen kann.

Hippokrates erkannte die Funktionsweise des Gehirns als Erster

Das Großhirn ist der Sitz von Intelligenz, Wille, Bewusstsein, Lernfähigkeit und Gedächtnis. Die linke Gehirnhälfte beheimatet das Sprachzentrum und das logische und analytische Denkvermögen. Sie denkt in verdichteten und abstrahierten Inhalten, also Begriffen, Worten und Zahlen, arbeitet logisch, analytisch und sequenziell. Der Hinterhauptslappen enthält das Sehzentrum, der Schläfenlappen das Hörzentrum. An der Grenze zwischen Scheitel- und Stirnlappen liegen die motorischen Zentren für die einzelnen Abschnitte des Körpers – die Steuerung der Bewegung – und die Zentren für die Sinneseindrücke.

Die linke Gehirnhälfte enthält Sprach-, Seh- und Hörzentrum

Die rechte Gehirnhälfte hingegen denkt unmittelbar in sensorischen Inhalten, also beispielsweise in Bildern und Modellen, ganzheitlich und intuitiv. Die Sinneseindrücke werden in der rechten Gehirnhälfte verarbeitet. Auch Intuition und Fantasie haben, so vermutet man, ihren Sitz in der rechten Hemisphäre.

Die rechte Gehirnhälfte verarbeitet die Sinneseindrücke

Die Hypophyse oder Hirnanhangdrüse setzt unter der Kontrolle des so genannten Hypothalamus Hormone frei, die im Körper zirkulieren und wiederum die Tätigkeit anderer Drüsen steuern.

Der Mandelkern erzeugt in Verbindung mit dem Hypokampus aus Wahrnehmungen und Gedanken Gefühle und Gefühlsreaktionen. Beide Gehirnteile sind auch an Lernprozessen beteiligt.

Das Kleinhirn ist für die Koordination aller Körperbewegungen verantwortlich. Es ermöglicht zudem die richtige Orientierung im Raum, sorgt für das Gleichgewicht und die Körperhaltung.

Das Kleinhirn koordiniert die Körperbewegungen

Zum Zwischenhirn gehören der paarig angelegte Thalamus, eine Art Schaltstation zwischen dem Großhirn und der Peripherie, und der Hypothalamus, in dem sich übergeordnete Zentren des autonomen Nervensystems befinden. Von ihm aus werden lebenswichtige vegetative Funktionen wie der Wärme-, Wasser- oder Energiehaushalt des Körpers gesteuert. Das Mittelhirn schließt an das Zwischenhirn an, den Hirnstamm bilden schließlich die stammesgeschichtlich ältesten Teile des Gehirns. Im verlängerten Mark liegen die Steuerungszentren für Herzschlag, Atmung und Stoffwechsel. Das Rückenmark übermittelt die Impulse aus dem Gehirn an andere Körperabschnitte und leitet von dort aus die Nachrichten an verschiedene wesentliche Hirnstrukturen.

Zoologe Roger Sperry lieferte die erste Landkarte des Gehirns

Erstmals differenziert erforscht wurde die Funktionsweise des menschlichen Gehirns vom Psychologen und Zoologen Roger Sperry, der lange Jahre für die NIH in Bethesda arbeitete. Seine Erkenntnisse verdankte er einem reinen Zufall, denn mit seinem Kollegen Michael Gazzaniga untersuchte Sperry in den frühen 60er-Jahren einen schwer kranken Epilepsiepatienten, dessen Corpus callosum (Balken), die direkte Brücke zwischen den beiden Gehirnhälften, getrennt war. Zuerst wirkte der Patient normal, doch Testreihen, bei denen er Objekte benennen oder Bausteine nach einer Anleitung zusammenstecken sollte, funktionierten nur, wenn er entweder die eine oder die andere Gehirnhälfte gebrauchte. Es zeigte sich bei ihm, dass die linke Hemisphäre auf Sprachprozesse spezialisiert war, die rechte auf visuelle Aufgaben.

Die beiden Hirnhälften können unabhängig operieren

Sperry fand weiters heraus, dass die beiden Gehirnhälften praktisch unabhängig voneinander operieren können. Seine Arbeit trug maßgeblich dazu bei, eine Art Karte des Gehirns anzulegen, und sorgte damit für die Grundlage der Behandlung von Erkrankungen des Gehirns. Für seine Hemisphärentheorie erhielt Sperry 1981 den Nobelpreis für Medizin.

So machen Sie Ihren Kopf fit

Was kann man(n) nun tun, um ein Leben lang geistig fit zu bleiben, die Power seines Gehirns zu maximieren und die Kunst der Konzentration so zu erlernen, dass man effizienter denken und Aufgaben besser lösen kann?
Ob das Gehirn gut oder schlecht funktioniert, hängt nicht nur, aber auch von uns selbst und unserer Lebensweise ab. Wir können es durch Alkohol oder fettreiche Ernährung in seiner Leistung beeinträchtigen. Wir können es aber auch durch eine gesunde und vernünftige Lebensweise unterstützen.

»Wie verschieden verhalten sich die verschiedenen Individuen? Nicht nur verglichen mit anderen behält und reproduziert dieser gut, jener schlecht, sondern auch verglichen mit sich selbst jeder anders in anderen Phasen seines Daseins: verschieden am Morgen und am Abend, in der Jugend und im Alter«, beschrieb der deutsche Philosoph Her-

mann Ebbinghausen in seinem 1885 erschienenen, viel zitierten Standardwerk »Über das Gedächtnis« die Gehirnleistung.
Das Gedächtnis unterliegt beim gesunden Menschen wie auch der übrige Körper einem Alterungsprozess. Das gelegentliche Nicht-Wiedererkennen von Personen, die einen begrüßen, das Vergessen von Telefonnummern oder anderen alltäglichen Dingen wie die Stelle, an der man am Vorabend sein Auto geparkt hat, nimmt mit dem fortschreitenden Lebensalter zu. Das Nachlassen der Merkfähigkeit ist – innerhalb gewisser Grenzen – also normal.

Geist und Körper sind eine Einheit

Immer mehr Bücher über chinesische Meditation, Yoga und andere fernöstliche Praktiken mit dem Ziel, im Alltag die Aufmerksamkeit und die Gehirnleistung zu steigern, füllen heute die Schreibtische von Topmanagern. Asiatische Meister des Zen oder indische Yogi, die inmitten einer Schar von lärmenden Kids durch Manhatten pilgern – vorbei an hupenden Bussen und bellenden Hunden –, und dabei völlig konzentriert in sich selbst versinken können, sind im Straßenbild keine Seltenheit mehr. Mittlerweile hat sich in der amerikanischen Medizin sogar der Krankheitsbegriff »Attention deficit disorder« (Aufmerksamkeitsstörung) etabliert. Immer mehr setzt sich in der westlichen Welt die Maxime durch, dass – wie schon bei Plato – Geist und Körper, aber auch Denken und Fühlen eine unauflösliche Einheit darstellen.

Geist und Körper, Denken und Fühlen sind eine untrennbare Einheit

Wie ist Konzentration überhaupt zu verstehen? Man vermutet, dass bei Menschen mit geringer Konzentration eine geringere Energieaufnahme in bestimmten Gehirnabschnitten vorliegt. Möglicherweise spielt dabei auch der Botenstoff Dopamin eine wichtige Rolle. Die meisten Neurologen und Neurobiologen sind jedoch davon überzeugt, dass das kontinuierliche Lernen für die Aktivität des Gehirns und seine Fähigkeiten immens wichtig ist. Was einmal erlernt wurde, kann immer wieder mit einem gezielten Energieeinsatz aufgerufen und bearbeitet werden.

Dopamin spielt bei der Konzentration eine Rolle

Wichtig ist es daher schon in früher Kindheit, spielerisch mit den Dingen umzugehen und die geistige Auseinandersetzung zu fördern. So können zum Beispiel Übungen zur körperlichen und mentalen Entspannung die Fantasie stimulieren, aber ebenso auch Musik, speziell in der Vorkindergarten-, Kindergarten- und den ersten beiden Jahren der Volksschulzeit. Wichtig ist dabei aber auch, immer wieder die Fantasie und die Vorstellungskraft des Kindes durch Fantasiereisen und bildliche Vorstellungen zu fördern, da Bilder wesentlich besser im

Gedächtnis, im Gehirn haften bleiben. Die Zeit, in der wir leben, mit den entsprechenden Einflüssen des Fernsehens, der immer kürzer werdenden Bildinformation und werbespotartigen Kommunikationsmechanismen erschwert dieses Vorhaben manchmal allerdings sehr.

Jogging fürs Gehirn

Immer wieder treten bei Thomas Gottschalks »Wetten, dass …« Menschen auf, die mit ihren außergewöhnlichen Gedächtnisleistungen für Zahlen, Namen aus dem Telefonbuch, Fußballspieler und andere verrückte Dinge als Kopfakrobaten imponieren und so für mediales Aufsehen sorgen.

Das Phänomen der Superprogrammierer verblüffte die USA

In den letzten Jahren beobachtete man bei Computerprogrammierern in den USA ebenfalls ein vergleichbares Phänomen. Manche arbeiteten bis zu zehnfach effizienter als ihre Kollegen, obwohl sie sich bei Tests weder als überdurchschnittlich intelligenter erwiesen noch in der täglichen Routinearbeit als fleißiger, konzentrierter oder geübter zeigten. Die Ursachen der Leistungsexplosion lagen tiefer. Sie wiesen alle dieselben Merkmale auf:

- eine auffällig reduzierte Störempfindlichkeit (sie ließen sich von der Umwelt nicht ablenken),
- eine Einbindung abstrakter, räumlicher Modellvorstellungen in ihre Arbeit,
- keinerlei Anzeichen von Stress bei der Arbeit,
- ein Leistungszuwachs bis zum Zehnfachen.

Die Lösung: Programmieren ist nur vordergründig eine Sache der Logik. Der eigentliche Programmiervorgang findet oft auf einer ganz anderen Ebene statt. Die visuelle Komponente ist dabei entscheidend. Diese Superprogrammierer benutzen bei der Entwicklung neuer Software bildhafte Vorstellungen und räumliche Modelle. Sie stellen sich Programmzeilen und häufig ganze Funktionsgruppen visuell im Kopf zusammen. Das Programm entsteht als Bild im Gehirn, das Codieren am Bildschirm ist dann eigentlich nur mehr ein reiner Abschreibprozess. Die Programmlistings sind meist sauberer gegliedert und auch in ihrem inneren Aufbau wesentlich effektiver konstruiert. Oftmals finden sie Programmfehler schon beim raschen Überfliegen eines Listings durch eine Art Mustererkennungsprozess des Gehirns, der Fehler wie automatisch ortet.

Auch Chirurgen zeigen ähnliche Hochleistungsphänomene

Ähnliche Hochleistungsphänomene konnten übrigens auch bei Chirurgen beobachtet werden.

Abgesehen von einer möglichen Begabung steht mittlerweile eines außer Zweifel: Das Gehirn ist teilweise wie ein Muskel zu sehen, der ständig durch Übung, durch Training wie im Leistungssport fit gehalten werden muss. Übung als Gedächtnistraining garantiert keine Perfektion, aber es hilft Fähigkeiten zu entwickeln – insbesondere mittels Gedächtnisspielen –, die die Aufmerksamkeit schärfen. Man sollte diese täglich anwenden und beobachten, ob dadurch Inhalte – Personen, Plätze, Ereignisse oder Telefonnummern – plötzlich leichter haften bleiben.

Übung hilft die Aufmerksamkeit zu schärfen

DIE BRAIN-POWER-CHECKLISTE

Wenn Sie die folgenden Fragen mit Ja beantworten können, dann trainieren Sie Ihr Gehirn richtig:

- Lesen Sie regelmäßig Bücher oder Zeitungen?
- Lösen Sie gerne Rätsel oder Rechenbeispiele?
- Interessieren Sie sich generell für Gesellschaft und Politik?
- Lernen oder üben Sie Fremdsprachen?
- Trainieren Sie Telefonnummern auswendig zu lernen?
- Halten Sie Maß bei Alkohol?
- Halten Sie Maß beim Essen und Fernsehen?
- Können Sie sich vom beruflichen Dauerstress frei machen?
- Machen Sie öfters Sport oder zumindest Bewegung in frischer Luft?
- Gelingt es Ihnen, Unangenehmes zu vergessen oder zu verarbeiten?
- Schlafen Sie genug?
- Schaffen Sie es, ab und zu zu entspannen?

Können Sie dreißig Begriffe, die man Ihnen nennt, nach 15 Minuten in der richtigen Reihenfolge wiederholen? Können Sie sich die Tagesordnung einer Vorstandssitzung in allen Punkten auswendig merken? Oder die französischen Rotweine in der Karte eines Haubenrestaurants? Ein gutes Gedächtnis ist nicht nur Sache des Trainings, sondern vielmehr der richtigen Methode.

Trainingsmethoden

1. Nutzen Sie Zeit, die Sie manchmal verschwenden

Erstellen Sie in der Früh – zum Beispiel während der morgendlichen Dusche – eine Gedankenliste jener Aufgaben, die Sie im Laufe eines Tages zu erledigen haben. Dabei hilft das Herstellen von Gedankenbrücken, beispielsweise von Bildern, die mit der Dusche selbst etwas zu tun haben. Ein Beispiel: Assoziieren Sie das Auftanken Ihres Autos mit dem Ausdrücken des Shower-Gels. Oder das Aufräumen des Schreibtisches oder eines bestimmten Aktes mit dem Aufräumen (Reinigen) der Zähne beim Zähneputzen.

2. Prüfen Sie sich selbst ab

Rekapitulieren Sie alles, was Sie in der Zeitung lesen

Wenn Sie die Tageszeitung, ein Magazin oder ein Buch lesen, sollten Sie sich vor dem Lesen vorstellen, dass man nachher von Ihnen verlangen wird, den Inhalt in Kurzform zusammenzufassen und zu rekapitulieren. Sie werden überrascht sein, wie unterschiedlich Sie plötzlich zu lesen beginnen und wie Ihre Aufmerksamkeit unterbewusst zunimmt. Versuchen Sie auch auf jeder Seite oder in jedem Artikel die »Headline« oder die wichtigste Message herauszufinden und sie sich einzuprägen. Erfinden Sie auch Ihre eigenen Überschriften für diverse Absätze im Artikel, den Sie gerade lesen.

3. Rekapitulieren Sie im Kopf

Jeden Tag fahren Sie vermutlich dieselbe Route zur Arbeit. Versuchen Sie, ab morgen auf der Strecke an den verschiedensten Stellen Merkmale und Auffälligkeiten zu registrieren, die Sie bisher noch nicht wahrgenommen haben. Achten Sie auf die diversen Straßennamen so, als wenn Sie nachher einem Fremden den Weg erklären müssten. Diese Dinge helfen Ihnen, Ihre Aufmerksamkeit zu schärfen. Wenn Ihnen beim Autofahren langweilig ist, gibt es noch ein anderes nettes Spiel: Lernen Sie Autokennzeichen auswendig.

Lernen Sie Autokennzeichen auswendig

Wenn Sie das nächste Mal in einem Restaurant auf Ihren Geschäftspartner warten, beginnen Sie, die Gesichter der anderen Gäste zu studieren. Etwa 50 % der Namens- bzw. Gesichtsassoziationen lassen sich durch Verschärfungen oder Vergröberungen von Gesichtsstrukturen memorieren. Üben Sie einfach einmal das Übertreiben von Merkmalen, indem Sie bestimmte Gesichtszüge wie z. B. Haar, Haut oder andere auffallende Äußerlichkeiten gedanklich vergrößern, verkleinern oder verzerren. Sie werden sich wundern, um wie viel besser Sie sich plötzlich an die Gesichter erinnern. In gleicher Weise kann man sich an Namen und Plätze ausführlicher erinnern, indem man dazu Assoziationen herstellt.

4. Das Suchspiel

Gehen Sie täglich in ein Zimmer Ihrer Wohnung oder Ihres Hauses und wählen Sie zehn verschiedene Gegenstände heraus. Beim Verlassen des Raumes versuchen Sie sich genau zu merken, welche die zehn Gegenstände waren und wo sie gelegen sind. Machen Sie das täglich mit verschiedenen Gegenständen in verschiedenen Zimmern, bis es Ihnen kontinuierlich gelingt, alle zehn Objekte genau wiederzugeben.

5. Die Namensassoziation

Trainieren Sie Ihren Geist auch auf Partys

Eine weitere Übung ist ideal für die nächste Party. Nehmen Sie sich vor, sich an zumindest vier Namen von Personen zu erinnern, die Sie dort kennen lernen, und versuchen Sie auch, sich ihr Aussehen einzuprägen. Von nun an probieren Sie die Anzahl der zu merkenden Namen bei jeder Party, bei jedem Fest um jeweils einen weiteren Namen zu steigern. Helfen Sie sich mit gedanklichen Tricks wie »Der Mann, der mit meiner Frau spricht, heißt Robert.« Kontrollieren Sie jedes Mal am Ende des Abends Ihre Gedächtnisleistung.

In einer Zeit, wo die Speicher unserer Handys, Laptops und PCs überfüllt sind und es nicht mehr notwendig ist, dass wir uns die Telefonnummern unseres Lieblingsrestaurants, Anwalts oder Arztes merken müssen, da wir sie über Voice Recording sogar auf Zuruf wählen lassen können, wird die Gedächtnisleistung kontinuierlich abnehmen, soferne wir nicht aktiv dagegensteuern und sie trainieren. Versuchen Sie künftig immer häufiger auf den Knopfdruck zu verzichten, rufen Sie die Informationen, die Sie benötigen, einfach aus Ihrem Kopf ab. Gerade im Berufsleben ist das Merken von Namen oft entscheidend, auf der anderen Seite für viele aber schwierig.

Wie gesund ist mein Kopf?

Wie weiß man nun, ob man »nur« ein schlecht funktionierendes Gedächtnis hat oder an einem ernsthaften Problem leidet? Die effizienteste Möglichkeit, das zu überprüfen, sind die mittlerweile etablierten Memorytests, wie sie in den diversen Memorykliniken auch im deutschsprachigen Raum schon häufig durchgeführt werden.

Ein Memorytest gibt Aufschluss über Ihr Gedächtnis

Das überraschende Ergebnis ist, dass Leute, die sich wegen ihrer Lernfähigkeit und ihrer Gedächtniskapazität große Sorgen machen, oft hervorragende und überdurchschnittliche Resultate liefern, dafür häufig Menschen mit beträchtlichen Gedächtnisproblemen oder sogar Alzheimer im fortgeschrittenen Stadium glauben, dass bei ihnen eigentlich alles normal funktioniert.
Immer wieder wird das Thema von »Wunderdrogen«, »Wunderpillen«, »Smart drugs« oder Vitamin- und Mineralergänzungen für die Bedeutung der Gedächtnisleistung und des Gehirns gepusht. Wenn auch gerade in letzter Zeit eine Substanz mit dem Namen NADH als

Es gibt keine Wunderpillen für das Gedächtnis

neues Wundermittel propagiert wurde, so ist zu sagen, dass von all den vielen Medikamenten und Substanzen, die wissenschaftlich seriös getestet wurden, keine einzige bis jetzt nachweislich das Lernen oder die Gedächtnisfähigkeit effektiv über eine Placebowirkung hinaus fördert. Wahrscheinlich wird es in den nächsten zehn bis fünfzehn Jahren sehr wohl derartige Ergänzungen oder Unterstützungen der Botenstoffe im Gehirn geben, zum heutigen Zeitpunkt aber ist keine dieser Substanzen nachweislich einem Placebo überlegen. Vor so genanntem Brainfood oder Memorydrogen ist unbedingt zu warnen.

Immer wieder wird auch der Einfluss von Stress und Depressionen auf die Merk-, Gedächtnis- und Hirnleistung von Betroffenen erfragt. Es besteht überhaupt kein Zweifel, dass Depressionen und Stress ein ernstes Problem für die optimale Funktion des Gedächtnisses und der Hirnleistung darstellen. Glücklicherweise sind diese Veränderungen aber nur temporär, so dass mit einer Besserung im Befinden automatisch immer auch eine Steigerung der Hirnleistung verbunden ist.

Schlafverlust vermindert die Merkfähigkeit drastisch

Ähnlich verhält es sich auch mit dem Einfluss von Schlafstörungen, Schlaflosigkeit oder Schlafverlust. Müdigkeit durch Schlafverlust kann die Merkfähigkeit dramatisch verschlechtern. Völlig anders verhält es sich aber mit der so häufig zitierten »Informationsüberflutung unserer Informationsgesellschaft«. Einen Gehirnstau durch zu viel Informationen gibt es nicht. Niemand von uns hat seine Gehirnkapazität auch nur annähernd ausgenutzt. Denken Sie beispielsweise an Menschen, die sechs oder sieben Sprachen gleichzeitig perfekt sprechen und darüber hinaus noch andere Tätigkeiten durchführen. Auch 1 000 Chips sind noch kein Gehirn!

WAS SIE ÜBER BRAIN-POWER WISSEN SOLLTEN

Kontinuierliches Lernen ist der Schlüssel zum Erfolg.
Rekapitulieren Sie im Kopf, wenn Sie ein Buch oder eine Zeitung lesen.
Vorsicht vor Stress – er schwächt die Gehirnleistung enorm.
Hände weg von Wunderpillen! Diese sind meist nur Placebos.
Östrogen hilft gegen Alzheimer. Es vermindert das Erkrankungsrisiko.
Eine Informationsüberflutung des Gehirns gibt es nicht. Man kann nicht zu viel lernen.
»Mind machines« bringen in der Regel keinen Erfolg. Manche sind auch gefährlich.

Was können wir noch aktiv tun, um unsere grauen Zellen wach zu hal-

ten, um unser Gedächtnis, unsere Logik und unsere Kreativität zu steigern? Die Trainingsansätze sind völlig unterschiedlich. Dies geht von diversen derzeit stark boomenden »Mind Maps« über Visualisierungstechniken, Wiederholungstechniken, verbale Eselsbrücken, Lernkarteien, Zeitrafferlernen bis hin zur Steigerung der Kreativität.
Andere Methoden greifen Denktechniken, Brainfloating-Methoden, Affirmations- oder sogar Traumtechniken auf. Großer Beliebtheit erfreuen sich auch immer wieder Entspannungsmethoden mit Atemtechniken oder aber die Verwendung von so genannten »Mind machines« wie z. B. Biofeedbackgeräten oder Selbsthilfekassetten. Was es damit tatsächlich auf sich hat, ob »Mind machines« eine Art Ecstasy aus der Steckdose sind oder tatsächlich positiv auf die Nutzung des Gehirns einwirken, finden Sie in der folgenden Übersicht:

• Das Neurolinguistische Programmieren

NLP kann Ihre mentale Power maximieren

Das Neurolinguistische Programmieren (NLP) ist eine Technik, mit der sich Verhaltensweisen ändern, die Kommunikationsfähigkeit mit sich selbst und mit anderen verbessern und die mentale Power maximieren lässt.
Das NLP entstand bereits in den späten 70er-Jahren, als die beiden amerikanischen Forscher Richard Bandler und John Grinder untersuchten, warum manche Psychotherapeuten höhere Heilungsquoten erzielten als andere. So analysierten sie über einen längeren Zeitraum die therapeutische Arbeit von mehreren exzellenten Psychiatern wie Milton Erikson, der auf Hypnose spezialisiert war, oder seiner Kollegin Virginia Satir, einer Familientherapeutin.
Aus dem Ergebnis dieser Studien und Untersuchungen leiteten sie eine Vielzahl von Methoden ab, um Menschen in der Psychotherapie erfolgreicher als bisher zu behandeln. Daraus entstand das NLP.

Eine Reihe von Grundannahmen – auch Axiome genannt – bilden die Basis des NLP:

1. Jeder schafft sich sein Modell der Welt, seine persönliche Landkarte.

Jeder Mensch sieht die Welt anders

Jeder Mensch sieht die Welt anders. Im NLP wird davon ausgegangen, dass jeder Mensch in seinem Leben Erfahrungen gemacht hat und dadurch in seinem Kopf seine individuelle Landkarte entsteht. Persönliche Landkarten werden nach ihrer Nützlichkeit beurteilt. Wir können unsere Landkarte verbessern und ausbauen.

2. Körper, Seele und Geist sind eine Einheit.

Sie sind ein System und beeinflussen sich wechselseitig. Verändert

NLP: Eine Änderung der Körperhaltung verändert auch die Gedanken

man beispielsweise seine Körperhaltung, so können sich dadurch auch die Gedanken oder Gefühle verändern und vice versa. Zwischen dem Immunsystem und den seelischen Gedanken besteht ein Zusammenhang: je negativer die Gedanken, desto anfälliger der Organismus.

3. Der Mensch hat alle Ressourcen, die er benötigt.

Das NLP postuliert, dass jeder die Lösung für die Probleme bereits in sich trägt. Erfahrungen, Erinnerungen oder einfach Wissen können die Ressourcen sein, die es ermöglichen, ein Problem zu lösen.

4. Wenn es nicht geht, muss man anderes ausprobieren.

Prozesse des Lebens wirken auf jeden Menschen anders. Wer nicht weiterkommt, muss flexibel sein und etwas anderes ausprobieren.

5. Je mehr Wahlmöglichkeiten, desto besser.

Das NLP geht davon aus, dass die Chancen, ein angepeiltes Resultat zu erreichen, größer und besser sind, je mehr Wahlmöglichkeiten in einer Situation vorhanden sind.

Im NLP lernen Sie, Gefühle zu verankern

Die Methoden des NLP müssen kontinuierlich geübt werden. Man versucht dabei stetig seine geistige Vorstellungskraft zu verbessern, sich Dinge vor seinem geistigen Auge vorzustellen und zu verändern. NLP-Übungen helfen auch im Umgang mit Problemen und Gefühlen, die durch die Methode des »Verankerns« gezielt aufgerufen werden können (z. B. Motivation, Ehrgeiz etc.). Das Ankern von Gefühlen geht nach dem NLP in drei Schritten:

1. Entspannen Sie sich, atmen Sie tief durch. Denken Sie nach, welches Gefühl Sie ankern möchten. Erinnern Sie sich an eine Situation in Ihrem Leben, wo Sie dieses Gefühl empfunden haben, und erzeugen Sie diesen Zustand. Verstärken Sie dieses Gefühl. Lassen Sie es nochmals aufleben. Was passierte damals? Wie war es? Halten Sie inne und genießen Sie das Gefühl.
2. Wenn Sie spüren, dass das Gefühl am intensivsten ist, lösen Sie den Anker aus: Berühren Sie eine bestimmte Stelle Ihres Körpers, zum Beispiel eine Stelle am Unterarm, und assoziieren Sie so die Berührung mit dem Gefühl.
3. Überprüfen Sie, ob der Anker funktioniert. Denken Sie zunächst an etwas gänzlich anderes, dann lösen Sie durch selbige Berührung den Anker aus. Wenn Sie das Gefühl wieder spüren, funktioniert das Verankern.

Ein weiteres Übungsbeispiel aus dem NLP, um die visuelle Vorstellungskraft zu stärken:

1. Schließen Sie die Augen und stellen Sie sich eine Erdbeere vor. Wie sieht sie aus? Wie groß ist sie? Welche Farbe hat sie? Sehen Sie eine gemalte Erdbeere oder ein fotografisches Bild? Sehen Sie die Frucht dreidimensional?
2. Verändern Sie nun das Bild in Ihrer Vorstellung. Lassen Sie die Erdbeere kleiner werden, größer werden – so lebensgroß wie Sie selbst –, schieben Sie sie weg und lassen Sie sie um die eigene Achse rotieren.

Um Ihr akustisches Vorstellungsvermögen zu schärfen, machen Sie selbige Übung mit einer Glocke (Wie klingt ihr Ton? Ist er laut? Ändern Sie die Richtung, aus der der Ton kommt, etc.).

Auch Gefühle lassen sich beeinflussen, wie man im autogenen Training vorgeführt bekommt. Wenn Sie sich längere Zeit vorstellen, Ihr rechtes Bein wird immer schwerer, dann wird es sich tatsächlich mit der Zeit wärmer und schwerer anfühlen, weil durch Ihre bewusste Vorstellung der Körperteil stärker durchblutet wird. Stellen Sie sich vor, Sie gehen durch eine Wüste. Wie ist der Sand, ist er heiß, wie fühlt er sich auf Ihrer Fußsohle an? Kombinieren Sie alle diese Vorstellungen zu einem Ganzen.

Auch Gefühle lassen sich beeinflussen

Zerstören Sie unangenehme Gedanken

Auch für unangenehme Gedanken hat das NLP eine Lösung parat: Schließen Sie die Augen und stellen Sie sich das unangenehme Bild vor, auch wenn dadurch negative Gefühle in Ihnen aufkommen. Denken Sie weiter und stellen Sie sich einen Schwarzweißfernseher vor, auf dessen Bildschirm Sie das unangenehme Bild schieben, bis es ganz klein und schwarzweiß wird. Schieben Sie den Fernsehapparat weit von sich weg. Lenken Sie sich mit etwas anderem ab und wiederholen Sie nach einiger Zeit diese Übung. Ab einem gewissen Moment werden Sie auch dann kein Problem mehr haben, wenn Sie an das ursprünglich unangenehme Bild denken, weil Sie es immer wieder – klein und schwarzweiß – auf dem Bildschirm sehen.

Schalten Sie Gedanken, die Sie belasten, einfach aus

Motivieren Sie sich mit NLP

Im NLP gibt es auch Methoden, um sich selbst zu motivieren. Jeder von uns schiebt unangenehme Sachen gerne zur Seite – ob die Steuererklärung, die Autoreparatur oder das Ausmisten des Kleiderschranks. Der »New Behaviour Generator«, wie ihn Steve Andreas und Charles Faulkner nennen, ist eine Methode, sich auch unangenehmen Dingen locker zu stellen:

Entspannen Sie sich, schließen Sie die Augen und stellen Sie sich einen Menschen vor, der genauso aussieht wie Sie. Es ist Ihr anderes

Erschaffen Sie im Geiste Ihr anderes Ich

Ich. Dieses andere Ich lernt all jene Dinge motiviert und voller Freude zu machen, die Sie selbst hassen und für die Sie eine Motivation suchen. Beobachten Sie Ihren imaginären Doppelgänger dabei. Wenn Sie zufrieden sind, wie er die Probleme löst, werden Sie Ihr anderes Ich so internalisieren, dass Sie Ihre Aufgaben genauso motiviert erledigen. Wählen Sie eine Aufgabe, die Sie gerne mit Freude zu Wege bringen möchten. Stellen Sie sich vor, wie Ihr anderes Ich diese Aufgabe ohne Schwierigkeiten erledigt, wie es dafür gelobt wird, wie es Anerkennung bekommt. Wenn Ihr anderes Ich die Aufgaben so erfüllt, wie Sie das gerne tun würden, ziehen Sie dieses andere Ich in Ihre eigene Welt. Stellen Sie sich beispielsweise vor, wie Sie dieses andere Ich in die Arme schließen. Legen Sie schließlich fest, wie Sie nun frisch motiviert die neuen – bislang unangenehm empfundenen – Aufgaben angehen. Im NLP bezeichnet man diesen Schritt als »Future Pace«, bei dem Sie sich vorstellen, wie es ist, wenn Sie bereits das erreicht haben, was Sie erreichen wollen.

NLP boomt weltweit, immer mehr Institute bieten Kurse an. Es handelt sich dabei um eine psychologisch fundierte und mittlerweile anerkannte Methode, die man nur empfehlen kann.

• Biofeedback

Biofeedback steigert Ihre Leistungsfähigkeit

Biofeedback ist eine mentale Trainingsmethode, bei der Sie mit mehreren Sensoren an einen Computer angeschlossen werden, der Hautleitwert, Körpertemperatur, Puls- und Atemfrequenz misst. Sie erhalten so über den Computer Rückmeldung, wie Ihr Körper auf Situationen oder Gedanken reagiert, die man simulieren kann, und erlernen Techniken, um Ihre Konzentration, Merkfähigkeit und somit die Leistungsfähigkeit Ihres Gehirns zu steigern. Biofeedback ist eine effiziente Methode, die in zahlreichen Instituten in Deutschland, Österreich und der Schweiz angewendet wird.

• Superlearning

Die Vorgänge innerhalb des Gehirns lassen sich als Wellen darstellen. Je nach Wellenlänge eines Denkzustandes spricht man vom Alpha- oder Beta-Zustand. Im Alpha-Zustand speichert beispielsweise das Gehirn Lernstoffe ohne Prüfung auf Sinn ab, was eine enorme Lernleistung ermöglicht. Spezielle Instrumental-CDs, auf denen Informationen gesprochen werden, lassen den Alpha-Zustand erreichen. So werden bei völliger Entspannung mittels Kopfhörer in die Musik Informationen und Lerninhalte gesprochen.

Mit Superlearning lassen sich zwar Erfolge verzeichnen, es ist jedoch nur ergänzend zu herkömmlichen Lernprogrammen sinnvoll, da dabei kein analytischer und sinnvoller Aufbau von Information möglich ist.

• Elektrische Stimulation

Stimulation mittels direkter elektrischer Beeinflussung des Gehirns, bei der zwei Elektroden – meist an den Ohrläppchen – angebracht werden. Soll angeblich bei Drogenentzug wirken (was wissenschaftlich nicht belegt ist), ist jedoch zur Steigerung der Gehirnleistung abzulehnen. Der Nutzen scheint äußerst fraglich, etwaige gesundheitliche Risken sind nicht absehbar.

Elektrische Stimulation des Gehirns ist gefährlich

• Optische und akustische Stimulation

Viele im Handel erhältliche »Mind machines« bestehen aus einer futuristisch wirkenden Spezialbrille, bei der Lichtimpulse in bestimmten Zeitabständen abgegeben werden und zur Stimulation bestimmter Teile des Gehirns dienen sollen. Damit kann man – so die euphorischen Begleitbeschreibungen – den Alpha-Zustand erreichen. Ein fast meditativer Entspannungszustand ist teilweise tatsächlich möglich, ob solche »Mind machines« jedoch auch das Gehirn trainieren, ist äußerst zweifelhaft.

Mit »Mind machines« soll der Alpha-Zustand erreicht werden

• Alpha-CDs und -Kassetten

Der Alpha-Rhythmus liegt im Bereich von 10 Hz, einer Frequenz, die vom menschlichen Ohr nicht mehr hörbar wahrgenommen werden kann. Ideenreiche Geschäftsleute haben nun Kassetten und CDs entwickelt, die die Ohren mit um 10 Hz verschiedenen, hörbaren Tönen berieseln. Wieweit man durch diese Beschallung von außen das Gehirn in den Alpha-Zustand versetzen kann, ist fraglich. Der Nutzen fürs Gehirn: wahrscheinlich null.

• Mind Power

Eine außergewöhnliche Methode, sein Gehirn wirkungsvoll zu trainieren, entwickelte John Kehoe, der Pionier der »Mind Power«. Er zog sich 1975 in die Wildnis von British Columbia, Kanada, zurück, um sich drei Jahre lang – völlig abgeschnitten von der Zivilisation – der Erforschung der Kräfte seiner Gedanken und somit des menschlichen Denkvermögens zu widmen.

Drei Jahre in der Wildnis – dann war »Mind Power« entwickelt

Sein Programm der Entwicklung der Geisteskräfte, das er in der Einöde fernab der zivilisierten Welt formulierte, lehrte er später als Coach und Trainer für Weltkonzerne wie Mobil. Kehoes Theorie:

1. Ihr Bewusstsein ist eine gewaltige Macht

Starke und konzentrierte Gedanken sind starke und konzentrierte Kräfte. Wenn Sie Ihr Leben verändern wollen, müssen Sie das dafür notwendige Bewusstsein entwickeln. Auf eine Veränderung zu hoffen hat keine Wirkung, Sie müssen Ihr Denken verändern.

2. Visualisieren Sie Ihre Wünsche

Visualisieren ist die Ausnutzung der Vorstellungskraft, durch die Sie sich in eine Situation versetzen, die noch nicht eingetroffen ist. Dabei sehen Sie sich so, als hätten oder wären Sie schon genau das, was Sie wollen.

Stellen Sie sich die Wirklichkeit vor, die Sie haben wollen

Das bedeutet in der Praxis:
1. Entscheiden Sie, was Sie wollen.
2. Entspannen Sie sich.
3. Stellen Sie sich 5 bis 10 Minuten die Wirklichkeit, die Sie haben wollen, vor – aber so, als würde sie sich schon ereignen.

Stellen Sie sich Ihr Wunschbild zumindest einmal am Tag real vor und wiederholen Sie dies immer wieder.

3. Nutzen Sie Affirmationen

Affirmationen oder Bejahungen sind einfache Sätze, die man leise oder laut wiederholt. Entscheiden Sie sich für eine Aussage, die das, was Sie erreichen wollen, immer wieder zum Ausdruck bringt, und sagen Sie es sich immer wieder vor (»Ich schaffe die Prüfung«, »Ich bekomme den Auftrag«, »Mein Konzept wird ein Erfolg« etc.). Sie brauchen nicht einmal an das, was Sie sagen, zu glauben. Halten Sie sich einfach an die ständigen Wiederholungen. Wählen Sie dabei immer eine positive Aussageform und kurze Sätze (nicht mehr als zehn Worte). Vermeiden Sie Bejahungen, die sich gegen Sie richten (»Ich bin einfach ein Pechvogel«). Das Bewusstsein erschafft die Wirklichkeit – und das Bewusstsein schaffen Sie! Was Sie glauben, das bekommen Sie auch.

4. Sie können alles, was Sie wollen

Denken Sie immer, dass Sie einzigartig sind. Sie können alles tun, was Sie wollen, wenn Sie Ihre Gedanken nur ganz fest darauf richten: »Ich kann jede Sprache erlernen.« – »Ich kann jedes Projekt beginnen.« – »Ich kann meinen Beruf verändern.« Positive und zuversichtliche Gedanken schaffen einen zuversichtlichen Menschen, zielgerichtete Gedanken einen zielgerichteten Menschen. In dem Maße, wie Sie Ihre Gedanken gegenüber anderen Menschen verändern, verändern sich die Menschen auch Ihnen gegenüber.

Positive Gedanken schaffen positive Menschen

5. Probleme sind Wegweiser

Probleme sind ein wichtiger und wertvoller Teil unseres Lebens, Wegweiser, die nur darauf warten, verstanden zu werden. Nichts geschieht durch Zufall. Es gibt keine Probleme, sondern nur Gelegenheiten.

Was Sie für möglich halten, woran Sie glauben, das hat eine starke

Wirkung auf das, was tatsächlich geschieht. Männer, die Krankheiten fürchten, sind eher in Gefahr, krank zu werden, weil der Körper die Wirkung der Gedanken spürt. Depressive Männer werden leichter krank als glückliche.

Wie Sie den Stress besiegen können

Strategien gegen die Epidemie des dritten Jahrtausends

Mehrere Jahre arbeitete Andreas K. in einer auf Werbefilme spezialisierten Filmproduktion und fühlte sich dort außerordentlich wohl. Plötzlich wurde er befördert, man machte ihn zum Stellvertreter des Chefs. Die Organisation der Firma wurde völlig neu strukturiert und K. erhielt sogar einen eindrucksvollen Titel: Managing Director. Damit verbunden waren ein riesiges Büro mit zwei Sekretärinnen, eine Menge Mitarbeiter und ein eigener Firmenwagen. Die Beförderung hatte jedoch auch einen unangenehmen Nebenaspekt: Andreas K. fühlte ab diesem Moment die Last der ganzen Firma, die alleinige Verantwortung für Erfolg und Misserfolg auf seinen Schultern. Zeit für seine Hobbys – Golfen, Surfen und Tennis – sowie für regelmäßiges Essen blieb ihm keine mehr. Der Laptop wurde sein neuer Partner und mit dem Handy blieb er auch um Mitternacht noch für die Kunden erreichbar. Nach sechs Monaten bemerkte K. immer wieder starkes Herzklopfen, verbunden mit rasendem Puls, zeitweises Zittern, ein eingeschlafenes, taubes Gefühl in der linken Hand, ein seit Jahren nicht mehr verspürtes Magendrücken und quälende Kopfschmerzen, die er das letzte Mal in seiner Studienzeit hatte, wenn eine Staatsprüfung vor der Tür stand. Als er während einer wichtigen Sitzung minutenlang ein Brennen in der Herzgegend verspürte, war er sicher: Angina pectoris, der Vorbote des Herzinfarkts. Noch am selben Tag saß er in der Praxis seines Internisten.

Nach einer Reihe von langwierigen Untersuchungen war schnell klar, was der Arzt bereits auf Grund der Symptome ahnte: Bis auf erhöhte Blutfette und einen mäßig erhöhten Blutdruck war K. organisch gesund. Er litt an einem nicht kontrollierten Stresszustand. Andreas K. – ein Mann aus der Balance.

Das Problem Stress ist im letzten Jahrzehnt vor allem in der westlichen

Welt eskaliert. Es hat mittlerweile alle sozialen Schichten erreicht, vom Topmanager bis zum Taxifahrer. Stress wurde zur unvermeidbaren Konsequenz des modernen Lebens.

In einer im Jahre 1999 im »European Heart Journal« veröffentlichten Studie wurde der Zusammenhang zwischen Stress im Job und plötzlichem Herztod bei Angestellten mittleren Lebensalters untersucht. Die Studie beobachtete 200 000 japanische Arbeitnehmer über einen Zeitraum von sieben Jahren, exakt vom Jahre 1989 bis 1995, und ist damit eine der repräsentativsten Untersuchungen dieser Art. Das Ergebnis ist alarmierend: Mentaler Stress, insbesondere jener, der durch Veränderungen im sozialen Umfeld und bei der Arbeit auftritt, spielt eine Schlüsselrolle bei der Auslösung des plötzlichen Herztodes.

Mentaler Stress spielt eine Schlüsselrolle beim plötzlichen Herztod

Im Jahr 1995 war die Todesrate während der ökonomischen Rezession mehr als doppelt so hoch wie im Vergleichsjahr 1991 während eines ökonomischen Booms. Die meisten Todesfälle wurden im April, dem Beginn des japanischen Arbeitsjahres, und meist in den frühen Morgenstunden festgestellt. Für Mediziner keine Überraschung: Herzkranzgefäßspasmen (Herzkrämpfe) treten generell am häufigsten spät während der Nacht oder am frühen Morgen auf.

Schon in naher Zukunft, so waren sich Mediziner und Psychologen beim 10. Internationalen Kongress zum Thema »Stress« Anfang März 1999 in der Schweizer Stadt Montreux einig, werden durch Stress verursachte Krankheiten in Europa epidemisch zunehmen.

Stress ist Amerikas Gesundheitsproblem Nummer 1

Auch eine Studie des »American Institute of Stress« in New York kommt zu einem vergleichbaren Schluss: Stress und daraus resultierende Krankheiten sind bereits jetzt zu Amerikas Gesundheitsproblem Nummer 1 geworden.

- Bereits heute erfolgen 75 % aller Vorsorgeuntersuchungen in den USA auf Grund stressbedingter Probleme.
- 89 % der erwachsenen Amerikaner gaben an, in der Vergangenheit bereits mehrfach unter »starkem Stress« gestanden zu haben.

Für 78 % der Amerikaner bedeutet der Job Stress

- 78 % der Amerikaner verbinden ihren Job mit »Stress«. Jeder Zweite behauptete zudem, das Ausmaß an Stress habe in den letzten zehn Jahren signifikant zugenommen. In Österreich sind die Zahlen noch nicht so krass: Mehr als ein Drittel aller österreichischen Männer gibt an, chronisch überlastet zu sein.
- 60 % der Arbeitsunfälle in den USA haben stressbedingte Ursachen oder sind Folge einer durch Stress verursachten Handlung.
- Das »National Safety Council« schätzt die Zahl der Amerikaner, die pro durchschnittlichem Arbeitstag wegen stressbedingter Gesundheitsprobleme zu Hause bleiben, auf eine Million.
- Durch die Zunahme des Stresslevels sind nur mehr 25 % der

Amerikaner mit ihrem Job »sehr zufrieden« (1973 waren es noch 40 %).

- Die Anzahl der Gewalttaten am Arbeitsplatz hat in den letzten fünf Jahren rapide zugenommen. Die Ursache für mehr als die Hälfte dieser Gewalttaten liegt in Stress oder einer spontanen stressbedingten Reaktion.

Die meisten von uns wissen einiges über Stress. Ein typischer Trendbegriff, der für alles herhalten muss, was in unserem Leben negativ behaftet ist. Doch Stress bedeutet weit mehr, als wir uns im ersten Moment vorstellen: Sie sind bis zwei Uhr früh auf einer Party, haben einen Autounfall, Ihr Hund ist krank, Sie sind pleite, Ihre neue Sitzgarnitur wird geliefert oder Sie erhalten von Ihrem Chef eine Prämie für besondere Erfolge. All das ist Stress. Jede Veränderung in Ihrem Leben, jede Abweichung von der Norm der täglichen Routine, egal ob positiv oder negativ besetzt.

Auch eine lange Party bedeutet Stress

Die Stressarten

Stress kann viele Ursachen haben. Die häufigsten sind:

- **Emotionaler Stress**

Konflikte, unterschiedliche Standpunkte, Probleme in der Partnerschaft, aber auch die Taufe Ihres Kindes verursachen emotionalen Stress.

- **Stress durch Überanstrengung**

Wenn Sie 15 Stunden täglich arbeiten (oder auch feiern), verkürzen Sie die Regenerationsphase Ihres Körpers. Das geht nur bis zu jenem Punkt gut, an dem der Körper noch genug Zeit und Energie hat, kaputte Zellen zu reparieren oder zu ersetzen. Der Energiehaushalt Ihres Körpers nimmt jedoch kontinuierlich ab. So mobilisiert Ihr Körper alle Reserven, um das System und somit Ihre Gesundheit zu erhalten.

- **Stress durch Krankheiten und Unfälle**

Von der Verkühlung bis zum gebrochenen Bein.

- **Hormonell bedingter Stress**

  - In der Pubertät entsteht Stress durch starke hormonelle Veränderungen, wenn die Sexualorgane ihre Funktion aufnehmen, die Hoden mit der Spermienproduktion beginnen und neue Hormone in großen Mengen ausgeschüttet werden.
  - Auch die kontinuierliche Abnahme der Hormone mit zunehmendem Alter ist für den männlichen Körper ein Stressfaktor.

Hormonelle Faktoren können Ursache für Stress sein

- **Stress durch Umweltfaktoren**

Heißes oder kaltes Klima, enorme Höhen, Umweltgifte u. Ä. können Stress auslösen.

- **Stress durch Rauchen**

Die Wirkstoffe in Tabak zerstören Zellen, können chronische Bronchitis, Krebs und viele andere Krankheiten verursachen und sind so ein klarer Stressfaktor.

- **Allergischer Stress**

Allergien verursachen Stress

Allergische Reaktionen sind Teil der natürlichen Abwehrmechanismen des Körpers. Wenn Ihr Körper mit Substanzen in Kontakt kommt, die toxisch sind oder die Ihr Organismus als giftig einstuft, attackiert er diese und versucht sie zu neutralisieren. Kommen diese Stoffe beispielsweise mit Ihrer Haut in Berührung, reagiert der Körper mit einer akuten Dermatitis (Hautentzündung), wenn Sie giftige Substanzen einnehmen, müssen Sie erbrechen. Allergische Reaktionen bedeuten Stress, denn Ihr Körper braucht Energie, um den Eindringling aktiv zu bekämpfen.

Stress ist eine Voraussetzung für das Überleben

Stress ist also eine individuelle, persönliche Reaktion auf Situationen und Umstände, die eine Belastung physischer oder psychischer Art hervorrufen. Stress ist normal und wahrscheinlich ein notwendiger Teil unseres Lebens, denn die Fähigkeit, sich an Änderungen und Anforderungen der Umwelt anzupassen, ist eine Voraussetzung für das Überleben aller höheren Lebensformen, insbesondere des Menschen. Die Form, in der dies geschieht, nennt man Stressreaktion. Sie ist die Antwort des Organismus auf den Stressor (Stressauslöser) und hat die biologische Aufgabe, die neue »Einstellung« des Körpers durchzuführen.

Das Grundmuster der Stressreaktion ist wahrscheinlich mehrere hundert Millionen Jahre alt. Es hat sich mit der Entfaltung der Tierwelt zu einer komplexen Reaktion mit biologischem Zweck entwickelt. Seit das »Fight or Flight«-Phänomen (Kampf oder Flucht) vor fast 50 Jahren das erste Mal beschrieben wurde, haben wir viel über die Reaktionsweisen, aber vor allem auch über die chemischen Prozesse im menschlichen Körper dazugelernt.

Der Stress aus medizinischer Sicht

Man unterscheidet aus medizinischer Sicht zwei Basistypen von stressenden Ereignissen. Das eine ist intensiv, eine Art Alarmreaktion, die den Körper blitzschnell auf einen Notfall vorbereitet. Das andere ist von geringerer Intensität und alarmiert den Körper, sich auf ein Langzeitproblem, das Ausdauer erfordert, einzustellen. Trotz aller Unterschiede im Detail lassen sich bei der Stressreaktion des Menschen deutlich vier Phasen unterscheiden, die in immer gleicher Weise aufeinander folgen.

Phase 1: Die Alarmphase

Stress war in Urzeiten eine Reaktion des Überlebens

Stress war schon für unsere Urahnen in prähistorischen Zeiten eine Reaktion des Überlebens, die in der Regel auf psychischer Ebene ausgelöst wurde, speziell durch sinnliche Wahrnehmungen und Empfindungen wie Sehen, Hören, Riechen oder durch Emotion. Sie gab dem Homo sapiens die Kraft, um mit Bären zu kämpfen, vor Wölfen davonzulaufen oder einem herunterfallenden Felsbrocken auszuweichen.

Die ursprüngliche Aufgabe der Alarmreaktion war es, den Organismus auf eine Situation vorzubereiten, in der auf Grund einer gesteigerten körperlichen Aktivität ein erhöhter Energieumsatz erforderlich sein wird. Auch wenn heute psychische Faktoren als Auslöser für Stress massiv überhand genommen haben, ist der Ablauf innerhalb des Körpers derselbe.

Unter Stress produzieren die Nebennieren das Hormon Cortisol

Bei Stress werden mehrere Organsysteme völlig unterschiedlich beeinflusst. In unserem Gehirn wird das Corticotropin-Releasing-Hormon (CRH) freigesetzt. In Folge schüttet die Hypophyse im Gehirn das Adrenocorticotrope Hormon (ACTH) aus. Das ist das Signal für die Nebennieren, das klassische Stresshormon Cortisol zu produzieren und aus dem Nebennierenmark die Stresshormone Adrenalin und Noradrenalin auszuschütten. Je stärker die Stressoren sind, desto mehr Hormone werden produziert. Das Verhältnis der beiden Hormonkonzentrationen Noradrenalin und Adrenalin zueinander kann variieren in Abhängigkeit, ob die Stressreaktion durch Angst mit möglicher Fluchtreaktion oder durch Zorn mit möglicher Angriffsreaktion ausgelöst wird. Als Folge werden die Atemfrequenz sowie die Kontraktionskraft des Herzmuskels, die Herzfrequenz (= Pulsfrequenz) und der Blutdruck gesteigert. Dies macht sich oft als Herzklopfen und Herzjagen spürbar.

Traubenzucker und Fett werden mobilisiert, das Blut dorthin umgeleitet, wo es gebraucht wird, die Blutplättchen aktiviert, so dass das Blut beispielsweise bei Verletzungen eine Blutung schneller zum Stillstand bringen kann. Das Verdauungssystem wird bis hin zur Einstellung der Speichelproduktion weitgehend ruhig gestellt, was ein Gefühl der Mundtrockenheit erzeugt. Die Geste, vor einem Gegner auszuspucken, ist schon bei den homerischen Helden belegt, die dem Feind durch den nicht versiegenden Speichelfluss ihre Furchtlosigkeit demonstrierten.

Die Speichelproduktion wird ruhig gestellt

Phase 2: Die Anpassung

Das Herz steigert den Blutumlauf zur Muskulatur

Durch die vertiefte Atmung kann die Lunge mehr Sauerstoff aufnehmen, das Herz steigert den Blutumlauf zur arbeitenden Muskulatur, in der die bereitgestellten Nährstoffe verbrannt und die »Produktion« gesteigert wird. Die Ressourcen werden als Stressreaktion verbraucht und abgebaut. Das führt unweigerlich zur Phase drei.

Phase 3: Die Ermüdung und/oder Erschöpfung

Ein Zustand verminderter Leistungsfähigkeit tritt ein, bedingt durch einen Aufbrauch der körpereigenen Depots, insbesondere von Traubenzucker, Wasser und Salz. Der Körper beginnt zu schwitzen, um die Körpertemperatur konstant zu halten. Ein Zustand der Erschöpfung tritt ein, wie wir es auch aus dem Sport kennen.

Muskelkrämpfe sind ein Schutz des Organismus, da eine zu weit gehende Ausschöpfung seiner Ressourcen lebensbedrohlich sein könnte und das Gefühl der Müdigkeit zur Verlangsamung und/oder zum Abbruch der Belastung zwingt, bevor das Ausmaß bedrohliche Formen annimmt. Bei länger dauernden körperlichen Belastungen, zum Beispiel beim Joggen oder Radfahren, soll deshalb frühzeitig – meist bereits nach einer halben Stunde und auch nach jeder weiteren halben Stunde – mit dem Ersatz von verbrauchtem Zucker und Wasser durch Elektrolytgetränke begonnen werden.

In der Erschöpfungsphase wird Milchsäure frei

Bei der nächsten Stufe der Erschöpfung kann durch biologische Verbrennung von Nährstoffen der Energiebedarf nicht mehr abgedeckt werden, es kommt zu zusätzlichen biochemischen Prozessen, bei denen Milchsäure frei wird, die nicht mehr abgebaut werden kann. Akkumuliert diese Milchsäure, können die Muskelfasern nicht mehr arbeiten und stellen ihre Tätigkeit ein. Diese Reaktion ist bei einem Marathon durch das Bild des erschöpfungsbedingten Zusammenbruchs bekannt. Die dritte Form ist die zentrale Ermüdung, wie sie bei Triathleten häufig vorkommt. In der Extremform – bei fortdauerndem Schlafentzug über mehrere Tage hindurch – kann dieser Stress letztlich sogar zu lebensbedrohlichen Zuständen führen.

Phase 4: Die Wiederherstellung und Erholung

Durch Flucht kann man Stress abbauen

Chronischer Alltagsstress wirkt sich negativ auf Körper und Geist aus

In der Urzeit haben die Höhlenmenschen die ersten drei Phasen des Stress mit Kampf oder durch Flucht überlebt und sich dann in ihre Höhle zurückgezogen. Heute kämpfen oder fliehen wir höchst selten, so dass die durch Stress ausgelöste Anspannung nicht abgebaut wird und sich anstaut bzw. wir keine Zeit für die Phase der Regeneration finden. Je höher und länger die Belastung, je größer die Ermüdung war, um so länger braucht der Organismus zur Erholung. Chronischer Alltagsstress wirkt sich sowohl auf den Körper als auch auf die Psyche negativ aus.

Die Stresssymptome

Stress verursacht physische, psychische und Verhaltensstörungen

Bei den Anzeichen und Symptomen für Stress unterscheidet man im Wesentlichen drei Gruppen: physische und psychische Beschwerden sowie mentale Störungen mit Auswirkung auf das Verhalten. Stress beginnt meist mit Empfindungen wie Abgeschlagenheit, Lustlosigkeit, Verkrampfung, Gereiztheit, Nervosität, Hektik, Ungeduld, Müdigkeit. In der Folge beginnt auch der Körper auf den Stress zu reagieren.

Mit dem folgenden Stress-Test können Sie feststellen, ob Sie an den typischen Auswirkungen von Stress leiden. Es ist jedoch auch möglich, dass es für einige der Symptome organische Ursachen gibt, die Sie sicherheitshalber mit Ihrem Arzt abklären sollten.
Zu den typisch physischen Beschwerden bei Stress gehören:

Symptom	Ja	Nein	Gelegentlich
• Kopfschmerzen	❑	❑	❑
• Zähneknirschen	❑	❑	❑
• enger oder trockener Hals	❑	❑	❑
• Schwindelgefühl	❑	❑	❑
• Ohrensausen	❑	❑	❑
• Brustkorbschmerzen	❑	❑	❑
• Kurzatmigkeit	❑	❑	❑
• Atembeschwerden	❑	❑	❑
• Asthmaanfälle	❑	❑	❑
• hoher Blutdruck	❑	❑	❑
• Muskelverspannungen	❑	❑	❑
• Muskelzuckungen	❑	❑	❑
• Gastritis	❑	❑	❑
• Übelkeit	❑	❑	❑
• Verstopfung oder Durchfall	❑	❑	❑
• chronische Müdigkeit	❑	❑	❑
• Schlafstörungen	❑	❑	❑
• Körperabwehrschwäche mit häufigen Erkrankungen	❑	❑	❑
• Rücken- und Wirbelsäulenbeschwerden	❑	❑	❑

Psychische Auswirkungen bzw. emotionale Stressoren sind:

Symptom	Ja	Nein	Gelegentlich
• Angstgefühle	❑	❑	❑
• Irritationen	❑	❑	❑
• Gefühl einer dauernden Bedrohung	❑	❑	❑
• Depressionen	❑	❑	❑
• verlangsamtes Denken	❑	❑	❑
• rasende Gedanken	❑	❑	❑
• Gefühl der Hilflosigkeit	❑	❑	❑
• Gefühl der Hoffnungslosigkeit	❑	❑	❑
• Gefühl der Wertlosigkeit	❑	❑	❑
• Gefühl, kein klares Ziel zu haben	❑	❑	❑
• Gefühl der Unsicherheit	❑	❑	❑
• Traurigkeit	❑	❑	❑
• Apathie	❑	❑	❑
• Überempfindlichkeit	❑	❑	❑
• Zorn und Wut	❑	❑	❑

Mentale Störungen mit Verhaltensauswirkungen bei Stress sind:

Symptom	Ja	Nein	Gelegentlich
• Verlust des Sexualtriebs	❑	❑	❑
• Impotenz	❑	❑	❑
• vorzeitiger oder verzögerter Samenerguss	❑	❑	❑
• Griff zu Alkohol	❑	❑	❑
• Rauchen	❑	❑	❑
• Drogen	❑	❑	❑
• zunehmende Isolation von Freunden und Arbeitskollegen	❑	❑	❑
• schlechte Performance im Job	❑	❑	❑
• Burn-out-Syndrom	❑	❑	❑

Je öfter Sie mit »Ja« geantwortet haben, um so größer scheint Ihr täglicher Stresslevel zu sein. Zumindest aber reagieren Ihr Geist und Ihr Körper in einer Form, die symptomatisch für Männer ist, die unter starkem Stress stehen.

Timothy Smith von der University of Utah hat in einer Studie nachgewiesen, was jeder im Alltag bereits beobachtet hat: Stressauslöser bei Frauen und Männern sind ganz unterschiedlich. Uneinigkeit und Meinungsverschiedenheiten lösen bei Frauen Stress aus, nicht aber bei Männern. Dafür reagieren Männer mit Stress, wenn ihre Leistungen und ihre Kompetenz angezweifelt werden. Frauen bleiben in solchen Situationen gelassen.

Männer reagieren mit Stress, wenn ihre Kompetenz angezweifelt wird

Stress als Partnerschaftskiller

Empirische Untersuchungen einer Schweizer Psychologengruppe haben gezeigt, dass Stress ein Partnerschaftskiller erster Güte ist. Dies hängt damit zusammen, dass Männer, die unter Stress stehen, ihr soziales Verhalten auch gegenüber ihrer Partnerin drastisch ändern. Sie werden egoistischer, je nach Veranlagung aggressiver und sind im partnerschaftlichen Konfliktfall weniger bzw. kaum zur Versöhnung bereit. Der Stress sorgt somit nicht nur für Kommunikationsprobleme innerhalb des partnerschaftlichen Gefüges, er ist in der Folge auch die Grundlage für ernst zu nehmende Probleme, die bis zur Trennung oder – im schlimmsten Fall – sogar zu einem Gewaltverhalten gegenüber der Partnerin führen können.

Sie werden unter Stress egoistischer und aggressiver

Da die Libido bei Männern unter Stress nach wie vor stark ist, sich aber die Frauen durch das stressbedingt veränderte Verhalten des Mannes häufig verweigern, können diese in der Folge Erektionsschwierigkeiten bekommen. Wenn eine Frau bei jedem zweiten Versuch des Mannes nicht zum Sex bereit ist oder erst überredet werden muss, sind Erektionsprobleme oft nicht vermeidbar.

Stress verursacht bei Männern Erektionsstörungen

Laut einer Studie des Instituts für Sexualforschung in Hamburg gaben in den Jahren 1975 bis 1977 durchschnittlich 8 % der deutschen Frauen an, unter Lustlosigkeit zu leiden. Im Zeitraum 1992 bis 1994 waren es bereits 58 (!) %, während sich die Zahl der unter Lustlosigkeit leidenden Männern von 4 % nur auf 16 % erhöhte. Gleichzeitig klagten jedoch im zweiten Untersuchungszeitraum 63 % der Männer über Erektionsstörungen.

Stress im Berufsleben ist somit kausale Ursache für:

- Kommunikationsprobleme in der Partnerschaft
- mangelndes Vertrauen in den Partner
- sexuelle Konflikte
- fehlende Romantik
- nicht vorhandene Zärtlichkeit

Stress im Berufsleben führt in letzter Konsequenz auch zu steigenden

Scheidungsraten. Jede dritte Ehe in Österreich wird bereits geschieden – und die Zahlen in Deutschland sehen nicht viel anders aus.

Welcher Stresstyp bin ich?

Die Wiener Psychologin Brigitte Bösenkopf, die mit ihren Seminaren zur Stressbewältigung für Führungskräfte nationaler und internationaler Unternehmen und Konzerne in den letzten zehn Jahren zu Österreichs erster Instanz in Sachen Stressbekämpfung avanciert ist, unterscheidet vier Stresstypen:

1. Der sachbezogene Workaholic

Motto: »Time is money.« Der typische Manager oder leitende Angestellte, dessen Hauptstress sich in seinen Beziehungsproblemen manifestiert. Er lebt fast ausschließlich für seine Arbeit, zu viel Nähe kann er nicht ertragen. Er stürzt sich lieber in seinen Job und geht in seiner Arbeit auf. Der Workaholic ignoriert meist körperliche Warnsignale, er achtet nicht auf seine Gesundheit, eine ausgewogene Ernährung ist ihm ebenso fremd wie ein Fitnessplan. Die Folge: Er arbeitet sich krank – bis zum Burn-out-Syndrom ist es nur eine Frage der Zeit.

Der Workaholic missachtet seine Gesundheit, er lebt nur für die Arbeit

2. Der hilfsbereite Ja-Sager

Der Ja-Sager hat verlernt »Nein« zu sagen

Motto: »Ich schenke meine Zeit den anderen.« Der Mann, der nicht »Nein« sagen kann. Er wird meist von Freunden oder Kollegen ausgenützt und lässt dies zu, weil er es allen recht machen will. Er ist bereit, für andere alles zu tun, auch wenn dies für ihn selbst mit Nachteilen verbunden ist. Der Ja-Sager hat eine enorme Sehnsucht nach Anerkennung und Wertschätzung, er ist häufig schlampig in seinem Verhalten und kommt dadurch unter enormen Stress. Dieser Stresstyp leidet meist unter psychosomatischen Beschwerden, vorwiegend Krankheiten des Magen-Darmtrakts (Magengeschwüre etc.) und Verspannungen.

3. Der ordnungsliebende Zeitperfektionist

Der Zeitperfektionist verlangt 150 % Leistung

Motto: »Planung ist das halbe Leben.« Zu diesem Typus gehören viele Machtmenschen und Führungskräfte. Der Zeitperfektionist verlangt von sich selbst, aber auch von seiner Umwelt, 150 % Leistung. Er ist unfähig zu delegieren, weil er sowieso grundsätzlich alles selbst viel besser kann, andere jedoch in seinen Augen alles nur falsch machen oder zumindest nicht zu seiner vollsten Zufriedenheit. Er kann den Augenblick nicht genießen, innere Ausgeglichenheit ist ihm fremd, seine zwanghafte Perfektion raubt ihm den Blick auf das Wesentliche im Leben.

4. Der lebenslustige Zeitverschwender
Motto: »Jetzt leben und genießen.« Zu diesem Stresstyp zählen oft sehr kreative Männer, meist aus der Medienszene oder Werbebranche, aber auch Künstler. Der Typus »Zeitverschwender« hat meist Hunderte Ideen gleichzeitig, schafft aber in der Umsetzung nicht einmal die Hälfte. Sein Stress beginnt im Kopf. Er will alles zur selben Zeit machen und setzt sich damit selbst dermaßen unter Stress, dass sein Leben zum Chaos wird. Er kommt zu Terminen in der Regel meist zu spät, hält sich nur selten an Fristen, sein Schreibtisch ist ein Ort der Unordnung, entsprechend seiner obersten Maxime: »Der kleine Geist hält Ordnung, der große überblickt das Chaos.«

Der Stress des Zeitverschwenders beginnt im Kopf

Versuchen Sie herauszufinden, welcher Stresstyp Sie sind. Die eigene Analyse ist der erste wichtige Schritt zur Veränderung. Denn Stress lässt sich in den Griff bekommen – mit einer Menge effizienter Methoden.

Die 15 wirksamsten Methoden gegen den Stress

»Die Berge, die es zu versetzen gilt, sind in unserem Bewusstsein.«
Reinhold Messner

Stress ist keine organische Krankheit. Nur die Folgen von Stress haben organische Auswirkungen. Der erste Schritt zum Sieg gegen den Stress beginnt daher im Kopf. Sie müssen lernen, mit Stresssituationen umzugehen und Faktoren, die Stress auslösen, sukzessive zu vermeiden. Üben Sie die Stressabwehr für Körper und Geist.

Stress ist keine organische Krankheit

Im Kampf gegen den Stress spielen auch Hormone eine wesentliche Rolle. Das DHEA (Dehydroepiandrosteron) ist das Antistresshormon im Körper. Es wird in der Nebenniere gebildet und reduziert die Aktivität des Organismus, was dadurch auch den Stressfaktor senkt. Dies geschieht in der Form, dass DHEA die Produktion von Adenosintriphosphat (ATP) und dem Stresshormon Cortison hemmt.

DHEA ist das Antistresshormon des Körpers

Viele stressauslösende Ursachen hängen direkt mit unserer Lebensweise und unserer Umwelt zusammen. Ein wesentlicher Punkt dabei fällt dem positiven Denken zu. Negative Gedanken belasten nicht nur die Psyche, sondern machen auch den Körper krank. Ändern Sie daher Ihre Einstellung zur Gesundheit, zur Entspannung, zur Leistung,

Organisieren Sie Ihr Leben neu!

aber auch Ihr Verhalten gegenüber anderen. Organisieren Sie Ihr Leben und gewichten Sie Ihre Lebensziele neu.
Es ist wichtig, zuerst Ihre persönliche Lebensbalance zu finden. Wenn Sie Ihr Leben in die vier Lebensbereiche

- Arbeit und Leistung
- Körper und Gesundheit
- Kontakte und private Beziehungen und
- Sinn- und Zukunftsfragen

aufteilen, deren Summe – angenommen – 100 % beträgt, wie viel Prozent widmen Sie dann den einzelnen Lebensbereichen? Im Schnitt sieht das reale Verhältnis folgendermaßen aus:

- Arbeit und Leistung: 50–70 %
- Körper: 5–20 %
- Kontakte: 5–20 %
- Sinnfragen: 5–10 %

Das ideale, balancierte Ergebnis wäre jeweils 25 %, was sich in der Praxis sicher kaum umsetzen lässt. Trotzdem wäre es das Ziel, dem man sich à la longue nähern sollte.
Die folgenden 15 Strategien sind die derzeit weltweit besten Methoden, die Stressforscher und auf Stress spezialisierte Psychologen lehren, um Stress zu besiegen. Wenn Sie diese befolgen, wird Ihr Leben völlig anders aussehen:

1. Identifizieren Sie die Ursachen für Ihren persönlichen Stress
Der erste Schritt zur Stressbewältigung ist das Erkennen der Ursachen für den eigenen Stress und der ganz subjektiven persönlichen Stressoren. Die erste Frage, die Sie sich daher zu stellen haben, ist: Was verursacht meinen Stress? Ein neuer Job, die Geburt Ihres Babys, die Heirat Ihrer Tochter, der Tod Ihres Onkels, die Scheidung von der Frau, die Sie bis an Ihr Lebensende lieben wollten, eine neue Wohnung – all diese Ereignisse, egal ob positiv oder negativ besetzt, sind Veränderungen, die eines gemeinsam haben: sie bedeuten Stress.

Ihr persönlicher Stress-Check-up

Machen Sie Ihren persönlichen Stress-Check-up: Im Folgenden finden Sie eine Stressskala, entwickelt vom amerikanischen Stressforscher Steve Burns, auf der Sie ablesen können, ob und wie Veränderungen in Ihrem Leben Stress hervorgerufen haben – und in welchem Ausmaß. Für jedes der Ereignisse, das Sie in den letzten zwölf Monaten erlebt haben, notieren Sie den entsprechenden Wert rechts auf der Skala und addieren in der Folge sämtliche Werte. Wundern Sie sich nicht über den langen Beobachtungszeitraum eines Jahres. Viele Ereignisse, die Ihr Leben verändern, beeinflussen dieses über einen längeren Zeitraum.

Stressskala

1.	Tod des Partners	100
2.	Scheidung	60
3.	Midlifecrisis	60
4.	Trennung vom Partner	60
5.	Gefängnisstrafe oder Strafe auf Bewährung	60
6.	Tod eines Familienmitglieds (nicht Partner)	60
7.	Schwere Verletzung oder Krankheit	45
8.	Hochzeit	45
9.	Entlassung/Kündigung	45
10.	Versöhnung mit dem Partner	40
11.	Pension	40
12.	Krankheit eines Familienmitglieds	40
13.	Arbeit mit mehr als 40 Wochenstunden	35
14.	Schwangerschaft des Partners	35
15.	Schwierigkeiten im Sexualleben	35
16.	Neues Familienmitglied	35
17.	Rollenwechsel im Beruf	35
18.	Änderung im finanziellen Status	35
19.	Tod eines(r) nahen Freundes(in)	30
20.	Differenzen mit Partner (Anschauung)	30
21.	Hypothek, Kredit oder Darlehen	25
22.	Verfrühte Fälligstellung eines Kredits oder Darlehens	25
23.	Weniger als acht Stunden Schlaf pro Nacht	25
24.	Änderung in der Verantwortung im Beruf	25
25.	Ärger mit den Kindern (auch Stiefkindern)	25
26.	Außergewöhnliche persönliche Leistungen	25
27.	Partner beginnt zu arbeiten oder beendet Berufstätigkeit	25
28.	Beginn oder Ende der Schulzeit	20
29.	Änderung der privaten Lebensumstände (Umbau; neue Putzfrau; Gäste, die bei Ihnen wohnen, etc.)	20
30.	Änderung der Lebensgewohnheiten (Diät; Fitnesstraining; Rauchen abgewöhnt etc.)	20
31.	Chronische Allergien	20
32.	Ärger mit dem Vorgesetzten	20
33.	Änderung in den Arbeitsgewohnheiten oder -konditionen	15
34.	Umzug in eine neue Wohnung/neues Haus	15
35.	Änderung der Schule	15
36.	Änderung der religiösen Aktivitäten	15
37.	Änderung der sozialen Aktivitäten	15
38.	Verkürzung des Gehalts	10
39.	Änderung der Häufigkeit von Familientreffen	10
40.	Urlaub	10
41.	Geringer Verstoß gegen das Gesetz (Falschparken etc.)	5
	GESAMTSUMME	

Wenn Sie mehr als 250 Punkte notiert haben, sind Sie durch Stress massiv überfordert. Männer mit einer niedrigen Stresstoleranz sind bereits ab 150 Punkten am Limit. Dieser enorme Stress macht Sie über kurz oder lang krank. Sie betreiben Ihren Körper wie ein Atomkraftwerk, das jenseits der maximal erlaubten Belastung arbeitet. Früher oder später kommt es unweigerlich zum Super-GAU.

2. Analysieren Sie Ihre inneren und äußeren Stressfaktoren

Führen Sie ein Stresstagebuch zur Analyse

Um Ihre alltäglichen Stressmomente und die dadurch ausgelösten Symptome analysieren zu können, müssen Sie über einen Zeitraum von zumindest einer Woche ein Stresstagebuch führen. Halten Sie darin alle Ereignisse fest, die bei Ihnen Stress auslösen.

Tag	Zeit	was ich fühlte/tat	was gerade geschah
Montag	8.00	Muskelzuckungen beginnende Kopfschmerzen	Verkehrsstau
	11.30	deprimiert	Chef gab mir Bericht zurück und verlangte eine Überarbeitung

Analysieren Sie, welche Gründe für Ihren Stress ausschlaggebend sind, und bringen Sie diese zu Papier. Nach einigen Tagen gehen Sie das Tagebuch durch und trennen die Stressfaktoren in zwei Gruppen:

Die Medizin unterscheidet interne und externe Stressoren

- externe Stressoren (dazu gehören beispielsweise Geldprobleme, gesundheitliche Probleme, Zeitdruck, Leistungsdruck etc.) und
- interne Stressoren (z. B. das Nicht-nein-sagen-Können, ein übertriebener Perfektionsanspruch gegenüber sich selbst, eine chaotische Lebenseinstellung, illusorische Ziele, negative Gefühle, Versagensangst, schlechtes Selbstwertgefühl etc.).

»80 % aller Stressfaktoren sind interne Stressoren«, behauptet die Psychologin Brigitte Bösenkopf. »Sie haben ihre Ursache im Charakter, in den eigenen Verhaltensweisen.«

Der nächste Schritt führt in ein Identifizieren der eigenen Stressoren, die man nun gleichfalls in einer Art Tabelle am eigenen PC oder aber auch handschriftlich aufgliedern kann.

Externe Stressoren	Hauptproblem	mittleres Problem	damit kann ich leben
Interne Stressoren	Hauptproblem	mittleres Problem	damit kann ich leben

Alles, was in Ihrem Leben zu einem »Hauptproblem« oder »mittleren Problem« geworden ist, sollten Sie in Zukunft versuchen zu vermeiden. Es mag ein langer und schwieriger Weg sein – doch es ist der einzige, wenn Sie künftig gesundheitlichen Problemen durch Stress ausweichen wollen.

3. Sorgen Sie für ein richtiges Zeitmanagement

Nach Prof. Dr. Paul Haber versteht man unter Stressmanagement die bewusste und planmäßige Beeinflussung des individuellen Verhältnisses von Belastung und Erholung zu Gunsten der Erholung.

Zeitmanagement ist mehr als das Führen eines Laptop- oder Palmtop-Computerkalenders. Es bedeutet vor allem Aufgaben zu bewerten und Prioritäten zu setzen. Psychologische Studien haben ergeben, dass Männer, die sich ihre Ziele nur mündlich, nicht schriftlich stecken, nur rund ein Drittel tatsächlich auch verwirklichen. Führen Sie daher schriftlich Kontrolle über Ihre Zeit. Wer mehr Zeit haben will, muss seine Zeit analysieren. Legen Sie eine Tages-, Wochen-, Monats- und Jahresübersicht an. Notieren Sie sich sämtliche Dinge, die Sie erledigen müssen. Dann versuchen Sie Unwichtiges zu eliminieren. Das geht ganz einfach: Streichen Sie jenes Drittel auf Ihrer Tagesplanung, das Ihnen am unnötigsten erscheint.

Männer, die Ziele nicht niederschreiben, verwirklichen nur ein Drittel davon

DIE 20 HÄUFIGSTEN ZEITSÜNDEN

1. Der Versuch, zu viel oder alles auf einmal zu tun ❑
2. Keine klaren Ziele und Prioritäten zu setzen ❑
3. Fehlende Übersicht über anstehende Aufgaben/Aktivitäten ❑
4. Persönliche Desorganisation / überhäufter Schreibtisch ❑
5. Mangelnde Motivation / arbeitsindifferentes Verhalten ❑
6. Mangelndes Teamwork ❑
7. Telefonische Unterbrechungen und sonstige Ablenkungen ❑
8. Unangemeldete Besucher / externe Störungen ❑
9. Langwierige, überflüssige Besprechungen ❑
10. Aufschieben unangenehmer Aufgaben ❑
11. Die Unfähigkeit, »Nein« zu sagen ❑
12. Unvollständige, verspätete Information ❑
13. Überperfektionismus ❑
14. Unlust, Aufgaben zu Ende zu führen ❑
15. Mangelnde Konsequenz und Selbstdisziplin ❑
16. Mangelnde Vorbereitung ❑
17. Keine oder unpräzise Kommunikation ❑
18. Fehlende Fähigkeit, zu delegieren ❑
19. Private Gespräche mit Kollegen/-innen ❑
20. Zu viel Bürokratie ❑

Planen Sie nur 60 % Ihres Tages

Ein Tipp für Männer in Führungspositionen: Planen Sie Ihren Tag nur zu 60 % und lassen Sie dabei genügend Zeit für Routineaufgaben wie Telefonieren oder Durchgehen der Post. Behalten Sie sich 20 % Ihrer Tageszeit als Pufferzone und für nicht planbare Aktivitäten vor, wenn beispielsweise Ihr Kunde zu spät kommt, sich Ihr Meeting verlängert, Sie im Stau stecken oder sonstige Ereignisse Ihre Tagesplanung zu torpedieren drohen. Die restlichen 20 % Ihres Tages planen Sie als kreativen Freiraum für Aktivitäten ein, bei denen Sie spontan sein, sich zurückziehen und Ihren Gedanken freien Lauf lassen können – bei einem Spaziergang zum Beispiel oder beim Joggen im Grünen. Kreativität entsteht fast niemals unter Stress. Nehmen Sie sich Zeit für Ihre Gedanken.

Das Pareto-Prinzip: Nur ein Fünftel der Dinge sind wesentlich

Das Pareto-Prinzip kann Ihnen beim richtigen Zeitmanagement behilflich sein. Der italienische Volkswirtschaftler und Soziologe Vilfredo Pareto postulierte im 19. Jahrhundert seine »80 : 20«-Regel – eine der wenigen vernünftigen seiner sonst oftmals abstrusen Theorien –, die besagt, dass innerhalb einer bestimmten Menge nur wenige Teile für den höchsten Wert stehen. Anders ausgedrückt: Dass 20 % der Leistung 80 % des Erfolges bringen. 20 % der Kunden machen 80 % des Umsatzes aus. Oder: In 20 % des Textes einer Geschichte stecken bereits 80 % ihres Informationsgehalts. Die Conclusio: Beschränken Sie sich auf das wirklich Wesentliche. Filtern Sie in allen Bereichen Ihres Lebens diese essenziell wichtigen 20 % heraus – und delegieren Sie die restlichen 80 %. Ein Beispiel: Journalisten müssen tagtäglich an die 20 bis 30 Tageszeitungen, ein Dutzend Magazine und jede Menge Presseunterlagen durchforsten. Das geht nur durch »Querlesen«, durch Selektion, um die wesentlichen 20 % zu finden. Machen Sie es genauso.

Das »Eisenhower-Prinzip« reduziert Stress

Eine weitere Methode ist das so genannte »Eisenhower-Prinzip«, das immer häufiger von Trainern im Kampf gegen den Stress empfohlen wird. Es basiert auf einem denkbar einfachen Schema, denn es teilt alles, was wir in unserem Leben tun sollten und tun müssen, in vier Gruppen ein:

- Aufgaben, die sowohl wichtig als auch eilig sind
- Aufgaben, die wichtig, aber nicht eilig sind
- Aufgaben, die unwichtig sind, dafür aber sehr eilig
- Aufgaben, die unwichtig und auch nicht eilig sind

Die Lösung: Alle Aufgaben, die sowohl unwichtig als auch nicht eilig sind, werfen wir in den Müll und vergessen sie einfach. Sind die Aufgaben zwar unwichtig, aber eilig, dann delegieren wir sie. Die wichtigen Aufgaben, die nicht eilig sind, merken wir uns vor und sorgen dafür, dass sie rechtzeitig durchgeführt werden. Aufgaben, die gleichzeitig wichtig und eilig sind, denen widmen wir uns sofort.

Auch schlechte Kommunikation – die vor allem Männer immer wieder betrifft, die nicht in der Lage sind, ihre eigenen Bedürfnisse klar auszusprechen und Aufgaben zu delegieren – kann ein echter Stressor sein. Durch mangelhafte Kommunikation kann manchmal die Unterstützung von Mitarbeitern verloren gehen, was Sie wiederum zu einer Überreaktion und in der Folge in den Stress treibt.

Schlechte Kommunikation kann ein Stressor sein

4. Sehen Sie Ihren Körper als Ihr Kapital

Stressbewältigung fängt mit dem eigenen Körper an: Wie viel ist Ihnen ein gesunder Körper wert? Wie ernähre ich mich gesund? Was raubt mir körperliche Kraft? Halten Sie Ihren Körper als Ihre wichtigste Kraftquelle hoch. Vermeiden Sie alles, was ihm Kraft raubt.

■ Halten Sie Ihren Blutzucker stabil

Menschen, die unter Stress stehen, beginnen meist vermehrt zu Süßigkeiten zu greifen und Zucker in verschiedensten Formen zu sich zu nehmen, weil das plötzliche Anheben des Blutzuckerspiegels kurzfristig das Gefühl von Kraft vermittelt. Ihr Blutzucker nimmt so in rasantem Tempo zu und wieder ab und wieder zu. Vermeiden Sie solche Blutzuckerkurven. Nehmen Sie Zucker in Form von Kohlenhydraten wie Getreide, Reis, Nudeln, Brot und Kartoffeln zu sich, die langsam verdaut und an den Körper abgegeben werden. Essen Sie lieber öfter kleine Mahlzeiten anstatt ein ausgiebiges Essen.

■ Essen Sie viel Gemüse

Gemüse kann die Produktion des Glückshormons Serotonin in Ihrem Gehirn ankurbeln, das sich in Stressphasen sehr positiv auf Körper und Psyche auswirkt. Dieser Prozess ist auf die starke Absorption der Aminosäure L-Tryptophan zurückzuführen. Greifen Sie also statt zum Wiener Schnitzel lieber zum Blattsalat.

Gemüse sorgt für die Produktion des Glückshormons Serotonin

■ Nehmen Sie Vitamine zu sich

Führen Sie Ihrem Körper in stressbedingten Situationen ausreichend Vitamine zu. Ist dies durch Ihre Ernährung nicht gewährleistet, greifen Sie zu Multivitaminpräparaten, die Sie in der Apotheke bekommen. Die durchschnittlichen Vitaminwerte, die Ihr Körper pro Tag braucht, finden Sie im Kapitel »Die richtige Ernährung«. Noch etwas: Verzichten Sie auf bzw. reduzieren Sie Zucker, Koffein, Tabak und Alkohol.

300 Milligramm Vitamin C sind ein idealer Kraftspender

5. Nehmen Sie sich Zeit für sich selbst

»Man kann dem Leben nicht mehr Tage geben, aber den Tagen mehr Leben.«

Amerikanische Managerweisheit

Geben Sie Ihrem Körper eine Chance, sich selbst zu regenerieren. Nehmen Sie sich Freizeit, auch dann, wenn Ihr Schreibtisch vor Arbeit übergeht. Spannen Sie einfach aus und versuchen Sie, Phasen zu finden, wo Sie völlig abschalten können. Nehmen Sie unter keinen Umständen berufliche Probleme mit nach Hause. Und verschieben Sie Dinge, die Stress bedeuten. Veränderung ist Stress. Verzichten Sie vorerst auf den Umbau an Ihrem Haus oder das Ausmalen Ihres Wohnzimmers, solange Sie stressbedingte Probleme haben.

6. Stellen Sie Ihre innere Uhr

Intensiver Schlaf ist die beste Medizin gegen Stress

Die wichtigste Methode, sich zu entspannen, ist ausreichender, intensiver Schlaf. Männer, die unter Stress stehen, haben meist Probleme damit. Nehmen Sie sich deshalb eine ganz bestimmte Zeit vor, zu der Sie schlafen gehen und morgens wieder aufwachen wollen. Halten Sie sich eisern daran, denn Sie setzen damit einen Zeitrahmen für Ihre innere Uhr. Das ist auch das Erfolgsgeheimnis von Niki Lauda, dreifacher Formel-1-Weltmeister und erfolgreicher Airliner: »Ich höre auf meine innere Uhr. Wenn ich weiß, dass ich früh aufstehen muss, lieg ich bereits um zehn Uhr abends im Bett. So kann es nie passieren, dass meine Batterien völlig leer sind.«

Ihr Organismus wird vielleicht einige Wochen benötigen, bis er sich auf Ihre neue Einschlaf- und Aufwachzeit eingestellt hat. Doch was, wenn Sie nachts partout nicht schlafen können? Schlafstörungen sind eine der häufigsten Ursachen für Stress und ein Zeichen dafür, dass Ihre innere Uhr nicht funktioniert. Wenn Sie innerhalb einer Stunde nach dem Niederlegen noch immer nicht einschlafen können, nehmen Sie ein Buch zur Hand und beginnen Sie zu lesen. Oder setzen Sie sich an Ihren Computer und surfen im Internet. Früher oder später werden Sie sich zunehmend müder fühlen und einschlafen können. Wiederholen Sie dies kontinuierlich, bis es Ihnen gelingt, den Einschlaf- und Aufwachzeitpunkt zu steuern.

Bringen Sie Kontinuität in Ihr Leben

Wenn Sie meistens in der Nacht arbeiten oder einen Beruf haben, wo die Schichten wechseln – zum Beispiel als Arzt oder Polizist –, versuchen Sie auch da eine Kontinuität in Ihr Leben zu bringen, indem sich beispielsweise der Schichtwechsel alle zwei Wochen wiederholt. Wenn Sie Pilot oder Geschäftsmann sind, der ständig durch mehrere Zeitzonen reisen muss, wird der Jetlag zum Problem. Die Folge: Ihr

Schlafrhythmus ist gestört. Wenn Sie schlafen gehen wollen, ist Ihr Körper hellwach. Wollen Sie arbeiten, verspüren Sie Müdigkeit. Es dauert zwischen zehn Tagen und zwei Wochen, bis sich Ihr Körper dem neuen Rhythmus anpasst. Wenn Sie an zu starkem Stress leiden, sollten Sie vorerst lange Reisen vermeiden. Ist dies nicht möglich, versuchen Sie lieber später aufzustehen als einzuschlafen, obwohl Ihr Körper hellwach ist.

Noch ein Tipp: Arbeiten Sie den ganzen Tag bei künstlichem Licht, kann es sein, dass Ihre innere Uhr verrückt spielt. Fluoreszierendes Licht hat nicht dasselbe Spektrum wie Tageslicht. Arbeiten Sie in geschlossenen Räumen, versuchen Sie an einem Fenster zu sitzen. Ist dies nicht möglich, installieren Sie eine Speziallampe mit Tageslichtspektrum.

Künstliches Licht stört Ihre innere Uhr

7. Lernen Sie »Nein!« zu sagen

»Das Nein, das ich endlich sagen will,
ist hundertmal gedacht, still formuliert, nie ausgesprochen,
es brennt im Magen, nimmt mir den Atem,
wird zwischen meinen Zähnen zermalmt
und verlässt als friedliches Ja meinen Mund.«

Peter Turrini

Das beste, einfachste und effizienteste Stressbewältigungsmittel der Welt ist das schlichte Wort »Nein«. Lernen Sie »Nein!« zu sagen und Ihr Stresslevel wird rapide sinken. Halsen Sie sich nicht ständig neue Aufgaben, neue Herausforderungen auf. Denken Sie einfach an sich selbst und die Qualität Ihres Lebens.

8. Bringen Sie eine gesunde Balance in Ihr Leben

Um Stress zu vermeiden, sollten Sie versuchen, eine ideale Balance zwischen Anspannung und Entspannung zu finden. Das geht durch die vielfältigsten Methoden:

■ Sport

Betreiben Sie regelmäßig Sport, zumindest zweimal die Woche. Nähere Tipps dazu finden Sie im Kapitel »Fit fürs Leben«.

■ Mentales Training

Lernen Sie, in Ihren Körper hineinzuhören. Machen Sie autogenes Training, Yoga oder lernen Sie andere Entspannungstechniken. Es ist kein Zufall, dass mentale Trainingskurse immer häufiger von Managern gebucht werden, aber auch Seminare, die mit Spiritualität zu tun haben. Im Spannungsfeld zwischen wirtschaftlichem Erfolg und Leis-

Autogenes Training entspannt Seele und Geist

tungsdruck wird die Sehnsucht, neue Kraftquellen zu finden, das Bedürfnis nach innerer Ruhe immer stärker.

■ Biofeedback

Biofeedback – das autogene Training des 21. Jahrhunderts

Die modernste Methode, das Gefühl zu seinem Körper wiederherzustellen, ist Biofeedback, das autogene Training des 21. Jahrhunderts. Immer mehr Männer, die unter starkem Stress stehen, sind auf der Suche nach neuen, effizienten Entspannungstechniken zum Biofeedback gekommen. Viele Menschen spüren ihren Körper nicht mehr, weil sie ihr gesundes Verhältnis, die Sensitivität gegenüber dem eigenen Organismus verloren haben. Beim Biofeedback wird der Patient mit mehreren Sensoren an einen Computer angeschlossen. Dabei werden sein Hautleitwert, seine Körpertemperatur, die Pulsfrequenz und die Atmung kontrolliert und gemessen, er erhält somit über den Computer Rückmeldung, wie sein Körper auf bestimmte Situationen reagiert. Bei Stress beginnt das Herz zu rasen, die Atmung wird schneller, die Temperatur fällt ab, der Hautleitwert explodiert, die Pulsfrequenz steigt und die Nackenmuskulatur spannt. Indem man die Stresssituation simuliert, erlernt der Patient mit Computerüberwachung effiziente Entspannungstechniken, zum Beispiel positives Denken, aber auch die Steigerung seiner Leistungsfähigkeit bei gleichzeitiger Stresseliminierung. Ein ideales Mentaltraining im Computerzeitalter. Die Erfolge sind jedenfalls unglaublich. So hat die Psychologin Brigitte Bösenkopf am Institut für Präventivpsychologie in Wien mit Biofeedback sogar Erfolge in der Bekämpfung von Impotenz erzielt.

9. Ordnen Sie Ihre Lebensziele neu

Stellen Sie sich vor, Sie haben nur mehr drei Jahre zu leben. Oder noch krasser: Nur noch drei Monate. Was wird in Ihrem Leben plötzlich wichtig? Und wie verändern sich mit einem Mal Ihre tatsächlichen Prioritäten? Die Kenntnis um die Begrenztheit Ihres Daseins macht plötzlich alle stressauslösenden Faktoren null und nichtig.

Niemand hat am Totenbett bereut, zu wenig gearbeitet zu haben!

Niemand hat es noch am Totenbett bereut, zu wenig gearbeitet zu haben. Machen Sie sich dies bewusst – und reduzieren Sie Ihren Stress, indem Sie Ihre bisherigen Lebensziele und -pläne überprüfen und neu gewichten. Ein oft ausgereiztes Zitat unter Männern lautet: »Wenn ich erst in Pension bin, hol ich alles nach.« Vergessen Sie es. Möglicherweise werden Sie diesen Zeitpunkt nicht mehr erleben, weil Sie bereits ein stressbedingter Herzinfarkt oder ein Pankreaskarzinom (sechs Tassen Kaffee am Tag erhöhen das Bauchspeicheldrüsenkrebs-Risiko gleich um das Achtfache) dahingerafft haben. Oder Ihre Frau ist längst davongelaufen. Überdenken Sie Ihre Lebenseinstellung. Lösen Sie sich von Machtfantasien und einem Geltungsbedürfnis, das Sie nicht notwendig haben.

Sechs Tassen Kaffee erhöhen Ihr Krebsrisiko um das Achtfache

»Wir können nicht das Leben anklagen, dass es uns den Sinn schuldig bleibt«, diagnostizierte Erwin Ringel in seinem Buch »Die österreichische Seele« treffend, »denn es kann doch immer nur den Sinn gewinnen, den wir ihm geben. Primär sind *wir* für unsere Lebensgestaltung verantwortlich.« Nachsatz: »Wir haben nicht eine Leistungsgesellschaft, gegen die gar nichts einzuwenden wäre, denn Leistung ist wichtig, sie ist auch ein Weg zur Selbstverwirklichung. Wir haben vielmehr eine Erfolgsgesellschaft. Aber wer den Erfolg vergöttert, der initiiert einen Kampf: Jeder gegen jeden.«

10. Überprüfen Sie Ihren Umgang mit Erfolg und Misserfolg

»Es ist eine Fähigkeit zu sagen: Ich weiß es nicht.
Zu wissen, dass man nichts weiß, zeugt von Weisheit.
Zu glauben, man müsse alles wissen, zeugt von Dummheit.«
Dalai Lama

Vermeiden Sie sich ans Limit zu bringen

Wenn die Arbeitsmenge, die tatsächlich von Ihnen erledigt werden muss, nicht mehr ohne besondere Aufwendung bewältigbar ist, bedeutet das Stress. Lernen Sie, Ihre eigenen Grenzen zu erkennen. Vermeiden Sie, sich ständig selbst ans Limit zu bringen und Ihre Ziele nur mehr in letzter Konsequenz zu erreichen. Viele Männer erliegen dem Irrglauben, es sei unmöglich, seine eigenen Grenzen einzugestehen. Stellen Sie sich im Berufsleben vernünftige Aufgaben, die Sie auch wirklich vollbringen können, ohne permanent an Ihr physisches Limit gehen zu müssen.

11. Reagieren Sie auf Stress gelassen

Innere Gelassenheit hält sich nicht an Timeplaner

Man kann seinen Tag minutiös planen, das ist auch wichtig, wie wir bei Methode Nummer 3 erfahren haben. Doch innere Gelassenheit hält sich nicht an Timeplaner. Versuchen Sie Ihre innere Ruhe im Umgang mit Zeit zu finden. Die innere Stille ist eine enorme Kraftquelle, ein Zustand der Besinnung. Immer mehr Männer nehmen sich aber keine Zeit für diese innere Einkehr, sie können mit Stille nichts mehr anfangen. Das zeigt sich insbesondere bei hyperaktiven Kindern, die verhaltensauffällig werden, weil ihre Väter ein negatives Vorbild sind: ständig hektisch, ständig nervös. Kinder internalisieren dieses Verhalten und werden dadurch oft selbst hyperaktiv, manchmal sogar verhaltensgestört. Halten Sie daher in Stresssituationen, gerade dann, wenn Sie auf Hochtouren laufen, inne.

BEI AKUTEM STRESS

1. Atmen Sie tief durch.
2. Entspannen Sie Ihre Körperhaltung.
3. Distanzieren Sie sich innerlich von dem Problem, das Sie im Moment belastet.
4. Stehen Sie auf, verlassen Sie den Raum oder lüften Sie zumindest gut durch.
5. Suchen Sie ein Gespräch, um sich abzulenken.
6. Meditieren Sie, indem Sie für den Moment völlig abschalten und gelassen werden.

Legen Sie alle zwei Stunden eine Pause ein

Stressmanagement bedeutet auch Mut zur Pause. Mit anderen Worten: Mut zum Nichtstun. Legen Sie alle zwei Stunden zumindest eine 10- bis 15-minütige Pause, alle vier Stunden eine längere von ca. einer Stunde ein. Steigern Sie Ihre Pauseneffizienz mit Entspannungsmethoden, die Sie leicht in Ihren Alltag einbauen können, und vermeiden Sie jeden zusätzlichen Freizeitstress. Beginnen Sie vor allem mit Aktivitäten, die Ihnen persönliche Freude machen, und bauen Sie darauf auf. Das gibt Ihnen neue Kraft.

12. Lernen Sie Konflikt- und Kommunikationsmanagement

Ungelöste Konflikte, ja sogar der Versuch, Konflikte zu vermeiden, können einen wesentlichen Teil der individuellen Belastung ausmachen. Versuchen Sie schwierige Situationen vorauszuahnen und frühzeitig zu erfassen und bereiten Sie sich darauf vor. Machen Sie Ihren Standpunkt klar, ohne jemanden anderen zu beschuldigen (nicht »Sie geben mir ja nie genügend Zeit«, sondern besser »Ich brauche ein bisschen mehr Zeit für die Aufgabe«). Hören Sie zu. Konzentrieren Sie sich darauf, was der andere Gesprächspartner sagt, und wiederholen Sie mit eigenen Worten die Konfliktsituation, um klarzumachen, ob Sie es auch richtig verstanden haben.

13. Sex als Ventil gegen den Stress

Das Sexualverhalten von Männern und Frauen unter Stress ist ein unterschiedliches. Für Männer, die permanent unter Stress stehen, ist die Sexualität ein ideales Ventil zur Stressbewältigung. Sie wollen durch Sex entspannen, was auch gelingt, wie Biofeedback-Messungen ergeben haben.

Frauen verlieren unter Stresseinwirkung die Libido

Frauen zeigen unter massiver Stresseinwirkung ein gänzlich gegenteiliges Verhalten: Sie werden lustlos. Ursache dafür ist einerseits die Anspannung im eigenen Körper, anderseits die Tatsache, dass Männer unter Stress auch im Partnerschaftsalltag gereizt reagieren, wodurch Frauen durch das lieblose Verhalten des Partners Sex verweigern.

14. Lassen Sie Ihrer Wut freien Lauf

Stauen Sie Emotionen nicht zu sehr auf

Stauen Sie Emotionen nicht zu sehr auf. Gelegentlicher Zorn und Wut sind völlig normal, soferne durch Ihr Verhalten nicht andere zum Opfer werden. Der durchschnittliche Angestellte ärgert sich in seinem Job 14-mal am Tag, belegt eine Studie. Oft lässt sich Ärger nicht vermeiden, aber zumindest managen. Dieser Test aus der Mayo-Klinik Healthsources zeigt Ihnen, ob Ihr Zorn und Ihre Wut bereits außer Kontrolle geraten sind:

1. Ich hätte Lust, einmal in der Woche zu schreien oder jemanden zu schlagen.
2. Ich ärgere mich über andere, wenn ich mich in einer Reihe anstellen muss.
3. Wenn mich jemand beim Autofahren schneidet, beginne ich zu hupen, aus dem Fenster zu schreien oder obszöne Gesten zu deuten.
4. Ich zeige es anderen am liebsten, wenn Sie mich ärgern.
5. Wenn mich jemand schlecht behandelt, denke ich darüber nach, wie ich mich revanchieren kann.
6. Werde ich geringschätzig behandelt, lasse ich meinen Gefühlen freien Lauf.
7. Ich glaube öfter, dass andere darauf aus sind, mich zu schädigen.
8. Wenn mich jemand kritisiert, weiß ich mich zu wehren.
9. Wenn jemand eine Aufgabe zu langsam löst, übernehme ich sie.
10. Wenn ich mit einem Produkt oder mit einer Serviceleistung ein Problem habe, rufe ich an und beschwere mich lautstark beim Kundenservice.

Bei vier oder mehr zutreffenden Beschreibungen sollten Sie Ventile für Ihren Zorn suchen. Versuchen Sie es mit einigen der angeführten Methoden. Versuchen Sie Dinge zu akzeptieren, die Sie nicht ändern können, aber versuchen Sie jene zu verändern, wo ein Einfluss möglich ist.

15. Reduzieren Sie Ihren Freizeitstress

Lernen Sie Freunden abzusagen

Lernen Sie auch Freunden abzusagen. Gehen Sie nur einmal die Woche aus, verzichten Sie auf lange Nächte in Bars und Nachtklubs. Faxen Sie Besuchern, die früher gewohnt waren, automatisch bei Ihnen zu wohnen, gleich die Liste von netten Hotels in Ihrer näheren Umgebung.

Sollten diese 15 Methoden gegen den Stress nicht wirken, konsultieren Sie bitte Ihren Arzt, um mögliche organische Ursachen ausschließen zu können.

TIPPS GEGEN DEN STRESS

Lernen Sie Nein sagen. Denken Sie in erster Linie an sich selbst.
Teilen Sie Ihre Zeit richtig ein. Versuchen Sie unwichtige Dinge zu vermeiden.
Planen Sie Ihre Arbeit schrittweise. Nehmen Sie sich nicht zu viel vor.
Gewinnen Sie Abstand. In manchen Situationen kann ein kurzer Wortwechsel neue Perspektiven eröffnen.
Seien Sie realistisch. Setzen Sie sich nicht Ziele, die Sie nicht erreichen können.
Setzen Sie Prioritäten. Konzentrieren Sie sich auf das Wesentliche.
Achten Sie auf ausreichend Schlaf, Bewegung und eine gesunde Ernährung.

Männerleiden – Männerschmerzen

Risikofaktor Cholesterin

Welche Gefahren es für den Mann mit sich bringt

Essen Sie ruhig fett. Genehmigen Sie sich täglich Ham and Eggs mit viel Speck zum Frühstück. Auch in die echt ungarische Salami zur Jause und den obligaten Schweinsbraten zum Abendessen können Sie herzhaft beißen. Nicht zu vergessen den Hamburger für zwischendurch. Mahlzeit!

Alles kein Problem, wenn es nach einem im Frühjahr 1999 erschienenen Lifestyle-Magazin geht, das »Die Wahrheit über Cholesterin« publizierte. Darin wird behauptet, dass der Verzicht auf fettige Produkte nach dem neuesten Stand der Wissenschaft um kein bisschen gesünder macht. Eher noch bringt es Sie dem Herzinfarkt näher. Untertitel des Artikels: »Über das Affentheater mit dem ›bösen‹ Cholesterin«. Hat der Autor dieses Artikels Recht? Ist alles tatsächlich nur reine Panikmache, geschürt durch ganze Industriezweige?

Hohe Blutfettwerte sind Hauptrisikofaktoren des Herzinfarkts

Leider sieht die Realität anders aus: Hohe Blutfettwerte bei Männern sind einer der Hauptrisikofaktoren des Herzinfarkts. Und Cholesterin ist dabei besonders gefährlich, weil es keinerlei Symptome zeigt, aber ein nicht zu unterschätzendes Gesundheitsrisiko darstellt. »Managerkiller« wird das Cholesterin gerne in amerikanischen Medien genannt. Auch wenn die Medizin beim Thema Cholesterin längst zu differenzieren begonnen hat, halten die American Heart Association und das National Heart, Lung and Blood Institute der USA 1999 klar fest: »Die Vorteile einer Cholesterinsenkung für Mann und Frau, Jung und Alt, bei hohem und niederem Risiko ist eindeutig nachgewiesen.«

Was ist Cholesterin überhaupt?

Cholesterin ist für die Synthese von Hormonen notwendig

Cholesterin ist als Bestandteil von Körperzellen und Hormonen lebenswichtig. Es gehört neben den Phospholipiden und Triglyceriden zu den Blutfetten (Lipiden) und wird für die Synthese, den Aufbau von Hormonen und Zellen, benötigt. Es ist weiters verantwortlich für die Verteilung von Fetten in den Blutgefäßen und für die Produktion von

Gallensäure, Vitamin D (Calciferol) und den Aufbau der Zellmembranen. Es wird zum größten Teil in der Leber produziert und da vorwiegend aus den so genannten gesättigten Fettsäuren. Cholesterin ist ausschließlich in tierischen Produkten enthalten, insbesondere in Fleisch, Wurst, Innereien, Fisch, Butter und Eiern.

Gerade Männer weisen oft erhöhte Cholesterinwerte auf. Die Ursachen sind häufig zu fettreiche Ernährung, zu wenig Bewegung und damit verbundenes Übergewicht – typische Managersymptome –, Diabetes, Erkrankungen des Fettstoffwechsels, aber auch zu hoher Alkohol- und Nikotinkonsum. Erhöhte Cholesterinwerte sind meistens ernährungsbedingt, wobei es auch Formen von vererbten Störungen gibt, die zu erhöhten Blutfettwerten führen können.

Generell gilt, dass wir in der westlich-zivilisierten Welt dem Körper mehr Cholesterin mit der Nahrung zuführen, als er tatsächlich braucht.

Der Österreicher nimmt statt 300 täglich 500 Milligramm zu sich

Die tägliche Zufuhr sollte 300 Milligramm nicht übersteigen. Tatsächlich liegt der österreichische Durchschnitt bei 500 Milligramm. Der Körper produziert dazu rund 700 bis 1 200 Milligramm Cholesterin pro Tag selbst.

Die Guten und die Bösen

Cholesterin ist nicht gleich Cholesterin. Da es im Blut nicht löslich ist, braucht es eine wasserlösliche Hülle aus Fett und Eiweiß, das so genannte Lipoprotein. Sergio Leone hat mit seinem Westernepos »The good, the bad and the ugly« die Cholesterinstory schon vorweggenommen.

Wir unterscheiden drei verschiedene Cholesterine:

- das HDL-Cholesterin (High-Density-Lipoprotein) – the good
- das VLDL-Cholesterin (Very-Low-Density-Lipoprotein) – the bad
- und das LDL-Cholesterin (Low-Density-Lipoprotein) – the ugly.

HDL-Cholesterin schützt die Gefäße, LDL-Cholesterin verursacht Arteriosklerose

Im Sprachgebrauch wird das HDL als gutes Cholesterin bezeichnet, als Schutzfaktor gegen Erkrankungen der Gefäße, da es das Cholesterin von den Blutgefäßen weg zur Leber, dem für den gesamten Fettstoffwechsel hauptverantwortlichen Organ, führt.

Das LDL wird oft als böses Cholesterin bezeichnet, weil es einer der Hauptfaktoren für Arteriosklerose ist. Es kann sich an den Innenwänden der Blutgefäße ablagern und so zu ihrer Verengung führen, was in der Folge häufig (Mit-)Ursache für Bluthochdruck, Herzschwäche, Herzinfarkt, Gehirnschlag und andere Folgeerkrankungen ist.

Die Empfehlungen des nationalen amerikanischen Cholesterin-Aufklärungsprogramms (NCEP) und der Europäischen Gesellschaft für Arteriosklerose (EAS) sehen einen Cholesteringesamtspiegel unter 200 mg/dl mit einem Zielwert von unter 180 mg/dl, einen LDL-Cholesterinspiegel unter 100 mg/dl und einen HDL-Cholesterinspiegel von zumindest 35 mg/dl im Blut vor.

DER IDEALE CHOLESTERINSPIEGEL BEIM MANN

- Der Gesamtcholesterinwert sollte unter 200 mg/dl liegen (ideal wäre unter 180 mg/dl).
- Der LDL-Wert sollte kleiner als 100 mg/dl sein.
- Der HDL-Wert sollte größer als 35 mg/dl sein.
- Der Quotient aus Gesamtcholesterin/HDL-Cholesterin sollte unter 5 liegen.

75 % der Österreicher haben einen zu hohen Cholesterinspiegel

Bei Patienten, die an einer Herzerkrankung leiden, galt das LDL-Cholesterin bis vor kurzem als der wichtigste Messwert. In Österreich weisen 75 % der erwachsenen Bevölkerung einen Gesamtcholesterinwert von über 200 mg/dl und über 25 % einen Gesamtcholesterinwert von über 250 mg/dl auf, was automatisch gesundheitliche Risken mit sich bringt.
Es gibt aber noch weitere, exaktere und neue Parameter zur Bestimmung eines erhöhten Herzrisikos durch Blutfette: Bei der Jahrestagung der Amerikanischen Kardiologischen Gesellschaft 1999 wurden neueste Ergebnisse einer Studie aus New York präsentiert. Dabei konnte nachgewiesen werden, dass der LDL-Cholesterinspiegel möglicherweise nicht der beste Hinweis für das von erhöhten Blutfetten ausgehende Herzrisiko ist. Die Wissenschaftler aus dem Big Apple fanden nämlich heraus, dass die beiden Fettproteine ApoB und ApoA1 sowie das Verhältnis der beiden zueinander sensibleren Vorhersagemöglichkeiten für Herzkreislaufereignisse als der LDL-Wert ermöglichen. Dies wird im Jahr 2000 Grund dafür sein, die internationalen Richtlinien neu zu überarbeiten.

Krankheitsformen

Cholesterin kann eine Reihe von gefährlichen Erkrankungen verursachen:

Zu viel Gesamtcholesterin nennt man Hyperlipidämie

- Ist das Gesamtcholesterin bzw. der LDL-Wert erhöht oder liegt ein ungünstiges Verhältnis zwischen HDL- und LDL-Wert vor, spricht man von einer Hyperlipidämie.

Hypercholesterinämie kann vererbt werden

- Eine familiäre Hypercholesterinämie, die vererbbar ist, liegt dann vor, wenn die Leber kein LDL-Cholesterin aufnehmen und verarbeiten kann. Um den Eigenbedarf trotzdem zu decken, produziert das Organ selbst mehr Cholesterin. Dadurch steigt der Gesamtcholesterinspiegel des Organismus (und hier vor allem das LDL-Cholesterin) rapide an.
- Manche Krankheiten wie Diabetes (Zuckerkrankheit) oder eine Schilddrüsenunterfunktion beeinflussen den gesamten Stoffwechsel und damit auch den Cholesterinspiegel. Auch cortisonhaltige Medikamente zeigen ähnliche Auswirkungen auf den Gesamtorganismus.

Es besteht kein Zweifel, dass die Verkalkung (Arteriosklerose) und damit das Risiko für eine Herzkranzgefäßsklerose nicht von einem einzigen Faktor wie dem Cholesterin alleine ausgelöst wird, sondern multifaktoriell ist. Neben den erhöhten Blutfetten sind auch Homocystein, Erbanlagen, Übergewicht, Bluthochdruck, Bewegungsarmut, Zuckerkrankheit, entzündliche Prozesse und Infektionen wie z. B. Chlamydien, Antioxidantien und vieles mehr ausschlaggebend.

Blutfettsenkende Statine können bei Herzinfarkt das Leben retten

Für die Vorsorge des Herzinfarkts und der Arteriosklerose steht mit dem neuen Jahrtausend ein radikaler Trendwechsel bevor. Mittlerweile gibt es eine Vielzahl von so genannten doppelblind angelegten Resultaten aus Großstudien, deren Aussage eindeutig ist. Diese Studien mit den Bezeichnungen 4S, CARE und LIPID konnten zum ersten Mal zeigen, dass die Blutfettsenkung mit neuen Medikamenten aus der chemischen Gruppe der so genannten Statine bei Herzinfarktpatienten sowohl mit erhöhtem, aber auch – und das ist das Unglaubliche – mit durchschnittlichem Cholesterinspiegel Leben retten.
Darüber hinaus hatten die Patienten weniger Herzinfarkte, weniger Schlaganfälle und benötigten weniger operative Eingriffe sowie weniger Herzkranzgefäßdehnungen. Auf Grund der vorliegenden Studien konnte belegt werden, dass durch die effektive Senkung erhöhter Blutfette nicht nur das Fortschreiten der koronaren Herzkrankheit gestoppt werden, sondern es auch in einem durchschnittlichen Zeitraum von fünf Jahren zu einer nachweisbaren Rückbildung bereits bestehender Gefäßveränderungen kommen kann.

In der Praxis wird oft die Frage gestellt, wie sich die Risikominimierung plausibel darstellen lässt. Eine an der Uni Zürich entwickelte Formel (die Zürich-Formel) besagt: Wenn man davon ausgeht, dass Älterwerden um zehn Jahre ein gewisses Risikoquantum darstellt, so kann man dieses gleichsetzen mit einer

- Zunahme von LDL-Cholesterin um 36 mg/dl
- Abnahme von HDL-Cholesterin um 12 mg/dl oder der
- Zunahme der Triglyceride um 90 mg/dl.

Anhand dieser Daten lässt sich klar vorrechnen, dass die Verbesserung der Risikokonstellation einen entsprechenden Zugewinn an Lebensjahren bedeutet. Jede Verbesserung eines der genannten Risikofaktoren um das betreffende Quantum entspricht somit der Verbesserung der Risikokonstellation um zehn Jahresäquivalente. Ein Beispiel: Schafft es ein Patient, seine Triglyceride um 90 mg/dl zu reduzieren, gewinnt er zehn Jahresäquivalente, ebenso wie ein Patient, der sein HDL-Cholesterin um 12 mg/dl steigern kann. Schafft er beides, hat er einen Nutzen von 20 Lebensjahresäquivalenten.

Auch nach dem 70. Lebensjahr ist eine LDL-Senkung ratsam

Häufig wird auch die Frage gestellt, bis zu welchem Alter eine Fettsenkung medizinisch sinnvoll ist. Es gibt Hinweise, dass auch über dem 70. Lebensjahr eine LDL-Senkung mindestens so effektiv ist wie in jüngeren Jahren. Entscheidend ist, dass der Vorteil einer Fettsenkung erst zwei bis fünf Jahre nach Beginn der Therapie einsetzt, so dass jeder seine eigene Berechnung anstellen kann, wann er damit aktiv und prophylaktisch beginnen sollte.
Wie sorglos oft Männer mit ihrer Gesundheit umgehen, zeigt das Faktum, dass sechs Monate nach einem Herzinfarkt in den Vereinigten Staaten nur noch weniger als 20 % der Patienten ihre Blutfette kontrollieren lassen und ihre fettsenkenden Medikamente konsequent einnehmen (die richtigen Medikamente können das Risiko, an einer koronaren Herzkrankheit zu sterben, um bis zu 40 % senken). Noch dazu wenn man weiß, dass 10 % aller Männer mit erhöhtem Blutfett innerhalb von fünf Jahren nach dem ersten Infarkt eine zweite Herzattacke erleiden.

10 % aller Männer mit zu hohem LDL erleiden eine zweite Herzattacke

Idealerweise sollte man schon zuvor das Risiko von Arteriosklerose und damit eines möglichen Herzinfarkts durch eine Kombination von fettarmer Ernährung *und* Sport minimieren. US-Mediziner der Stanford University in Palo Alto haben 1998 mit einer Studie bewiesen, dass cholesterinarme Kost allein nicht genügt. Erst in Zusammenhang mit körperlichem Training zeigt die richtige fettarme Ernährung optimale Wirkung. Die Forscher teilten die 197 Patienten dabei in vier Gruppen: Eine machte nur Sport, eine nur Diät, die dritte beides kombiniert. Die vierte Gruppe verzichtete sowohl auf Sport als auch auf fettarme Kost. Nach einem Jahr zeigte das Ergebnis eindeutig, dass weder eine Umstellung der Ernährung noch Sport allein signifikante Besserungen bewirkten. Nur bei der Gruppe, die beides kombinierte,

Sport und fettarme Ernährung lassen den Cholesterinwert sinken

war der LDL-Cholesterinwert einerseits deutlich gesunken, andererseits auch das Verhältnis zum »guten« HDL-Cholesterinwert verbessert. Da HDL bei fettarmer Diät normalerweise auch abnimmt – eine unangenehme Begleiterscheinung –, scheint Sport diesen Effekt offensichtlich sogar aufzuheben.

SO BEKÄMPFEN SIE ERHÖHTE CHOLESTERINWERTE – UND BEUGEN DAMIT DEM HERZINFARKT VOR

- **Reduzieren Sie die Energiemenge.** Bei Übergewichtigen hilft als erster Schritt, am besten die Nahrungszufuhr zu halbieren. Der Abbau von Körperfett sorgt für eine Zunahme an gutem HDL-Cholesterin. Machen Sie jedoch keine radikalen Abmagerungskuren.
- **Ersetzen Sie tierische gegen pflanzliche Fette.** Tauschen Sie beispielsweise Butter gegen Margarine aus.
- **Bauen Sie auf fettarme und ballaststoffreiche Kost.** Essen Sie mehr Obst, Gemüse und Hülsenfrüchte. Kohlenhydrate und Zucker sollten Sie vermindert zu sich nehmen.
- **Achten Sie auf mehrfach ungesättigte Fettsäuren.** Diese sollten Sie bevorzugt mit der Nahrung aufnehmen (z. B. Öle aus Kaltpressung wie Olivenöl, Kaltwasserfisch etc.), da sie den LDL-Cholesterinspiegel senken.
- **Nehmen Sie auch Lipidsenker zu sich.** Diese werden nach Rücksprache mit dem Arzt meistens bei Diäten empfohlen, um den LDL-Wert zu senken. Es gibt sie beispielsweise in Pillenform als Knoblauchpräparate.
- **Statine, neue Lipidsenker, vermindern die Arteriosklerose.** Die in Kapseln in der Apotheke erhältlichen Statine minimieren die Aufnahme von Cholesterin aus der Nahrung. Lassen Sie sich von Ihrem Arzt diesbezüglich beraten.
- **Sport hilft effektiv.** Zu hohes LDL-Cholesterin lässt sich durch Sport in Verbindung mit fettarmer Kost effizient senken.
- **Vermeiden Sie Alkohol und Zigaretten.** Trinken und rauchen Sie möglichst nicht oder nur wenig.
- **Kontrollieren Sie Ihren Cholesterinspiegel regelmäßig.** Wenn Ihr Körper erhöhte Blutfettwerte aufweist, sollten Sie zumindest zweimal jährlich eine Kontrolle durch Ihren Arzt machen lassen. Ein nicht rechtzeitig diagnostizierter und behandelter hoher Cholesterinwert kann frühzeitig zum Tode führen.

Der Motor des Lebens

Das Herz und seine maskulinen Eigenheiten

17 Uhr: Es ist Freitagabend in der Redaktion des lokalen Radiosenders. Noch ein kurzes Gespräch mit den Moderatoren fürs Wochenende, ein Meeting mit dem Chef vom Dienst, die Woche ist gelaufen. Vorwahlzeit und Krieg im Kosovo wurden optimal gecovert, die Berichterstattung aus Belgrad war tough, aber objektiv. Schnell noch eine Zigarette, eine Schale Kaffee – die siebente heute – und ab ins Wochenende.
20 Uhr: Mario R. kommt nach Hause, schaut schnell die Post durch, setzt sich mit seiner Frau zum Tisch. Zwei Glas Bier, Wiener Schnitzel, Kartoffelsalat. Eine lähmende Müdigkeit, Abgespanntheit macht sich breit, ein allgemeines Druckgefühl. Er vermutet das Schnitzel als Ursache und genehmigt sich zur Verdauung noch einen hochprozentigen Schnaps.
23.45 Uhr: Es wird ihm etwas übel, er verspürt einen leichten Druck über der Brust, führt dies aber auf die vermehrten Gase und die schlechte Verdauung zurück und geht erst mal schlafen.
1.32 Uhr: Samstagmorgen. Mario R. erwacht aus dem Schlaf mit einem starken Druckgefühl in der Brust, Kurzatmigkeit und einem in dieser Form noch nie verspürten Beklemmungsgefühl. Er weckt seine Frau, die in großer Sorge ist. Mario überlegt sich, was er im Büro noch alles nicht erledigt hat, und ärgert sich, dass ihm die Arbeit der ganzen nächsten Woche nicht aus dem Kopf gehen will.
2.30 Uhr: Schweißausbruch, Angstgefühl. Mario R.s Frau hat mittlerweile die Rettung verständigt.
2.55 Uhr: Die Ambulanz fährt ihn mit Blaulicht Richtung Notfallaufnahme.
3.15 Uhr: Samstagmorgen. Diagnose Herzinfarkt.

Der Lebensmotor unseres Systems

55 % aller Todesfälle haben Herz-Kreislauf-Ursachen

55 % aller Todesfälle in der westlichen Welt sind auf Herz-Kreislauf-Erkrankungen zurückzuführen. Wenn das Herz aufhört zu schlagen, geht das Leben unweigerlich zu Ende. Der Herzinfarkt ist Europas größter Killer.
Dabei ist das zwischen 280 und 310 Gramm schwere Organ simplifiziert nichts anderes als ein Muskel. Aber mit einer ausgeklügelten Funktionsweise, die einzigartig ist.
Es ist der Lebensmotor unseres gesamten Organismus. Der Sitz der

Seele, wie die unterschiedlichsten Kulturen in den verschiedensten Epochen vermuteten. Nicht viel größer als eine Faust, zieht sich das Herz pro Minute etwa 60- bis 80-mal zusammen und wirft dabei jedes Mal – abhängig u. a. von Geschlecht und Körpergröße – ungefähr 75 Milliliter Blut in den Organismus. In jeder Minute werden dadurch insgesamt fünf Liter Blut durch den menschlichen Körper gepumpt, das entspricht der gesamten Blutmenge eines erwachsenen Mannes. Pro Stunde transportiert die biologische Pumpe Herz 300, im Verlauf eines Tages 7 200 Liter. Keine einzige technologische Errungenschaft kann sich mit einer solch unglaublichen Leistung im Dauerbetrieb messen: Pro Jahr schlägt das Herz über 41 Millionen Mal und bewegt dabei über 2,6 Millionen Liter Blut durch den Körper. In einem 70 Jahre langen Leben ergibt das die unglaubliche Anzahl von 2,8 Milliarden Herzschlägen und 182 Millionen Liter befördertes Blut!

Das Herz schlägt rund 115 000-mal pro Tag

Die Kontraktion lässt sich am ehesten mit einer Shampooflasche vergleichen, die man ausdrückt, deren Plastik sich aber wieder zurückbiegt, bis man mit Druck neuerlich nachsetzt. Jene Menge, die dabei aus dem Herz herausgepumpt wird, wird Auswurffraktion genannt. Ein Schlagvolumen von 60 bis 70 % bedeutet, dass mit jedem Herzschlag 75–90 Milliliter ausgeworfen werden. Wird die Flasche 60-mal gedrückt, bedeutet das 5 400 Milliliter, also 5,4 Liter Blut pro Minute. Dieser Wert wird als Auswurfleistung bezeichnet.

Die Herzfrequenz wiederum, die Anzahl der Schläge, ist abhängig vom Alter. Neugeborene haben im Schnitt eine normale Herzfrequenz von 140, Kinder von 100 bis 120 und Erwachsene von 60 bis 90. Mit zunehmendem Alter beginnt die maximale Herzfrequenzrate zu sinken. So hat ein 25-jähriger Mann maximal 200 Schläge pro Minute, ein 35-jähriger 188, ein 45-jähriger 176, ein 55-jähriger 165 und ein 65-jähriger Mann nur mehr 155. Diese Herzfrequenzrate verlangsamt sich nicht nur mit dem Alter, sondern auch in Abhängigkeit vom physischen Zustand. Bei Athleten kann durch das Training die Pumpleistung des einzelnen Schlages so erhöht werden, dass die Herzfrequenz z. B. bei Radspitzensportlern wie dem spanischen Tour-de-France-Sieger Miguel Indurain auf eine Ruhefrequenz von 35 Schlägen als Normalwert absinkt.

Die maximale Herzfrequenz nimmt mit dem Alter ab

Und sie öffnete seinen Brustkorb auf dem Boden einer Bar

Steven Miland war so gut wie tot. Der 22-jährige Brite soff mit Freunden bis zum beinahe bitteren Ende, das ihn in Form eines Fixiermessers ereilte, von einem übel meinenden Kumpanen geradewegs in die Brust gerammt. Sein Glück: Die Notärztin Dr. Heather Clark traf kurz darauf in dem schummrigen Pub in einem heruntergekommenen Vorort Londons ein und griff zu einer beherzten Maßnahme. Unter den fassungslosen Augen von Milands illuminierten Freunden operierte die 35-Jährige deren Zechkumpanen mitten am Boden des Lokals am offenen Herzen. Sie schnitt ihm zunächst zwei Löcher in die Brust, um den Druck auf seine Lungen zu verringern. Dann nahm sie unter Narkose eine so genannte Thorakotomie vor, das heißt, sie öffnete die Brust, um den Brustkorb anzuheben und ans Herz heranzukommen, das durch ein Blutgerinnsel zu schlagen aufgehört hatte. Die Operationstechnik hatte Clark erst zwei Tage zuvor kennen gelernt, berichtete die französische Nachrichtenagentur AFP am 29. April 1999. Diese Operation am offenen Herzen, mitten in einem englischen Pub, ohne die üblichen Hilfsmittel eines modernen Operationssaales, zeigt die Bedeutung des Herzens für das Leben. Steven Miland überlebte den Eingriff, ohne den er rettungslos verloren gewesen wäre.

Sie operierte ihn am Boden des Lokals am offenen Herzen

Das Herz, die Herzleistung, Herzkrankheiten, aber insbesondere auch die Diagnose Herzinfarkt weisen bei Männern und Frauen viele Gemeinsamkeiten, aber auch etliche Unterschiede auf. Die neuesten Studien von männlichen und weiblichen Herzinfarkten zeigen, dass es sich dabei um zwei teilweise verschiedene Krankheitsbilder handelt.
In den meisten Untersuchungen sind Frauen mit Herzinfarkt um sieben bis zehn Jahre älter, leiden häufiger an Zuckerkrankheit, Bluthochdruck und an Mangel an roten Blutkörperchen, der so genannten Anämie, unterscheiden sich aber auch in wesentlichen psychischen und psychosozialen Faktoren vom Mann.

Frauen sind beim Herzinfarkt meist 7 bis 10 Jahre älter

Sogar bei der Symptomatik des Herzinfarkts gibt es Unterschiede. Eine neue Studie aus den USA, die an 810 Männern und 550 Frauen mit Herzinfarkt durchgeführt und im »American Heart Journal« publiziert wurde, beweist, dass Männer signifikant seltener über Nackenschmerzen, Rückenschmerzen, Kieferschmerzen und Übelkeit berichten als Frauen. Häufiger klagen sie hingegen über Schwitzen. Mehr als 80 % der Männer und 70 % der Frauen gaben Brustschmerzen an, aber bei 15 % der Männer und 25 % der Frauen kam dieses Symptom überhaupt nicht vor. Während zwar in 90 % der Fälle irgendeine Form des Brustkorbschmerzes besteht, führen Symptome wie Schmerzen in der linken Schulter, Oberbauchschmerzen, Übelkeit, Atemnot und Schwäche öfters zur falschen oder verzögerten Diagnose. Unabhängig von den oben genannten Faktoren erleiden Frauen schwerere und häufiger tödliche Ersthherzinfarkte als Männer. Auf der anderen Seite ist das Risiko bei Frauen, an einem plötzlichen

Männer sterben bei Herzattacken seltener als Frauen

Herztod zu sterben, nicht einmal halb so groß wie bei Männern. Die Autoren dieser Studie kommen zu dem Schluss, dass der Sekundenherztod bei Frauen zwar seltener, aber dennoch ein nicht zu unterschätzendes Problem, vor allem im höheren Alter, ist. Da gewisse Faktoren, die das Herz von Frauen offensichtlich schützen, noch nicht bekannt sind, beschränken sich die Empfehlungen zur Vorsorge des Sekundenherztodes auf die Vermeidung der Risikofaktoren.

Frauen machen seltener eine Fahrrad-Ergometrie

In der Januar-1999-Ausgabe von »Women's Health Source« der Mayo-Klinik wird auf den Unterschied der Geschlechter im Detail eingegangen. Aus dem Erfahrungswert heraus, dass sich Frauen weniger häufig einem Herzbelastungstest (Fahrrad-Ergometrie) stellen, einer Herzkatheter-Untersuchung oder einer Bypass-Operation unterziehen, ihre Therapie weniger aggressiv als die der Männer ist und sie scheinbar eine hohe Infarktsterberate im Vergleich zu Männern haben, wurde unter anderem auch die Women's Health Initiative gegründet. Die Women's Health Initiative (WHI) ist ein Multimillionen-Dollar-Projekt, das 1991 von den National Institutes of Health in Bethesda, Maryland, ins Leben gerufen wurde. Diese Initiative untersucht und betreut mehr als 167 000 Frauen, die an einer oder mehreren Studien teilnehmen. Einige davon beschäftigen sich mit dem Einfluss einer Hormonersatztherapie auf die Vorsorge von Herzerkrankungen und Osteoporose, die Bedeutung von Änderungen der Ernährungsgewohnheiten als Vorsorge vor Brust-, Dickdarmkrebs sowie Herzkrankheiten, die Wirkung von Kalzium- und Vitamin-D-Ersatztherapie als Osteoporosevorsorge und bei Dickdarmkrebs. Es werden aber auch so genannte Langzeitbeobachtungsstudien durchgeführt, die den Zusammenhang zwischen Lebensstil, Gesundheit und Risikofaktoren bei spezifischen Frauenerkrankungen untersuchen.

Diese US-Aktion für die Frau hat Symbolcharakter und zeigt vor allem eines: Es wäre längst auch an der Zeit, eine Men's Health Initiative gleichen Umfangs und gleicher Intensität ins Leben zu rufen. Dies erscheint deshalb sinnvoll, weil offensichtlich nicht nur hormonelle, sondern auch eindeutig andere geschlechtsspezifische Unterschiede – von der Größe des Gehirns über das Risiko von Herzkreislauferkrankungen bis zum einzelnen Lebensablauf einer Zelle – bestehen. Nur bei entsprechend intensiven Langzeitbeobachtungen können Aussagen zu Risikofaktoren, Vorbeugung und spezifischen Therapien getroffen werden.

Der Ort, an dem die moderne Herzmedizin entstand

Die »Framingham-Heart-Study« ist die größte Studie aller Zeiten

Framingham, ein kleiner Vorort von Boston, gilt seit 50 Jahren als Mekka der Herzmedizin. Während der späten 40er-Jahre starben in den Vereinigten Staaten so viele Patienten zwischen dem 50. und 60. Lebensjahr wie nie zuvor. Die meisten Amerikaner wussten damals sehr wenig über Cholesterinspiegel, Bluthochdruck bzw. die Zusammenhänge zwischen Rauchen, Ernährung und Gesundheit.
Im Herbst 1948 beschloss daher das US-Public Health Service eine bis dahin völlig einzigartige Studie. In dem kleinen Ort Framingham mit seinen 25 000 Einwohnern wurden 5 000 Menschen davon überzeugt, für den Rest ihres Lebens an einer Gesundheitsstudie mit regelmäßigen kompletten Untersuchungen teilzunehmen. Diese so genannte Framingham-Heart-Study, die seit über 50 Jahren vom National Heart, Lung and Blood Institute und der Boston University durchgeführt wird, ist die längste epidemiologische Studie aller Zeiten. Mittlerweile wurden über tausend wissenschaftliche Entdeckungen und Erkenntnisse gewonnen, viele davon waren bahnbrechend für die Prophylaxe und Bekämpfung von Herzkrankheiten. Zu den wissenschaftlichen Meilensteinen aus Framingham zählen u. a. folgende Nachweise:

- 1960: Rauchen erhöht das Risiko von Herzkrankheiten
- 1961: Der Cholesterinspiegel, Blutdruck und Abnormitäten im Elektrokardiogramm lassen Rückschlüsse auf erhöhtes Herzinfarktrisiko zu
- 1967: Physische Aktivitäten wie Sport verringern das Herzinfarktrisiko
- 1970: Hoher Blutdruck erhöht das Schlaganfallrisiko
- 1988: Ein hoher HDL-Cholesterinwert (High-Density-Lipoprotein) schützt gegen Herzerkrankungen und reduziert die Sterberate
- 1996: Die Hintergründe, wie hoher Blutdruck zum Herzversagen führt

Insgesamt haben bisher mehr als 10 000 Einwohner von Framingham an regelmäßigen zweijährlichen physischen Check-ups teilgenommen. Die Ergebnisse der Framingham-Heart-Studie haben weltweit bedeutende Erkenntnisse für die komplette Medizin gebracht. So können beispielsweise Herzinfarkte auch schmerzlos verlaufen und Narben ohne Symptome hinterlassen. Bluthochdruck hingegen kann den Herzinfarkt auslösen. Zigarettenrauchen ist allgemein schlecht für das Herz. Und die Zuckerkrankheit ist eine wesentliche Ursache von Herzkrankheiten.

Zuckerkrankheit ist eine wesentliche Ursache von Herzkrankheiten

Dieses Wissen um die Zusammenhänge, so banal es uns anno 1999 auch erscheinen mag, hat die Welt von gestern und heute verändert und wird auch jene des Jahres 2000 nachhaltig beeinflussen. Bis Framingham hat man angenommen, dass ein Schlaganfall oder ein Herzinfarkt Schicksalsschläge sind – Glück oder Pech eben. Erst diese Studien haben neue Informationen über die gefährlichen Auswirkungen von bestimmten Lebensstilen gebracht.
Die Zukunft der Herzmedizin hat in Framingham bereits begonnen. Eine am 9. Januar 1999 in der Wissenschaftszeitschrift »Lancet« erstmals publizierte Arbeit der Framingham-Forscher zeigt, dass das Risiko eines gesunden Mannes, an einer Herzgefäßerkrankung – der so genannten koronaren Herzerkrankung – zu erkranken, ab dem 40. Lebensjahr eins zu zwei beträgt, für eine Frau eins zu drei. Auch dieses Wissen ist völlig neu.

Arteriosklerose: Eine Entzündung sorgt für Schlaganfall

Arteriosklerose hat andere Ursachen als angenommen

Die Entstehung der Arteriosklerose kann ganz andere Ursachen haben, als man bislang angenommen hat. Auch über die Risikofaktoren für eine koronare Herzkrankheit bzw. einen Herzinfarkt gibt es völlig neue Erkenntnisse. Die Arteriosklerose wird mittlerweile auch als entzündlicher Prozess verstanden, der in einer Destabilisierung der Kalkbrocken an der Gefäßwand endet. Vereinfacht dargestellt bedeutet dies:

➔ ungesunder Lebensstil ➔ Anhäufung von schlechten Blutfetten ➔ Ablagerung an der Wand der Arterien ➔ Aktivierung der feinen, inneren Zellschicht (dem so genannten Endothel) ➔ Einwandern von Entzündungszellen ➔ Aktivierung von Entzündungszellen mit Absterben und Zerstörung der Muskelzellen und des Gewebes ➔ Abreißen der angehäuften Kalkablagerungen mit desaströsen Folgen ➔ Schlaganfall, Herzinfarkt, Schaufensterkrankheit.

Erhöhte Apolipoprotein-A- und -B-Werte steigern das Herzrisiko

Die Bedeutung von entzündlichen Veränderungen und Entzündungsmarkern wird dabei immer deutlicher. Mehrere Faktoren haben neben dem so genannten schlechten LDL-Cholesterin einen prognostischen Wert, was die Arteriosklerose betrifft: Es sind dies die Blutfettbausteine Apolipoprotein A, Apolipoprotein B, das Verhältnis Apolipoprotein A zu B sowie Entzündungsblutparameter wie das für die Blutgerinnung berühmte Fibrinogen und der Entzündungsparameter C-reaktives-Protein (CRP), die erhöht alle einen verstärkten Risikofaktor darstellen.

Seit zwei Jahren geistert ein weiterer »Killer« durch die Medien: Homocystein. Homocystein ist eine Aminosäure – ein Baustein für Eiweiß –, die normalerweise im Körper gefunden wird. Sie stammt aus der Nahrung. Unser Körper braucht Homocystein, um Eiweiß zu bauen und so Gewebe am Leben zu erhalten. Die Probleme treten dann auf, wenn wir zu viel Homocystein im Körper haben. In einer 1999 veröffentlichten Studie haben niederländische Ärzte entdeckt, dass bei hohen Homocysteinspiegeln im Plasma das Herzinfarktrisiko um das 2,4fache und das Schlaganfallrisiko gleich um das 2,5fache steigt.

Die Aminosäure Homocystein erhöht das Schlaganfallrisiko

Die hohen Homocysteinspiegel könnten nach Ansicht der Forscher Folge eines Mangels an Vitamin B_6, B_{12} und Folsäure sein. Derzeit gibt es keine Empfehlungen, dass sich jedermann einem Homocystein-Screening unterwerfen sollte. Sinnvoll erscheint es jedoch, dass man sich in all jenen Familien, bei denen eine Vorgeschichte an Arteriosklerose (Verengung der Arterien, ob Gehirn, Beine oder Herz) schon im jungen Alter aufgetreten ist oder bei denen Herz-Kreislauf-Erkrankungen bestehen, einem solchen Screening durch den Arzt unterzieht. Normalwerte liegen üblicherweise zwischen 14 und 17 Mikromol, idealerweise jedoch tiefer. Bei Werten über 18 Mikromol wird ein dramatisch erhöhtes Risiko festgestellt. Bei erhöhten Werten hilft die Einnahme von Vitamin-B-Komplexen (B_6, B_{12} und Folsäure), um diese wieder zu senken.

Die Frühwarnzeichen

Symptome sind Frühwarnzeichen. Ein Symptom zeigt, wie sich unser Körper fühlt, und lässt Rückschlüsse auf eine Erkrankung oder Krankheit zu. Jedes Symptom ist subjektiv und von Mensch zu Mensch verschieden. Folgende Symptome und Warnzeichen deuten auf eine Herzattacke hin. Denken Sie daran, dass nicht alle auftreten müssen und dass einige kommen und wieder gehen können:

VORSICHT! DIE SYMPTOME EINES HERZINFARKTS

- Völlegefühl oder einengender Schmerz in der Mitte Ihrer Brust, der für mehrere Minuten anhält
- Schmerzen, die sich bis zu Ihrer Schulter, Ihrem Nacken oder in Ihren Armen ausbreiten
- Druckgefühl im Kopf
- Schwindel, Schweißausbruch, Ohnmachtsgefühl
- Übelkeit
- Kurzatmigkeit

Je mehr dieser Symptome vorhanden sind, desto größer ist die Wahrscheinlichkeit einer Herzattacke. Rufen Sie sofort die Rettung.

Weitere Symptome und Anzeichen, die häufig mit Herzerkrankungen verbunden sind: generelle Schwäche, Schwellungen (Ödeme), Bewusstlosigkeit (Synkope), Ohnmachtsgefühl (Presynkope), Kurzatmigkeit (Dyspnoe), Herzrasen, Herzstolpern, abnormale Hautfarbe, trockene Haut, Schock, plötzliche Veränderungen im Sehen, in der Stärke, in der Koordination, in der Sprache oder im Gefühl. Typisch für Angina-pectoris-Anfälle sind: Brustschmerzen, Vernichtungsgefühl, Einengung, Würgegefühl, Druck, Schweregefühl, Völlegefühl, Gefühl eines Gewichts auf der Brust, Brennen, Schmerzen, Enge, Aufstoßen, Husten, Kälte mit Schwitzen oder Schwäche. Hier empfiehlt es sich, schnellstmöglich den Arzt zu konsultieren.

Die ersten Stunden entscheiden über Leben und Tod

Die ersten Minuten nach einem Herzinfarkt können über Leben und Tod entscheiden, die ersten Stunden über die Folgen für das weitere Leben. Zögern Sie nicht, rufen Sie daher bei typischen Symptomen sofort die Rettung, setzen Sie sich ruhig hin oder legen Sie sich nieder, wenn Sie sich schwindlig fühlen. Atmen Sie langsam und tief. Kauen Sie ein Aspirin, außer Sie sind gegen Aspirin allergisch. Aspirin verdünnt Ihr Blut und kann die Herztodesrate senken.

Bluthochdruck, Übergewicht und Stress sind Risikofaktoren

Wie hoch ist Ihr Risiko, in den nächsten Jahren herzkrank zu werden? Rauchen, Bluthochdruck und hohe Cholesterinwerte sind einige der Hauptrisikofaktoren für die koronare Herzkrankheit. Die Wahrscheinlichkeit, dass Sie einen Herzinfarkt bekommen oder – statistisch gesehen – an einer Herzerkrankung innerhalb der nächsten acht Jahre sterben, steigt mit jedem Risikofaktor, den Sie aufweisen. Berechnen Sie Ihr Risiko, indem Sie die Punkte zu den folgenden Fragen der Mayo-Klinik-Risikochart addieren:

WIE HOCH IST IHR RISIKO?

1. Rauchen Sie? Nein = 0 Ja = 3
2. Suchen Sie Ihren systolischen Blutdruck (immer der erste Blutdruck-Messwert) in der folgenden Aufstellung und nehmen Sie die Punkteanzahl darunter für die Wertung:

100	110	120	130	140	150	160	170	180	190	200
1	2	4	5	6	7	8	9	10	12	13

3. Nehmen Sie jene Punkteanzahl, bei der sich Ihr Alter und der Cholesterinspiegel im Blut (bei Ihrer letzten Blutuntersuchung) treffen:

Total Cholesterin	Alter 40	50	60	70
165	4	12	18	21
180	5	13	19	21
195	7	14	19	21
210	8	15	20	21
225	9	16	20	22
240	11	17	21	22
255	12	18	22	22
270	13	19	22	23
285	15	20	23	23
300	16	21	24	23
315	17	22	24	23

4. Addieren Sie Ihre Punkte:

Rauchen	
Blutdruck (systolisch)	
Alter/Blutcholesterin	
Geschlecht Mann	5
GESAMTPUNKTEZAHL	

Ihr Risiko

Suchen Sie Ihre Gesamtpunktezahl in der nachfolgenden Tabelle. Daneben finden Sie die Wahrscheinlichkeit in Prozent, ob Sie innerhalb der nächsten acht Jahre eine Herzattacke erleiden oder an einem anderen Herzleiden erkranken werden.

Gesamtpunkteanzahl	Wahrscheinlichkeit	Gesamtpunkteanzahl	Wahrscheinlichkeit
Bis 10	‹ 1	25–26	6
11–13	1	27	7
14–17	2	28	8
18–21	3	29	9
22–23	4	30	10
24	5	31	11

Gesamtpunkteanzahl	Wahrscheinlichkeit	Gesamtpunkteanzahl	Wahrscheinlichkeit
32	13	41	31
33	14	42	34
34	16	43	36
35	17	44	39
36	19	45	42
37	21	46	46
38	24	47	49
39	26	48	52
40	28	49	55

Nur zur Information: Der Cholesterinwert bezieht sich in dieser Tabelle auf den Gesamt-Cholesterinspiegel. Ist bei Ihnen der gute HDL-Wert sehr niedrig, ist das zu erwartende Risiko noch höher. Männer, die an Diabetes leiden, sollten zusätzlich noch drei Punkte addieren.

Eine Frage der Wahrscheinlichkeit

Wenn Sie mit Ihrem Auto 10 000 Kilometer pro Jahr zurücklegen, ist die Wahrscheinlichkeit eines Autounfalls größer, als wenn Sie nicht einmal 500 Kilometer fahren. Dennoch kann es sein, dass der 10 000-Kilometer-Fahrer nie einen Unfall erleidet, währenddessen jener mit wenigen Kilometern frontal mit einem Lastwagen zusammenstößt.

Herzkrankheiten können unterschiedliche Ursachen haben

Ähnlich verhält es sich mit Wahrscheinlichkeiten und Risikofaktoren. Die Risikofaktoren für eine koronare Herzkrankheit sind Bluthochdruck, hohes Cholesterin, Zigarettenrauchen, Übergewicht, Stress, Verhaltensstörungen, bestimmte Drogen (Kokain), eine Familiengeschichte an koronarer Herzkrankheit, zunehmendes Alter und das männliche Geschlecht an sich. Es ist alles jedoch nur eine Frage der Wahrscheinlichkeit, denn auch jemand ohne Risikofaktoren wie Homocystein kann aus heiterem Himmel einen letal endenden Herzinfarkt erleiden.

Einige der Risikofaktoren wie Erbanlagen, Alter und Geschlecht können wir nicht direkt beeinflussen. Andere haben wir selbst in der Hand.

Zahlt sich Vorsorge wirklich aus? Möglicherweise wollen Sie nicht ewig leben, aber unter Garantie gesund alt werden. Daher sollten Sie jede noch so kleine Chance ergreifen und größere Risken einfach reduzieren.

Risikofaktor Rauchen

Wussten Sie, dass …

- in Österreich durchschnittlich täglich 26 Menschen an den direkten Folgen des Rauchens sterben, aber nur drei bei Verkehrsunfällen?
- Raucher im Schnitt um sieben Jahre kürzer leben?
- jede dritte tödlich verlaufende Herz-Kreislauf-Erkrankung auf das Konto von Zigaretten geht?
- von 1 000 Nichtrauchern zehn einen Herzinfarkt bekommen, von 1 000 Rauchern hingegen 131?

Täglich sterben 26 Österreicher an den Folgen des Rauchens

»Tu was für dein Herz, bevor dein Herz nichts mehr für dich tut«, lautete der Slogan einer Aktion der Österreichisch-Kardiologischen Gesellschaft, des Österreichischen Herzfonds und der Österreichischen Ärztekammer.

Mehr als 500 000 Menschen sterben jedes Jahr in den Vereinigten Staaten in Zusammenhang mit dem Rauchen. Ein Drittel, das heißt über 150 000 Todesfälle, sind dabei Herz-Kreislauf-bedingt. Rauchen tötet jedes Jahr mehr Menschen als Aids, Alkohol, Kokain und alle Unfälle zusammen. Laut dem General Surgeon, der höchsten ärztlichen Vertretung der US-Regierung, stehen in den Vereinigten Staaten 20 % aller Todesfälle in Zusammenhang mit dem Rauchen. Tabakrauch enthält über 4 000 (bis jetzt identifizierte) Substanzen wie Nikotin, Nitrosamine, policyclische aromatische Hydrocarbone und andere Produkte, die zum Teil schwere Nebenwirkungen aufweisen.

Rauchen tötet mehr als Aids, Alkohol, Kokain und Unfälle gemeinsam

Die Hauptwirkung des Tabaks auf die Entwicklung der Arteriosklerose zielt auf die Gefäße. Nikotin reduziert das gute HDL-Cholesterin und hebt das schlechte LDL-Cholesterin, verstärkt die Tendenz des Blutes, dickflüssiger zu werden und Gefäße zu verschließen und verletzt und schädigt auch die Innenschicht der Blutgefäße, das so genannte Endothel.

Das Inhalieren von Zigarettenrauch hat auch kurzfristige Nebenwirkungen auf das Herz und die Gefäße, die einen Herzinfarkt provozieren können. So erhöht Nikotin im Rauch den Blutdruck und die Herzfrequenz, Carbonmonoxid – dasselbe Gas, das bei Autoabgasen entsteht – gelangt in das Blut und senkt dort den so wichtigen Sauerstoffanteil. Außerdem kann der Rauch die Herzkranzgefäße eng stellen. Die vorgenannten Dinge gelten erwiesenermaßen sogar für Passivraucher. Die Vorteile der Nikotinabstinenz sind leichteres Atmen, bessere körperliche Leistungsfähigkeit, verstärkter Geschmack von Nahrungsmitteln und Getränken, verminderter Raucherhusten, Verminderung der Gelbfärbung der Zähne, Minderung von Sodbrennen und vor allem hochgradige Verminderung des Risikos einer Herz-

Nikotin erhöht Blutdruck und Herzfrequenz

Kreislauf-Erkrankung, eines Lungenemphysems und von Lungen- und Speiseröhrenkrebs. Dies bedeutet: Wenn Sie nicht rauchen, haben Sie eine höhere Lebenserwartung.
Weitere wesentliche Faktoren für Krankheiten des Herzens wie Cholesterin, Bluthochdruck, Stress, Übergewicht und Blutzucker finden Sie in den entsprechenden Kapiteln dieses Buches.

Fette – schlechtes Doping für das Herz

Ändern Sie Ihre Ernährung, wenn Sie Ihr Herz schonen wollen

Auch die Einflüsse der Ernährung sind wesentlich für das Auftreten von Herzerkrankungen. Um sich herzfreundlich zu ernähren, sollten Sie folgende Empfehlungen beachten:

- Reduzieren Sie den Konsum an Fleisch, Geflügel und Fisch.
- Bevorzugen Sie Öle mit hohem Gehalt an mehrfach ungesättigten Fettsäuren wie z. B. Sonnenblumen- oder Maiskeimöl.
- Vermeiden Sie verstecktes Fett wie beispielsweise in Wurst, Käse und Milchprodukten, Majonäse und Nüssen.
- Bevorzugen Sie eine fettarme Zubereitung (z. B. Grillen, Dämpfen oder Dünsten).
- Essen Sie fünfmal täglich Obst und Gemüse.
- Wenn Sie Ihr Essen bestellen oder planen, wählen Sie als Hauptspeise kein Fleischgericht, sondern denken Sie, dass rotes Fleisch, Geflügel oder Meeresfrüchte eher die Beilage zu Obst, Gemüse und Vollkornprodukten (Naturreis, Vollkornteigwaren, Vollkornmehl, Vollkorngebäck) sein sollten.
- Entfetten Sie Ihre Milchprodukte. Milchprodukte liefern dem Körper das essenzielle Kalzium und Eiweiß, aber sie können auch sehr hoch an gesättigten Fetten und Cholesterin sein. Statt der üblichen Milchprodukte kaufen Sie lieber einprozentige fettarme Milch, fettarmes Joghurt, fettarmes oder fettfreies Eis und fettarmen oder fettfreien Käse und Sauercreme.
- Bevorzugen Sie eine salzarme oder salzfreie Zubereitung für Speisen. Verzichten Sie auf Salz und ersetzen Sie es durch Kräuter und andere Gewürze wie Zwiebel, Knoblauch, Dijon-Senf, frische Zitronen und Essig.
- Verwenden Sie Zucker nur äußerst sparsam, ebenso Honig und Sirup.
- Essen Sie lieber öfter kleine Mahlzeiten am Tag. Fünfmal wenig zu essen ist besser als dreimal viel.

Omega-3-Fettsäuren schützen Ihr Herz

Wie oft essen Sie Fisch? Das ist eine der wichtigsten Fragen, die Sie sich selbst stellen müssen, wenn Sie an einer herzfreundlichen Ernährung interessiert sind. Fisch ist nicht die einzige Eiweißquelle, die es gibt, aber sie bietet dem Herz-Kreislauf-System einen potenziellen Vorteil: Omega-3-Fettsäuren.
Diese werden vorwiegend in Fischen gefunden. Einige Fische, insbesondere Kaltwasserarten wie Lachs, Makrelen und Heringe, enthalten relativ hohe Mengen davon. Omega-3-Fettsäuren sind in einem geringeren Maße auch in Nahrungsmitteln wie Sojabohnen, Nüssen und grünem Gemüse zu finden.

Omega-3- Fettsäuren schützen den Herzmuskel

Diese Omega-3-Fettsäuren haben einen positiven Einfluss auf eine Reihe von wichtigen Herzfaktoren: Sie senken gewisse Blutfettspiegel, insbesondere den der Triglyceride. Triglyceride sind eine Art Fett in unserem Körper, das als Energiequelle verwendet wird. Wenn ein Überschuss an Triglyceriden besteht, werden diese im Körper als Fett gespeichert. Ein permanent erhöhter Triglyceridspiegel erhöht das Arterioskleroserisiko. Wenn der Triglyceridspiegel besonders hoch ist und auf die üblicherweise verschriebenen Medikamente nicht reagiert, wird Ihr Arzt möglicherweise die Verwendung von Fischölsupplementen zusätzlich zur Medikation empfehlen. Die Verwendung von Fischölkapseln ist die einzige von der American Heart Association verbindlich ausgesprochene Empfehlung.

Sie reduzieren das Risiko einer Thrombose

Darüber hinaus reduzieren Omega-3-Fettsäuren das Risiko einer gefährlichen Blutverstopfung, der Thrombose. Sie arbeiten als natürliche Gerinnungshemmer, indem sie die Fähigkeit der Blutplättchen, Blutklumpen zu bilden, hemmen. Die Blutplättchen können weniger leicht aneinander kleben. Einige Studien haben sogar eine Verminderung des Blutdrucks durch Omega 3 gezeigt. Die Amerikaner predigen deshalb »fish on your dish«. Frischer Fisch oder frisch gefrorener, nicht verarbeiteter Fisch ist daher Ihre beste Wahl. Vermeiden Sie panierte Fische wie z. B. Fischstäbchen. Besonders hoch an Omega-3-Fettsäuren sind fette Kaltwasserfische wie Makrelen, Atlantiklachs, Heilbutt und Hering. Andere Fische weisen geringere Mengen davon auf.

Antioxidantien beugen Herzerkrankungen vor

Die drei Vitamine C, E und Betacarotin gelten als Antioxidantien (mehr darüber finden Sie im Kapitel zur richtigen Ernährung). Sie schützen

Vitamin C, E und Betacarotin sind Antioxidantien

die Körperzellen, indem sie verschiedene Gifte im Organismus neutralisieren. Die Schadstoffe – genannt freie Radikale – zerstören einen Teil der Schutzhülle, die die Zellen umgibt. Bei der amerikanischen Nurses-Health-Studie hatten jene Personen, die mindestens 100 Einheiten Vitamin E pro Tag über mehr als zwei Jahre zu sich genommen hatten, um 41 % weniger Herz-Kreislauf-Erkrankungen als die Kontrollvergleichsgruppe. Bei einer weiteren Studie zeigte sich, dass Patienten mit einem Herzinfarkt und Schlaganfall deutlich niedrigere Vitamin-C- und Betacarotinwerte hatten als Vergleichspersonen.

Aspirin – soll man(n) es täglich nehmen?

Aspirin schützt vor Herzinfarkt und Dickdarmkrebs

Aspirin ist seit Jahrzehnten ein kontinuierliches Medienthema. Die Meldungen haben meist denselben Inhalt: Regelmäßig eingenommenes Aspirin schützt vor Herzinfarkt, das Dickdarmkrebsrisiko und die Frequenz an Migräneattacken werden dadurch gesenkt. Zahlt es sich aus, täglich oder jeden zweiten Tag ein Aspirin zu nehmen? Sozusagen als Prophylaxe, um einfach auf Nummer sicher zu gehen? Nicht vorbehaltlos.

Bevor Sie mit der Einnahme von Aspirin beginnen, sprechen Sie auf jeden Fall mit Ihrem Arzt. Nicht jeder kann Aspirin gefahrlos einnehmen. Bei spezifischen Gesundheitsproblemen wird Ihr Arzt die Vorteile des Aspirins gegenüber den Risken abwägen.

Aspirin ist nichts anderes als Acetylsalizylsäure. Sein natürlicher Vorläufer, die Salizylsäure, kommt aus der Rinde des Willow-Baums. Sowohl Salizyl als auch Acetylsalizylsäure, die synthetisch hergestellt wird und als Aspirin bekannt ist, verringern Schmerzen, senken Fieber und reduzieren Entzündungen.

Aspirin ist ein nichtsteroidales Antirheumatikum

Aspirin wird medizinisch als Schmerzmittel oder nichtsteroidales Antirheumatikum (NSAR) bezeichnet. In den letzten Jahrzehnten erkannte die Forschung, dass Aspirin mit der Blutgerinnungsbildung interagiert und die Blutplättchen am Zusammenkleben hindert. Durch diese Fähigkeit kann Aspirin die Bildung von Blutklumpen (so genannte Thromben) reduzieren oder sogar verhindern, die sich besonders in eng gestellten, verkalkten Gefäßen im Rahmen der Arteriosklerose bilden. Ein Herzinfarkt ist das Ergebnis einer Verstopfung eines Herzkranzgefäßes durch einen Blutklumpen.

Männer, die schon einen Herzinfarkt hinter sich haben, weisen durch die regelmäßige Einnahme von Aspirin ein um 30 % geringeres Risiko eines zweiten Infarkts im Vergleich zu Männern ohne Aspirineinnahme auf. Aspirin reduziert außerdem auch das Risiko eines neuerlichen Schlaganfalls, einer kurzfristigen Durchblutungsstörung des Gehirns, einer so genannten transitorisch ischämischen Attacke, eines Herzinfarkts im Rahmen eines Angina-pectoris-Anfalls und von Komplikationen während eines Herzinfarkts.

Bedeutet dies nun also, dass Aspirin eine Herzerkrankung tatsächlich verhindern kann? Wenn Sie an keiner Herzerkrankung leiden, sind die Vorteile von Aspirin nicht eindeutig. In einer Studie an 22 000 männlichen Ärzten in den USA, der Physician's Health Study, nahm die Hälfte der Ärzte jeden Tag ein Aspirin, die andere Hälfte ein Placebo (eine inaktive Substanz ohne Wirkung). Nach fünf Jahren reduzierte Aspirin zwar die Häufigkeit eines Herzinfarkts um 44 %, verminderte aber nicht die Gesamttodesrate von Herz-Kreislauf-Erkrankungen. Die, die Aspirin einnahmen, zeigten außerdem eine erhöhte Rate an Magen-Darm-Blutungen und Schlaganfällen.

Die Vorteile von Aspirin sind nicht eindeutig

Obwohl Aspirin das Risiko eines ersten Herzinfarkts bei gesunden Männern höchstwahrscheinlich senken kann, stimmen die meisten Experten überein, dass die Vorteile des Aspirins die Risken für jedermann nicht aufwiegen – obwohl in einer weiteren Studie 600 000 Erwachsene hinsichtlich der Häufigkeit von Magen-Darmtrakt-Krebs untersucht wurden und jene Menschen, die Aspirin einnahmen, deutlich seltener an Dickdarm-, Mastdarm,- Magen- und Speiseröhrenkrebs erkrankten. Jene Testpersonen, die 16 oder mehr Aspirin pro Monat über einen Zeitraum von zumindest einem Jahr einnahmen, hatten eine um 40 % geringere Häufigkeit, am Magen-Darmtrakt-Krebs zu erkranken als jene ohne Aspirineinnahme.

Die Vermutung geht dahin, dass das Aspirin eine hormonartige Substanz enthält – so genannte Prostaglandine –, deren Produktion das Wachstum von Tumoren hemmt.

Aspirin enthält Prostaglandine, eine hormonartige Substanz

Noch ein Hinweis: Wenn Sie regelmäßig Aspirin einnehmen, sollten Sie dies Ihrem Arzt vor Operationen unbedingt mitteilen. Aspirin erhöht das Risiko einer schweren Blutung nach einem chirurgischen Eingriff beträchtlich.

Wie kann ich das Infarktrisiko beim Training reduzieren?

Die Wahrscheinlichkeit, einen Herzinfarkt während eines Herz-Kreislauf-Trainings zu bekommen, ist gering. Dennoch sollten Sie, wenn Sie älter oder völlig außer Form sind bzw. an einer Herzerkrankung leiden, vor Beginn eines Trainings das Okay Ihres Arztes einholen. Danach beachten Sie nachfolgende Tipps:

Trainieren Sie Ihren Körper regelmäßig

- Trainieren Sie regelmäßig. Das kardiovaskuläre Risiko steigt, wenn sich intensive Workouts bei Ihnen mit Wochen oder Monaten der Inaktivität abwechseln.
- Vermeiden Sie Start- und -Stopp-Aktivitäten. Kontrollieren Sie Ihre physischen Belastungen mit einer kontinuierlichen Art von Training wie Radfahren, Schwimmen oder Walking.
- Trainieren Sie ohne Wettkampfambitionen. Vermeiden Sie physische und emotionale Intensitäten in Wettkampfsportarten.
- Warten Sie zwei bis drei Stunden nach einer größeren Mahlzeit, bevor Sie mit dem Training beginnen. Die Verdauung zieht Ihr Blut in den Magen-Darmtrakt, weg vom Herzen.
- Machen Sie den Sprechtest. Wenn Sie während des Trainierens mühelos reden können, besteht keine Gefahr der Überanstrengung.
- Passen Sie Ihre Übungen dem Wetter an. Reduzieren Sie Ihre Geschwindigkeiten und Distanzen, wenn es heiß und feucht ist.
- Vergessen Sie nicht auf Aufwärmen und Abkühlen. Das reduziert den Stress, sowohl für das Herz als auch den Muskel.
- Hören Sie auf Ihren Körper. Wenn Ihnen schwindlig wird, Sie sich schwach fühlen, Übelkeit empfinden, ein Druckgefühl in der Brust oder Kurzatmigkeit spüren, hören Sie sofort mit den Übungen auf und suchen Sie einen Arzt auf.

Herzinfarkt beim Sex – Mythos oder Gefahr?

Zorn, Ärger oder auch nur das Aufstehen in der Früh aus dem Bett kann Herzinfarkte triggern, also auslösen, doch das Risiko dafür ist äußerst gering. Sie können getrost darauf verzichten, sich Gedanken dazu zu machen.

Es gibt eine Korrelation zwischen Sex und Herzinfarkt

Wie steht es aber mit Sex? Erzählungen über bekannte Persönlichkeiten, die höchst vergnügt in der Horizontalen das Zeitliche gesegnet haben, gibt es zuhauf. Da aber niemand je die Korrelation zwischen Sex und Herzinfarkt beim Mann untersucht hatte, konnten Ärzte dazu lange keine gesicherten Aussagen treffen.

Erst eine Studie im »Journal of the American Medical Association« brachte 1996 Licht in die undurchsichtige Rolle des Geschlechtsverkehrs als Trigger für Herzinfarkte. »Es gab genügend anekdotische Belege, die Männer glauben ließen, dass dies ein ganz wichtiger potenzieller Auslöser für Herzinfarkt sein könnte«, berichtete Dr. Mittelman. »Manches davon scheint zu stimmen.«

Die Wissenschaftler interviewten für die Studie 850 Männer und Frauen, die im Jahr vor ihrem Herzinfarkt sexuell aktiv waren. Das Ergebnis war verblüffend: Sie fanden heraus, dass sich das Risiko eines Herzinfarkts innerhalb von zwei Stunden direkt nach dem Geschlechtsverkehr verdoppelt. Wie bei jeder Statistik darf man aber auch hier die Größenordnung nicht aus den Augen verlieren: Wenn ein sehr geringes Risiko verdoppelt wird, bleibt es noch immer ein geringes Risiko. Statistisch bedeutet dies, dass ein 50 Jahre alter Mann, der in seiner Vorgeschichte keine Herzerkrankung aufweist, ein Risiko von eins zu einer Million hat, einen Herzinfarkt zu erleiden. Nach dem Geschlechtsverkehr erhöht sich dieses Risiko auf zwei zu einer Million. Für einen 50-jährigen Mann mit einer Herzerkrankung in der Vorgeschichte erhöht sich dieses Risiko von zehn zu einer Million ohne Geschlechtsverkehr auf etwa zwanzig zu einer Million im Anschluss an den Geschlechtsverkehr.

Bis zwei Stunden nach dem Sex ist das Infarktrisiko verdoppelt

Die wahrscheinlichste Ursache ist, dass durch den Geschlechtsverkehr Stresshormone wie Epinephrin ausgeschüttet werden. Auch Trauer kann einen wesentlichen Auslöser für Herzinfarkte darstellen, aber aus völlig anderen Gründen. Das Risiko eines Herzinfarkts am Tag nach dem Tod eines engen Freundes oder Verwandten steigt 14fach an. Danach fällt das Risiko mit jedem folgenden Tag wieder ab.

Beim Sex wird das Stresshormon Epinephrin ausgeschüttet

Der Montagsfaktor

Wir wissen heute, dass der menschliche Körper eine innere Uhr hat und dadurch über einen eigenen, ganz spezifischen Rhythmus, den man Circadian-Rhythmus nennt, verfügt. Überproportional viele Herzinfarkte treten in den Morgenstunden und ganz besonders an Montagen auf. Auch die Häufigkeit von lebensbedrohlichen Herzrhythmusstörungen ist an einem Montag größer als während der restlichen Woche, sogar bei Menschen, die nicht mehr zur Arbeit gehen. Möglicherweise steht für diese der Montag noch immer mit einer automatisierten Stressreaktion in Verbindung.

Herzattacken treten besonders oft montags und morgens auf

Das Wundermittel Viagra

Annähernd 10 % aller Männer sind nicht in der Lage, eine Erektion für eine ausreichende sexuelle Aktivität zu erreichen. 80 % dieser Fälle sind organisch bedingt.
Bei den organischen Ursachen liegen Herz-Kreislauf-Erkrankungen an erster Stelle vor der am zweiten Platz liegenden Zuckerkrankheit. Viele der Fälle von Erektionsstörungen sind durch Medikamente verursacht,

so im Besonderen durch Betablocker (Mittel zum Senken von erhöhtem Blutdruck), das Herzpräparat Digoxin, Antidepressiva, andere Blutdrucksenker und Entwässerungsmittel wie Thiazide und muskelaufbauende – so genannte anabole – Steroide. Weitere Risikofaktoren sind Alkohol und Nikotin, die auch bei der Herzkrankheit eine Rolle spielen.

Vorsicht: Keine Viagra-Einnahme zusammen mit Nitroglycerin

Daher wundert es nicht, dass koronare Herzkrankheiten und Erektionsstörungen häufig gemeinsam auftreten. Ein großer Teil der Männer mit koronarer Herzkrankheit, die bei sexueller Aktivität Angina-pectoris-Beschwerden bekommen, haben meist Viagra zusammen mit Nitroglycerin oder einem anderen gefäßerweiternden Präparat eingenommen. Die Folge waren eine Reihe von Komplikationen, Herzinfarkt bis hin zum Herztod. Etwa 40 % der Koronarkranken haben beim Koitus nach Viagra-Einnahme Angina-pectoris-Symptome. Durch entsprechende Klagen gegen den Hersteller in den Vereinigten Staaten hat dieses Thema ein riesiges Echo in allen Medien gefunden. In Kürze wird die amerikanische Herzgesellschaft eine entsprechende Information für die Öffentlichkeit zur Verfügung stellen.

Die Belastung des Mannes beim Sex beträgt 75 Watt

Die sexuelle Aktivität eines Mannes entspricht einer Belastung von etwa 75 Watt – so viel wie bei flottem Stiegensteigen – und führt zu Herzfrequenzanstiegen auf etwa 110 bis 175 Schläge pro Minute bei einer sexuellen Aktivität von etwa zehn bis fünfzehn Minuten.

Der intrakoitale Koronartod, der Herztod beim Sex, ist seit langem bekannt. Risikofaktoren für derartige Komplikationen sind Müdigkeit, übermäßiges Essen, reichlicher Alkoholkonsum und gesteigerte Emotionalität.

Bis Ende November 1998 berichtete die amerikanische Medikamentenzulassungsbehörde FDA (Food and Drug Administration) von 128 Todesfällen durch Viagra. Drei Patienten hatten Schlaganfälle und 77 kardiovaskuläre Komplikationen, davon 41 definitive Infarkte, 27 Herzstillstände. In weiteren 48 Fällen ist die Ursache des Todes unbekannt. Das mittlere Alter zum Todeszeitpunkt war 64 Jahre und die überwiegende Zahl der Männer hatte 50 mg Sildenafil (Viagra) eingenommen. 16 Männer hatten gleichzeitig Nitroglycerin oder ein ähnliches Medikament zur Gefäßerweiterung geschluckt.

50 Millionen Tabletten wurden bereits verkauft

Trotzdem ist der Viagra-Boom nicht aufzuhalten. Nach neuesten Berechnungen dürften auf der ganzen Welt mittlerweile sechs Millionen Verschreibungen mit etwa 50 Millionen Tabletten erfolgt sein. Auf Grund dieser großen Zahl von Einnahmen bei einer vergleichsweise geringen Zahl von Komplikationen und Todesfällen wurde von der Food and Drug Administration die Nutzen-Risiko-Bewertung nicht korrigiert, sondern lediglich eine weitere schärfere Beobachtung empfohlen.

EMPFEHLUNGEN FÜR DEN VIAGRA-GEBRAUCH

- Vorsicht: Herzpatienten, die chronisch oder kurzwirksam Nitrate einnehmen, dürfen unter keinen Umständen Viagra verwenden. Ähnliches gilt für Nitratsprays oder verwandte Substanzen wie Molsidomin.
- Viagra ist bei deutlich erniedrigtem Blutdruck (unter 90/50) nach kurz vorhergegangenem Herzinfarkt oder Schlaganfall innerhalb der letzten drei bis sechs Monate absolut verboten. Ähnliches gilt auch bei:
  - Leberfunktionsstörungen
  - Patienten mit Herzinsuffizienz und
  - schwerem Bluthochdruck.
- Zu beachten ist auch eine Kombination mit anderen Medikamenten, die den Blutfettwert senken: Statine, das Medikament Cimetidin (Magensäureblocker) oder das Antibiotikum Erythromycin.

Zu viel Kaffee und seine Wirkung

Männer in stressreichen Berufen neigen gerne dazu, reichlich Kaffee zu konsumieren, so dass sich die Frage eines Zusammenhangs mit Herzkrankheiten stellt.
Eine Vielzahl von wissenschaftlichen Studien hat versucht, diese Frage eindeutig zu klären. Das ist deshalb schwierig, weil meistens starke Kaffeetrinker auch eine Reihe von anderen Risikofaktoren wie Rauchen, einen höheren Fettkonsum und verminderte Bewegung aufweisen. Das Schlusswort in dieser Frage ist noch nicht gesprochen, aber auf Grund der vorliegenden wissenschaftlichen Daten empfiehlt es sich, nicht mehr als drei bis vier Tassen Kaffee pro Tag zu trinken. Eine Wirkung von koffeinhaltigem Kaffee, die auch bei anderen koffeinhältigen Getränken wie Tee, Cola und diversen Softdrinks bekannt ist, ist das Auslösen von Herzrhythmusstörungen, insbesondere von Herzrasen.

Vier Tassen Kaffee pro Tag sind die Obergrenze

Alkohol – the French Paradoxon

Dass alkoholische Getränke auch einen gesundheitsfördernden Aspekt haben, klingt unglaublich. Doch eine Reihe von Studien, insbesondere aus Frankreich, deuten dies an. Epidemiologische Untersuchungen haben gezeigt, dass Leute, die mäßige Mengen an Alkohol trinken, ein um 40 bis 50 % niedrigeres Risiko für die Entwicklung einer

koronaren Herzkrankheit aufweisen. Auffallend war dies bei einem Vergleich zwischen französischen und amerikanischen Männern.
Die französischen Männer haben eine eindeutig niedrigere Rate an koronarer Herzkrankheit, obwohl ihr Konsum an Fett und Alkohol höher ist als jener der Amerikaner. Die derzeit gängige Erklärung ist der höhere Konsum an Rotwein. Dieser erhöht das gute HDL-Cholesterin und senkt wahrscheinlich das schlechte LDL-Cholesterin. Nach heutigem Wissensstand ist also gegen Rotwein u. Ä. in mäßigen Mengen nichts einzuwenden. Den möglichen Vorteilen sind jedoch etwaige andere Nachteile eines regelmäßigen Alkoholkonsums – von Alkoholismus, alkoholischer Gastritis bis zur alkoholischen Leberzirrhose – gegenüberzustellen.

Ein Achtel Rotwein täglich ist gut für das Herz

Die wichtigste Frage: Leben Sie gesund für Ihr Herz?

Nun kennen Sie alle bisher bekannten Risikofaktoren für Ihr Herz. Der nachfolgende Test gibt Ihnen Aufschluss darüber, ob Ihr Lebensstil Rücksicht auf das wichtigste Organ Ihres Körpers nimmt oder ob Sie Ihre Lebensweise noch optimieren könnten:

	Ja	Nein
Essen Sie viel rotes Fleisch?	❑	❑
Greifen Sie gerne zu Süßigkeiten?	❑	❑
Steht Gemüse nur sehr selten auf Ihrem Speiseplan?	❑	❑
Essen Sie nur selten frisches Obst?	❑	❑
Haben Sie einen hohen Cholesterinspiegel?	❑	❑
Kennen Sie Ihren Cholesterinwert nicht?	❑	❑
Gab es in Ihrer Familie Herz-Kreislauf-Erkrankungen?	❑	❑
Stehen Sie permanent unter Stress?	❑	❑
Leiden Sie unter einem hohen Blutdruck?	❑	❑
Sind Sie übergewichtig?	❑	❑
Haben Sie Diabetes?	❑	❑
Trinken Sie täglich viel Alkohol (mehr als einen halben Liter)?	❑	❑
Gehen Sie nie zur Gesundenuntersuchung?	❑	❑
Haben Sie schon lange kein EKG gemacht?	❑	❑
Machen Sie kaum Bewegung?	❑	❑
Üben Sie einen sitzenden Beruf aus?	❑	❑
Belasten Sie oft Alltagsprobleme?	❑	❑
Haben Sie häufig Probleme mit Ihrer Arbeit?	❑	❑
Nehmen Sie sich alles zu Herzen?	❑	❑
Rauchen Sie mehr als fünf Zigaretten pro Tag?	❑	❑

Bei bis zu 7 Ja-Antworten: Ihre Lebensweise ist so, dass Sie – bewusst oder unbewusst – versuchen, auf Ihr Herz zu achten. Bewahren Sie trotzdem Vorsicht bei den bekannten Risikofaktoren.

Bei 8 bis 14 Ja-Antworten: Sie sind auf dem besten Wege, Ihr Herz langfristig zu schädigen. Versuchen Sie entsprechend der Anleitung in diesem Buch gesundheitsbewusster zu leben. Schalten Sie Risikofaktoren aus. Und konsultieren Sie sicherheitshalber Ihren Arzt.

15 und mehr Ja-Antworten: Sie leben gefährlich. Das Herz ist der Motor Ihres Lebens. Das sollten Sie bedenken und Ihre Lebensweise rasch umstellen, wenn Sie gesund alt werden möchten. Besprechen Sie die Möglichkeiten unbedingt mit Ihrem Arzt und lassen Sie die Funktion Ihres Herzens durch EKG und andere Untersuchungsmethoden überprüfen.

Das virtuelle Herz

In Zukunft wird es noch einfacher werden, das männliche Herz und seine Eigenheiten zu erforschen. Das Herz aus Software ist Realität geworden.

Das Herz aus Software ist Realität geworden

Wissenschaftler haben am Computer das menschliche Herz mit all seinen Facetten täuschend lebensecht nachgebaut. Verblüffend real, als hätte man es soeben aus dem Brustkorb gehoben. Das virtuelle Pumporgan ist ein dreidimensionales Abbild des menschlichen Herzens, das alle Eigenschaften und Anfälligkeiten eines echten Herzens im Programm aufweist.

Mit Hilfe dieses »Cyberheart« wollen die Wissenschaftler aus Oxford und von der Johns-Hopkins-Universität in Baltimore die Funktion der einzelnen Herzzellen, die Wirkung der Hormone und Stoffwechselprodukte, aber auch von Medikamenten, am Computer und nicht direkt am Menschen simulieren. So lassen sich Szenarien von Arteriosklerose bis zur Angina pectoris real am Bildschirm nachvollziehen. Diese neue Methode soll bis 2010 Eingang in die alltägliche Praxis der Behandlung von Herzkrankheiten finden.

LEBENSMOTOR HERZ

- Das Herz schlägt rund 41 Millionen Mal pro Jahr.
- Es pumpt 2,6 Millionen Liter Blut jährlich durch den Körper.
- 55 % aller Todesfälle sind auf Herzerkrankungen zurückzuführen.
- Bis zwei Stunden nach dem Sex ist das (geringe) Infarktrisiko verdoppelt.

- Regelmäßige Aspirineinnahme senkt das Risiko einer Herzattacke um 44 %.
- Der Eiweißbaustein Homocystein erhöht das Infarktrisiko um das 2,4fache.
- Omega-3-Fettsäure (u. a. im Fisch) minimiert das Thrombose-Risiko und wirkt positiv auf eine Reihe von Herzfaktoren.

Under Pressure

Bluthochdruck – der stille Feind

Einen Spaß wollten sie sich machen, die beiden Freunde. Seit der gemeinsamen Schulzeit teilten sie ihre Leidenschaft für Autos, für das Wetten bei Pferderennen, für Rauchen, lange, durchzechte Nächte und vor allem für viel Spaß.
Beide sind erfolgreich im Immobiliengeschäft tätig. Der eine war ehemals ein bekannter österreichischer Motorradrennfahrer, der andere zeit seines Lebens das Paradebeispiel an Unsportlichkeit. Mittlerweile sind sie in die Jahre gekommen, haben beide an Gewicht etwas zugelegt und stehen beruflich unter enormem Druck. Da einer von beiden zuletzt immer wieder einen knallroten Kopf hatte und ein leichtes Druckgefühl spürte, ließen sie auf der Gesundheits-Messe spaßhalber ihren Blutdruck messen.
Flott hatte ihnen der Sanitäter die Manschette um den Oberarm gelegt und aufgepumpt. Als er ein ungläubiges Gesicht machte und schließlich die Messung zweimal wiederholte, waren sie etwas überrascht. Das Ergebnis? 205/115 beim Nichtsportler, nicht bessere 190/110 beim sportbegeisterten Makler. Beide wollten und konnten die Werte nicht glauben, wurden aber darauf hingewiesen, dass möglicherweise die Aufregung bei der Messung dazu geführt hatte.
Der Arbeiter-Samariter empfahl ihnen, unbedingt einen Arzt aufzusuchen, und warnte sie, dass ein unbehandelter Bluthochdruck nach einiger Zeit zu Herzschwäche, Gefäßverkalkung, Herzinfarkt oder Schlaganfall, ja sogar zu Schwachsinn oder Impotenz führen könnte. Vor allem die beiden letzten Hinweise waren offensichtlich so überzeugend, dass die zwei Herren tatsächlich die nächstmöglichen Termine ihrer Internisten belegten.

Jeder Zweite misst seinen Blutdruck nicht

Kennen Sie die genaue Höhe Ihres Blutdrucks? Wenn nicht, gehören Sie zu jener Hälfte aller Österreicher, die seit Jahren keine Messung durchgeführt hat und sich auch nicht über die Höhe Sorgen macht. Tatsächlich leidet in Österreich jeder vierte Erwachsene an Bluthochdruck, von den Betroffenen sind sich aber etwa 800 000 dieser Erkrankung gar nicht bewusst. Wie ist das möglich?

Die Ursachen liegen darin, dass Bluthochdruck (auch Hypertonie genannt) eine Zeit lang keine Symptome macht. Hochdruck ist die häufigste Krankheit in den westlichen Industrieländern und der bedeutendste Risikofaktor für den Schlaganfall, aber auch wesentlich für den Herzinfarkt. Der hohe Blutdruck verkürzt unbehandelt das Leben erheblich. So ist die Lebenserwartung eines ca. 35-jährigen Mannes mit einem konstant erhöhten Blutdruck von über 150/100 statt seiner durchschnittlichen Lebenserwartung von 76 Jahren um 16 Jahre auf 60 verkürzt. Bei Normalisierung und Absenkung des erhöhten Blutdrucks bleibt die Lebenserwartung – wenn keine anderen Risikofaktoren vorliegen – wieder im Normbereich. Interessanterweise haben Männer weitaus häufiger einen Bluthochdruck als Frauen vor dem Wechsel. Nach Einsetzen der Wechseljahre ist der Bluthochdruck bei Frauen etwas häufiger als bei Männern. Offensichtlich ist, dass die männlichen und weiblichen Geschlechtshormone nicht nur einen Schutz vor Herz-Kreislauf-Erkrankungen bilden, sondern auch vor Bluthochdruck.

Ein Mann mit unbehandelt hohem Blutdruck stirbt ca. 16 Jahre früher

130/85 mm/Hg ist der neue Normwert für Erwachsene

Es war wie ein Paukenschlag. Die Weltgesundheitsorganisation WHO und die International Society of Hypertension haben kürzlich ihre neuen Richtlinien zur Diagnostik und Therapie der Bluthochdruckerkrankung bekannt gegeben.
Als normal gilt nunmehr bei Menschen jüngeren und mittleren Alters ein Blutdruck unter 130/85 mm/Hg (Quecksilber), wobei der optimale Blutdruck für jüngere Patienten unter 120/80 mm/Hg angestrebt wird. Die Begründung dafür ist in neuen Studien zu suchen, die gezeigt haben, dass das Herz-Kreislauf-Risiko kontinuierlich mit dem Blutdruck steigt. Die Normalwerte sind somit viel tiefer als bisher angenommen, die alte Regel 100 + Alter ist längst überholt.

Der optimale Blutdruck für junge Männer ist 120/80 mm/Hg

Wann müssen Sie handeln?

Man unterscheidet nach den neuen Richtlinien den optimalen, normalen und hochnormalen Blutdruck, der weniger als 120/80 (optimaler),

130/85 (normaler) und 130–139/85–89 (hochnormal) entspricht. Der Hochdruck selbst wird in drei Stadien unterteilt:

- Stadium 1: 140–159/90–99 mm/Hg
- Stadium 2: 160–179/100–109 mm/Hg
- Stadium 3: größer gleich 180/110 mm/Hg

Der systolische Wert ist der Blutdruck während des Herzschlags

Der Blutdruck wird zu zwei verschiedenen Zeitpunkten gemessen. Es gibt den oberen, systolischen, Wert, der im Moment des Herzschlags gemessen wird, und den zweiten, diastolischen Wert, der in der Pause zwischen den Herzschlägen auftritt.

Trinken Sie vor der Messung keinen Kaffee

Um den Wert nicht zu verfälschen, sollten Sie am besten bequem sitzen und die Arme in Herzhöhe halten. Innerhalb von 30 Minuten vor der Messung sollten keine koffeinhaltigen Nahrungsmittel oder Getränke zu sich genommen und auch keine Zigaretten konsumiert worden sein. Die Messung sollte nach wenigstens fünfminütigem Sitzen erfolgen. Wichtig bei Oberarmgeräten ist, dass die Manschette auf den Armumfang abgestimmt ist. Auch bei den neueren Patientenselbstmessgeräten am Handgelenk sollten Sie darauf achten, dass die Manschette nicht zu eng sitzt, da es sonst zu Fehlmessungen kommt. Zur Sicherheit sollten immer zwei oder mehrere Messungen im Abstand von zwei Minuten durchgeführt und als aktueller Blutdruck ein Mittelwert dieser Messungen herangezogen werden.
Sollten die ersten beiden Messungen um mehr als 5 mm/Hg voneinander abweichen, sollten zusätzliche Messungen durchgeführt und gemittelt werden. Der Blutdruck ist eine sehr variable Größe, die am Tag um rund 60 mm/Hg systolisch und 40 mm/Hg diastolisch schwanken kann. Es ist daher sinnvoll, immer zur gleichen Tageszeit zu messen.

In der Nacht sinkt der Blutdruck um 15 % ab

Der Blutdruck schwankt im Tagesverlauf enorm. Er ist vormittags am höchsten, in der Nacht sinkt er um etwa 10 bis 15 % ab. Wichtig ist auch zu berücksichtigen, dass selbstgemessene Werte meist niedriger als die vom Arzt gemessenen sind, weil man dann meist ruhiger ist. Die Amerikaner nennen das auch die White-Coat-Hypertension, den »Arztkittelbluthochdruck«. Die Erklärung dafür ist eine Reaktion des vegetativen Nervensystems, wodurch Nervosität oder Angst zu einem Anstieg des Blutdrucks führt.

Der Biorhythmus des Blutdrucks

Die Blutdruckregulation schwankt auch in Abhängigkeit von körperlichen Tätigkeiten, aber auch von psychischen und emotionalen Faktoren und Ruhephasen. Auch im 24-Stunden-Verlauf gibt es ein ganz typisches Profil. Nach dem Aufwachen steigt der Blutdruck stark, um im Verlauf des Morgens weiter anzusteigen. Nach dem Mittagessen sinkt der Blutdruck etwa für eine Stunde, um dann kontinuierlich im Laufe des Nachmittags wieder in die Höhe zu gehen. Abends folgt eine kleine Spitze und nachts schließlich ein deutlicher Blutdruckabfall, wobei während des Schlafes die niedrigsten Werte gemessen werden.

Was sind eigentlich die typischen Symptome bei Bluthochdruck? Meistens sind es eher atypische Beschwerden wie Schlafstörungen, Schweißausbrüche, Leistungsverlust, roter Kopf. Spezifischer sind bereits Schwindel, Druckgefühl im Kopf, häufige Kopfschmerzen, Enge- oder Beklemmungsgefühl und Atemnot. Diese Beschwerden treten aber meist eher spät auf, vor allem, wenn der Blutdruck deutlich erhöht ist. Zu diesem Zeitpunkt hat der jahrelang bestehende Hochdruck bereits beträchtliche Schäden am Blutgefäßsystem verursacht. Bei Männern mit Bluthochdruck ist sehr häufig auch eine Impotenz zu finden, die nur selten die Folge etwaiger Hochdruckmedikamente ist.

Ein roter Kopf weist oft auf Hypertonie hin

In 95 % der Fälle sind die Ursachen unbekannt

Es gibt zwei Arten von Bluthochdruck, den so genannten primären und den sekundären. Sekundär bedeutet, dass eine organische Ursache dem zu hohen Druck zu Grunde liegt. Allerdings betrifft dies nur 5 % aller Menschen mit Hochdruck. Typische Beispiele wären eine Nieren- oder Nebennierenerkrankung, eine Schilddrüsenüberfunktion oder Engstellung einer Nierenarterie.

Der sekundäre Bluthochdruck hat organische Ursachen

Etwa 95 % aller Hypertoniker haben einen primären oder essenziellen Hochdruck, bei dem man die eigentliche Ursache bis heute nicht kennt. Man vermutet hier in erster Linie Erb- und Umweltfaktoren sowie überhöhte Kochsalzzufuhr, Übergewicht und Stress.

DIE BEKANNTEN RISIKOFAKTOREN FÜR BLUTHOCHDRUCK

- Genetische Ursachen (bei rund 50 % der Patienten)
- Übergewicht
- Stress
- Alkohol
- Zu viel Kochsalz

Bei der Hälfte aller Hochdruckpatienten besteht eine genetische Ursache, eine familiäre Anlage. Dem kommt eine besondere Bedeutung zu, da üblicherweise in solchen Familien der Bluthochdruck bei Männern wesentlich früher, meist zwischen dem 35. und 55. Lebensjahr, auftritt. Daher ist es unbedingt angebracht, bei Eltern mit Bluthochdruck auch die Kinder und jugendlichen Männer dahingehend zu kontrollieren.

Andere wesentliche Faktoren, die immer im Zusammenhang mit Bluthochdruck gefunden werden, sind vor allem Übergewicht sowie bei einem bestimmten Teil der Betroffenen ein zu großer Konsum an Salz (Kochsalz, Natriumchlorid).

Wir konsumieren fünfmal so viel Salz, wie wir benötigen

Tatsächlich konsumieren wir in unserer heutigen Gesellschaft etwa fünfmal so viel Salz wie unser Körper tatsächlich benötigt. Normalerweise scheiden wir dieses überflüssige Salz mit dem Harn aus. Es gibt aber salzempfindliche Menschen, bei denen diese Salzausscheidung wahrscheinlich defekt ist und die daher auf einen reichlichen Konsum mit der Steigerung des Blutdrucks reagieren. Eine große internationale Studie mit dem Titel »Intersalt« hat bei 10 000 Menschen nachgewiesen, dass zwischen der Kochsalzaufnahme mit der Nahrung und der Höhe des Blutdrucks bei den salzsensitiven Menschen ein klarer Zusammenhang besteht.

Ein verändertes Gen für Angiotensin beeinflusst die Sensibilität

Als Erklärung für die unterschiedliche Salzanfälligkeit fanden amerikanische Wissenschaftler heraus, dass salzsensible Menschen ein verändertes Gen für den Botenstoff Angiotensin aufwiesen. Nur bei diesen Männern nützt die extrem salzarme Kost. In etwa zwei bis drei Jahren wird dieser Test wahrscheinlich routinemäßig im Einsatz sein, so dass man schon vor Beginn einer Diät weiß, ob salzarme Kost helfen kann oder nicht.

Falsche Ernährung kann Bluthochdruck fördern

Weitere Auslöser für Hochdruck sind falsche Ernährung, zu viel Alkohol, Bewegungsmangel, Mineralstoffmangel und – wie erst kürzlich behauptet – Passivrauchen oder sogar Handy-Signale. Die früher weit verbreitete Meinung, dass Kaffee zu hohem Blutdruck führt, konnte wissenschaftlich nicht wirklich belegt werden. Von großer Bedeutung ist jedoch der Alkoholkonsum, insbesondere wenn regelmäßig größere Mengen konsumiert werden. Ähnlich wie beim Salz gibt es auch hier hinsichtlich des Bluthochdrucks unterschiedliche Menschen mit einem alkoholsensitiven und weniger sensitiven Organismus. Typisch ist auch, dass die Verträglichkeit bezüglich der maximalen noch nicht schädlichen Menge zwischen Mann und Frau, aber auch bei Männern selbst individuell unterschiedlich ist.

Immer wieder wurde auch die Frage wissenschaftlich diskutiert, ob es so etwas wie einen Hochdruckcharakter gibt. Einige psychologische Studien haben darauf hingewiesen, dass man beim Hochdruck den Mann vom Typ A – charakterisiert durch starkes Konkurrenzverhalten, Ungeduld, Ehrgeiz, Streben nach Anerkennung, unterdrückte Aggressivität und Zeitdruck – eher findet als andere.

Ungeduldige und ehrgeizige Männer haben häufiger Hochdruck

Hochdruckpatienten sind häufig Schnarcher

Eine weitere, fast ausschließlich Männer betreffende Auffälligkeit ist, dass Hochdruckpatienten viel häufiger als Menschen mit normalem Blutdruck schnarchen. Schnarcher sind auch häufiger übergewichtig und herzinfarkt- und schlaganfallgefährdet. Schnarchen ist häufig auch mit abnormer Müdigkeit während des Tages verbunden. Oft fühlen sich Schnarcher auch tagsüber gereizt, unausgeschlafen und verstimmt. Beim Auftreten derartiger Symptome sollte sowohl mehrfach der Blutdruck gemessen als auch ein Arzt konsultiert werden.

Schnarcher sind stärker herzinfarktgefährdet

Natürlich hängt der Blutdruck auch ganz eng mit dem Körpergewicht, der aufgenommenen Flüssigkeitsmenge und dem Kochsalzkonsum zusammen – je mehr, desto höher automatisch der Blutdruck.

TODESFALLE BLUTHOCHDRUCK

Eine Vielzahl von Studien hat gezeigt, dass beim Mann ein direkter Zusammenhang zwischen Hochdruck, Schlaganfall, Herzkrankheit und Nierenversagen besteht. Männer mit Hypertonie haben:

- dreimal so häufig Herzkranzgefäßerkrankungen
- sechsmal so häufig eine Herzmuskelschwäche und
- siebenmal so oft einen Schlaganfall

wie Männer, deren Blutdruck kontrolliert und normalisiert wurde.

Wie in einer Raffinerie mit kilometerlangen Röhren und Pipelines muss beim Bluthochdruck das Herz als Hauptkessel mehr und mehr arbeiten. Um das Blut mit dem »notwendigen« übernormalen Druck durch die Röhren zu pumpen, muss das Herz eine übernormale Leistung erbringen. Als Folge wird wie bei jedem anderen Muskel während eines Muskeltrainings oder zusätzlicher Muskelbelastung der Herzmuskel dicker und dicker.

Durch Hypertonie wird der Herzmuskel dicker

Das birgt mehrere Gefahren in sich. Als Folge eines zunehmend dicken Herzmuskels ist dieser ab einem gewissen Plateau nicht mehr in der Lage, die volle Leistung zu erbringen. Hoher Blutdruck in den Pipelines führt auch zu einer Beschleunigung der Arteriosklerose, der Verkalkung aller großen, aber auch der kleinsten, zartesten Arterien. Dadurch steigt die Wahrscheinlichkeit eines Schlaganfalls oder eines Herzinfarkts. Darüber hinaus kann es aber auch zur Bildung von Ausbuchtungen (Aneurysma) der Arterien kommen. Die kontinuierliche Schädigung der Gefäße kann selbst bei einem milden, unbehandelten Bluthochdruck über Jahre zu einer Schädigung der Niere samt Funktionsverlust führen.

Ein 24-Stunden-Blutdruck-Check gibt Klarheit

Zur weiteren Abklärung ist die Durchführung eines so genannten ambulanten 24-Stunden-Blutdruck-Checks mit einer Blutdruckmanschette samt Blutdruckrekorder, an den der Mann rund um die Uhr an einem typischen Arbeitstag angeschlossen wird, zu empfehlen. Dadurch können die Tagesschwankungen, aber auch die Blutdruckmesswerte während der Nacht überprüft werden.
Anhand dieses Blutdruckprofils lassen sich auch häufig jene seltenen so genannten sekundären Bluthochdruckformen, die durch eine Nierenerkrankung, eine Schilddrüsenüberfunktion, eine Nierenarterienverengung oder eine Nebennieren-Hormonausschüttung bedingt sind, entdecken. Diese müssen dann mit zusätzlichen Methoden abgeklärt werden.

Lassen Sie bei Hochdruck auch Ihre Augen kontrollieren

Generell sollte man auch bei allen Männern mit einem Bluthochdruck eine augenärztliche Kontrolle zur Erfassung so genannter Mikroschäden an den Gefäßen im Augenhintergrund sowie einen Ultraschall des Herzmuskels und beider Nieren routinemäßig durchführen.

Was tun bei Hypertonie?

Gesund leben ist die einfachste Regel gegen Hypertonie

Die Antwort ist denkbar einfach und liest sich wie das Einmaleins aus einem Wellness-Journal: Gesund leben. Trotzdem findet diese Einstellung bei den Betroffenen häufig wenig Anklang.
Nachweislich ist Alkohol besonders bei Männern eine der Hauptursachen für erhöhten Blutdruck. In unzähligen wissenschaftlichen Studien hat sich gezeigt, dass nach Reduzierung der Alkoholzufuhr bzw. nach völliger Abstinenz der Blutdruck sinkt und/oder sich häufig normalisiert. Meistens reicht eine Einschränkung des Alkoholkonsums, um die Blutdruckwerte zu verbessern, eine totale Alkoholabstinenz ist nicht wirklich notwendig. Entscheidend ist aber hier, und das zeigen die neuesten genetischen Forschungen, dass es sowohl bei der Alkohol-

verträglichkeit und Reaktion des Blutdrucks auf Alkohol als auch bei der Kochsalzzufuhr unterschiedliche Sensitivitäten gibt und nicht alle Männer gleich reagieren. Alkohol kommt auch eine doppelte Funktion zu, da er reichlich Kalorien zuführt und so wieder zu Übergewicht führen kann.

50 % aller Männer mit Bluthochdruck sind übergewichtig

Das Körpergewicht hat einen besonders starken Einfluss auf den Blutdruck. Etwa 50 % aller Männer mit Hochdruck sind übergewichtig. Damit ist Übergewicht wahrscheinlich jener Faktor, der am häufigsten zu Bluthochdruck führt. Zwei Kilogramm Gewichtsverlust bedeuten das Absenken des Blutdrucks um 1 %. Bei vielen Betroffenen führt auch eine Reduktion des Salzverbrauches zu einem Abbau des Blutdrucks.

Weiters entscheidend ist, dass es eine Vielzahl von anderen, nicht medikamentösen Therapiemöglichkeiten gibt. So bedeuten dreimal 30 bis 45 Minuten moderate Ausdauerbewegung pro Woche ein Absenken des Blutdrucks um 10 mm/Hg.

Eine gesunde Ernährung wirkt blutdrucksenkend

Ballastoffreiche Kost minimiert den Blutdruck um ca. 11,5 mm/Hg

Eine soeben veröffentlichte Studie hat auch bewiesen, dass durch eine fettarme und ballaststoffreiche Kost (viel Gemüse, viel Obst) der Blutdruck bei den so behandelten Hochdruckpatienten im Schnitt um 11,5 mm/Hg systolisch und 5,5 mm/Hg diastolisch gesenkt werden konnte. 40 % der betroffenen Hypertoniker konnten danach sogar ihre Medikamente absetzen.

Durch eine weitere Studie der Harvard-Universität mit dem Namen Dash konnte ebenfalls belegt werden, dass eine fettstoffarme, ballaststoffreiche Kost (acht- bis neunmal täglich Obst- und Gemüseportionen, weniger Fleisch, mehr Geflügel, Fisch und fettarme Milchprodukte) die Blutdruckwerte nach zwei bis vier Wochen ähnlich milden Blutdrucksenkern ohne entsprechende Nebenwirkungen herabsetzte. Zum Frühstück nahmen die Teilnehmer Müsli, Orangensaft, Magermilch und Brot mit fettarmer Margarine zu sich. Zu Mittag standen Putenschnitzel mit rohem Gemüse und ein Obstteller auf dem Speiseplan, abends Fisch, Brokkoli, Tomatensalat, ein Teller Erdbeeren.

Nikotin schädigt die Arterien

Wichtig ist auch eine Reduktion des Stresses und Nikotinabstinenz. Dies nicht, weil Nikotin selbst den Blutdruck direkt oder indirekt hervorruft, sondern weil Nikotin – ähnlich dem erhöhten Cholesterin und Blutzucker – die Arterien schädigt und damit ein Fortschreiten der

Gefäßverkalkung, ein Risiko des Herzinfarkts und Schlaganfalls, maßgeblich negativ mitbeeinflusst.
Auch Tipps in Richtung Erholung, Schlaf, Urlaub, Kuren und Stressbewältigung gehören zur Therapie und können rechtzeitig eine Katastrophe wie Herzinfarkt und Schlaganfall in den besten Jahren eines Mannes mit seinen oft lebenslangen Auswirkungen verhindern.

Messen Sie regelmäßig Ihren Blutdruck!

Auf Grund der größten je durchgeführten weltweiten Studie mit dem Namen HOT – Hypertension Optimal Treatment – konnte bei fast 19 000 Patienten gezeigt werden, dass das Absenken des Blutdrucks das Risiko der Betroffenen, an einer Folgeerkrankung zu leiden, dramatisch vermindert. Messen Sie daher regelmäßig Ihren Blutdruck! Vergessen Sie nicht: Die rechtzeitige Diagnose ist entscheidend.

Blutdrucksenkung im Jahr 2000 wird weiterhin vom Problem der vielen unentdeckten und unbehandelten Hochdruckerkrankten geprägt sein. Doch völlig neue Präparate mit neuen Wirkmechanismen werden den Blutdruck noch effizienter senken und dabei wesentlich besser verträglich sein. In Zukunft wird es immer individuellere kleinere Hochdruckpatientengruppen mit einer spezifischen Diagnostik durch völlig neue molekularbiologische Methoden, die das Ansprechen auf die Therapie teilweise schon vorhersagen können, geben.

Vorsicht: Falls Sie eines der folgenden Medikamente oder eine der folgenden Substanzen nehmen, kann es zu einem schwer einstellbaren Bluthochdruck kommen.

- Nasentropfen
- Asthmamedikamente, Sympathomimetika
- Appetitzügler
- Kokain oder Halluzinogene
- Übermäßig Koffein
- Nebennierensteroide
- Antidepressiva
- Nichtkortisonhaltige Antirheumatika
- Erythropoetin

Panikattacken können Hochdruck hervorrufen

Auch Panikattacken und chronische Schmerzzustände können Ursache für einen erhöhten Blutdruck sein.

Die derzeit gängigen Medikamente sind üblicherweise in erster Linie Entwässerungsmittel (Diuretika), bei jüngeren Patienten Betablocker oder die nächste Generation der ACE-Hemmer bzw. der Angiotensin-II-Blocker. Zusätzlich werden auch Alphablocker und Kalziumantagonisten verabreicht. In den Labors der großen Pharmafirmen gibt es völlig neue Therapiekonzepte. Ob sich diese neuen Substanzen (Dopaminagonisten, Renin-Inhibitoren, Kaliumkanalöffner, Inhibitoren der neutralen Endopeptidase) in der klinischen Routine bewähren werden, kann allerdings derzeit noch nicht abgeschätzt werden.

Männersache

Keine falsche Scham bei Prostata- und Hodenproblemen

DIE KRAFTKAMMER DES SAMENS – DIE PROSTATA

Es ist eine Never-ending-Story. Eine zum Verzweifeln. Man spürt den Drang zum Gang auf die Toilette, doch im entscheidenden – befreienden – Moment geht gar nichts. Und wenn doch, dann nur tröpfchenweise. Das Phänomen kommt und geht und fällt deshalb oft nicht auf.

Hinter dem Harndrang, der im Moment der Erlösung wieder verebbt, steckt eine Drüse, über die die meisten Männer kaum etwas wissen – weder über ihre Funktion noch ihre Aufgaben –, und die doch ihr Leben entscheidend prägt: die Prostata (Vorsteherdrüse). Praktisch jeder Mann in der westlichen Welt, so schätzt die WHO, muss sich während seines Lebens zumindest einmal wegen Prostataleiden in ärztliche Behandlung begeben. Jeder dritte Mann wird irgendwann auch an der Vorsteherdrüse operiert.

Jeder Mann leidet irgendwann einmal an Prostataproblemen

Die Prostata ist eine wichtige Baustelle des menschlichen Lebens. Eine Drüse, die Sekrete zur Verflüssigung und Aktivierung des Samens abgibt und so das Sperma bildet. Eine gesunde Prostata wiegt nur etwa 15 bis 20 Gramm und besitzt die Größe und Form einer überreifen Kastanie. Die Vorsteherdrüse besteht aus Millionen kleiner Drüsen, Muskel- und Faserzellen. Nach außen hin ist das Drüsengewebe von einer Bindegewebsschicht umschlossen. Durch ihre Mitte hindurch zieht sich der obere Abschnitt der Harnröhre. Die Vorsteherdrüse selbst liegt unterhalb der Harnblase auf der Beckenbodenmuskulatur auf. Nach hinten hat die Vorsteherdrüse Kontakt zum Enddarm, der hier mit seiner Vorderfläche anliegt.

Die Prostata ist nur 15 bis 20 Gramm schwer

Ihr Wachstum wird vom Testosteron kontrolliert

Die Prostata gehört zu den Geschlechtsorganen, ist bei der Geburt bereits vorhanden, entwickelt sich aber erst gegen Ende der Pubertät zu ihrer vollen Größe. Entscheidend kontrolliert wird das Wachstum der Prostata von den Sexualhormonen und hier besonders vom Testosteron. Leider weist sie einen nicht unwesentlichen Baufehler auf: Mit zunehmendem Alter nimmt sie an Größe zu und verursacht dadurch eine Reihe von Beschwerden – siehe oben.

Wie das Prostatasekret die Spermien schützt

Sämtliche Aufgaben der Prostata sind bis heute noch nicht vollständig geklärt. Die wichtigste ist jedoch die Produktion des weißlichen Sekrets, das etwa 30 bis 40 % des männlichen Ejakulats ausmacht. Dieses Sekret versorgt die Spermien vermutlich mit Nährstoffen wie Aminosäuren und Zucker und aktiviert auch die Beweglichkeit der Samenzellen. Der typische Geruch der Samenflüssigkeit wird durch den Prostatasaft verursacht.

Das Prostatasekret schützt die Spermien im rauen Scheidenmilieu

Eine weitere Aufgabe des Sekrets ist der Schutz der Spermien in der weiblichen Scheide vor dem dort herrschenden sauren Milieu, welches wiederum die Scheide vor Bakterien verteidigen soll. Weiters dient die Vorsteherdrüse der Unterstützung der Ausstoßung des Samens während der Ejakulation. Sie verhindert, dass Urin in die Samenleiter und den Hoden zurückfließt. Außerdem produziert die Prostata Enzyme wie die »Saure Phosphatase« und das prostataspezifische Antigen (PSA), die den Samen flüssig halten, so dass die Spermien leichter schwimmen können. Diesen beiden Enzymen kommt für die Diagnose einer Prostataentzündung bzw. von Prostatakrebs, wie Sie im Kapitel »Killer auf leisen Sohlen« lesen werden, große Bedeutung zu.

Der rektale Ultraschall erfolgt mittels Sonde im Enddarm

Zur Diagnostik von Prostataleiden dient erstens eine Urin- und zweitens eine Tastuntersuchung der Prostata mittels Finger durch den Enddarm, um die Form, Größe und etwaige Veränderungen wie Knoten oder Schwellungen erfühlen zu können. In Folge kann eine Blutuntersuchung und, falls notwendig, auch eine Ultraschalluntersuchung von außen durch die Bauchdecke bzw. transrektal durchgeführt werden. Dabei wird ein winziges Ultraschallgerät in den Enddarm eingeführt und die Struktur der gesamten Prostata auf dem Ultraschallschirm bis in die Tiefe dargestellt.

Die häufigste Erkrankung ist die Altersprostata (benigne Prostata-

Hypertrophie/BPH), eine altersbedingte Vergrößerung der Vorsteherdrüse, die völlig normal ist und in der Regel gutartig verläuft. Allerdings können bei jedem drittem Mann im Laufe der Zeit stärkere Probleme auftreten.

Üblicherweise beginnt es mit Schwierigkeiten beim Urinieren. Oft beginnt die Blasenentleerung mit Verzögerung, der Harnstrahl braucht einige Sekunden. Man beginnt auf den Harn zu warten. Gelegentlich kommt es auch vor, dass der Harnstrahl beim Urinieren abrupt aufhört und es erst nach einigen endlos langen Sekunden weitergeht. Stärke und Kraft des Harnstrahls nehmen ab, häufig kommt es im Anschluss an das Urinieren zum so genannten »Nachträufeln«.

Warnsignal: Der Harnstrahl stoppt abrupt beim Urinieren

Andere Symptome sind: Urinieren gelingt nur unter Anstrengung; die gelegentliche Unfähigkeit, den Harn zurückzuhalten; insgesamt Unbehagen beim Wasserlassen; häufiger Harndrang sowie plötzliches nächtliches Erwachen auf Grund des Harndrangs. Dabei entsteht auch häufig das Gefühl, die Blase nicht völlig geleert zu haben.

Die Ursachen gutartiger Prostatavergrößerungen sind nicht restlos geklärt. Weitgehende Übereinstimmung besteht jedoch, dass die Entstehung auf ein geändertes Verhältnis von männlichen und weiblichen Sexualhormonen zurückzuführen ist. Eine ganz entscheidende Rolle wird sicherlich dem Testosteron zugeschrieben, das in der Vorsteherdrüse durch das 5-Alpha-Reduktase-Enzym zu Dihydrotestosteron (DHT) ab- bzw. umgebaut wird. Diesem Enzym kommt insoferne eine große Bedeutung zu, da einige Medikamente durch Hemmung der 5-Alpha-Reduktase eine Therapie der Prostatavergrößerung darstellen.

5-Alpha-Reduktase hemmt Prostatavergrößerung

Durch die Vergrößerung der Vorsteherdrüse kommt es zu einer deutlichen Veränderung in den Lebensbedingungen. Die meisten Männer reduzieren die aufgenommene Flüssigkeitsmenge (in eine männliche Harnblase geht durchschnittlich etwa ein halber Liter Harn), insbesondere abends vor dem Schlafengehen. Sie fühlen sich manchmal niedergeschlagen, sie achten mehr darauf, wo die nächste Toilette ist, und bemerken bei vorhandener schwerer Altersprostata auch eine Verminderung der Libido sowie Schwierigkeiten bei der Aufrechterhaltung der Erektion.

Eine durchschnittliche Blase fasst einen halben Liter Urin

Eine Zunahme der Größe der Vorsteherdrüse und Einengung der Harnröhre kann auch Probleme mit der Harnblase mit sich bringen. Durch starke Verengung kommt es zu einer Überbeanspruchung der Blasenmuskulatur, die gegen Widerstand Harn entleeren muss, in weiterer Folge durch die Überforderung der Blasenmuskulatur auch zu einer Verdickung und Verformung. Sollte sich die Harnröhre weiter verengen, wird es dadurch der Blase nicht mehr gelingen, den Harn vollständig zu entleeren. Man spricht dann vom so genannten Restharn. Die Blasenmuskulatur kann durch die Dauerbelastung auch überdehnt werden. Dadurch kommt es häufig zu plötzlichem und zwanghaften Harndrang, dem permanenten Gefühl einer inkompletten Entleerung. Gefährlich ist daran, dass es auch zu einem Rückstau des Harns in den ableitenden Harnwegen kommen kann. Ein idealer Nährboden für Keime, die dann zur Blasenentzündung, zu Entzündungen der Harnleiter, ja sogar bis zur Nierenbecken- und Nierenentzündung mit schwerwiegenden Folgen führen können.

Harnrückstau verursacht oft eine Blasenentzündung

Wie gefährlich ist eine vergrößerte Prostata?

Wenn die Symptome mild sind, ist es völlig ausreichend, diese zu beobachten. Wenn mittelgradige Beschwerden auftreten, sollten Sie die Prostata unbedingt regelmäßig in kurzfristigen Abständen von einem Urologen untersuchen lassen. Dabei sind auch die verschiedenen Therapieoptionen – von pflanzlichen Mitteln, Medikamenten bis hin zum operativen Eingriff – miteinander zu diskutieren.

Folgende Untersuchungsmöglichkeiten hat Ihr Urologe:

1. Tastuntersuchung
Die vorher beschriebene Tastuntersuchung der Prostata durch den Enddarm (Rektaluntersuchung) ist jedoch selbst bei einem erfahrenen Urologen keine Garantie, dass auch etwaige kleine Krebsherde ertastet werden können.

2. Harnkontrolle
Zur Überprüfung auf Zucker und Eiweiß sowie die so genannte Drei-Gläser-Probe, mit der man feststellen kann, ob sich im Harn Krankheitserreger (Bakterien, rote Blutkörperchen, Eiterkörperchen und andere Krankheitserreger) befinden.

Im Harn wird nach Zucker, Eiweiß und PSA gesucht

3. Harnabflussmessung
Die Uroflowmetrie ist eine weitere moderne Methode, bei der die Harnstromgeschwindigkeit zur Bewertung des Schweregrades der Harnstrombehinderung durchgeführt wird. Diese Untersuchung ist für den betroffenen Mann völlig schmerzfrei. Dabei wird der Harn in eine Spezialtoilette mit einem Spezialröhrchen und einem damit verbundenen elektronischen Messgerät uriniert. Anschließend werden die

Bei der Uroflowmetrie wird der Harnstrom gemessen

Ergebnisse in Form eines Diagramms ausgedruckt. Bei einer normalen Harnentleerung steigt die Harnkurve zunächst sehr steil an, um dann rasch abzufallen. Mit dieser Methode können Behinderungen der Blasenentleerung wie bei der Altersprostata, aber auch Verengungen der Harnröhre oder Störungen der Koordination von Blasen- und Schließmuskulatur völlig belastungsfrei für den Mann erkannt werden.

4. Das prostataspezifische Antigen (PSA)
Eine weitere Untersuchung ist das Messen des Prostataspezifischen Antigens (PSA). Es handelt sich dabei um einen Eiweißstoff, der fast zur Gänze von Prostatazellen produziert wird. Die Messung erfolgt durch eine einfache Blutprobe. Bei einer Erhöhung des PSA-Wertes sind weitergehende Untersuchungen durch einen Facharzt unbedingt erforderlich. PSA dient nämlich auch als Tumormarker (siehe Kapitel »Killer auf leisen Sohlen«). Bei fast allen gutartigen Erkrankungen der Drüse erscheint das Protein verstärkt im Blut, mehr noch aber bei bösartigen. Erhöhte Konzentrationen können deshalb auf Krebsbefall hinweisen, und das schon fünf Jahre und mehr, bevor ein Tumor tastbar wird bzw. sich durch Beschwerden bemerkbar macht.

Ein erhöhter PSA-Wert ist ein Alarmzeichen

Nicht jeder erhöhte PSA-Wert ist jedoch mit der Diagnose Prostatakrebs gleichzusetzen. Jeder erhöhte Wert bedarf aber einer detaillierten Abklärung beim Facharzt für Urologie. Wichtig ist auch, dass sich mit dem Alter die Normalwerte ändern, da sich die Prostata mit den Jahren vergrößert:

- Bis zum 50. Lebensjahr max. 2,5 Nanogramm/ml
- Zwischen 51. und 60. Lebensjahr max. 3,5 Nanogramm/ml
- Zwischen 61. und 70. Lebensjahr max. 4,5 Nanogramm/ml
- Über 70 Jahre max. 6,5 Nanogramm/ml Blut

In den letzten beiden Jahren vor der Jahrtausendwende sind in Amerika eine Reihe von Empfehlungen der amerikanischen Krebsgesellschaft und der amerikanischen Vereinigung der Urologen veröffentlicht worden. Dabei wurde insbesondere auch darauf hingewiesen, dass bei einer Untersuchung von 1 000 Männern, die älter als 50 waren und einen PSA-Wert zwischen 2,6 und 4,0 hatten, trotz einer unauffälligen Fingeruntersuchung bei einer Probe-Biopsie jeder Fünfte einen Prostatakrebs aufwies. Der Schluss daraus ist, dass ein unauffälliger PSA-Wert und eine unauffällige Fingeruntersuchung noch kein hundertprozentiger Schutz sind. Regelmäßige Verlaufsuntersuchungen und Beobachtungen sind ganz entscheidend.

Ein unauffälliger PSA-Wert ist noch kein 100 %iger Schutz

Gelegentlich werden zur Prostatadiagnose auch Röntgenuntersuchun-

gen durchgeführt. Dabei wird überprüft, ob irgendwelche Verkalkungen im Bauchraum zu sehen sind bzw. wird ein Kontrastmittel über die Vene verabreicht, das sich dann in den Nieren konzentriert und über die ableitenden Harnwege und die Blase ausgeschieden wird.
Neuere Untersuchungsmethoden sind die Computertomographie bzw. Kernspintomographie, bei der mittels geschichteter Röntgenstrahlbilder bzw. mittels eines starken Magnetfeldes ohne Strahlenbelastung das kleine Becken untersucht werden kann. Beide Methoden sind für Beurteilungen der Prostata zwar sehr modern, aber noch nicht ideal geeignet und aussagekräftig.
Ein wesentlicher Teil der Diagnostik bei Veränderungen der Harnröhre oder Verdacht auf Harnblasenveränderungen stellen die Harnröhren- bzw. Harnblasenspiegelungen dar. Bei diesen Untersuchungen, die generell als Endoskopie bzw. in diesem speziellen Fall als Zystoskopie bezeichnet werden, wird ein fünf Millimeter dünnes Instrument in die Harnröhre und danach in die Blase eingeführt. Dabei kann der untersuchende Arzt Veränderungen der Harnröhre und Harnblase direkt ersehen und auf einem Fernsehmonitor dokumentieren. Gleichzeitig sind während des Eingriffs auch therapeutische Behandlungen, Zertrümmerungen von kleinen Blasensteinen oder Probeentnahmen möglich. Durch diese Technik können früher aufwändig durchgeführte Bauchoperationen vermieden werden. Die Untersuchung selbst wird meistens ambulant und schmerzlos mit lokaler Narkose durchgeführt.

Blasensteine werden mittels Harnröhrenspiegelung zertrümmert

Die letzte, aber ganz entscheidende Untersuchung, die zwischen gutartigen und bösartigen Veränderungen unterscheidet, ist die Gewebe- oder Biopsieentnahme aus der Prostata zur Sicherung der Diagnose. Dabei entnimmt der Facharzt über den Enddarm Gewebsproben. Mittels der so genannten Saugbiopsie werden durch die Hohlnadel Prostatazellen abgesaugt, die danach im Labor unter dem Mikroskop untersucht werden. In seltenen Fällen wird auch eine so genannte Stanzbiopsie durchgeführt.
Sind die Proben negativ und verursacht die Prostata Beschwerden wie häufigen Harndrang, so lässt sich die gutartige Vergrößerung mit Medikamenten ideal behandeln. Hierzu gibt es spezielle pflanzliche Medikamente: Diese so genannten Phytopharmaka kann man in den unterschiedlichsten Formen, als Tabletten, aber auch als Tee, kaufen. Am bekanntesten sind Brennnessel, Kürbiskerne, Zwergpalme, südafrikanisches Sternengras, Goldrute, afrikanische Pflaume (Pygeum africanum), amerikanische Zwergpalme (serenoa repens) und Roggenpollenextrakt.

Phytopharmaka wirken gegen Prostatabeschwerden

Nicht uninteressant in diesem Zusammenhang ist eine US-Studie, die in der Harvard School of Public Health in Boston durchgeführt wurde. Ergebnis: körperliche Aktivitäten (z. B. Gehen, Laufen, Rudern, Schwimmen) schützen vor Prostatabeschwerden. Weil beim Sport der Muskeltonus der glatten Prostatamuskulatur sinkt, haben aktive Männer ein geringeres Risiko, eine gutartig vergrößerte Prostata zu entwickeln. Diejenigen, die sich regelmäßig sogar mehrere Stunden pro Woche körperlich betätigten, konnten ihr Risiko um bis zu 25 % senken.

Sport schützt vor Prostatakrankheiten

Bei mäßiggradigen Symptomen kann auch eine rein pharmakologisch-synthetische Behandlung der Prostatabeschwerden erfolgen, beispielsweise durch Medikamente, die die Reizung und den Krampf der Blase reduzieren (so genannte Spasmolytika).
Man unterscheidet zwei Gruppen von Medikamenten:

- Die einen sind Alphablocker. Dabei handelt es sich um Medikamente, die die Muskelspannung des Blasenhalses und der Prostata herabsetzen. Mit Hilfe dieser Präparate können die Beschwerden wie häufiger Harndrang und verzögertes Urinieren gelindert werden. Die vergrößerte Prostata selbst wird jedoch in ihrem Wachstum oder in ihrer Größe nicht beeinflusst.
- Die neuesten Mittel verkleinern die vergrößerte Vorsteherdrüse wieder. Diese Medikamente (z. B. Finasterid®) hemmen das Enzym 5-Alpha-Reduktase, durch das das männliche Geschlechtshormon Testosteron in Dihydrotestosteron umgewandelt wird. Medikamente aus dieser Gruppe können die Altersprostata bis zu 20 % schrumpfen lassen.

Alphablocker senken die Muskelspannung des Blasenhalses

Greifen die Medikamente nicht, muss operiert werden. Eine Prostataoperation ist unvermeidlich,

- wenn starke Beschwerden bestehen, gegen die Medikamente nicht helfen,
- bei Gefahr von Schädigungen der Blase und Nieren
- bei bestehender Überlaufinkontinenz und Rückstauung des Harns
- bei gleichzeitig bestehendem Krebs.

Wichtig ist vor dieser Entscheidung ein ausführliches Gespräch mit dem Urologen, wobei sämtliche Risken und mögliche Konsequenzen diskutiert werden sollten.
Im Gegensatz zu manchen Formen der Operationen bei bösartigen Veränderungen wird bei der gutartigen Veränderung nicht die gesamte Prostata entfernt. Es wird im Wesentlichen nur das wuchernde Drüsengewebe herausoperiert und die Prostata zum großen Teil belassen. Bei der Gold-Standardmethode wird die Prostatageschwulst durch eine elektrische Drahtschlinge über die Harnröhre entfernt. Diese Methode hat ein wesentlich geringeres Risiko als die offene Prostata-

Die Gold-Standardmethode ist eine Operation durch die Harnröhre

operation, bei der die Prostata durch einen Bauchschnitt entfernt wird. Insbesondere ist hier das Risiko bei älteren Patienten fast so hoch, dass es kaum durchgeführt wird. Weiters sind auch Behandlungen mittels Kältechirurgie oder mit Lasertechniken üblich.

Sex nach Prostataoperation

Eine Prostataoperation beeinflusst weder Libido noch Potenz

Da meist nicht die gesamte Prostata entfernt wird, gibt es üblicherweise bei den operativen Eingriffen, insbesondere bei der durch die Harnröhre durchgeführten Operation, keinen Hinweis, dass Potenz, Erektionsfähigkeit und Libido in irgendeiner Form negativ beeinflusst werden. Gelegentlich klagen Männer über eine etwas verminderte Intensität des Orgasmus. Möglicherweise besteht hier auch ein Zusammenhang damit, dass es bei etwa einem Drittel der Männer nach der Operation beim Samenerguss zu einem Rückfluss des Spermas in die Blase kommt und nur noch ein geringer Teil durch die Harnröhre in den Penis ausgeschleudert wird. Das ist aber medizinisch völlig unbedenklich, da das Sperma beim nächsten Urinieren aus der Blase ausgewaschen wird. Möglicherweise kann es dabei jedoch zu einer Verminderung der Fruchtbarkeit, nicht jedoch der Potenz kommen.
Die Erkennung und Behandlung des Prostatakarzinoms finden Sie ausführlich im Kapitel »Killer auf leisen Sohlen« beschrieben. Nur so viel: Eine große Sorge aller Männer vor der Entscheidung zur Prostataentfernung ist die Frage der Potenz sowie Schließfähigkeit der Harnröhre. Neben den psychischen Problemen einer Krebsdiagnose und anschließender Krebsbehandlung kommt es tatsächlich durch eine Durchtrennung der Nerven bei der Operation gelegentlich zu Störungen der Erektionsfähigkeit. Bei einer kürzlich entwickelten neuen Operationstechnik werden die an der Prostata verlaufenden Nervenbündel nicht mitentfernt, wodurch sich das Risiko einer sexuellen Impotenz oder Harninkontinenz reduziert. Sollte es dennoch zum Auftreten von Potenzstörungen kommen, kann teilweise durch Medikamente (Viagra), Penisprothesen oder Selbstinjektionen einer gefäßaktiven Substanz in das Glied eine für den Geschlechtsverkehr ausreichende Versteifung erzielt werden.

Bei Potenzstörungen kann Viagra helfen

Die Krankheiten der Prostata

- **Akute Prostatitis**

Unter einer akuten Prostatitis versteht man eine plötzlich auftretende Infektion der Vorsteherdrüse. Ein Teil der Prostata ist dabei entzündet.

Häufig führt eine akute Prostatitis auch zu einer Entzündung der Blase (Cystitis). Sie bedarf einer sofortigen Behandlung, damit sie nicht auf die benachbarten Organe übergreift. Es können sich durchaus kleine Eiterstraßen, Abszesse, in der Prostata bilden, in extremen Fällen kann es auch zu einer Blockade der Harnröhre kommen. Die Symptome und Zeichen einer akuten Prostatitis sind meistens ein plötzliches Auftreten eines mäßigen bis hohen Fiebers, Schüttelfrost, häufiges schmerzhaftes Urinieren mit Brennen in der Harnröhre, kurzfristiger Harndrang nach Blasenentleerung mit geringen Harnmengen. Typisch sind auch Schmerzen im Bereich des Kreuzes und der Lendenwirbelsäule sowie im Darmbereich zwischen Mastdarm und Hoden. In extremen Fällen kann der Harn blutig oder eitrig sein und sogar der Stuhlgang Schmerzen verursachen. Häufige Erreger sind Darmbakterien sowie solche, die durch sexuellen Verkehr übertragen werden können, wie z. B. Chlamydien, Gonokokken oder auch Pilze. Die Therapie einer akuten Prostatitis erfolgt durch Antibiotika. Es ist auch der Sexualpartner zu informieren, da durchaus eine Ansteckung erfolgt sein könnte.

Vorsicht: Akute Prostatitis kann auf andere Organe übergreifen

- **Chronische Prostatitis** (Prostataentzündung)

Die chronische (langanhaltende oder wiederkehrende) Entzündung ist eine Infektion des Drüsengewebes der Prostata. In einigen Fällen kann die chronische Prostatitis auch Folge einer akuten Prostatitis sein. Die Symptome sind generell wesentlich milder als die der akuten Entzündung. Die Infektion kann, muss aber nicht mit anderen Entzündungen der Harnwege in Verbindung stehen. Teilweise sind die Auslöser Bakterien, aber auch andere anatomische Veränderungen wie z. B. die Verengung des Blasenhalses oder der Harnröhre, mechanische Reizungen der Prostata von außen (z. B. durch Radfahren oder langes Sitzen) oder eine Unterkühlung des Unterleibs.

Die Beschwerden und Symptome sind sehr mannigfaltig. Leitsymptome sind schmerzhaftes oder unangenehmes Gefühl in der Darmregion, gelegentlich auch Ausstrahlen in die Leisten- oder Hodengegend. Viele Männer verwechseln diese Beschwerden mit Kreuzschmerzen. Weitere Anzeichen sind häufiges Urinieren und Brennen während des Urinierens, Schmerzen bei der Ejakulation, wässriger Ausfluss aus der Harnröhre oder vorzeitiger Samenerguss. Kommt es zu einer Mitentzündung der Samenblasen, führt dies nicht selten zu Blutbeimengungen im Ejakulat, was meistens mit einem furchtbaren Schock für den betroffenen Mann verbunden ist. Darüber hinaus kann es auch bei einer Mitentzündung der Samenwege und Samenblasen zu Schmerzen während des Geschlechtsverkehrs kommen.

Kreuzschmerzen können auf chronische Prostatitis hinweisen

Entzündungen führen zu Blut im Ejakulat

Warme Sitzbäder und Massagen helfen

Die Therapie erfolgt bei einer durch bakterielle Keime oder andere Erreger ausgelösten Infektion mittels Antibiotikum sowie entzündungshemmenden oder reinen Schmerzmitteln. Andere Möglichkeiten sind etwa halbstündige, warme Sitzbäder sowie – wie in früheren Zeiten häufig durchgeführt – die Prostatamassage. Weiters üblich sind die so genannte Mikrowellen-Hyperthermie, Akupunktur, Laserbehandlung, Entspannungsübungen sowie bei starken Beschwerden die Einnahme von Beruhigungsmitteln und krampflösenden Medikamenten. In Phasen einer chronischen nichtbakteriellen Prostatitis oder bei chronischen Prostatabeschwerden empfiehlt es sich immer, die Ernährung fettarm, gemüse- und ballaststoffreich zu gestalten, eine Verstopfung zu vermeiden sowie Alkohol, Koffein und Nikotin drastisch zu reduzieren, da sie direkte negative Einflüsse haben können.

DER SITZ DER MÄNNLICHKEIT – DIE HODEN

Die Hoden (Testis) sind die männlichen Keimdrüsen, zwei ovale Organe mit einer Länge von ca. vier Zentimetern und einem Durchmesser von rund zwei Zentimetern. Sie befinden sich – in der Höhe leicht versetzt, um bei Druck von außen möglichen Quetschungen vorzubeugen – im Hodensack (Skrotum). Dieser besteht aus einer äußeren, wenig behaarten Haut und einer inneren Muskelgewebsschicht. In jedem Hoden selbst sind Kammern, die wiederum stark gewundene Hodenkanälchen beherbergen, die zusammen von einer schützenden Kapsel umgeben sind.

Die Hoden sind der Haupthormonproduzent des Körpers

Spermien benötigen niedrige Temperatur, um zu überleben

Die Hoden haben zwei wesentliche Aufgaben: Sie produzieren die Samenzellen, die für die Fortpflanzung erforderlich sind, und sie stellen in den Leydig'schen Zellen Hormone, insbesondere Testosteron, her, die eine Schlüsselrolle in der Entwicklung des männlichen Körpers darstellen. Die Hoden liegen, umgeben von einer straffen Bindegewebskapsel, im Hodensack an einem Samenstrang außerhalb der Bauchhöhle. Grund dafür ist, dass eine entsprechende Samen- bzw. Spermienproduktion niedrige Temperaturen benötigt, die im Körperinneren nicht angetroffen werden.

Sperma als Energiequelle

Jüngste Studien geben neue Rätsel auf: In Dänemark haben ältere Männer mehr Spermien als jüngere. In den USA ist die Samenzahl seit

60 Jahren konstant, während in Hamburg 1995 im Vergleich zu 1956 halbierte Spermienwerte gemessen wurden.
Jetzt nennen Forscher der Kieler Universitätskinderklinik erstmals eine mögliche Ursache dafür. Bei 22 Säuglingen zwischen einem und zwölf Monaten war die Hodentemperatur bei jenen, die mit Folienwindeln gewickelt wurden, deutlich höher als bei anderen, die herkömmliche Baumwollwindeln trugen. »Ein Zusammenhang zur späteren Zeugungsunfähigkeit ist möglich und wird jetzt untersucht«, berichtete Studienleiter Prof. Wolfgang Sippel.
Die in den Hoden befindlichen Hodenkanälchen gehen in die Nebenhoden über. Die Nebenhoden wiederum enthalten ein Schlauchsystem zur Samenspeicherung. Würde man dieses Samenschlauchsystem auf einer einzigen geraden Strecke auflegen, würde es unglaubliche fünf bis sechs Meter Länge erreichen.

Das Samenschlauchsystem ist sechs Meter lang

Wenn die Spermien vom Hoden in den Nebenhoden wandern, sind sie meist noch nicht vollkommen gereift. Erst im Nebenhoden entwickeln sie die notwendige Beweglichkeit.

Während des Orgasmus gelangen die Spermien aus den Nebenhoden in die Samenleiter und werden dort endgültig in den Penis geschickt. Vor der Mündung in den Penis kommt es noch zu einem Zusammenschluss mit der Prostata sowie mit den Samenbläschen, die zwischen der Harnblase und dem Mastdarm liegen. Die Samenbläschen wiederum geben eine eiweißreiche Flüssigkeit ab, die der Samenflüssigkeit erst ihre dickliche Eigenschaft verleiht. Sie enthält eine Reihe von Stoffen, insbesondere auch Zucker, die den Spermien als Energiequelle zur Verfügung stehen, darüber hinaus auch andere wesentliche Substanzen wie z. B. Prostaglandine, deren wichtigste Funktion es ist, den Hals der Gebärmutter zur weiteren Öffnung anzuregen, damit die Spermien leichter in sie eindringen und Richtung Eizelle vorwärts kommen können.

Sperma enthält auch Zucker, Eiweiß und Prostaglandine

Was die Farben des Ejakulats bedeuten

Wenn das Sperma nicht weiß ist, kann das ein Hinweis auf verschiedene Krankheiten sein. Dabei gibt es vier typische Farbveränderungen: glasklar, bräunlich, rot-braun oder gelb.
Tritt knapp vor der Ejakulation eine klare Flüssigkeit aus – das so genannte »Liebeströpfchen«, ein Prostatasekret –, ist dies völlig normal.
Wenn das Sperma bräunlich oder gelblich trüb aussieht, besteht der

Verdacht auf eine Entzündung der Vorsteherdrüse und/oder Samenblase. Hier sollte unbedingt sofort ein Arzt aufgesucht werden.

Rotes Sperma weist auf eine geplatzte Ader hin

Ist das Sperma deutlich rot oder rot-braun, sind Blutbeimengungen wahrscheinlich. Häufigste Ursache ist das Platzen eines kleinen Äderchens in der Prostata, was meistens ab dem 45. Lebensjahr auftritt, wo sich die Prostata deutlich vergrößert. Sollten sich diese Beimengungen wiederholen, ist dennoch dringend das Aufsuchen eines Urologen anzuraten, da möglicherweise neben einer Entzündung oder Bluthochdruck theoretisch auch eine bösartige Geschwulst der Prostata vorliegen könnte.

Bei gelbem Sperma funktioniert der Schließmuskel nicht

Wenn die Spermien oder das Ejakulat gelblich sind, so ist dies meistens durch eine Schwächung des Schließmuskels der Harnblase bedingt. Normalerweise wird beim Samenerguss die Blase verschlossen. Kommt es jedoch zu einer Schwäche dieses Muskels, kann Harn in das Sperma einfließen. Das ist an und für sich kein Grund zur Beunruhigung. Bei regelmäßiger Wiederholung ist es aber sinnvoll, einen Urologen aufzusuchen, um den Blasenschließmuskel untersuchen zu lassen.

Krankheiten der Hoden

• Abschnürung eines Hodens (Hodentorsion)

Die typischen Beschwerden und Symptome sind plötzlich starke schwere Schmerzen in einem Hoden verbunden mit Schwellung, Rötung des Hodensacks, Berührungsempfindlichkeit, Übelkeit, Erbrechen, Neigung zum Kreislaufkollaps, gelegentlich sogar Fieber. Die Schmerzen strahlen typischerweise auch in die Leiste aus.

Wenn es zum plötzlichen Auftreten von starken Schmerzen des Hodens kommt, handelt es sich um eine echte Notfallsituation. Diese kann durch eine plötzliche Bewegung im Schlaf oder aber beim Sport eintreten. Hodenabschnürung ist an und für sich eine seltene Komplikation, die in jedem Alter auftreten kann, üblicherweise besonders bei jüngeren Kindern bis hin zur Pubertät, selten auch bei Babys. Die Strangulation der Gefäße ist insoferne gefährlich, als im Laufe weniger Stunden es zu einem Absterben des Hodens kommen kann. Daher ist sofort ein Arzt aufzusuchen. Normalerweise erfordert die Abschnürung eines Hodens sofortige operative Korrektur, damit der Hoden an seine ursprüngliche Position zurückgebracht und dort verankert werden kann. Manchmal gelingt es dem Arzt jedoch durch eine vorsichtige Manipulation, den verdrehten Hoden wieder in seine Normalposition zurückzubringen. Dies heißt noch nicht, dass eine Operation endgültig verhindert werden kann, da es häufig notwendig

Eine Strangulation der Gefäße lässt die Hoden absterben

ist, im weiteren Verlauf noch operativ einzugreifen, da der Hoden die Tendenz aufweist, sich neuerlich zu verdrehen.

• Nebenhodenentzündung (Epididymitis)
Die typischen Symptome einer Nebenhodenentzündung sind durch verhärtende und schmerzende Nebenhoden und Hoden charakterisiert. Dazu findet sich meist eine Rötung der Hodensackhaut, Fieber, Brennen beim Urinieren und Schmerzen, die langsam über einige Stunden bis Tage ansteigen und in die Leistenbeuge ausstrahlen. Die häufigste Ursache für eine Nebenhodenentzündung sind Infektionen durch Bakterien oder Viren, fast ausschließlich übertragen durch den Geschlechtsverkehr. Gelegentlich kann es auch zum Auftreten im Anschluss an eine Entzündung der Harnröhre unter der Prostata, die sich auf den Nebenhoden ausgebreitet hat, kommen. Meist ist nur eine Seite betroffen. Die Erkrankung selbst kann mit Medikamenten gut beherrscht werden und läuft üblicherweise ohne jeden Schaden für die Geschlechtsorgane ab. In seltenen Fällen kann es zu einer chronischen Nebenhodenentzündung kommen, die in absoluten Ausnahmen einen chirurgischen Eingriff notwendig macht. Generell wird mit Antibiotika sowie abschwellenden Medikamenten behandelt. Wichtig dabei ist auch, den Sexualpartner – unabhängig davon, ob er Symptome zeigt oder nicht – gleichzeitig zu behandeln. Andere unterstützende Maßnahmen sind Bettruhe, ein Eisbeutel auf den Hodensack sowie bei starken Schmerzen schmerzstillende Medikamente.

Bei Nebenhodenentzündung muss auch der Sexpartner behandelt werden

• Hodenschmerz
Die Hoden sind ein äußerst empfindlicher Körperteil, der durch bereits mittelstarken Druck oder Schlag Schmerzen empfinden kann. Üblicherweise können durch Verletzungen beim Fußball, Sturz beim Radfahren etc. Erbrechen, starke Schmerzen und Ohnmacht die Folge von Hodenschmerz sein. Bei der Hodenentzündung kommt es neben den Schmerzen, die bis in die Leiste und in den Neben- sowie Rücken- und Samenstrangbereich ausstrahlen, meistens auch zum Auftreten von Fieber sowie einer einseitigen Schwellung des Hoden und Hodensacks. Darüber hinaus kehrt auch das Gefühl einer gewissen Schwere im Hodenbereich ein. Häufigste auslösende Ursache ist eine bakterielle Infektion oder das Mumps-Virus. Gelegentlich kann die Hodenentzündung auch im Rahmen der Prostataentzündung auftreten. In seltensten Fällen ist es sogar im Rahmen einer anderen Erkrankung oder Infektion möglich, dass sich die Hoden mitentzünden. Bei der Diagnose ist es für den behandelnden Arzt nicht immer einfach, zwischen einer Hoden- oder Nebenhodenentzündung zu unterscheiden. Die

Hodenschmerz tritt häufig mit Fieber auf

Untersuchungen sind ähnlich wie beim Nebenhoden: Tastbefund durch den Urologen, Ultraschall, Harn- und Blutproben. Eine Hodenentzündung kann beide Hoden permanent schädigen und zu einer Verkleinerung der Hoden bis hin zur Unfruchtbarkeit führen. Die Therapie besteht bei einer bakteriellen Infektion in einer Antibiotikagabe.

• Wasserbruch (Hydrozele)

Bei Wasserbruch kann die Schwellung tennisballgroß sein

Der Ausdruck Hydrozele kommt aus dem Griechischen, wobei »Hydro« für »Wasser« und »Zele« für »Tumor« steht. Eine Hydrozele des Hodens ist die Ansammlung einer wässrigen bis bernsteinfarbenen Flüssigkeit zwischen Hoden und Hodenhülle, die zu einer schmerzlosen Vergrößerung führt. Die Schwellung kann die Größe eines Tennisballs erreichen. Die Ursachen sind in vielen Fällen nicht klar erkennbar. Gelegentlich geht diesem Wasserbruch eine Verletzung, eine Entzündung oder eine Fehlfunktion voraus. Kleinere Hydrozelen werden häufig nicht behandelt. Bei größeren muss die Flüssigkeit abgesaugt werden, wobei sie immer wieder auftreten kann, so dass im Spalt zwischen Hoden und Hodenhülle gelegentlich eine Flüssigkeit eingespritzt wird, die zum Verkleben der Zwischenwand führt. Große, immer wieder auftretende Hydrozelen werden durch Operation entfernt, denn letztendlich steht die Zeugungsfähigkeit des Mannes auf dem Spiel.

• Krampfaderbruch (Varikozele)

Jeder zehnte Mann hat Krampfadern an den Hoden

Unter einem Krampfaderbruch versteht man eine Ansammlung von geschwollenen Venen und Krampfadern im Bereich der Samenstrangvenen, die den Hoden umgeben. Varikozele ist eine relativ häufige Erkrankung, die zumindest jeden zehnten Mann und dabei in 90 % der Fälle den linken Hoden betrifft. Der Hoden ist oft kleiner, weicher, hängt tiefer, es besteht meistens ein Ziehen, das im Liegen verschwindet. Die Ursachen sind fehlende Venenklappen, die zu einer Venenerweiterung und -vermehrung führen. Die Diagnose ist für einen erfahrenen Urologen relativ einfach. Nach sorgfältigem und vorsichtigem Abtasten der Schwellung wird eine Lichtquelle hinter den Hoden gehalten. Handelt es sich um eine Varikozele, sieht man das Licht durchscheinen. Ein schmerzloser Ultraschall bestätigt dabei die Verdachtsdiagnose. Prinzipiell besteht keine Gefahr. Auftretende Schmerzen lassen sich mit einem Suspensorium zur Stützung des Hodensackes lindern, wie es auch im Sport immer wieder benutzt wird. Bei extremer Größenzunahme oder Sorge, dass die Fruchtbarkeit leiden könnte, wird eine Varikozele operativ entfernt. Nach sechs Monaten reguliert sich die verminderte Fruchtbarkeit.

● Hodenkrebs

Krebs in den Hoden beginnt häufig in den Zellen, die die Spermien produzieren. Der Tumor wird meist als ein starker, fester Klumpen oder Knoten im Hoden empfunden. Dieser Klumpen wirkt üblicherweise auf Berührung nicht schmerzempfindlich. Im Frühstadium sind keine anderen Symptome zu erkennen. Die meisten Männer entdecken den Tumor beim regelmäßigen Abtasten selber. Er ist meist einseitig, mit einer einseitigen Vergrößerung und Schwellung. In weiterer Folge kann es zu einer Gewichtszunahme des erkrankten Hodens und zu Schmerzen oder Ziehen in der Leistengegend kommen. Je früher der befallene Hoden entdeckt wird, desto besser.

Der Tumor ist meist ein starker Klumpen

Hodenkrebs ist der häufigste Tumor bei jungen Männern im Alter von 15 bis 35 Jahren und die dritthäufigste Todesursache in dieser Altersgruppe. In den letzten Jahren ist erschreckenderweise ein Ansteigen dieser Erkrankung zu verzeichnen. Vermutlich besteht hier eine genetische Disposition. So ist das Risiko, wenn ein Bruder an Hodenkrebs erkrankt ist, fünf- bis zehnmal größer. Ein weiterer Risikofaktor besteht, wenn bei der Geburt einer oder beide Hoden nicht aus dem Körper abgesenkt werden. Wird Hodenkrebs früh erkannt und sofort behandelt, kann er meist geheilt werden.

Dabei unterscheidet man drei Arten von Hodentumoren: Seminome, Teratome oder Chorionkarzinome. Teratome treten am häufigsten zwischen dem 15. und 25. Lebensjahr, Seminome eher zwischen dem 25. und 30. Lebensjahr auf.

Die Selbstuntersuchung der Hoden ist das Um und Auf der Früherkennung. Bei rechtzeitiger Diagnose und ohne Vorliegen von Metastasen sind 90 % der Fälle heilbar. Es ist daher von eminenter Wichtigkeit, dass der Hoden regelmäßig abgetastet wird. Dies ist schon jungen Männern in der Pubertät zu vermitteln, und sollte ähnlich wie die Brustuntersuchung der Frau für alle jungen Männer zur Routine werden.

Hodenkrebs hat bei Früherkennung 90 % Heilungschance

Eine einfache Zwei-Minuten-Selbstuntersuchung jeden Monat ist ausreichend. Führen Sie die Untersuchung nach einer Dusche oder einem warmen Bad durch, wenn die Haut des Hodensackes weich und entspannt ist. Untersuchen Sie immer jeden Hoden einzeln. Rollen Sie ihn sanft zwischen Daumen und Zeigefinger und fühlen Sie, ob Sie irgendwelche Knoten unter der Oberfläche des Hodens spüren. Sie sollten darüber hinaus noch beachten, ob Sie eine Vergrößerung der Hoden, eine Verhärtung oder irgendeine andere Veränderung seit der letzten Untersuchung ertasten. Üben Sie bei der Betrachtung leichten Druck aus und wiederholen Sie das ganze mehrmals, so dass der Hoden sanft durch die Finger gleitet.

Bei Knoten an den Hoden: Sofort zum Arzt!

Jeder Hoden sollte sich weich und glatt anfühlen, oder – nach Diktion der Urologen – »wie ein hart gekochtes Ei«. Wenn Sie etwas Ungewöhnliches ertasten, muss das nicht automatisch Krebs bedeuten. Sie sollten aber unbedingt eine weitere Abklärung durch einen Spezialisten durchführen lassen. Erschrecken Sie nicht, wenn Sie an der Rückseite ein kleines, festes Gebilde mit einem Strang zu Ihrem Hoden fühlen. Das ist völlig normal, dabei handelt es sich um die Nebenhoden und den Samenleiter.

Neben Harn- und Ultraschalluntersuchung wird der Urologe im Verdachtsfall auch eine Blutabnahme veranlassen. Dabei wird Blut nach so genannten Tumormarkern untersucht, die beim Hoden Alpha-Fetoprotein und Beta-HCG heißen. Diese Substanzen werden von 80 % der Hodentumore in das Blut abgegeben. Fast jeder Tumor der Hoden ist bösartig, und in diesem Fall ist eine Entfernung des Hodens, eventuell auch der Lymphknoten, unbedingt erforderlich. Nochmals: Die häufigsten Formen des Hodenkrebs, nämlich das Seminom, kann in fast allen Fällen bei rechtzeitiger Entdeckung geheilt werden. Wenn man alle Arten des Hodenkrebs zusammenlegt, liegt die durchschnittliche Überlebensrate eines Mannes bei Entdeckung auch in den ungünstigen Formen auf eine Zeitspanne von fünf Jahren gerechnet bei über 90 %.

Fast jeder Tumor an den Hoden ist bösartig

Die operative Entfernung des Hodens ist jedoch notwendig. Das bedeutet aber keineswegs den Verlust von Männlichkeit oder Sexualfunktionen. Der verbleibende Hoden kann sämtliche notwendigen Hormonproduktionen übernehmen. Müssen in seltenen Fällen beide Hoden entfernt werden, so ist Unfruchtbarkeit die Folge. Durch eine Hormonersatztherapie alle drei Wochen kann die normale Sexualfunktion jedoch erhalten werden. Bei fortgeschrittener Krankheit ist eine ergänzende Chemo- und/oder Strahlentherapie erforderlich.

Eine Hodenentfernung bedeutet keinen Verlust der Männlichkeit

Wer die Hoden regelmäßig abtastet und bei jeder Verklumpung sofort zum Urologen geht, hat gute Chancen.

Auf dem Weg zum letzten Zug

Die Risken von Alkohol und Nikotin für den Mann

KÖNIG ALKOHOL – EIN GRAUSAMER REGENT

Patrick K., 38 Jahre, Akademiker, hat sein Lebensziel erreicht. Mit 36 Jahren wurde er Stellvertretender Direktor einer großen Bank. Seine

Biografie ist das Paradebeispiel einer Bilderbuchkarriere, der neue Job exakt das, was er zeitlebens anstrebte: anspruchsvoll, mit einer entsprechenden Öffentlichkeitspräsenz, einer Menge Selbstverantwortung, vielen Mitarbeitern, einem tollen Gehalt und permanenten Auslandsreisen.

Bereits kurz nach Amtsantritt realisierte der eher introvertierte Manager jedoch, dass er die neue Verantwortung grob unterschätzt hatte. Patrick K. wurde das Gefühl nicht los, ständig überfordert zu sein. Er wurde zunehmend nervöser, die Angst zu versagen zu seinem heimlichen Begleiter. Langsam stellten sich Schlafstörungen ein, gegen die er auf Anraten von Freunden Tabletten einnahm.

Immer häufiger griff er nachts zum Alhohol. Dann, wenn die Einsamkeit am schlimmsten war, die dunklen Gefühle überhand nahmen. Alkohol wurde für K. zum Ventil, um den Druck des Tages abzubauen und leichter einschlafen zu können.

Jeden Abend leerte er im Alleingang eine Flasche Rotwein, anfangs noch edle Jahrgänge seines gepflegten Weinkellers – von Chateau Haute-Brion bis Chateau Petrus –, zuletzt genügte sogar Rotwein-Verschnitt aus dem Tetrapak für ein kurzes Gefühl des Vergessens, der Erleichterung, manchmal auch der Besinnungslosigkeit. Unter Alkoholeinfluss wurde K. ruhiger, entspannter, er schlief auch deutlich besser ein. Sein Alkoholkonsum wurde immer extensiver, selbst tagsüber wurde er unruhig, schwitzte und trank vermehrt auch bei Geschäftsessen Hochprozentiges wie andere grünen Tee. Der wirkliche Schock kam, als er – zunächst nur von einem, dann bereits von mehreren Freunden – auf sein Alkoholproblem angesprochen wurde. Entsetzt dementierte er. Die Angst, durchschaut zu sein und seinen prestigeträchtigen Job zu verlieren, führte K. geradewegs zum Arzt.

Patrick K. ist nicht allein. Jeder fünfte Mann und jede zehnte Frau trinken zu viel.

Jeder fünfte Mann und jede zehnte Frau trinken zu viel

Schon in der Bibel griff man zum Alkohol

Bereits in prähistorischen Zeiten haben Menschen der verschiedenen Kulturkreise den Alkohol und seine enthemmende, aber auch entspannende und berauschende Wirkung gekannt. Wohl rein zufällig entdeckten sie die natürlichen Gärungsvorgänge und lernten schnell, daraus alkoholische Getränke herzustellen, meist aus Fruchtsäften und Getreide, seltener aus Honig und Milch. Das Resultat waren wein- und bierartige Getränke.

Noah pflanzte Weinberge und betrank sich

Die Bibel berichtet erstmalig nach der Sintflut von Weinanbau und -konsum. Noah pflanzte Weinberge und betrank sich.
Im Abendland war ein schottischer Arzt namens Trotter (1780) wohl der Erste, der begriff, dass die Begierde nach häufiger Trunkenheit eine durch die chemische Natur der alkoholischen Getränke hervorgerufene Krankheit ist.

Gesundheitsgefahr: 40 Gramm Alkohol ist der Grenzwert

Die heutige Definition des Alkoholismus unterscheidet zwischen dem Alkoholmissbrauch und der Alkoholabhängigkeit. Grenzwerte für eine gesundheitliche Gefährdung werden von der WHO bei täglich 20 Gramm Alkohol für Frauen und 40 Gramm für Männer angegeben. Dies entspricht einem Liter Bier, einem Dreiviertelliter Wein bzw. einem Glas Whiskey.

DER ALKOHOLGEHALT VERSCHIEDENER GETRÄNKE

• 0,33 Liter Bier	13 Gramm
• 0,21 Liter Wein	16 Gramm
• 0,1 Liter Sherry	16 Gramm
• 0,02 Liter Likör	5 Gramm
• 0,02 Liter Whiskey	7 Gramm

Wer nicht auf Alkohol verzichten möchte, kann grundsätzlich davon ausgehen, dass er als Mann – eine gesunde Leber vorausgesetzt – durch den Alkoholgenuss an zwei bis drei Tagen in der Woche in der Größenordnung von einem Liter Bier keine Organschädigung befürchten muss.

Alkohol dämpft das zentrale Nervensystem

Der Alkohol, den wir in Getränken zu uns nehmen, ist Äthylalkohol (Ethanol), eine farblose Flüssigkeit mit einem in purer Konzentration brennenden Geschmack. Ethanol entsteht aus Fermentation von Zucker, der völlig natürlich in Getreidearten und Früchten vorkommt. Durch den Genuss von Alkohol kommt es zu einer Dämpfung des zentralen Nervensystems auf die gleiche Art, wie Beruhigungsmittel wirken. Interessanterweise gibt es eine Vielzahl von Menschen, die am Anfang des Genusses von Alkohol eher stimuliert werden, erst beim kontinuierlichen Weitertrinken entsteht der Übergang zur beruhigenden Wirkung. Durch das Hemmen der zentralen Kontrollen im Gehirn entspannt der Kopf und reduziert auch unsere Hemmungen. Je mehr wir trinken, desto sedierter sind wir.
Wer schon einmal eine durchzechte Nacht hinter sich hat, kennt die Gefühle, wenn der Alkohol zuerst die Gedanken, Emotionen und schließlich die Urteilskraft beeinflusst.

Erst bei größeren Mengen kommt es auch zu einer Beeinträchtigung der Sprache und der Muskelkoordination und letztendlich zu Schläfrigkeit und Müdigkeit. Die für den Mann kritische Grenze mit massiven Rauschzuständen ist bei rund 2 Promille erreicht. Beim Alkoholrausch treten meist Übelkeit, Erbrechen, Bauchschmerzen, Durchfall, Kopfschmerzen, Schwindel und ein schneller Puls auf. Bei steigender Konzentration kann es zu einer schweren Alkoholvergiftung kommen, die bis zur Bewusstlosigkeit und Atemlähmung mit tödlichen Folgen führen kann.

Die kritische Grenze liegt bei 2 Promille

Die Alkoholkonzentration wird im Blut gemessen und in Promille angegeben. Die Konzentration beim Mann ist sowohl von der zu sich genommenen Alkoholmenge als auch von einer eventuell gleichzeitig aufgenommenen Nahrung und dem Körpergewicht abhängig. Weiters spielt die Geschwindigkeit, mit der der Körper den aufgenommenen Alkohol wieder ausscheidet, eine wichtige Rolle.
Obwohl der Alkoholspiegel starken individuellen Schwankungen unterliegt, gilt dennoch folgende Regel: Ein etwa 70 Kilogramm schwerer Mann hat nach einem Liter Bier oder einem halben Liter Wein einen Blutalkoholspiegel von rund 0,5 Promille. Bei Alkohol in dieser Konzentration werden Hemmungen leichter überwunden, zudem ist die Kritikfähigkeit bereits deutlich herabgesetzt und in Österreich und Deutschland die gesetzliche Grenze der Fahrtüchtigkeit erreicht.

Ein Liter Bier entspricht im Schnitt 0,5 Promille

Bier und Schnaps erhöhen das Krebsrisiko

In Dänemark wurde soeben eine große Studie durchgeführt, die den Zusammenhang zwischen dem Konsum von Bier, Wein und Schnaps sowie Rauchgewohnheiten und das Auftreten von bösartigen Tumoren des oberen Verdauungstraktes über einen Zeitraum von 19 Jahren beobachtet hat. An dieser Studie nahmen über 15 000 Männer und 13 000 Frauen im Alter von 20 bis 98 Jahren teil. Überraschendes und interessantes Ergebnis war, dass ein mäßiger Weinkonsum das Risiko für Krebs des oberen Verdauungstraktes nicht, ein mäßiger Konsum von Bier und Schnaps (7 bis 21 Biere oder Schnäpse pro Woche) das Risiko jedoch beträchtlich erhöhte. Personen mit mehr als 21 Bieren oder Schnäpsen ohne Weinkonsum haben ein noch höheres Risiko.

Wein erhöht das Darmkrebsrisiko nicht

Akute und chronische Alkoholzufuhr bewirken eine Reihe von Veränderungen im Bereich der Zellen, aber auch des Stoffwechsels im menschlichen Organismus. Da Alkohol üblicherweise in Form von Spirituosen, Wein, Bier oder Aperitifs getrunken wird, muss, ähnlich den Zigaretten, zwischen der Wirkung von nichtalkoholischen Inhaltsstoffen und der von reinem Alkohol unterschieden werden. Alkohol kann zur akuten Alkoholvergiftung (Rausch), zum Alkoholentzugssyndrom, zum Alkoholdelirium, zur Gehirnveränderung und zur Polyneuropathie (der Erkrankung mehrerer Nerven mit Folgen wie Bewegungsstörungen und Missempfindungen) führen. Chronischer Alkoholmissbrauch führt zu einer deutlich höheren Rate bösartiger Geschwülste in der Mundhöhle, im Kehlkopf, Rachen und Speiseröhre, einer zunehmenden Schädigung der Magenschleimhaut, chronischer Bauchspeicheldrüsenentzündung sowie alkoholbedingten Lebererkrankungen, die von der Fettleber über die Leberentzündung bis hin zur Leberzirrhose (Leberschrumpfung) gehen können.

Alkohol kann sogar zu Gehirnveränderungen führen

Alkohol verursacht häufig Herzmuskelerkrankungen

Die wichtigste Alkoholerkrankung des Herzens ist eine Erkrankung des Herzmuskels. Sie führt zu einer deutlichen Erweiterung des Herzens mit einer ungenügenden Herzleistung und erhöhtem Herzschlag. Chronischer Alkoholmissbrauch von mindestens 60 bis 80 Gramm täglich führt auch zu Bluthochdruck.

Die Wirkung des Alkohols hängt von vielen Faktoren ab:

- Ob man regelmäßig trinkt und der Körper sich daran gewöhnt hat, oder ob es einmalig vorkommt.
  Wenn Sie nicht regelmäßig Alkohol zu sich nehmen, reicht schon eine Menge von 100 Milligramm Alkohol pro Deziliter Blut, um ausgeprägte Veränderungen im Sinne einer Alkoholvergiftung herbeizuführen. Dabei typisch sind Sprechschwierigkeiten, Verlangsamung der Gedanken und Torkeln. Bei einer Erhöhung der Blutalkoholkonzentration kommt es zu echten Verwirrungen, zu Benommenheit und im Extremfall auch zum Koma.

  Regelmäßiger Genuss führt zu einer Alkoholtoleranz

  Menschen, die regelmäßig Alkohol trinken, entwickeln eine so genannte Alkoholtoleranz und können diese Wirkungen wesentlich besser nach außen hin kompensieren.
- Eine wichtige Rolle spielt auch, ob und wie viel Nahrung man vor dem Genuss von Alkohol zu sich genommen hat. Ohne Nahrung eingenommen zu haben gelangt der Alkohol noch schneller vom Magen in die Blutbahn. Auch Kaffee beschleunigt die Alkoholaufnahme.
- Die Körpergröße und Körperfettmenge ist ebenfalls entscheidend, da davon die Verteilung im Körper abhängt. Darüber hinaus ist bekannt, dass das Trinken von gleichen Alkoholmengen auf Männer weniger Auswirkungen als auf Frauen hat.

- Alkohol wird in der Leber nur sukzessive zu Essigsäure abgebaut, beim Mann rechnet man pro Kilogramm Körpergewicht stündlich mit einem Abbau von rund 0,1 Gramm Alkohol. Bei sehr schnellem Trinken entsteht dadurch rasch eine sehr hohe Promillekonzentration.
- Cocktails und alkoholische Getränke, die mit Zucker zubereitet werden (Glühwein u. Ä.), beschleunigen die Aufnahme des Alkohols in die Blutbahn. Fetthaltige Speisen verlangsamen dagegen diesen Prozess.

Stündlich wird nur 0,1 Gramm Alkohol pro Kilo abgebaut

Bin ich alkoholabhängig?

Der Übergang von einem Alkoholproblem in die Alkoholabhängigkeit ist langsam und schleichend. Wenn man eine Einteilung der Trinktypen nach nicht streng medizinischen Kriterien macht, findet man generell vier verschiedene Arten von Trinkern:

1. Der Problemtrinker
Er trinkt meist allein, um psychischen Konflikten und Auseinandersetzungen zu entfliehen. Der Problemtrinker steht oft in einer psychischen Abhängigkeit zum Alkohol, wesentlich ist aber, dass er meist keinen Kontrollverlust hat.

Der Problemtrinker will psychischen Konflikten entfliehen

2. Der Gesellschaftstrinker
Der Gesellschaftstrinker greift nur in Begleitung, in Gesellschaft anderer zum Glas. Er weist weder Abhängigkeit noch Kontrollverlust auf.

3. Der Spiegel- oder Quartalstrinker
Klassisch bekannt ist der so genannte Spiegeltrinker, der über den gesamten Tag gleichmäßig Alkohol zu sich nimmt und nicht in der Lage ist, das Trinken zu vermeiden, aber die Kontrolle noch aufrechterhält. Bei ihm liegt eine klare Abhängigkeit vom Alkohol vor.
Der so genannte Quartalsäufer hingegen hat zwischen periodisch wiederkehrenden Phasen des völligen Nichttrinkens – der so genannten Abstinenz – Phasen von exzessivem Alkoholgenuss.

Der Spiegeltrinker nimmt den ganzen Tag Alkohol zu sich

4. Der echte Alkoholiker oder Säufer
Er steht in völliger körperlicher Abhängigkeit vom Alkohol. Wenn jemand länger als ein Jahr große Mengen Alkohol konsumiert und die Kontrolle über seinen Zustand verloren hat, wird er nicht nur körperlich, sondern auch psychisch und sozial geschädigt. Körperliche Langzeitschäden sind meist chronische Magen- und Bauchspeicheldrüsenentzündungen, Leberzirrhose, Psychosen, Blutbildveränderungen, Augenerkrankungen, Nervenschäden, Schlafstörungen und Impotenz.

Der Alkoholiker ist psychisch und körperlich abhängig

Alkoholismus ist meist eine chronische Erkrankung, die häufig fortschreitet und oft in der Katastrophe endet. Entscheidend ist auch, dass die Betroffenen den Alkoholkonsum fortsetzen, obwohl sie über Wirkungen und Nebenwirkungen allgemein informiert sind.

Alkoholiker negieren häufig ihr Alkoholproblem

Typisch für die Alkoholabhängigkeit ist, dass fast alle Alkoholiker das Problem völlig bestreiten. Andere charakteristische Symptome des Alkoholismus sind alleine oder im Geheimen zu trinken, das Vergessen von Gesprächen oder Vereinbarungen, das Ritualisieren eines »Drinks« vor, beim oder nach dem Abendessen (samt der Verärgerung, wenn dieses Ritual gestört wird), Irritationen, wenn es nicht möglich ist, Alkohol zu sich zu nehmen, das Aufbewahren von Alkohol an ungewöhnlichen Plätzen zu Hause, in der Arbeit oder im Auto, das Bestellen von doppelten Schnäpsen oder Whiskeys oder der beabsichtigte Rausch, um sich gut oder normal zu fühlen.

DER ALKOHOL-SELBSTTEST

Es existieren eine Vielzahl von verschiedenen Tests zum Thema Alkoholismus. Nachfolgend finden Sie eine Kurzvariante des Alcoholism Screening Tests (SAAST) der US-Mayo-Klinik. Dieser Test identifiziert in 95 % der Fälle einen Alkoholiker.

1. Trinken Sie gerne gelegentlich ein Gläschen Alkohol?
2. Haben Sie das Gefühl, dass Sie ein normaler Trinker sind (d. h., dass Sie nicht mehr trinken als der Durchschnitt)?
3. Sind Sie schon einmal am Morgen nach einem Alkoholgenuss aufgewacht und haben festgestellt, dass Sie Gedächtnislücken haben, was den letzten Abend betrifft?
4. Hat man Ihnen in der Familie oder durch Freunde schon einmal Vorhaltungen wegen Ihres Alkoholkonsums gemacht oder Sorgen darüber ausgedrückt?
5. Können Sie nach ein oder zwei Drinks problemlos aufhören zu trinken?
6. Haben Sie jemals nach dem Trinken Gewissensbisse (Schuldgefühle) empfunden?
7. Halten Ihre Freunde oder Verwandten Sie für einen normalen Trinker?
8. Können Sie jederzeit aufhören zu trinken, wann immer Sie wollen?
9. Fühlen Sie sich ohne Alkohol angespannt und unruhig?
10. Sind Sie schon einmal wegen Fahrens unter Alkoholeinfluss oder physischen Auseinandersetzungen mit der Polizei in Konflikt gekommen?

Folgende Antworten weisen auf eine Alkoholgefährdung hin:
1. Ja, 2. Nein, 3. Ja, 4. Ja, 5. Nein, 6. Ja, 7. Nein, 8. Nein, 9. Ja, 10. Ja

Falls Sie andere befragen, müssen Sie einkalkulieren, dass Alkoholiker oft nicht die Wahrheit sagen. Wenn in dieser Liste zumindest drei Antworten mit den oben angeführten übereinstimmen, liegt bei Ihnen zumindest eine Alkoholgefährdung vor.

Die meisten Alkoholiker wehren sich gegen eine Behandlung, da sie üblicherweise das Problem verdrängen und negieren. Sie müssen oftmals zur Therapie gezwungen werden. Wenn Sie vermuten, dass jemand Alkoholprobleme hat, sammeln Sie Hinweise, bevor Sie ihn darauf ansprechen. Das bewahrt Sie vor peinlichen Irrtümern und ist für ein diskretes – und sehr schwieriges – persönliches Gespräch Voraussetzung.
Beobachten Sie die Trinkmenge des Betroffenen und versuchen Sie, in seinem Umfeld Bekannte und Verwandte zu finden, die bereit sind, über das Problem zu reden. Verständnis für die Krankheit ist ein wichtiger Schritt zur ernst gemeinten Hilfe.
Warten Sie auf den richtigen Zeitpunkt, üblicherweise am Tag danach bei der Erholung vom Rausch, nicht aber in einer Trinkphase. Darüber hinaus sollten andere Menschen aus dem Umfeld, die sich gleichfalls Sorgen machen, in das Gespräch integriert werden.
Entscheidend ist auch, dass man einen klaren Plan hat, wie man helfen kann. Am besten ist das Kontaktieren einer Selbsthilfegruppe oder der Weg zu einem Arzt des Vertrauens. Manche Menschen sind eher bereit, professionelle Hilfe anzunehmen als Ratschläge von Freunden.

Selbsthilfegruppen helfen bei der Lösung des Problems

Da es sich beim Alkoholismus um eine Krankheit handelt, bewähren sich am besten neben den ärztlichen therapeutischen Maßnahmen die Selbsthilfegruppen wie »Anonyme Alkoholiker« und Spezialambulanzen.

Auch Patrick K. hat mittlerweile eine ambulante Therapie begonnen. Zuerst informierte er sich bei den Anonymen Alkoholikern, befürchtete aber auf Grund seiner exponierten Position dort jemand zu treffen, der ihn kennt, und zog letztendlich eine ambulante Individual-Therapie bei einem Alkoholexperten vor.
Der Anfang war zäh und mühsam, voller kleinerer und größerer Rückschläge und Ängste, doch bald war er bereits so weit, dass er tageweise auf Alkohol verzichten konnte. Seit zwei Monaten trinkt Patrick K. überhaupt nicht mehr.

ERSTE HILFE BEIM KATER

- **Viel Flüssigkeit**

Trinken Sie innerhalb kurzer Zeit zumindest ein bis zwei Liter (Mineral)wasser – aber ja keinen Alkohol. Alte Volksbräuche, einen Kater mit Alkohol zu bekämpfen, verschlechtern nur Ihren sowieso schon angegriffenen Zustand und sind abzulehnen.

- **Frischluft**

Gehen Sie an die frische Luft. Leichte Bewegung aktiviert Ihren Kreislauf.

- **Wechselduschen**

Stellen Sie sich unter die Dusche und wechseln Sie die Temperatur des Wassers in Intervallen von Heiß zu Kalt.

- **Nicht in die Sonne**

Vermeiden Sie Hitze und körperliche Anstrengung. Schonen Sie Ihren Organismus.

- **Mittel gegen übersäuerten Magen**

Sollten Sie starke Kopfschmerzen haben, nehmen Sie kombinierte Mittel mit schmerzstillender Wirkung und solche gegen übersäuerten Magen (z. B. »Alka Seltzer®«), die Sie in jeder Apotheke bekommen.

DER LETZTE ZUG – DIE GEFAHREN DES NIKOTINS

1,3 Millionen Männer in Österreich sind Raucher

Gehören Sie zu den 2 337 222 Österreicherinnen und Österreichern bzw. zu den 1,3 Millionen österreichischen Männern, die täglich Zigarette, Zigarillo, Zigarre oder Pfeife rauchen?
Jeder vierte Österreicher ist süchtig nach Nikotin. Insgesamt werden jedes Jahr in Österreich 15 Milliarden Zigaretten verkauft und geraucht. Erschreckend dabei ist, dass trotz aller großen internationalen Antiraucherkampagnen bis hin zum berühmtesten Aussteiger – dem Marlboro-Man – immer mehr Jugendliche zu rauchen beginnen. Das durchschnittliche Einstiegsalter in Österreich liegt derzeit bei etwa 12 Jahren, in der Altersgruppe zwischen 15 und 19 Jahren sind bereits 28 % Raucher. In der Altersgruppe von 30 bis 39 Jahren erhöht sich der Anteil der Raucher auf 38 %, um dann langsam bei den über 60-Jährigen wieder abzunehmen.

Jeder Dritte zwischen 30 und 39 Jahren raucht

Wenn wir den Rauch einer Zigarette als aktiver oder passiver Raucher inhalieren, transportieren wir nicht nur Nikotin, sondern insgesamt etwa 4 000 Rauchinhaltsstoffe durch unseren gesamten Körper bis hin zu unseren vitalen Organen, dem Gehirn, der Lunge, dem Herz und den Blutgefäßen. Wir setzen unseren Körper damit chemischen Substanzen aus, die Krebs und Abhängigkeit verursachen können. Die Nikotin-Schreckensbilanz in Österreich: jedes Jahr 10 000 direkte Herztote (von insgesamt 30 000 pro Jahr), 10 000 Schlaganfälle (von insgesamt 20 000) und annähernd 3 000 Lungenkrebstote sowie ein Drittel aller Beinamputationen. Wieso?

Nehmen wir als Beispiel nur Nikotin, den bekanntesten Inhaltsstoff: Nikotin stimuliert unsere Nebennieren, die Hormone (Stresshormone) produzieren, die wiederum die Herzfrequenz und den Blutdruck erhöhen. Das Kohlenmonoxid, das wir aus dem Tabakrauch inhalieren, verdrängt den Sauerstoff in unseren Blutzellen, so dass unsere vitalen Organe wie Gehirn oder Herz zu wenig davon erhalten.

Nikotin stimuliert unsere Nebennieren

Mittlerweile konnte auch nachgewiesen werden, dass von den 4 000 hochfeinen Rauchinhaltsstoffen 40 eindeutig schon in geringen Mengen Krebs erregend wirken. Der Hauptübeltäter ist aber sicherlich das Nikotin, denn es macht so wie Kokain abhängig. Nikotin setzt im Gehirn Botenstoffe, insbesondere die Substanz Dopamin frei, die im Kopf eines Rauchers eine Art Hochgefühl erzeugt. Dieser »Dopaminrausch« ist Teil des Abhängigkeitsgefühls.

Nikotin macht abhängig wie Kokain

Überhaupt erzählen Raucher und Exraucher gerne, dass Rauchen eigentlich im Kopf beginnt. Zwei Drittel aller Raucher behaupten, Verdruss-, und nur ein Drittel, Genussraucher zu sein. Zwei Drittel haben bereits ein- oder mehrfach versucht mit dem Rauchen aufzuhören.

Dabei sind die Vorteile des Aufhörens unübersehbar: Neueste Studien des Wiener Institutes für Sozialmedizin haben ergeben, dass bereits 20 Minuten nach der letzten Zigarette Blutdruck und Puls auf normale Höhe absinken. 24 Stunden nach der letzten Zigarette kommt es zu einem Rückgang des Herzinfarktrisikos, nach neun Monaten erhöhen sich die körperlichen Energiereserven und zwischen sechs und neun Monaten kommt es zu einem Wiederaufbau des geschädigten Schleimepithels in der Lunge und in den Bronchien mit einer allgemeinen Reinigung. Dadurch wird die Gefahr einer Lungenentzündung und von Infektionen deutlich vermindert. Dies erklärt aber gleichzeitig, warum viele Exraucher in der Übergangsphase von einer vermehrten Schleim- und Hustenbildung berichten.

20 Minuten nach einer Zigarette ist der Blutdruck wieder normal

Im Wesentlichen positiv ist, dass sich das Lungenkrebsrisiko auf die Hälfte verringert. Nach 5 bis 15 Jahren entspricht das Herzinfarktrisiko bereits dem eines Nichtrauchers und schon nach 10 Jahren hat ein

Nach zehn Jahren ohne Rauch ist das Krebsrisiko wie früher

Exraucher wieder das gleiche Lungenkrebsrisiko wie ein Nichtraucher. Eigentlich alles sehr überzeugende Argumente – wenn da nicht noch Lust und Gewohnheit blieben.

Stop smoking!

Viele Raucher wollen aufhören, empfinden den Versuch aber auf Grund der Suchtkomponente Nikotin als äußerst schwierig. Die meisten benötigen mehr als einen Vorstoß, um erfolgreiche Nichtraucher zu werden. Einige Ratschläge, wie Sie leichter mit dem Rauchen aufhören können:

- Stellen Sie sich Ihr individuelles Programm zusammen, indem Sie sich Literatur und Informationsbroschüren der Österreichischen oder Deutschen Krebshilfe, des Projekts »Josef – Nichtraucher in 20 Tagen« oder der für Sie zuständigen Gebietskrankenkasse besorgen. Darüber hinaus sollten Sie auch mit Exrauchern sprechen und herausfinden, was ihnen geholfen hat, aufzuhören.

Gewöhnen Sie sich das Rauchen in Etappen ab

- Machen Sie kleine Schritte. Beschränken Sie Ihr Rauchen zu Hause auf nur mehr einen Raum oder gehen Sie zum Rauchen sogar vor Ihre Wohnungstür. Beginnen Sie mit dem Nichtrauchen, indem Sie aufhören, im Auto zu rauchen.
- Fangen Sie mit einem langsamen Fitnessprogramm an.
- Beobachten Sie Ihre Rauchgewohnheiten. Wann rauchen Sie? Wo? Mit wem? Was sind klassische Auslöser (Kaffee, Alkohol, ein gutes Essen, Stress, Anspannung, Fernsehen etc.)? Überlegen Sie sich, wie Sie mit dieser Situation umgehen, wenn Sie tatsächlich aufhören zu rauchen.
- Motivieren Sie sich selbst! Der Schlüssel zum Erfolg ist ein echtes Bekenntnis zum Nichtrauchen. Studien der Mayo-Klinik haben ergeben, dass Raucher, die motiviert waren, mit einer doppelt so großen Häufigkeit erfolgreich aufhören konnten als weniger motivierte. Das klingt banal, ist aber ein Schlüssel des Erfolgs. Versuchen Sie es wirklich nur, wenn Sie überzeugt und motiviert sind!

Fixieren Sie ein Datum für Ihre letzte Zigarette

- Fixieren Sie ein Datum für die letzte Zigarette. Dieser Tag sollte stressfrei sein. Erzählen Sie Ihren Freunden, der Partnerin, der Familie oder Ihren Mitarbeitern von Ihrer Absicht. Sie können Sie bei Ihrem Anliegen unterstützen, zudem wird Ihre Motivation auch größer.
- Suchen Sie Hilfe. Immer mehr Menschen versuchen auch, mit Nikotinersatzmitteln jene Symptome, die beim Entwöhnen auftreten, zu vermindern.

Kaugummis helfen beim Abgewöhnen

Dazu gehören der Nicorette®-Kaugummi der Firma Pharmacia & Upjohn sowie der Nicorette®-Inhalator, Plastikzigaretten, die eine Nikotinkapsel enthalten, und seit neuestem auch die Nicorette®-Tablette. Diese wird unter die Zunge gelegt und gibt in der Folge langsam während des Auflösens zwei Milligramm Nikotin ab. Alle diese Maßnahmen sollen das Verlangen nach Zigaretten erheblich senken und mögliche Entzugserscheinungen wie Angst, gesteigerten Appetit oder Schlafstörungen reduzieren.

Neue Wege

Bupproprion blockiert die Dopamine im Gehirn

Ein neues Wundermittel sorgt in den USA für Furore, wie das Wiener Nachrichtenmagazin »NEWS« berichtete. Zyban®, ein Antidepressivum mit dem Wirkstoff Buproprion. Zyban blockiert die Botenstoffe (Dopamine) im Gehirn und dämpft damit die Lust auf die Zigarette. Erste Studien aus den USA zeigen, dass Zyban in Kombination mit Nikotinersatz dazu führt, dass nach einem Jahr 38 % abstinent waren im Vergleich zu 18 %, die nur ein wirkungsloses Placebo erhielten und aufhörten. Ein für Rauchentwöhnungen durchaus beeindruckendes Resultat. Aber wie jedes Medikament hat auch Buproprion Nebeneffekte wie z. B. Kopfschmerzen und Mundtrockenheit. Wenn Sie schon einmal Schwindel oder eine Bewusstlosigkeit erlebten, sollten Sie dieses Medikament nicht einnehmen.

Nur 5 % aller Raucher können alleine mit ihrer Sucht aufhören. Je mehr Unterstützung der Einzelne erhält, desto höher ist seine Erfolgschance. Männer, die eine Nikotinersatztherapie gemeinsam mit einer Beratung und Unterstützung erhalten, haben eine 30- bis 40-prozentige Wahrscheinlichkeit, tatsächlich mit dem Rauchen aufhören zu können.

TIPPS UND TRICKS BEIM NIKOTIN-ENTZUG

- Versuchen Sie sich bei Nervosität und Abhängigkeit abzulenken. Machen Sie tiefe Atemzüge.
- Trinken Sie viel Flüssigkeit und da vor allem Getränke mit niedriger Kalorienzahl, um einem verstärkten Hunger entgegenzuwirken. Essen Sie viel frisches Obst und Gemüse, vermeiden Sie Süßspeisen.
- Bei Konzentrationsstörungen: Trinken Sie viel Wasser, machen Sie einen kleinen Spaziergang im Freien, vereinfachen Sie Ihre

Tagesprogramme für die nächste Zeit und legen Sie häufiger Pausen ein.

- Bei Müdigkeit: Versuchen Sie, durch mehr Training Ihre Lethargie auszugleichen. Achten Sie auf ausreichend Schlaf. Machen Sie gelegentlich auch einmal ein Mittagsschläfchen.
- Bei Schlafstörungen: Machen Sie vor dem Schlafengehen einen Spaziergang, nehmen Sie ein warmes Bad, essen Sie eine Banane oder trinken Sie warme Milch. Vermeiden Sie Koffein am späten Abend.
- Bei Verstopfung: Trinken Sie viel Flüssigkeit, essen Sie viel Obst, rohes Gemüse und Ballaststoffe. Ändern Sie langsam Ihre Diät.

Wer mit dem Rauchen aufhört, vermindert sein Krebsrisiko

Bedenken Sie bei Ihrem Versuch, mit dem Rauchen aufzuhören, vor allem eines: Rauchen ist einer der Hauptverursacher von Herzinfarkt und Krebs. Zwei Krankheiten, die auch im 21. Jahrhundert das Leben des Mannes prägen werden.

Killer auf leisen Sohlen

Krebs und die richtige Früherkennung beim Mann

Er hieß Wayne McLaren, war Stuntman und Rodeo-Reiter und erlangte durch einen simplen Nebenjob weltweite Berühmtheit. Der Milliardenkonzern Philip Morris suchte einen Mann, der in einer neuen Werbekampagne für die Zigarettensorte Marlboro den klassischen Typ des Abenteurers verkörpern sollte. McLaren setzte sich bei den Werbestrategen von Philip Morris souverän durch – und wurde zum »Marlboro Man«.

In zahlreichen Werbespots und Anzeigensujets verkörperte er den lässigen, aber doch verwegenen Typus Mann, der durch die zerklüftete Wildnis des Grand Canyon reitet, alleine mit seinem Pferd und mit seinem besten Freund, der Marlboro, im Mundwinkel. McLarens Botschaft hieß Freiheit: »Alles ist möglich, wenn du nur willst.«

Der »Marlboro Man« starb an Lungenkrebs

Heute ist Wayne McLaren tot. Der Kettenraucher starb – welch Ironie des Schicksals – an Lungenkrebs. Es war ein qualvolles, langsames Sterben, das er von einem Kamerateam dokumentieren ließ. In seinem letzten Interview, bereits schwer gezeichnet von zahlreichen Chemotherapien, ohne Haare und unter künstlicher Beatmung durch die Nase, zog er sein Resümee: »Meine Sucht hat sich gerächt. Ich beende mein Leben unter einem Sauerstoffzelt. Ich sage euch: Rauchen ist das nicht wert.«

Laut einer Umfrage im Auftrag des »Forum gesundes Österreich« haben die Österreicher vor keiner Krankheit mehr Angst als vor Krebs. Zu gering ist das Wissen um die tatsächlichen Chancen und Behandlungsmethoden, zu groß die Furcht, mit der fatalen Diagnose konfrontiert zu sein. Und das, obwohl in der Sterblichkeitsstatistik Krebserkrankungen »nur« die zweithäufigste Todesursache – nach dem Herzinfarkt – sind: 62 % der Österreicher haben Angst vor Krebs, die tatsächliche Sterberate liegt aber »nur« bei 23 %.

62 % der Österreicher haben Angst vor Krebs

Wir werden als 20-Jährige wissen, ob wir mit 50 sterben müssen

Wir stehen am Beginn eines Jahrhunderts, bei dem in der Medizin kein Stein auf dem anderen bleiben wird. Die Behandlung von Krebs, aber auch zahlreicher anderer Krankheiten, bei denen heute noch konventionelle Therapien versagen, wird durch neues Know-how plötzlich möglich werden. Viele Erkrankungen können auf Grund neuer humangenetischer Erkenntnisse und Entdeckungen in wenigen Jahren direkt in der einzelnen Zelle bekämpft werden. Forscher entwickeln bereits DNA-Chips, die uns in Kürze jederlei Auskunft über unsere persönlichen Anlagen und Risken geben werden können.

DNA-Chips geben Auskunft über persönliche Risken

Der Einblick in die Erbstruktur des Menschen und die Folgen, die aus dieser neuen Perspektive resultieren, sind unabsehbar – und nicht immer ausschließlich positiv. Viele Krankheiten werden sich schon lange, bevor sie tatsächlich ausbrechen, im Genom nachweisen lassen. Nur: In den seltensten Fällen werden sie – zumindest vorerst noch – behandelbar sein. 20-Jährige werden durch Gentests erfahren, dass sie mit spätestens 50 Jahren unweigerlich an der Nervenkrankheit Huntington-Chorea (dem so genannten Veitstanz) sterben werden. Schwangere müssen sich bei der Diagnose »Chromosomen-Schaden« entscheiden, ob sie ihr schwer behindertes Kind abtreiben lassen oder nicht. Und viele Frauen werden lernen müssen, mit dem Wissen zu leben, dass bei ihnen auf Grund der genetischen Voraussetzungen im Laufe ihres Lebens mit 80-prozentiger Wahrscheinlichkeit Brustkrebs ausbrechen wird. Welche psychischen und psychosomatischen Folgen dies beim Patienten mit sich bringt, lässt sich nur vage abschätzen.

Nur 800 von 5 000 genetisch bedingten Krankheiten sind nachweisbar

Bis heute lassen sich rund 800 der fast 5 000 genetisch bedingten

Krankheiten nachweisen, allerdings gibt es nur für rund ein Fünftel Tests direkt in der DNA. Sinn machen diese momentan nur, wenn sich der Krankheitsverlauf durch das Wissen um die Erkrankung auch beeinflussen lässt. Bereits im nächsten Jahrzehnt wird sich diese Ohnmacht, eine Krankheit zwar in der Erbsubstanz erkennen, aber nicht behandeln zu können, grundlegend ändern. Mit der vollständigen Entschlüsselung des Genoms, das sämtliche Erbinformationen des Menschen enthält – mit der innerhalb der nächsten fünf Jahre gerechnet wird –, ergeben sich ungeahnte Möglichkeiten, krankheitsrelevante Veränderungen durchzuführen.

Männerfantasien werden Realität werden

Selbst Männerfantasien werden dadurch Realität werden können: Übergewichtige lassen sich ihre Fettzellen schmelzen, Topmanager unterziehen sich Testosteronkuren, Sunshine-Pillen heben Depressionen, Fitness und Health-Food führen gemeinsam mit Anti-Aging-Produkten zu einer neuen äußeren Attraktivität und Lebensqualität.

Um jedoch das durchschnittliche Lebensalter à la longue wirklich zu heben, müssen Männer grundsätzlich lernen, umzudenken. »Endlich sollten sie den Glauben an die eigene Unverwundbarkeit ablegen. Männer müssen lernen, wie Frauen mehr auf die Signale ihres Körpers zu hören und liebevoller mit ihm umzugehen. Einige Wissenschaftler wiederum beklagen die schlechtere medizinische Versorgung, machen sie für das frühe Ableben der Männer verantwortlich. Es fehle ein ›Männerarzt‹, der sie, wie der Frauenarzt die Frauen, von der Jugend bis ins Alter regelmäßig untersucht und behandelt«, analysiert der »Spiegel« über »Das schwache starke Geschlecht«.

Die Zukunft der Diagnostik: Genanalyse im Palmtop-Computer

Revolutionäre diagnostische Verfahren werden die Gesundheitsprophylaxe beim Mann im nächsten Jahrhundert stark vereinfachen. Professor David Burgh von der University of Michigan prophezeit, dass in bereits drei bis fünf Jahren kleine Handcomputer (Palmtops) nach Entschlüsselung der humanen Gensequenz in der Lage sein werden, innerhalb von einer Stunde komplette genetische Analysen eines Menschen zu liefern. An der Universität Michigan in Ann Arbor ist bereits heute ein so genannter »Instant-Test« in Gebrauch, bei dem spezifische genetische Analysen innerhalb von ein bis zwei Stunden zur Identifizierung von Straftätern möglich sind.

Gläserner Mensch: Handcomputer liefern schon bald DNA-Profile

Diese Wissensexplosion wird nicht nur auf die Therapie, die Diagnostik, sondern vor allem auf die Vorsorge ungeheure Auswirkungen haben, speziell bei der Geißel Krebs. Die molekularbiologische Diagnostik wird in den nächsten Jahren Risikofamilien mit vererbten Krebserkrankungen, die etwa 10 % aller bösartigen Tumorerkrankungen ausmachen, identifizieren können. Aber auch die Frühdiagnostik von Krebserkrankungen, z. B. durch Onkogennachweis (ein Gen, das die Entstehung von Krebs verursacht oder begünstigt), wird bisherige Methoden an Effizienz weit übertreffen und eine sich entwickelnde Erkrankung rascher erkennen lassen. Tumore können dann hinsichtlich ihrer molekularbiologischen und genetischen Eigenschaften untersucht werden, was eine Individualisierung der Therapie in Hinsicht auf ihre Aggressivität und etwaige Nebenwirkungen erlaubt.

Bald werden Gene in Tumorzellen eingeschleust

Bald werden auch Gene in Tumorzellen eingeschleust werden, die diese bösartigen Zellen durch Aktivierung von Killerzellen eliminieren. Oder es werden defekte Gene eingeschleust, die die bösartigen Zellen zum Absterben bringen. Mittlerweile ist es sogar gelungen, für Menschen nicht schädliche Viren zum Kampf gegen Krebs einzusetzen.

Trotz aller künftigen Diagnosemethoden haben Wissenschaftler festgestellt, dass mehr als ein Drittel aller Krebserkrankungen durch entsprechenden Lebensstil vermieden und ein weiterer hoher Prozentsatz durch Früherkennungsmaßnahmen geheilt werden kann.

Männerkrebs und seine Tücken

Jeder Dritte erkrankt an Krebs, jeder Vierte stirbt daran

Jeder dritte Europäer erkrankt im Laufe seines Lebens an Krebs, jeder vierte stirbt daran. Alleine im Jahre 1990 – die neueste verfügbare Statistik – sind in der Europäischen Union 1 351 083 neue Krebserkrankungen diagnostiziert worden, 706 870 davon bei Männern. Gleichzeitig starben im selben Jahr 497 464 Männer an Krebs.

In Österreich erkrankten 1996 (neueste Statistik) 17 428 Männer an Krebs. Die häufigsten Krebserkrankungen beim Mann waren:

1. Prostatakrebs (21,2 %, 3 690 Fälle)
2. Lungenkrebs (15,6 %, 2 718 Fälle)
3. Dickdarmkrebs (15 %, 2 626 Fälle)

Danach folgen: 4. Harnblase (7 %, 1 215 Fälle), 5. Magen (5,9 %, 1 021 Fälle), 6. Niere und sonstige Harnorgane (4,5 %, 778 Fälle), 7. Bauchspeicheldrüse (3,4 %, 585 Fälle), 8. Leber (2,9 %, 512 Fälle), 9. Melanom der Haut (2,6 %, 451 Fälle) und 10. Leukämie (2,2 %, 390 Fälle).

Dies bedeutet, dass bei Männern die Hälfte aller neu diagnostizierten Krebserkrankungen auf nur drei Organe beschränkt sind. »Das Prosta-

takarzinom ist«, so Univ.-Prof. Wolfgang Höltl, Kampagnenleiter der Österreichischen Krebshilfe zum Thema »Männer und Krebs«, »bei der Zahl der Neuerkrankungen dabei exzessiv angestiegen«.
Im Jahr 1996 verstarben 9 614 Männer in Österreich an Krebs. Die Mortalitätsrate nach der jeweiligen Erkrankung:

1. Lungenkrebs (24,7 %, 2 373 Tote)
2. Dickdarmkrebs (14,1 %, 1 356 Tote)
3. Prostatakrebs (12,2 %, 1 170 Tote).

Die gute Nachricht: Das individuelle Krebsrisiko lässt sich durch gesundheitsbewusstes Verhalten – einen gesunden Lebensstil – erheblich verringern. Dazu gehören Nikotinabstinenz, Erhaltung seines persönlichen Idealgewichtes, abwechslungsreiche Ernährung, Konsum von mehr faserreichen Speisen wie Vollkornprodukten, Reduzierung des gesamten Fettgehaltes, nur mäßig Alkohol und eingeschränkter Konsum von gepökelten, geräucherten und salzkonservierten Speisen sowie Verminderung der sonnenbedingten UV-Strahlung.
Die schlechte Nachricht: Jede siebente Krebserkrankung ist vererbt – wogegen sich heute noch nichts machen lässt. Echte Risikogruppen sind jene Menschen, die eine familiäre Belastung aufweisen. Man spricht dabei von so genannten »Krebsfamilien«. Das sind Familien, bei denen über Generationen hinweg eine bestimmte Art von Krebs vermehrt auftritt. Die Wahrscheinlichkeit, dass sich dieser auf die nächste Generation überträgt, kann bei etwa 15 % liegen.

15 % aller Krebserkrankungen sind vererbt

Andere Risikogruppen sind durch den Konsum von Zigaretten, Alkohol und ungesunde Ernährung bedingt.

Bedauerlicherweise ist die subjektive Empfindung »Ich fühle mich wohl« noch lange kein eindeutiger Sicherheitsfaktor bei Krebs. Nur 30 bis 50 % aller Krebspatienten leiden zum Zeitpunkt der Diagnose an Schmerzen, und erst bei fortgeschrittener Erkrankung sind es etwa 60 bis 90 %, die häufig darunter leiden. Ziel muss daher die Früherkennung sein. Doch um die ist es beim Mann schlecht bestellt.

Männer sind Krebsvorsorge-Muffel

Eine repräsentative EU-Umfrage vom Januar 1998 ergab, dass 80 % der europäischen Ärzte den Eindruck haben, Frauen achten mehr auf die Krebsvorsorge als Männer. Diese seien introvertierter, wenn es darum geht, gesundheitliche Probleme zu artikulieren. In einer »Eurobarometer«-Umfrage gaben 32,5 % der befragten Frauen an, innerhalb der letzten zwei Wochen beim Arzt gewesen zu sein. Männer legen weit weniger auf Prophylaxe wert: Im gleichen Zeitraum konsultierten nur 21,1 % der Männer einen Mediziner.

FRÜHERKENNUNG: WAS KANN MAN(N) TUN?

1. Regelmäßige Selbstkontrolle

Tasten Sie einmal monatlich nach einem warmen Bad die Genitalien nach Knoten ab.

2. Prostata-Vorsorge

Männer ab dem 45. Lebensjahr sollten zumindest einmal jährlich zum Urologen. Sind in Ihrer Familie bereits Fälle von Prostatakrebs aufgetreten, sollten Sie sich schon ab dem 40. Lebensjahr regelmäßig untersuchen lassen. Ihr Arzt soll dabei unbedingt Ihren PSA-Blutwert ermitteln lassen.

3. Blasen- und Nierenvorsorge

Ab dem 35. Lebensjahr sollten Sie einmal jährlich eine Harn-Untersuchung durchführen lassen.

4. Achten Sie auf Muttermale

Männer mit vielen Muttermalen und solche, in deren Familie Melanome aufgetreten sind, sollten ihre Haut einmal monatlich nach Veränderungen betrachten. Darüber hinaus sollten sie sich zweimal jährlich einer fachärztlichen Kontrolle unterziehen.

Diagnose: Krebs

»Als ich die Diagnose Krebs hörte, habe ich mir geschworen: So nicht! Ich habe mich mit aller Kraft gegen die Krankheit aufgebäumt. Ich habe zum Krebs gesagt: Dir zeig ich's! Du darfst in manchen Momenten auch verzweifeln – es aber nicht verstecken. Wenn es dir noch so dreckig geht: Lass es raus. Verzweifle an der Welt – das ist Teil der Therapie.«

Hans Peter Heinzl

Je früher die Diagnose, desto größer die Heilungschancen

Bei allen Tumoren gilt dasselbe Prinzip: Je früher der Krebs diagnostiziert werden kann, desto größer sind die Heilungschancen. Manche Karzinome haben eine bessere Prognose (z. B. Hodenkrebs), andere eine schlechtere (z. B. Lungenkrebs).

Seit den 90er-Jahren gilt zudem als gesichert, dass nicht nur die richtige medizinische Therapie, sondern auch die psychische Einstellung des Patienten ein wesentlicher Faktor für einen positiven Heilungsverlauf ist. »Patienten, die den Kampf mit der Krankheit aufnehmen und mit einem eisernen Willen gesund werden wollen, haben eindeutig bessere Heilungschancen als solche, die bei identer Diagnose lethargisch und schicksalsergeben reagieren«, resümiert der Wiener Onkologe Christoph Zielinski, zu dessen Patienten Leonard Bernstein und

Wer mit eisernem Willen kämpft, hat eine bessere Prognose

der Kabarettist Hans Peter Heinzl gehörten. Heinzl, der an einem Pankreaskarzinom (Bauchspeicheldrüsenkrebs) erkrankte, ist das Paradebeispiel für die ungeheure Kraft des menschlichen Willens. Liegt die Lebenserwartung bei dieser höchst aggressiven Krebsform normalerweise bei sechs bis neun Monaten, so überlebte Heinzl vier Jahre mit der fatalen Diagnose.

ALARMZEICHEN FÜR MÄNNER

Wenn Sie glauben, eines dieser Warnzeichen bei sich festgestellt zu haben, fragen Sie unverzüglich Ihren Arzt um Rat.

1. Ich habe Schwierigkeiten beim Schlucken. Ich bin immer heiser.
2. Ich muss immer öfter husten.
3. Ich leide an Appetitlosigkeit und Gewichtsverlust.
4. Ich habe Blut im Harn.
5. Ich habe Schwierigkeiten beim Harnlassen.
6. Ich habe eine Verhärtung im Hoden.
7. Ich habe einen veränderten Stuhlgang.
8. Ich habe eine neue, ungewöhnliche Hautveränderung.

Quelle: Österreichische Krebshilfe

Keine Panik! Keines dieser Krankheitszeichen heißt automatisch, dass Sie tatsächlich an Krebs erkrankt sind. Aber eine ärztliche Abklärung ist auf jeden Fall notwendig.

Achten Sie auch auf:

- vergrößerte Lymphknoten (am Hals, in der Achselhöhle oder Leiste)
- chronisches Fieber oder Fieberschübe ohne klärbare Ursache
- Blut im Stuhl
- bräunliche Flecken (»Muttermale«) auf der Haut, die unregelmäßig größer werden, bei denen sich die Farbe verändert, die jucken oder bluten
- plötzliche Vergrößerung eines schon länger bestehenden Kropfes

Die drei häufigsten Krebsarten beim Mann sind:

1. Lungenkrebs

Lungenkrebs (Bronchialkarzinom) ist bei Männern in Österreich und Deutschland die Krebserkrankung mit der höchsten Sterblichkeitsrate. Rund 28 900 Männer – mehr als dreimal so viel Männer wie Frauen – erkranken pro Jahr allein in Deutschland an Lungenkrebs, 85 bis 90 % sterben daran.

Da das Bronchialkarzinom meist erst in einem späten Stadium entdeckt wird, ist die Prognose denkbar schlecht, die Überlebenschance beträgt nur 10 bis 15 %. Das Durchschnittsalter des männlichen Lungenkrebspatienten liegt bei 62 Jahren. In den letzten Jahren ist jedoch eine deutliche Zunahme auch bei jüngeren Menschen feststellbar.

Lungenkrebs wird meist zu spät entdeckt

RISIKO LUNGENKREBS: SO RISKANT IST RAUCHEN

Nichtraucher:	Risikofaktor 1,0
1 bis 10 Zigaretten pro Tag	Risikofaktor 5,5
11 bis 19 Zigaretten pro Tag	Risikofaktor 11,2
20 Zigaretten pro Tag	Risikofaktor 14,2
21 bis 31 Zigaretten pro Tag	Risikofaktor 20,4
Über 31 Zigaretten pro Tag	Risikofaktor 22,0

Quelle: Dr. Peter Drings, Ärztlicher Direktor der Thoraxklinik Heidelberg-Rohrbach, gegenüber der Deutschen Krebshilfe zum Thema Lungenkrebs

Man unterscheidet beim Lungenkrebs zwei verschiedene Gruppen:

- Nicht-kleinzellige Bronchialkarzinome, die unterteilt werden in:
    - Plattenepithelkarzinome (40–50 % aller Lungenkrebsfälle)
    - Adenokarzinome (10–15 %) – die häufigste Krebsform bei Nichtrauchern
    - Großzellige Bronchialkarzinome (5–10 %)
- Kleinzellige Bronchialkarzinome (25–30 %) – sie haben auf Grund ihres schnellen Wachstums und der frühen Bildung von Metastasen eine schlechte Prognose. Bei 80 % der Patienten lassen sich bereits bei der ersten Diagnose Metastasen nachweisen, meistens im Gehirn, wo sie oft Kopfschmerzen, Übelkeit, Lähmungen und Sehstörungen hervorrufen.

Kleinzellige Bronchialkarzinome metastasieren rasch

Wie entsteht er?

Rauchen verursacht 85 % der Lungenkrebsfälle

In 85 % der Fälle entsteht der Lungenkrebs durch Rauchen und Verbrennungsprodukte des Tabaks. Bis heute konnten über 4 000 verschiedene chemische Bestandteile des Zigarettenrauchs identifiziert werden. Viele dieser Inhaltsstoffe sind giftig, Krebs erregend und verändern die Erbsubstanz. Da in erster Linie die Lungen mit dem Tabakrauch in Kontakt kommen, entstehen dort auch meist die bösartigen Tumore. Aber auch 90 % der Karzinome in der Mundhöhle, 80 % der Speiseröhrentumore und 80 % der Kehlkopftumore bei Männern werden durch Rauchen verursacht. Auch Tumore der Bauspeicheldrüse, Niere, Magen und Harnblase sind bei Rauchern häufiger nachweisbar.

Nur 5 bis 15 % der Lungenkrebsfälle bei Männern werden durch die Arbeit verursacht. Besonders betroffen sind Personen, die jahrelang Gefahrenstoffen wie Asbest, Arsenverbindungen, Chrom-VI-Verbindungen, Nickel (z. B. auch bei Modeschmuck) oder radioaktiven Stoffen wie Uran ausgesetzt waren (z. B. Bergleute) oder ständig in Kontakt mit Benzol oder Abgasen aus Dieselmotoren (Werft- oder Fabrikarbeiter etc.) kommen. Diese Einwirkung Krebs erregender Substanzen führt häufig erst nach Jahrzehnten zum Lungenkarzinom.

Auch das Passivrauchen erhöht das Risiko, an Lungenkrebs zu erkranken. Dies belegen zwei große Studien des Instituts für Medizinische Informatik, Biometrie und Epidemiologie der Universitätsklinik Essen und des Instituts für Epidemiologie des GSF-Forschungszentrums für Umwelt und Gesundheit in Deutschland, die über einen Zeitraum von sieben Jahren 5 307 Lungenkrebs-Patienten und 5 455 Personen aus der Bevölkerung beobachtet haben. In die Analyse des Passivrauchens wurden 375 von ihnen, die selbst nie geraucht haben, aber die entweder im Kindesalter durch die Eltern, Geschwister bzw. später durch den Lebenspartner oder am Arbeitsplatz zu Passivrauchern wurden, einbezogen. Bei ihnen war das Risiko eineinhalb Mal so groß, an Lungenkrebs zu erkranken, wie bei einem nichtbelasteten Nichtraucher. Besonders signifikant war die Risikoerhöhung, wenn der Nichtraucher über einen Zeitraum von zehn bis fünfzehn Jahren in stark verrauchten Räumen arbeiten musste: Das Risiko, an Lungenkrebs zu erkranken, war fast doppelt so hoch wie bei nichtbelasteten Nichtrauchern.

Auch Passivrauchen erhöht das Krebsrisiko

Ein weiterer wesentlicher Risikofaktor ist genetisch bedingt. Sind die Eltern an Lungenkrebs erkrankt, so besteht ein bis zu dreifach erhöhtes Krebsrisiko auch beim Kind.

Aber auch andere mögliche Ursachen werden zur Zeit intensiv erforscht. Im Februar 1999 sorgte eine Entdeckung für Aufregung in medizinischen Fachkreisen. Die Forscherin Janet Butel vom Baylor-College für Medizin im US-Bundesstaat Texas berichtete in der britischen Fachzeitschrift »Journal of the National Cancer Institute«, dass es Hinweise gäbe, der Impfstoff für die Schutzimpfung gegen die Kinderlähmung (Polio) sei Ursache späterer Krebserkrankungen, und da insbesondere für eine besondere Form des Lungenkrebses, der als Mesotheliom bezeichnet wird. Betroffen seien, so Butel, die Geburtenjahrgänge von 1941 bis 1961, als noch der Salk-Impfstoff verwendet wurde, der später durch die – harmlose – Schluckimpfung mit dem Wirkstoff Sabin ersetzt wurde. Die Kulturen, aus denen man den Salk-Impfstoff damals herstellte, stammten aus den Nierenzellen von Affen, die den Virus SV 40 enthielten. Als gesichert gilt, dass sich der Virus beim Menschen verbreitet hat. Es sieht sogar danach aus, als hätten die zwischen 1941 und 1961 geimpften Kinder ihn in der Folge auch auf die nächste Generation weiterübertragen. Denn SV 40 findet sich auch in rund 10 % aller Blutproben von Patienten, die nie Polio geimpft wurden. Der Londoner Onkologe und Forscher Gordon McVie hält SV 40 sogar für die Ursache von bestimmten Knochenkrebsformen, Prostatakrebs und Gehirntumoren. Mehrere Studien sollen nun das Krebsrisiko durch SV 40 untersuchen, seriöse Ergebnisse werden allerdings nicht vor 2001 erwartet.

Das Virus hat sich beim Menschen verbreitet

Wie wird er entdeckt?

Frühsymptome sind selten. Husten, Schweratmigkeit und Brustschmerz können, müssen aber nicht auftreten und sind nicht immer typisch für eine Tumorerkrankung. Männer über 40 Jahren mit neu auftretenden Atembeschwerden und häufigen Atemwegsentzündungen, die länger als drei Wochen anhalten, sollten sich von einem Pulmologen (Lungenfacharzt) untersuchen lassen.

Erst im fortgeschrittenen Stadium merkt der Patient durch blutigen Auswurf, Gewichtsverlust, massive Atembeschwerden oder Fieber das Vorliegen einer ernsten Erkrankung. Eine Heilung ist in diesem Stadium jedoch meist nicht mehr möglich.

Die Diagnose erfolgt mittels Röntgenaufnahmen und Computertomographie der Lunge. Damit kann der Tumor lokalisiert, die Tumorausbreitung und der Befall der Lymphknoten, das so genannte Staging, festgestellt werden. Um mögliche Metastasen nachzuweisen, wird eine Sonographie des Bauches (Abdomen), eine Knochen-Szintigraphie (eine nuklearmedizinische Untersuchung mit radioaktiven Substanzen) und eine Computertomographie des Kopfes durchgeführt.

Eine Knochen-Szintigraphie lässt Metastasen erkennen

Eine sichere Diagnose kann jedoch nur durch eine Entnahme des Lungengewebes durch eine so genannte Bronchioskopie und dessen histologische Untersuchung erstellt werden.

Man unterscheidet vier Krebsstadien:
1. Stadium G1: gut differenziert (Prognose weniger schlecht)
2. Stadium G2: mäßig differenziert
3. Stadium G3: schlecht differenziert
4. Stadium G4: undifferenziert (äußerst schlechte Prognose)

Kleine Tumore (T1 und T2) ohne Lymphknotenbefall (N0) und ohne Metastasen (M0) haben eine günstigere Prognose.

Wie wird er behandelt?

Der Tumor sollte vollständig operativ entfernt werden. Eine Operation erfolgt jedoch nur bei kleinen, nicht gestreuten (T1 bis T3, N0 bis N1, M0) nicht-kleinzelligen Bronchialkarzinomen. Solche liegen nur bei rund 20 % der Lungenkrebspatienten mit nicht-kleinzelligem Bronchialkarzinom vor. Von den Operierten leben fünf Jahre nach der Operation noch zwischen 30 und 50 %. Die Patienten erhalten zudem eine Strahlentherapie. Von den nicht operierten Patienten, die nur bestrahlt wurden, leben fünf Jahre nach der Therapie nur noch rund 20 bis 30 %. Bei Männern sieht die Prognose noch schlechter aus: Laut einer Statistik des Robert-Koch-Instituts in Berlin überleben die ersten fünf Jahre nur 9 % der männlichen Patienten.

Nur nicht-kleinzellige Karzinome lassen sich operieren

Die ersten fünf Jahre überleben nur 9 % der Männer

Bei kleinzelligen – den überaus bösartigen – Tumoren wird zunächst eine Chemotherapie gemacht, die auch etwaige Metastasen attackiert. Die Krankheit kann jedoch nur um einige Monate aufgehalten werden. Eine Bestrahlung ist letztendlich unvermeidlich. Die durchschnittliche Überlebenszeit beim kleinzelligen Bronchialkarzinom beträgt zwischen vier und 12 Monaten.

Methoden der Zukunft

Die Früherkennung bei Lungenkrebs ist äußerst schwierig. An mehreren internationalen Kliniken werden zur Zeit neue Verfahren getestet, die bösartige Veränderungen schon möglichst früh erkennen lassen sollen:

1. Die automatische Sputumzytometrie

Dabei wird eine Hustenschleimprobe genommen und die Dichte der DNA, die Struktur und Form der Zellkerne im Speichel analysiert. Aus den Ergebnissen lässt sich dann feststellen, ob es sich um normale oder krebsverdächtige Zellansammlungen handelt. Durch die Automatisation des Verfahrens wird künftig der Speichel von einer großen Anzahl von Patienten routinemäßig untersucht werden können, um Risikopatienten frühzeitig zu erkennen und weiteren Untersuchungen zu unterziehen. Lassen die Ergebnisse der Zytometrie Rückschlüsse auf eine Veränderung der Schleimhaut zu, wird der Speichel unter dem Elektronenmikroskop weiter untersucht. Sind auch da Abweichungen feststellbar, folgen Computertomographie und Bronchioskopie.

Eine DNA-Analyse des Hustenschleims gibt Aufschluss über Krebs

2. Die Autofluoreszenz-Bronchioskopie
Sie basiert auf dem Prinzip, dass Licht mit einer ganz bestimmten Wellenlänge von der Schleimhaut der Bronchien reflektiert wird. Bei gesundem Gewebe ist diese Autofluoreszenz zumindest zehnfach höher als bei einem krankhaft veränderten Gewebe. So lassen sich mit dieser neuen Methode, die gerade an mehreren Kliniken in den USA und Deutschland getestet wird, mehr als doppelt so viele Lungenkarzinome als mit der konventionellen Bronchioskopie feststellen.

Die Krebszelle, die durch das p53-Gen Selbstmord begeht
Auch in der Behandlung von Lungenkrebs steht zu Beginn des neuen Jahrtausends ein Durchbruch bevor. Weltweit arbeiten mehrere Forscherteams an der Entwicklung gentechnischer Therapieformen, speziell für Patienten, bei denen sich eine Chemo- oder Bestrahlungstherapie nicht mehr wirksam einsetzen lässt. Dabei ist das Ziel, die eingeschränkte Bereitschaft der Krebszellen zum programmierten Absterben nach einer konventionellen Behandlung durch einen Eingriff in die DNA wiederherzustellen. Dazu wird ein so genanntes Gentransfersystem entwickelt, das gesunde Zellen von Krebszellen unterscheiden kann. Bei etlichen Lungenkrebserkrankungen kommt es nämlich durch genetische Veränderungen zu einer Überproduktion des Bcl-2-Proteins, das zur Folge hat, dass selbst durch eine starke Beschädigung der Zelle – zum Beispiel durch Strahlentherapie – die Bereitschaft der Krebszelle, abzusterben, verloren geht.

Das p53-Gen veranlasst Krebszellen zur Selbstzerstörung

Bei anderen klinischen Tests, bei denen mit Gentherapie versucht wird, Lungenkrebs zu behandeln, wird mit Hilfe von Adenoviren das Tumorsuppressor-Gen p53 übertragen. Dieses Gen funktioniert wie ein Wächter, der funktionsgestörte Zellen dazu veranlasst, »Selbstmord« zu begeben. Ist das Gen selbst geschädigt, kann es diese Aufgabe nicht erfüllen. Die Folge: Krebszellen entstehen und breiten sich aus. Da bei rund der Hälfte aller Krebsformen beschädigte p53-Gene gefunden werden, ist nun das Ziel, intakte p53-Gene in die Krebszellen zu schleusen und diese damit zu veranlassen, sich selbst zu zerstören. Die ersten Ergebnisse mit p53 bei Lungenkrebs – an der Universität von Texas in Houston durchgeführt – sind jedenfalls viel versprechend. Allerdings wirkt das Tumorsuppressor-Gen nur bei speziellen Formen von Lungenkrebs, den nicht-kleinzelligen Bronchialkarzinomen. Das Wiener AKH nimmt zur Zeit an einer vergleichbaren internationalen Studie zur Prüfung des p53-Gens bei der Bekämpfung von Hals-Nasen-Ohren-Tumoren teil.

Der BEC-2-Antikörper-Impfstoff stimuliert das Immunsystem

An weltweit 80 Kliniken läuft seit April 1998 zudem eine Studie, mit Hilfe eines neuen Impfstoffs mit der Bezeichnung BEC 2 einen Rückfall beim kleinzelligen Lungenkarzinom zu verhindern. Er wird gewonnen, indem Mäusen menschliche Krebszellen injiziert werden. Die von den Mäusen gebildeten monoklonalen Antikörper – das sind gentechnologisch hergestellte, hochspezifische Antikörper –, die das Immunsystem stimulieren, werden schließlich aufbereitet und dem Menschen verabreicht.

2. Prostatakrebs

70 % der Prostatakrebsfälle überleben fünf Jahre

Die Prostata (Vorsteherdrüse) ist ein kastaniengroßes, hormonabhängiges Organ, das unter der Harnblase liegt und die Harnröhre umschließt. Sie besteht aus vielen Einzeldrüsen, deren Ausgänge in die Harnröhre münden. Die Drüse produziert das Prostatasekret, eine Flüssigkeit, die der Ernährung und Fortbewegung der Spermien dient. Beim Samenerguss wird das Sekret dem Samen beigemengt, es werden aber auch Wirkstoffe wie das prostataspezifische Antigen (PSA) in die Blutbahn abgegeben, die sich labordiagnostisch nachweisen lassen. Die Produktion des Sekrets wird durch das Hormon Testosteron ausgelöst.
Das Auftreten des Prostatakarzinoms nimmt mit dem Alter zu. Bei 55-Jährigen kommen auf 100 000 Männer 20 Prostatakrebsfälle, bei 70- bis 80-Jährigen bereits 500 bis 600 Fälle. In Deutschland bedeutet das 25 000 Neuerkrankungen jährlich. Die Heilungschancen sind günstig: Die 5-Jahres-Überlebensrate liegt bei 70 %.

Wie entsteht er?

Gewebeveränderungen in der Prostata sind bei jedem zweiten Mann über 50 Jahre normal, in den meisten Fällen sind sie gutartig und ungefährlich. Gleichzeitig kann parallel dazu allerdings ein bösartiger Tumor entstehen. Auch erbliche Faktoren können ausschlaggebend sein, insbesondere bei Familien, in denen bereits Fälle vor dem 60. Lebensjahr aufgetreten sind. Das Risiko eines Prostatakarzinoms ist dann zwei- bis dreimal so hoch, wenn der Vater oder Bruder bereits daran erkrankt sind. Leider lässt sich die Entstehung von Prostatakrebs nicht aktiv verhindern.

Alter und zu fettreiche Ernährung sind Risikofaktoren

Das Alter und zu fettreiche Ernährung sind Risikofaktoren. Bisher konnte allerdings kein Zusammenhang zwischen dem Auftreten des Prostatakarzinoms und den Lebensgewohnheiten oder sexueller Aktivität festgestellt werden.

Wie wird er entdeckt?

Im Frühstadium gibt es kaum Beschwerden, da der Krebs meist in Regionen auftritt, die der Harnröhre fern liegen. In seltenen Fällen sind

Blutbeimengungen zur Samenflüssigkeit feststellbar. Im fortgeschrittenen Stadium kommt es häufig zu Störungen beim Entleeren der Blase, da die Wucherung oft die Harnröhre einengt. In etlichen Fällen wird der Prostatakrebs erst entdeckt, wenn Knochenschmerzen durch Metastasen auftreten.

Blutbeimengungen im Samen sind ein Alarmsignal

Bei der Kontrolle untersucht der Urologe die Prostata rektal, das heißt, er tastet sie vom After aus ab. Erst 22 % aller österreichischen Männer haben schon einmal eine Prostatauntersuchung machen lassen.

Sind Vergrößerungen oder Verhärtungen feststellbar, so kann durch eine Blutuntersuchung die Veränderung des prostataspezifischen Antigens (PSA), eines Tumormarkers, Rückschlüsse auf Krankheiten der Prostata zulassen. Krebszellen sind im Stande, die zehnfache Menge an PSA im Vergleich zu normalen Prostatazellen zu produzieren. Bei einem PSA-Wert über 10 ng/ml liegt die Wahrscheinlichkeit bei 50 %, dass eine Krebserkrankung vorliegt. Um die Diagnose zu erhärten wird zusätzlich noch der freie PSA-Wert bestimmt, da sich aus dem Verhältnis der Werte zueinander eine höhere Wahrscheinlichkeit ablesen lässt.

Ein PSA-Wert über 10ng/ml bedeutet zu 50 % Krebs

Besteht der begründete Verdacht auf Prostatakrebs, werden zumindest sechs Gewebeproben mit einer Ultraschallsonde, die in den After eingeführt wird, aus der Drüse entnommen (Biopsie) und mikroskopisch untersucht. Auch durch Ultraschalluntersuchungen lassen sich Krankheiten der Prostata erkennen.

Wie wird er behandelt?

Ist das Karzinom noch auf die Prostata beschränkt, so kann es operativ entfernt werden. Auch eine Strahlenbehandlung ist möglich. Die Heilungschance bei rechtzeitiger Erkennung ist groß.

Ist der Krebs bereits über die Vorsteherdrüse hinausgewachsen, erfolgt neben dem operativen Eingriff eine medikamentöse Behandlung, bei der das Hormon Testosteron unterdrückt wird, das als Nährstoff für den bösartigen Tumor dient.

Testosteron ist Nährstoff für das Prostatakarzinom

Die medikamentöse Therapie mit so genannten LH-RH-Analoga (früher wurden auch Östrogene verwendet, doch diese haben Nebenwirkungen) hemmt die Hormonproduktion in der Hirnanhangdrüse, der Hypophyse. Über diese wird die Hormonproduktion in den Hoden gesteuert, wodurch es zur Unterdrückung der Testosteronbildung in den Hoden kommt. Die Medikamente werden dabei als Depot-Präparate für ein bis drei Monate unter die Haut bzw. intramuskulär injiziert. Häufig reagiert das Karzinom auf den Hormonentzug sehr schnell und dauerhaft.

LH-RH unterdrückt die Testosteronbildung

Als unangenehme Nebenwirkung tritt dabei jedoch eine Art medikamentöse Kastration ein, die Therapie führt (vorübergehend) zur Impo-

Medikamentöse Kastration und Impotenz sind unvermeidbar

tenz und zum Nachlassen des Sexualtriebes. Weiters kann es zum Auftreten von Hitzewallungen und Schweißausbrüchen kommen. Auch eine chirurgische Operation des Hodengewebes, dem Ort der Testosteronproduktion, ist möglich.

DIE PROSTATA-CHECKLISTE

1. Müssen Sie nachts oft auf die Toilette gehen?
2. Müssen Sie beim Harnlassen häufig »pressen« oder »drücken«?
3. Unterbricht der Harnstrahl während des Urinierens manchmal?
4. Ist Ihr Harnstrahl schwächer geworden?
5. Verspüren Sie häufig plötzlich einen starken Harndrang?

Wenn Sie eines oder mehrere der obigen Symptome haben, sollten Sie sich sicherheitshalber von einem Urologen untersuchen lassen.

3. Darmkrebs

Zu viel Bier fördert Mastdarmkrebs

Zu viel Bier kann fatale Konsequenzen haben. Es verursacht nicht nur einen unförmigen Bauch, sondern steht auch in Korrelation zu Krebs. In der Oberpfalz in Deutschland liegt der Bierverbrauch um 40 % über dem Bundesdurchschnitt von 150 Liter pro Kopf und Jahr. Fazit: In dieser Region findet sich auch die höchste Rate von Mastdarmkrebs. Darmkrebs ist also eine Umwelterkrankung, die eng mit unseren Ernährungsgewohnheiten zusammenhängt.
Bei rund 23 000 deutschen Männern jährlich entdecken die Ärzte einen bösartigen Tumor im Dickdarm. Mast- und Dickdarmkrebs gehören zu den heimtückischen Krebserkrankungen, denn sie machen sich nicht bemerkbar. Ein Dickdarmkarzinom wächst meist mehrere Jahre völlig unerkannt und ohne Symptome oder auffällige Beschwerden. Fünf Jahre nach der Diagnose leben noch 49 % der an Darmkrebs erkrankten Männer.

Wie entsteht er?

Eine der Hauptursachen für Darmkrebs ist ungesunde Ernährung. Zu viel Fleisch und tierische Fette, zu wenig Vitamin E und Betacarotin erhöhen das Risiko erheblich.
Aber auch erbliche Faktoren können, so weiß man heute, eine wesentliche Rolle spielen. Defekte in der Erbinformation von Darmschleimhautzellen, die jedoch nicht unbedingt von einem Elternteil vererbt sein müssen, sondern vielmehr bei der Regeneration der den Darm

auskleidenden Schleimhaut entstehen können, sind ebenfalls eine Ursache für das Darmkarzinom. Die gewebebildenden Zellen der Schleimhaut erneuern sich sehr schnell, meist innerhalb von fünf bis sieben Tagen, durch Zellteilung. Dabei kann passieren, dass bei der Kopie der Erbinformation von der Ursprungszelle zur Tochterzelle ein Fehler auftritt. Tritt nun der Fall ein, dass Reparaturenzyme die defekte Information nicht wie üblich korrigieren, läuft in der defekten Zelle ein Selbstmordprogramm ab, wo nur noch Zellreste übrig bleiben, die vom Immunsystem eliminiert werden. Gelangen nun aber immer wieder potenziell Krebs erregende Substanzen in hohem Maße in den Dickdarm und verbleiben dort für einen längeren Zeitraum, besteht die Gefahr, dass die Reparaturenzyme versagen und dass schadhafte Zellen der Darmschleimhaut nicht automatisch zerstört werden, sondern sich sukzessive zu bösartigen Krebszellen entwickeln. Beim polypösen Darmkrebs wachsen zunächst hunderte kleine Polypen im Darm, die dann sehr schnell entarten können.

Reparaturenzyme versagen durch Krebs erregende Substanzen

Rund 10 bis 15 % der Darmkrebsfälle sind genetisch bedingt. Diese Fehlerhaftigkeit der Reparaturenzyme kann auch vererbt werden. Onkologen sprechen in diesem Fall von familiärem, nicht polypösem Dickdarmkarzinom.

Die Medizin unterscheidet vier Stadien (Dukes-Schema):

1. Stadium Dukes A: Die Schleimhaut und die obersten Schichten der Darmwand sind vom Krebs befallen.
2. Stadium Dukes B: Das Karzinom ist bereits tiefer in die Darmwand eingedrungen und hat umliegendes Gewebe erreicht.
3. Stadium Dukes C: Es sind bereits Metastasen in benachbarten Lymphknoten nachweisbar.
4. Stadium Dukes D: Metastasen in anderen entfernten Organen.

Wie wird er entdeckt?

Sichtbares Blut, Schleim oder sonstige ungewöhnliche Absonderungen im Stuhl sind Alarmzeichen, die auf ein Dickdarmkarzinom hinweisen können. Keine Panik: Es kann hiefür auch andere, weniger dramatische Ursachen geben. Trotzdem mahnt Susanne Takats, Geschäftsführerin der Österreichischen Krebshilfe, drastisch zur Vorsicht: »Blut im Stuhl muss solange als Hinweis auf Krebs betrachtet werden, solange nicht durch eine Untersuchung etwas Gegenteiliges bewiesen wird.«

Mit einem speziellen Test (Hämokkulttest), den man auch selbst zu Hause machen kann, lässt sich Blut im Stuhl sofort nachweisen. Dabei trägt man etwas Stuhl auf einen Testbrief auf, an dessen Verfärbungen man auch unsichtbares Blut rasch erkennen kann.

Einen Hämokkulttest kann jeder selbst zu Hause machen

Eine Koloskopie (Darmspiegelung), bei der ein Schlauch mit einer winzigen optischen Kamera durch den After in den Darm geschoben

wird, sorgt für endgültige Sicherheit, ob die Ursache eventuell ein vergleichsweise harmloser Polyp im Darm (oft jedoch Vorstufen von Tumoren) oder doch ernsterer Natur ist. Der Arzt kann dabei die Darmschleimhaut absuchen und von verdächtigen Stellen mit winzigen, in den Schlauch integrierten Instrumenten, Gewebeproben entnehmen. Die Untersuchung ist zwar unangenehm, aber die sicherste Möglichkeit, den Krebs wirklich zu entdecken.
Auch bei Symptomen wie einem permanenten Blähbauch, Verstopfungen oder Durchfällen über einen längeren Zeitraum hindurch sowie Verhärtungen im Bauchbereich ist es ratsam, einen Internisten zu konsultieren.

Wie wird er behandelt?

Bei vererbtem Dickdarmkarzinom ist meist ein radikaler chirurgischer Eingriff die einzige wirksame Behandlungsmöglichkeit. In vielen Fällen muss meist der gesamte Dickdarm entfernt werden.
Auch bei anderen Formen des Darmkrebses ist die Operation nicht vermeidbar. Der befallene Teil des Darmes wird dabei zusammen mit den beteiligten Lymphknoten entfernt, die verbliebenen Darmenden werden zusammengenäht. Bei einer großen Anzahl von Patienten liegt der Tumor jedoch nahe am After, so dass dieser mit entfernt werden und durch einen künstlichen Darmausgang ersetzt werden muss.
Befindet sich der Tumor bereits im Stadium Dukes C, besteht die Gefahr, dass sich die Metastasen über Lunge und Leber ausbreiten. Eine Chemotherapie ist unabwendbar. Dabei gibt es zwei Formen:

Zytostatika blockieren die Zellteilung

Zytostatika, die die Zellteilung blockieren, und Immuntherapeutika. Sie haben eine Reihe von Nebenwirkungen, da sie auch die Zellteilung anderer Körperzellen unterbinden.
Auch eine Strahlentherapie ist bei teilungsaktiven Krebszellen anzuraten.

Methoden der Zukunft

Die Behandlung von Darmkrebs wird nach der Jahrtausendwende noch massiv verbessert werden. Neue Operationsmethoden werden gerade ebenso entwickelt wie bessere Chemotherapien.

Neue Therapien markieren die Tumorzellen

Die neueste Therapie bei Dickdarmkrebs ist die Markierung von Tumorzellen mit monoklonalen Antikörpern (MAK). Diese Eiweißmoleküle, die unser Immunsystem mit Hilfe bestimmter Blutzellen produziert, können auch außerhalb des Körpers im Labor mittels Zellkulturen hergestellt werden und sehen von ihrer Struktur im Modell Y-förmig aus. Die beiden kurzen Enden des Antikörper-Moleküls – auch Antigenbindestellen genannt – passen exakt auf eine spezielle chemische Struktur der Krebszelle, das lange Ende jedoch wird von unserem Immunsystem als Eindringling eingestuft.

Dockt nun ein Antikörper mit den beiden kurzen Y-Enden auf der Oberfläche einer Krebszelle an, dann wird diese Zelle auch für die Killerzellen des Immunsystems als Fremdkörper erkennbar, den es zu eliminieren gilt. Die Folge: Die Killerzellen umschließen die Krebszelle und zerstören sie. Gegen große Krebswucherungen sind diese Antikörper allerdings machtlos, da sie dabei nicht tief genug in das Karzinom vordringen können. Bei Metastasen ist ihre Wirkung jedoch bewiesen. Krebs-Forscher auf der ganzen Welt arbeiten bereits fieberhaft daran, die Wirkungsweise der MAK noch zu verbessern.

Monoklonale Antikörper docken an die Krebszelle an

Monoklonale Antikörper haben gegen Zytostatika einen großen Pluspunkt: Sie zerstören auch Krebszellen, die gerade nicht teilungsaktiv sind. Solche »schlafende« Krebszellen stellten bisher eine große Gefahr da: Man glaubte bei vielen Patienten, der Krebs sei unter Kontrolle, wenn er ein bis zwei Jahre nicht mehr aufgetreten ist – bis die »schlafenden« Krebszellen plötzlich wieder zuschlugen.

Eine kurze Übersicht über weitere Krebsarten, die besonders häufig den Mann betreffen:

• Blasenkrebs

Risikofaktoren: Rauchen, ungesunde Arbeitsbedingungen (bes. in chemischen Betrieben wie Farbstoff- und Gummiindustrie), lang andauernder Schmerzmittelmissbrauch, chronische Entzündungszustände in der Blase
Symptome: Blut im Harn (meistens schmerzlos), Brennen beim Urinieren, vermehrter Harndrang, Stechen nach der Blasenentleerung
Diagnose: Untersuchung des Harns auf Tumorzellen, Ultraschall und Röntgen, Blasenspiegelung mit Gewebsentnahme
Behandlung: Bei Karzinom der Blaseninnenschicht endoskopische Entfernung durch die Harnröhre, Einspritzung von Medikamenten (eine Art lokale Chemotherapie), bei ausgedehntem Befall ganz oder teilweise operative Entfernung der Blase, durch Einbindung von Darmsegmenten kann häufig eine Ersatzblase gebildet werden.

Blasenkrebs wird mit einer lokalen Chemotherapie behandelt

Heilungschance: Tumore der Harnblase neigen zum wiederholten Auftreten, die Heilungschancen nehmen ab, je tiefer der Krebs in die Blasenwand eingewachsen ist.

• Nierenkrebs

Risikofaktoren: Lang andauernder Schmerzmittelmissbrauch, Rauchen
Symptome: Beschwerden im Oberbauch, hohe Blutsenkung, rote Blutkörperchen im Harn, kolikartige Schmerzen, Fieberschübe
Diagnose: Ultraschalluntersuchung (reicht bei 95 % der Fälle für die Diagnose)

Ultraschall reicht zu 95 % für die Nierenkrebs-Diagnose

Behandlung: operative Entfernung der betroffenen Niere, eventuell medikamentöse Nachbehandlung
Heilungschance: Hoch, solange er nicht metastasiert

• Hodenkrebs

Risikofaktoren, Symptome, Diagnose, Behandlung und Heilungschancen finden Sie im Kapitel »Männersache«.

Neue Wege der Krebsprophylaxe

In den letzten Jahren sind immer neue Stoffe auf ihre Wirksamkeit gegen Krebs untersucht worden. Einige davon mit durchaus überraschendem Ergebnis:

• Ginseng

Die Chinesen schwören bereits seit Jahrhunderten auf seine lebensverlängernde Wirkung: Ginseng, auch das »grüne Gold« genannt, war im alten China als Heilpflanze dem Kaiserhaus vorbehalten, ihr Genuss soll dem gemeinen Volk sogar bei Todesstrafe untersagt gewesen sein. Marco Polo brachte die Wurzel mit der heilenden und Potenz fördernden Wirkung nach Europa mit. Sie steigert nicht nur die Leistung und hilft gegen Stress und Erschöpfung, eine regelmäßige Gabe von Ginseng senkt auch das individuelle Krebsrisiko – speziell bei Magen- und Lungenkrebs – um mehr als die Hälfte. Zu diesem Schluss kamen die beiden Wissenschaftler T. K. Yun und S. Y. Choi vom Korea Cancer Hospital in Seoul nach einer zehnjährigen Studie mit über 4 000 Testpersonen, bei der sie die Krebs hemmende Wirkung der Pflanze untersuchten. Eine regelmäßige, monatliche Einnahme sei am effektivsten, wobei bereits bei einer Einnahme von Ginseng zwei- bis dreimal pro Jahr das Risiko, an Krebs zu erkranken, um ein Drittel abnimmt. Frischer Ginseng sei dabei wirkungsvoller als Extrakte oder Pulver. Die Wirkung des Ginseng zur Krebsvorbeugung ist wissenschaftlich allerdings noch nicht einwandfrei gesichert.

Ginseng soll das Krebsrisiko um die Hälfte senken

• Selen

Wissenschaftler der Harvard-Universität haben in einer Studie mit 33 000 Amerikanern herausgefunden, dass das Spurenelement Selen, das ein wichtiger Baustein für viele Enzyme ist, vor dem Fortschreiten von Prostatakrebs schützen soll. Teilnehmer an der Studie mit dem höchsten Selen-Gehalt im Blut (sie nahmen täglich 159 Nikrogramm zu sich) hatten um zwei Drittel weniger Fälle von fortgeschrittenem Prostatakrebs.

Selen hilft Prostatakrebs zu stoppen

Seine erwiesene Wirkung dürfte darauf beruhen, dass es freie Radikale bindet und unschädlich macht. Selen ist in geringen Spuren in Fisch, Vollkorn, Milchprodukten und Gemüsen aus selenhaltiger Erde enthalten. Schon zuvor hatten Forscher der Universität von Arizona festgestellt, dass eine tägliche Selen-Tablette das Risiko von Prostatakrebs um 63 %, von Darmkrebs um 58 % und von Lungenkrebs um 45 % senken kann. Es unterstützt zudem die Sauerstoffzufuhr zum Herz und die Elastizität des Gewebes.

- **Betacarotin**

Das Vitamin Betacarotin soll das Risiko von Prostatakrebs und wahrscheinlich weiterer Krebsarten mindern. Dieses Resümee zog Professor Meir J. Stampfer von der Harvard Medical School in Boston nach einer Untersuchung von 22 071 Männern, die entweder mit Betacarotin oder einem Placebo behandelt wurden. Bei denjenigen, die das Vitamin einnahmen, traten deutlich weniger Krebsfälle auf.

Heiß umstritten: alternative Methoden der Krebsbehandlung

Der Fall Olivia Pilhar – eine beinahe tödliche Alternativtherapie

Olivia Pilhar war gerade sechs Jahre alt und der Wilmstumor in ihrem Bauch so groß wie ein Fußball, als ihre Eltern mit ihr vor der Schulmedizin von Niederösterreich ins spanische Malaga flüchteten. Geschockt von den Bildern chemotherapierter Kinder vertrauten sie das schwer kranke Mädchen dem selbst ernannten Wunderheiler Geerd Ryke Hamer an. Von der Interpol verfolgt, von den Medien gejagt, predigte Hamer der Familie seine selbst gestrickte Alternativtherapie, dass Krebs auf ein »akutes persönliches Konflikterlebnis« zurückzuführen ist, das »sowieso von alleine vergeht«.
Dass die kleine Olivia trotz des therapeutischen Wahnsinns überlebte, verdankt sie der Tatsache, dass ihren Eltern kurzfristig das Sorgerecht entzogen wurde. Man brachte die Schwerkranke mit der Ärzteflugambulanz nach Wien zurück, wo ihr schließlich am Wiener AKH der Tumor und eine befallene Niere entfernt wurden. Die folgende Chemotherapie killte die letzten Krebszellen in ihrem kleinen, ausgezehrten Körper. Heute ist Olivia ein gesundes, glückliches Mädchen.

Seit Hamers irren Theorien – er wurde wegen anderer »Behandlungsfälle« zu 19 Monaten Haft verurteilt – sind alternative Therapiemethoden bei Krebs massiv in Misskredit geraten.
Viele der alternativen Behandlungsmöglichkeiten sind – oft zu Recht – umstritten, andere haben als komplementäre Begleitmaßnahmen

durchaus positiven Einfluss auf den Krankheitsverlauf. Ihre Wirksamkeit ist jedoch wissenschaftlich entweder überhaupt nicht oder zumindest nicht einwandfrei bewiesen. Trotzdem kann es sinnvoll sein, offen mit seinem Onkologen über die alternativen Therapiemöglichkeiten zu reden. Sie können eine konventionelle Therapie nie ersetzen, sondern sie bestenfalls begleiten.

Die bekanntesten alternativen Methoden bei Krebs sind:

- **Immunologische Therapien**
  - Zytoplasmatische Therapie (mit einem aus den Organen von Rindern und Schweinen hergestellten Eiweißpräparat, das angeblich die angeborene Veranlagung zu Krebs korrigieren und die körpereigene Abwehr steigern soll)
  - Faktor AF2-Therapie (mit einem Organextrakt aus Leber und Milz neugeborener Schafe, das die Abwehrkräfte des Körpers gegen Krebs steigern soll)
  - Thymuspräparate (aus der Thymusdrüse von Schafen und Kälbern)

Interleukin-2 und Interferon werden gegen Krebs eingesetzt

  - Aktiv-spezifische Immuntherapie ASI (bei der gleichzeitig drei immunstimulatorische Maßnahmen angewendet werden: Interleukin-2- und Interferon-Alpha-Gabe sowie die Anwendung virusmodifizierter Tumorimpfstoffe)
  - Autologe Tumortherapie nach Klehr (dabei werden in Zellkulturen gebildete Zytokine verabreicht)
  - Immuno-augmentive Therapie IAT (Krebspatienten erhalten mehrmals täglich Injektionen mit aufbereitetem Eigenblut) u. a.
- **Krebsdiäten**
- **Homöopathie**
- **Pflanzliche Produkte**
- **Sonstige Methoden**

Seltsame Sauerstofftherapien, dubiose Petrolpräparate

  - Sauerstofftherapien (neben Sauerstoffinhalationen und Überwärmung werden zusätzlich Medikamente verabreicht)
  - Petrolpräparate (diese Methode geht auf die Tiroler Fleischersfrau Paula Ganner zurück, die damit angeblich vom Totalkrebs geheilt wurde, es soll Krebs erzeugende Viren abtöten und die Abwehr steigern)
  - Schluckimpfung gegen Krebs (mit Furfurol, das die vorhandene Säure in Krebszellen steigern und sie damit durch Übersäuerung töten soll)
  - Erdstrahlen und Wasseradern (danach liegen die meisten Krebspatienten auf Wasseradern, insbesondere auf Kreuzungen; der erste Schritt ist ein Umstellen des Betts)

Stellen Sie bei Alternativtherapien kritische Fragen!

Bei all diesen alternativen Methoden, die für viele Patienten einen – oft letzten – Rettungsanker darstellen, empfiehlt die Deutsche Krebsgesellschaft folgende kritische Fragen, die sich jeder Patient stellen sollte:

1. Wie lange wird diese Methode schon praktiziert? Wenn sie seit Jahrzehnten noch nicht offiziell anerkannt ist, ist sie mit größter Wahrscheinlichkeit unwirksam.
2. Ist die Methode unverständlich und geheimnisvoll, an bestimmte Personen oder Orte gebunden? Je geheimnisvoller eine Alternativmethode klingt, desto unwahrscheinlicher ist ihre Wirksamkeit.
3. Hat die Behandlung überwiegenden Erfolg oder sind auch Misserfolge bekannt? Falls nur Erfolge versprochen werden, ist Misstrauen anzuraten.
4. Hat die Behandlung auch Nebenwirkungen? Ohne Nebenwirkungen ist meist auch keine Wirkung zu erwarten.
5. Werden strenge Diäteinschränkungen verlangt? Gesunde Ernährung ist wichtig, aber übertriebene Verbote sind abzulehnen.
6. Bekämpfen die Vertreter dieser Methode die Schulmedizin? Wenn ja: Hände weg! Angriffe und Verleumdungen ersetzen keine Beweise.

ZEHN REGELN GEGEN DEN KREBS

1. Rauchen Sie nicht
2. Verringern Sie Ihren Alkoholkonsum
3. Essen Sie häufig frisches Obst, Gemüse und Getreideprodukte mit hohem Fasergehalt
4. Vermeiden Sie Übergewicht
5. Vermeiden Sie starke Sonnenbestrahlung
6. Gehen Sie bei unerklärlichen Symptomen sofort zum Arzt
7. Gehen Sie einmal jährlich zur Gesundenuntersuchung
8. Vermeiden Sie unnötige Röntgenkontrollen
9. Vermeiden Sie Kontakt mit Krebs erregenden Substanzen (Asbest, Benzin etc.)
10. Untersuchen Sie regelmäßig Ihre Genitalien

Der neue Angriff auf den Mann

Osteoporose, das Männerleiden des 21. Jahrhunderts

Sie ist der Inbegriff des kindlichen Grauens. Wenn der Mond ganz helle schien, trieb die steinalte Hexe ihr Unwesen und überfiel in kannibalischer Absicht bevorzugt kleine Kinder, die durch den finstren Wald streiften – trotz ihres Buckels, der schmerzte, und der Krücke, auf die sie sich stützen musste. Noch heute bringt die böse Alte Entsetzen in die Kinderzimmer, wie es nicht einmal Stanley Kubricks »Shining« vermag.

Grimms Hexe ist ein Paradebeispiel für Osteoporose

Jacob und Wilhelm Grimm, die »Hänsel und Gretel« in einer Epoche erdachten, als Ludwig XVI. hingerichtet wurde und sich die französischen Truppen an den Rhein zurückzogen, hatten schon damals ein visionäres Gespür. Medizinisch-diagnostisch und psychologisch analysiert, lebte Grimms Hexe isoliert und übellaunig fern jeden sozialen Gefüges. Ihr Missmut war die Folge der ewigen Beschwerden und Schmerzen. Die Gebrüder Grimm beschrieben in der Person der Hexe eines der grundlegendsten Leiden der modernen Frau: die Osteoporose, die Verminderung der Knochendichte.

Früher hieß die Krankheit »Witwenbuckel«

Was Jacob Grimm 1860, drei Jahre vor seinem Tod, als er seine berühmte »Rede über das Alter« verfasste, noch nicht ahnen konnte: Im 21. Jahrhundert wird die von ihnen so märchenhaft skizzierte Osteoporose – in früherer Zeit auch »Witwenbuckel« genannt, weil sie vor allem ältere Frauen und auf Grund der höheren Lebenserwartung insbesondere Witwen traf – zum neuen Leiden des Mannes.

Östrogen: das Hormon für die Knochendichte

Oberschenkelhalsbrüche nehmen beim Mann massiv zu

Die Erkenntnis und die Auseinandersetzung mit dem Problem sind so neu, dass die »Herald Tribune« im April 1999 der Entdeckung das Prädikat »revolutionär« verpasste: In den nächsten zehn Jahren werden osteoporosebedingte Oberschenkelhalsbrüche bei Männern jeden Alters, besonders aber zwischen dem 40. und 50. Lebensjahr, gleich häufig auftreten wie bei Frauen. Derzeit liegt das Verhältnis in dieser Altersgruppe noch bei rund drei zu eins. Im höheren Lebensalter hat sich das Verhältnis bereits heute auf zwei zu eins reduziert. Der

Mann 2000 wird also epidemologisch massiv mit einer neuen Krankheit konfrontiert.

Bis vor kurzem galt das Augenmerk der Osteoporoseexperten ausschließlich der Frau. So bestätigten sie bei einer einschlägigen Tagung noch vor fünf Jahren, über die Osteoporose des Mannes noch kaum etwas zu wissen. Der Grund scheint logisch: Da Knochenschwund beim Mann erst im späteren Alter auftritt, seine Lebenserwartung jedoch stets unter jener der Frau lag, hat man das Problem in seiner Bedeutung früher nicht wahrgenommen.

Während wir zum Ende des 20. Jahrhunderts davon ausgehen können, dass 25 % der Frauen in der zweiten Lebenshälfte eine Osteoporose ausbilden, sind es beim Mann derzeit »nur« 13 %. Obwohl die Rate an Knochenbrüchen und hier vor allem der gefürchtete Oberschenkelhalsbruch beim Mann ungefähr mit einer fünf- bis zehnjährigen Verspätung im Vergleich zur Frau auftritt, wird es durch die zunehmende Lebenserwartung des Mannes auch bei ihm in den nächsten Dekaden zu einem gesundheitspolitischen und vor allem auch gesundheitsökonomischen Problem, das erst bei der Frau in seiner ganzen Tragweite erkannt wurde.

13 % der Männer leiden an Osteoporose, Tendenz steigend

Neueste Zahlen aus dem amerikanischen Gesundheitswesen schätzen, dass die jährlichen Kosten für die Osteoporose in den USA etwa 14 Milliarden Dollar betragen, wovon schon jetzt drei Milliarden Dollar nur für osteoporosebedingte Knochenbrüche bei Männern aufgewendet werden. An einer weiteren Zunahme dieser Ausgaben zweifelt kein amerikanischer Gesundheitsökonom mehr. Erschwerend kommt für die Männer hinzu, dass das Frakturrisiko schon bei einer gering abgenommenen Knochendichte auftritt. Außerdem ist die Morbidität und Mortalität (Sterblichkeit) in der Folge einer Oberschenkelhalsfraktur beim Mann weitaus höher als bei der Frau.

Mitten in diese volkswirtschaftlich relevanten Zahlen platzte das Ergebnis einer völlig neuen Studie der Mayo-Klinik, die im »Journal of Endocrinology« veröffentlicht wurde. Bisher ist die Osteoporose des Mannes weitläufig als eine Folgeerkrankung ungesunder Lebensführung bzw. als Folgeerkrankung nach Einnahme bestimmter Medikamente gesehen worden, selten jedoch wurde ein Zusammenhang zu Hormonveränderungen hergestellt. Die neuesten Ergebnisse der Mayo-Klinik lassen eine eindeutige Beziehung zwischen einer niedrigen Knochendichte und niedrigen Werten des weiblichen Hormons Östrogen (Östradiol) erkennen. Erst dadurch wurde wissenschaftlich

Zu wenig Östrogen lässt die Knochendichte sinken

bestätigt, dass auch die Knochen des Mannes stark von den Sexualhormonen – speziell von Steroiden – abhängig sind.

Da das für die Knochendichte hauptsächlich verantwortliche Hormon Östrogen, wie wir heute wissen, bei der Frau zur Lebensmitte deutlich stärker abnimmt als beim Mann, ist der Knochendichteverlust beim Mann zumindest heute noch statistisch ein geringerer.

So viel ist jedoch sicher: Das Buch der Osteoporose, insbesondere das Kapitel über das »Morschwerden« des männlichen Knochens, muss völlig neu geschrieben werden.

Das Knochengerüst des Mannes

Die Knochen des Mannes verursachen im Laufe des Lebens kaum Beschwerden. Das ist der Grund, warum wir im Alltag oft vergessen, welche wichtigen Aufgaben sie in unserem Körper wahrnehmen. Bewusst wird es uns erst, wenn sie durch Krankheit zerstört oder durch Unfälle gebrochen sind.
Knochen haben im Wesentlichen eine Trägerfunktion, da sie die Last unseres Körpers tragen müssen. Die Belastung, die durch das Gewicht eines Mannes auf seinen Fußknochen ruht, steigt noch an, wenn er beispielsweise beim Sport läuft oder springt. So können auf einen einzelnen Knochen mehrere 100 Kilogramm Belastungsdruck kommen. Neben dieser wesentlichen Funktion als Teil des Bewegungsapparates sind die Aufgaben des Knochens auch Schutzaufgaben, z. B. für das Gehirn oder unseren Brustkorb, und er dient – vielen völlig unbekannt – als Speicher für das Element Kalzium. Ohne Kalzium ist Leben nicht möglich. Kalzium ist entscheidend für eine Reihe von Funktionsabläufen und Steuervorgängen in allen unseren Körperzellen und in Form von Kalksalzen entscheidend für die Stabilität unserer Knochen.

Auf einzelne Knochen wirken Hunderte Kilo Belastungsdruck

Kalzium ist entscheidend für die Knochenstabilität

Der Eiffelturm in Paris ist Symbol für menschliches Streben, das Unmögliche möglich zu machen, aber auch für Festigkeit, innere Stabilität, Tragfähigkeit und ein enormes Standvermögen. Ein Pendant, das durchaus dem Inneren vieler langer Röhrenknochen entspricht. In unseren Knochen finden wir betonartige druckfeste Kalksalze, verbunden mit zugfesten Fasern. Diese sinnvolle Verbindung ermöglicht die Kombination von großer Festigkeit und federnder Elastizität. So können wir große Lasten heben und große Kräfte übertragen. Für die geniale Produktion dieses eiffelturmartigen Skeletts verantwortlich ist ein »Konsortium« von drei verschiedenen Arbeitsgruppen:

- knochenaufbauende Zellen (man nennt sie Osteoblasten)
- knochenabbauende Zellen (Osteoklasten) und die
- Zellen, die sich im Inneren der Knochen eingemauert befinden (Osteozyten).

Fortschritte im Verständnis des Knochenwachstums, in der Diagnose und Therapie von Knochenerkrankungen der letzten Jahre lagen in der Entdeckung jener Botenstoffe, die diese drei Zelltypen im günstigen Fall motivieren, im ungünstigen Krankheitsfall demotivieren oder stören.

Der Knochen ist ein dynamisches Gewebe

Der Knochen ist ein dynamisches Gewebe, das zeitlebens einem koordinierten Umbauprozess unterworfen ist, der derartig reguliert wird, dass in einem bestimmten Lebensalter jeweils charakteristische Verhältnisse in Bezug auf das relative Ausmaß von Knochenneubildung und Resorption vorherrschen.
Während des Knochenaufbaus überwiegt die Knochenbildung – die Leistung der Osteoblasten gegenüber der der Osteoklasten – bei weitem. Erst wenn alle Knochenmasse aufgebaut ist, kommt es zu einem Gleichgewicht zwischen Osteoblasten- und Osteoklastenfunktion. Der Aufbau unserer Knochenmasse ist mit Abschluss des Längenwachstums jedoch nicht beendet. Die Knochenbildung unserer Oberschenkel beispielsweise endet ca. mit dem 25. Lebensjahr, im Bereich der Wirbelsäule dauert die Knochenbildung jedoch ungefähr bis zum 30. bzw. 35. Lebensjahr. Erst dann hat ein Mensch die für ihn persönlich typische »Spitzenknochenmasse« (Peak Bone Mass) aufgebaut.

Die Wirbelsäule verändert sich bis zum 35. Lebensjahr

Je höher die Spitzenknochenmasse, desto weniger Probleme

Für jeden Menschen gibt es eine derartige »Spitzenknochenmasse«, eine maximale Menge an Knochen, die während des Lebens angelegt wurde. Je größer diese Spitzenknochenmasse ist, desto problemloser wird der im Laufe des Lebens einsetzende Knochenschwund verlaufen. Damit kommt der Spitzenknochenmasse eine große Bedeutung bei der Risikobeurteilung, welcher Gefährdung die Knochen eines Mannes im Laufe seines Lebens ausgesetzt sind, zu.

Ewige Baustelle Skelett – vom Knochenumbau im Männerkörper

Was sind nun die Faktoren, warum bei einem Mann die Knochenmasse stärker aufgebaut wird als beim anderen? Wie kann man diesen Knochenaufbau fördern?

Nach Erreichen der Spitzenknochenmasse bleiben die Verhältnisse

Der Knochenverlust beträgt 0,5 bis 1,5 % pro Jahr

zunächst stabil. Im Anschluss an einen mehrere Jahre dauernden Zeitraum (Plateauphase) beginnt der altersbegleitende stetige Knochenverlust, der 0,5 bis 1,5 % der Ausgangswerte pro Jahr beträgt. Der Knochenschwund betrifft alle Menschen, auch die, die sich wohl und gesund fühlen und es auch tatsächlich sind.

Die Verminderung der Knochenmasse wird derzeit auf zwei Phänomene zurückgeführt:

Eine zu geringe Knochenmineraldichte ist eine der Ursachen

1. Auf einen relativ verringerten Aufbau der Knochenmasse im jugendlichen und frühen Erwachsenenalter und daher auf eine inadäquate Knochenmineraldichte bei Abschluss der Skelettbildung.
2. Auf einen über das altersbedingte Ausmaß hinausgehenden Verlust der Knochenmasse.

Die Koordination des Knochenumbaus ist, ähnlich einer Großbaustelle, das Resultat von sowohl systemischen als auch lokalen Regulationsvorgängen. Der Knochenumbau (bone remodeling) ist ein lokal ablaufender zyklischer Prozess, bei dem folgende Einzelphasen aufeinander folgen:

1. Aktivierung
2. Abbau
3. Neubildung
4. Ruhephase.

Das Zusammenspiel der Hormone

Die Steuerung der Großbaustelle Knochenstoffwechsel erfolgt über ein systemisches Netzwerk, über die zelluläre Wirkung einiger Hormone, Wachstumsfaktoren und Zytokine.

Vitamin-D-Hormon und Parathormon sorgen für Kalziumzufuhr

Von entscheidender Bedeutung für die Lieferung des Betons der Baustelle (dem Kalziumhaushalt des Knochens) ist das Vitamin-D-Hormon (1,25-Dihydroxyvitamin D_3), das Parathormon und das Kalzitonin.
Neben den genannten Hormonen beeinflussen eine Reihe weiterer Hormone ganz entscheidend den Knochenstoffwechsel. Dazu zählen die Schilddrüsenhormone sowie die männlichen (Testosteron) und weiblichen (Östrogen/Östradiol) Sexualhormone. Weitere wichtige Vertreter aus der Hormongruppe sind das Cortison und das Wachstumshormon. Für Wachstumsfaktoren entscheidend sind auch Interleukine/Cytokine und Prostaglandine.
Zusammengefasst kann eine Osteoporose durch eine Behinderung

des Knochenaufbaus, durch einen dauernd beschleunigten Verlust nach ursprünglich normalem Knochenaufbau oder aber durch eine zeitlich begrenzte Beschleunigung des Knochenverlustes auftreten.

Generell unterscheidet man zwei Typen von Osteoporose:

- Typ 1 betrifft praktisch fast ausschließlich Frauen und befällt die Wirbelkörper der Brust- und Lendenwirbelsäule.
- Typ 2 betrifft zu drei Fünftel Frauen und zu zwei Fünftel Männer und befällt die Wirbelkörper und Röhrenknochen, häufig verbunden mit Schenkelhalsbrüchen oder Brüchen des Unterarms.

Die Osteoporosevorzeichen beim Mann

Schlankheit und Untergewicht sind schlecht für das Skelett

Leider gibt es keine klaren Vorboten. Zu den allgemeinen Osteoporose-Risikofaktoren zählen Alkohol auf Grund einer einseitigen Ernährung und Störung der Kalzium- und Vitamin-D-Aufnahme im Darm, Nikotin sowie Schlankheit und mäßiges Untergewicht.

Erst kürzlich suchten uns zwei völlig unterschiedliche, gleichzeitig aber typische männliche Patienten in unseren Ordinationen auf, die nichts ahnend indirekte Hinweise auf eine Osteoporose gaben. Einer, ein 45-jähriger Manager aus der Kosmetikindustrie, hatte gerade mehrere 100 000 Schilling für Gebiss-Implantate ausgegeben. Wenige Monate nach Einsetzen der ersten Implantate waren diese bei dem ansonsten beschwerdefreien und anscheinend gesunden Mann ausgefallen. Daraufhin wurden für teures Geld neue gesetzt. Wiederum kam es nach wenigen Wochen zu einer Lockerung, weshalb der betroffene Mann uns eher zufällig konsultierte, um sich ursprünglich hinsichtlich seiner Zahnproblematik beraten zu lassen. Nach einem eingehenden Anamnesegespräch betreffend Risikofaktoren und einer Knochendichtemessung war alles klar: Männerleiden Osteoporose mit 45.

Ein weiterer Patient war ein etwa 50-jähriger Geschäftsleiter aus der Automobilindustrie, der über ständige Rückenbeschwerden klagte. Seine Vermutung war, dass seine sitzende Arbeitstätigkeit, viele Stunden bei Kundenbesuchen im Wagen und auch Stressverspannungen der Muskulatur die Ursache wären. Als Anekdote berichtete er über seinen letzten Einkauf in seinem langjährigen Herrenmodengeschäft. Der Verkäufer hatte scherzhaft zu ihm gesagt, dass er irgendwie kleiner werde und die Arme im Vergleich zur gesamte Körperlänge plötzlich länger wirken. Auch hier war nach kurzer Untersuchung, Röntgenaufnahme der gesamten Wirbelsäule und des Beckens sowie einer Knochendichtemessung die Diagnose klar: leichter Deckplatteneinbruch eines Wirbelkörpers als Ursache für die Schmerzen sowie Höhenminderung mehrerer anderer Wirbel als Folge von Osteoporose.

Die Osteoporosediagnose beim Mann ist relativ einfach

Anhand dieser beiden Beispiele lässt sich auch sehen, wie relativ einfach die Diagnose einer Osteoporose sein kann. Sie erfolgt im Wesentlichen durch ein ärztliches Gespräch mit Erfassen der Familienanamnese (genetische Faktoren), früherer Erkrankungen, Lebensgewohnheiten und Risikofaktoren, mittels Laboruntersuchungen von Blut und Harn und Hormondiagnostik sowie Bestimmung der so genannten Knochenstoffwechselparameter. Ergänzend reichen dann normale Röntgenaufnahmen der Knochen bzw. eine Computertomographie sowie zur Bestimmung der Knochendichte eine Sono-Ultraschall-Knochenevaluierung bzw. Messung mittels DEXA-Technik, die auch bei Kindern angewandt werden kann.

Tipp: Ab 55 Jahren regelmäßige Basisknochendichtemessung

Eine individuelle Hormonersatztherapie hilft beim Mann

So wie bei der Frau eine erste »Basisknochendichtemessung« um das 50. Lebensjahr empfohlen wird, sollte beim Mann spätestens um das 55. Lebensjahr eine ebensolche durchgeführt werden. Zahlreiche Möglichkeiten der Prophylaxe bzw. der Therapie sind vorhanden. Beim Mann wie bei der Frau ist der Knochen ein sehr hormonsensibles Organ und ermöglicht uns somit indirekt Hormonmangelzustände zu erkennen und durch eine gezielte individuelle Hormonersatztherapie zu behandeln.

Trotzdem sollten wir gerade im Therapiebereich dafür Sorge tragen, dass eine solche – gleich, ob nicht-medikamentös oder medikamentös – künftig nur in Ausnahmefällen mehr erforderlich ist. Entscheidend ist daher auch bei Männern die Früherkennung von Risikogruppen, möglicherweise wie bereits bei Frauen im Rahmen des genetischen Screenings, aber insbesondere bereits in der Jugend und bei jungen Erwachsenen durch Bestimmung der Spitzenknochenmasse.
Anhand von derart frühen Messungen lassen sich vor allem jene Untergruppen von Männern frühzeitig erkennen, die ein besonders hohes Risiko eines beschleunigten Knochenschwunds bzw. Komplikationen durch Osteoporose im weiteren Leben aufweisen.

Entscheidende Bedeutung kommt aber auch der Kommunikation der allgemeinen Risikofaktoren in der Öffentlichkeit zu. Es wird notwendig sein, den Männern klarzumachen, dass gesunde Knochen auch ein

Thema des Mannes sind. In Zukunft noch weit mehr als bisher. Daher sollte man in entsprechenden Aufklärungsbroschüren, in den Medien, bei Sozialversicherungen und Kollegen Aufmerksamkeit wecken.

Die richtige Vorbeugung

Um vorzusorgen und vorzubeugen, sind vor allem folgende Faktoren ausschlaggebend:

- ausreichende Bewegung
- ausreichende Versorgung mit Kalzium (1 000 Milligramm pro Tag) und
- ausreichende Sexualhormone.

1 000 mg Kalzium pro Tag beugt Osteoporose vor

Körperliches Training ist sowohl beim Jugendlichen für den Knochenaufbau als auch zwischen dem 20. und 60. Lebensjahr für den Muskel- und Knochenerhalt entscheidend. Dem Schwund der Knochenmasse im Alter wird laut internationalen Studien der Schwund der Muskelmasse als Folge mangelnden Trainings zugeordnet. Training mit Gewichten ist bis zum 40. Lebensjahr wichtig. Andere äußerst effektive Vorsorge- und Vorbeugeformen des Sportes sind Joggen, Walken, Tennis, Radfahren, Tanzen, Seilspringen, Skilanglauf und durchaus auch Gewichttraining.

Leichtes Krafttraining ist für den Körper wichtig

Folgende weitere Faktoren dürften ebenfalls die Vermeidung der Osteoporose positiv beeinflussen:

Wenig Kaffee, Ballaststoffe, Eiweiß und Nikotin helfen vorbeugen

- Wenig Kaffee

Limitieren Sie Ihren Kaffeekonsum auf nicht mehr als drei Tassen pro Tag.

- Wenig Ballaststoffe

Vermeiden Sie größere Mengen von Ballaststoffen in Ihrer Diät, da Ballaststoffe Kalzium im Darm binden können und mit der Kalziumaufnahme konkurrieren.

- Wenig Eiweiß

Vermeiden Sie große Mengen an Eiweiß in der Nahrung.

- Wenig Alkohol, kein Nikotin

Vermeiden Sie Alkoholexzesse und hören Sie auf zu rauchen.

Bei der medikamentösen Therapie gibt es neben dem Ersatz der Sexualhormone eine Reihe von anderen Medikamenten, so genannte Biphosphonate, das Hormon Calzitonin oder die Gabe von Kalzium,

Vitamin D und Fluoriden, die alle jedoch nur unter strengster ärztlicher Aufsicht verabreicht werden dürfen. Die medizinische Forschung ist ständig im Fluss, insbesondere was die Behandlung und medikamentöse Therapie angeht. Das hier Wiedergegebene entspricht dem Wissensstand bei Fertigstellung des Buches.

Die Zukunft: Risikoanalyse durch Gentechnik

In naher Zukunft wird es möglich sein, bereits bei der Geburt mittels Genanalyse Hochrisikogruppen bei Mann und Frau zu identifizieren. Danach wird man in Kindergärten und Schulen entsprechende Bewegungs- und Ernährungsprogramme für die Osteoporose-Prophylaxe erstellen und einrichten und in weiterer Folge auch für die gesamte Normalbevölkerung.
Vor allem bei Jugendlichen und im jungen Erwachsenenalter kann spezielle Bewegungsvorsorge entscheidend beitragen, dass die Spitzenknochenmasse individuell optimiert wird.

Um 2020 werden Männerärzte Osteoporose gezielt bekämpfen

Um 2020 werden entsprechend ausgebildete Männerärzte in regelmäßigen Abständen die Knochendichte sowie den Hormonstatus überprüfen, um frühzeitig vorbeugend für eine feste Knochenkonstruktion Sorge zu tragen. Auf dass künftig das menschliche Skelett auch auf Dauer so robust bleibt wie der Eiffelturm.

Kopf hoch!

Was Sie gegen Haarausfall und Glatze tun können

Der Mann hat im Schnitt 100 000 Kopfhaare

Sie kommen meist schleichend ohne aufzufallen. Und doch erwecken sie bei jedem Mann böse Vorahnungen. Die berühmten Geheimratsecken sind düstere Vorboten dafür, dass sich die rund 100 000 Haare auf dem Kopf eines Mannes langsam zu verabschieden beginnen.
Was dann folgt, ist die real gewordene Schreckensvision des starken Geschlechts: Das Haupthaar wird schütter, lichte Areale am Hinterkopf nehmen zu – und am Ende steht die Glatze.
Die fortschreitende Alopezie (Glatzenbildung) ist eines der gefürch-

tetsten Männerleiden, denn sie greift nicht nur das Haupthaar an, sondern mehr noch das Ego.
Sie kann aber auch andere Symptome haben. Die zweite Variante des typischen männlichen Haarausfalles, die fast jeden vierten Mann betrifft, zeigt sich dadurch, dass sich das Haar beim Schopf diffus lichtet. Am Ende bleiben oft nur die Schläfen und ein Haarkranz am Hinterkopf verschont.

Mit Aroma- und Gentherapie gegen die Glatze

Jahrzehntelang stand man der Glatzenbildung machtlos gegenüber. Erst das Jahr 1999 brachte in der internationalen Presse zahlreiche Schlagzeilen, die Millionen Männer aufatmen ließen: »Aromatherapie hilft gegen kreisrunden Haarausfall!« Der meist hormonbedingte Haarausfall – so wurde erstmals nachgewiesen – lässt sich mit einer Aromatherapie, bestehend aus essenziellen Ölen wie Thymian, Rosmarin, Lavendel oder Zedernholz, effektiv behandeln. Dies ergab eine kontrollierte Studie aus Schottland mit 84 Patienten. Nach siebenmonatiger Therapie zeigten 44 % der Behandelten eine deutliche Verbesserung, in der Placebo-Gruppe nur 15 %.

Die Aromatherapie hilft bei 44 % der Behandelten

Für eine weitere Headline sorgten Wissenschaftler der Columbia-Universität in Chicago, denen es gelungen war, normale Hautzellen von Mäusen mit Hilfe der Gentechnik in Haarzellen zu verwandeln. Eine Schlüsselrolle spielte dabei die Erbinformation für den Eiweißstoff Betacarnitin. Er sorgt offenbar für eine Umfunktionierung der Hautzellen. Noch lässt sich dieser Prozess aber nicht genau genug steuern, bei den Laborversuchen kam es bei den Mäusen zu unkontrollierten Zellwucherungen.

Was versteht man eigentlich unter Haarausfall, wie läuft er ab? Im Prinzip ist Haarausfall ein dynamischer Vorgang. Ein Verlust von 100 Haaren pro Tag wird als durchaus noch normal angesehen. Entscheidend für die Dichte des Kopfhaares ist nicht allein die Anzahl der ausgehenden Haare, sondern das Verhältnis zu den nachwachsenden. Generell beginnt sich etwa ab dem 25. Lebensjahr das Haar bei allen Menschen zu verdünnen. Bei Männern ist die Entstehung einer Glatze fast immer ein natürlicher Alterungsvorgang. Ein krankhafter Haarausfall sollte daher von einem normalen unterschieden werden, der bei jedem Menschen mit zunehmendem Lebensalter auftritt.

Ein Verlust von 100 Haaren pro Tag ist normal

Die Ursachen des Haarausfalls sind vielseitig und bei weitem nicht vollständig erforscht. In 90 % der Fälle liegen erbliche Ursachen vor. Eine wesentliche Rolle beim häufigen Haarausfall spielen dabei die körpereigene Abwehr, psychisch-nervliche, Ernährungs- und Stoffwechselstörungen, der Einsatz mancher Medikamente, hohes Fieber bei schweren Krankheiten sowie hormonelle Störungen, Stress und Schock, aber auch mechanische Schädigungen (manche Frisuren, z. B. der Pferdeschwanz, ziehen ständig so an der Haarwurzel, dass die Haare ausfallen), Eisenmangel durch Blutarmut und die Behandlung von Krebs mit Medikamenten.

Im Durchschnitt wächst unser Haar etwa einen Drittel Millimeter pro Tag, das entspricht 1,27 Zentimeter pro Monat. Dunkelhaarige tragen ca. 100 000 Haare auf dem Kopf, Rothaarige oder Rotblonde etwas weniger (ca. 80 000) und Blonde mit rund 120 000 Haaren etwas mehr. Rechnet man alle Haare zusammen, so wächst das Haar Dunkelhaariger rund 30 Meter pro Tag, das Haar Blonder sogar 36 Meter pro Tag, also 12 Kilometer pro Jahr.

Unser Haupthaar wächst täglich 30 Meter

Jedes Haar hat eine eigene Haarwurzel, den so genannten Haarfollikel, aus dem es herauswächst. Rund 85 % aller Haare befinden sich in der Wachstumsphase, die ungefähr drei Jahre dauert. Ca. 1 % befindet sich in der so genannten Übergangsphase, bei der es langsamer wächst und die Verbindung zur Haarwurzel verliert. Die restlichen 14 % befinden sich in der Ruhephase, in der sie dann beim Kämmen, Bürsten oder Waschen ausfallen. Anschließend beginnt dieser Haarzyklus wieder von vorne. Bei ererbter Veranlagung zu übermäßigem Haarausfall werden unter der Hormonwirkung die Haarfollikel kleiner, die Wachstumszeit kürzer, so dass schließlich nur noch feiner, fast unsichtbarer Flaum auf der Kopfhaut wächst.

14 % unser Kopfhaare sind m Absterben

Schuld sind die Gene

In 90 % der Fälle ist Haarausfall genetisch bedingt

Rund 90 bis 95 % des übermäßigen Haarausfalls haben genetische Ursachen. Der männliche Haarausfall wird auch als androgenetische Alopezie bezeichnet und ist charakterisiert durch Veränderungen, die zunächst die Geheimratsecken und eine Tonsur am Hinterkopf entstehen lassen. Zum Schluss vereinigen sich beide kahlen Bereiche, so dass nur noch ein Haarkranz übrig bleibt.

In einer 1998 erschienenen Übersichtsarbeit im »British Medical Journal« wurde der neueste Stand des Wissens um den Haarausfall beim Mann zusammengefasst. Die Voraussetzungen für einen vorzeitigen männlichen (androgenetischen) Haarausfall sind eine vererbbare Überempfindlichkeit der Haarwurzeln gegen männliche Hormone. In

der Einleitung dieses Artikels wurde nochmals darauf hingewiesen, dass Eunuchen nie kahlköpfig werden.
Jeder weiße Mann besitzt diese vererbbare Prädisposition, wobei 96 % bis zu einem gewissen Grad ihr Haar verlieren. Im Alter von 30 Jahren weisen 30 % aller weißen Männer einen androgenetischen Haarausfall auf, mit 50 Jahren bereits 50 %. Weiße Männer haben eine vierfach höhere Wahrscheinlichkeit als schwarze Männer, eine Glatze zu bekommen.

Mit 30 Jahren haben 30 % der Männer Haarausfall

Haarverlust tritt üblicherweise nicht vor Ende der Pubertät auf, das Tempo ist jedoch völlig unterschiedlich. Bei einigen Männern dauert die Glatzenbildung weniger als fünf Jahre, bei den meisten aber etwa 15 bis 25 Jahre. Der fortschreitende Verlust zeigt durchaus einen phasenhaften Verlauf mit beschleunigten Perioden, die drei bis sechs Monate dauern und denen dann häufig Ruhephasen von sechs bis achtzehn Monaten folgen.

Glatzenbildung dauert meist 15 bis 25 Jahre

Wie stark der Einfluss der Hormone auf den Haarwuchs ist, zeigt, dass männlicher Haarausfall nur dann auftritt, wenn das männliche Sexualhormon Testosteron vorhanden ist, das beim Mann in den Hoden und den Nebennieren, bei den Frauen auch in den Eierstöcken gebildet wird. Dabei spielt nicht nur das Testosteron, sondern auch sein Abbauprodukt Dihydrotestosteron (DHT) eine Rolle.

Ob im Einzelfall wirklich nur die Gene am Haarausfall schuld sind, kann nur in einer mikroskopischen Untersuchung der Haarwurzeln (einem so genannten Trichogramm) durch den Hautarzt geklärt werden. Dr. Angela Christianof von der Columbia-Universität, New York City, hat im April 1999 in der Wissenschaftszeitschrift »Nature« über das so genannte Nude-Gen berichtet. Die Forscher vertreten die Auffassung, dass dieses Nude-Gen wie ein Schalter funktioniert und andere Gene ein- und ausschaltet. Die Studien wurden an einem Patienten mit Glatze und Abwehrschwäche begonnen und sollen nun in einer Gentherapie zur Behandlung des Kahlkopfs münden. In Versuchen soll durch eine Verpflanzung des Nude-Gens in die Kopfhaut beobachtet werden, ob wieder Haarwuchs einsetzt.

Verursacht das Nude-Gen Glatzenbildung?

Meine Glatze – kein Problem!

Der Haarausfall ist für die meisten Männer ein massives psychologisches Problem, das ihre Zufriedenheit mit sich selbst stark beeinträchtigt. Nur 8 % aller Männer mit normalem Haarwuchs behaupten, dass sie eine Glatzenbildung belasten würde. Demgegenüber stehen aber

75 % der Männer haben ein Problem mit der Glatze

Ergebnisse einer Untersuchung, die zeigen, dass 50 % mit leichtem und 75 % mit mittlerem bis starkem Haarausfall persönlich sehr betroffen waren und sich besorgt zeigten. Die Aussage der Männer war, dass sie sich physisch und sexuell weniger attraktiv fühlten als ihre männlichen Konkurrenten mit vollem Haarwuchs.

Bei der vorzeitigen androgenetischen Alopezie spielt neben den Erbanlagen auch eine hohe Konzentration zirkulierender Androgene (männliche Hormone) eine wichtige Rolle. Typisch für den androgenetischen Haarausfall ist, dass die Wachstumsphase (Anagenphase) immer kürzer wird, die Telogenphase (Ruhephase) hingegen länger. Da die Anagenphase entscheidend für das Haarwachstum ist, wird das sich entwickelnde Haar immer kürzer – so lange, bis es gar nicht mehr an die Hautoberfläche gelangt. Außerdem beobachtet man bei der androgenetischen Alopezie eine Rückbildung des gesamten Haarfollikels. Je kleiner der Follikel wird, umso dünner und pigmentärmer wird das Haar.

Dihydrotestosteron aktiviert Haarausfall beim Mann

Die männlichen Geschlechtshormone bewirken in der Pubertät, dass sich feine Vellus-Haare im Bart-, Achsel-, Brust- und Schambereich in kräftige Terminalhaare umwandeln. Auf dem Kopf verursachen die Hormone allerdings das Gegenteil: Pigmentierte Terminalhaare verkümmern zu unpigmentierten Vellus-Haaren. Die Ursachen dafür sind nicht bekannt. Beim männlichen Haarausfall scheinen auf jeden Fall Rezeptoren für die männlichen Hormone im Bereich der Haarfollikel durch das Abbauprodukt des Testosterons, das Dihydrotestosteron, aktiviert zu werden.

Ein hoher Cortisonspiegel beeinflusst die Glatzenbildung

Daneben gibt es auch immer wieder Diskussionen über die Rolle von Stress und falscher Ernährung bei Haarausfall. Experten vermuten, dass dabei ein durch den Ärger erhöhter Cortisonspiegel eine entscheidende Rolle spielen könnte. Bei sehr einseitiger Ernährung, z. B. während einer Diät, können Haarwurzeln ebenfalls leiden. Grund dafür ist der Mangel an Spurenelementen wie Zink und Eisen, die für einen gesunden Haaraufbau dringend erforderlich sind. Große Bedeutung kommt auch dem Vitamin H (Biotin, z. B. in Orangen/ Apfelsinen) zu, das für einen dichten Haarwuchs sorgt.

Im alten Ägypten gab es »Erfolgsrezepte« gegen Haarausfall: Eine Mischung aus Datteln, Hundepfoten und Eselshufen, gemahlen und in Öl gekocht, nach dem Abkühlen in die Haut einmassiert. Wie der seltsame Brei tatsächlich gewirkt hat, ist nicht exakt überliefert. Bis zum heutigen Tag testen aber unglückliche Glatzenträger in unseren Breiten selbst die dubiosesten Mittel, in der Hoffnung, ihre Haarpracht doch noch zu erhalten: von Murmelfett, Honig, Hühnermist bis zu Knoblauchtinkturen – leider alles ohne Erfolg.

Strategien gegen den Haarausfall

Es gibt vier Möglichkeiten, auf Haarausfall zu reagieren: Man macht nichts und trägt die Glatze mit Stolz, man trägt eine Perücke, sucht medizinische Behandlung oder begibt sich in die Hand eines Chirurgen, der mit Eigenhaar- oder Kunsthaarimplantaten die kahlen Stellen zu überdecken versucht.

Der erste Schritt ist ein Besuch beim Hausarzt

Vor jeder Therapie des Haarausfalls sollte eine schrittweise Abklärung erfolgen. Der erste Schritt ist das Aufsuchen des Hausarztes mit Anamnese und Beratung. Im zweiten Schritt folgt eine eingehende Untersuchung bei einem Internisten, bei dem auch entsprechende Laborbefunde (Blutbild, Blutsenkung, Serumeisen, Eisenbindungskapazität, Serumzink, Gesamt-IGE, Schilddrüsenwerte, Vitaminstatus, Blutzucker, Antikörper gegen Autoimmun-Erkrankungen etc.) und ein kompletter Hormonstatus mit männlichen und weiblichen Hormonen durchgeführt werden sollte. Gegebenenfalls ist bei einer zu Grunde liegenden Erkrankung die Behandlung entsprechend einzuleiten.

Lassen Sie Ihren Hormonstatus abklären

In einem dritten Schritt ist ein entsprechender Männerarzt oder Hautarzt in Kombination mit einem entsprechend fachlich geschulten Internisten zur weiteren Abklärung aufzusuchen. Hier ist vor allem ein Haarwurzelstatus mit Evaluierung der bisher erhobenen Befunde notwendig, die Feststellung, welche Art von Ausfall vorliegt, Einzelheiten und – wenn dies nicht zu einer entsprechenden Therapie führt – in einem vierten Schritt durch den Experten (Männerarzt/Hautarzt) die Behandlung in die Wege zu leiten.

Was hilft wirklich gegen Haarausfall?

1,5 Mio. Männer in Österreich leiden an Haarausfall

In Österreich leiden mittlerweile rund 1,5 Millionen Männer und immerhin 500 000 Frauen an Haarausfall. Von Frauenärzten werden als Maßnahmen meist östrogenbetonte Pillen verschrieben, die oft innerhalb von Monaten eine Besserung erzielen. Beim Mann ist die Verordnung der Antibabypille naturgemäß nicht möglich, da es durch die Gabe weiblicher Hormone unweigerlich zu einer Verweiblichung des Körpers kommen würde.

• Minoxidil

Bis zu Beginn der 80er-Jahre gab es keine wissenschaftlich belegte medikamentöse Therapie des Haarausfalls. Völlig zufällig wurde das erste wirksame Mittel Minoxidil entdeckt. Dieses Medikament war ursprünglich in Tablettenform zur Behandlung von Bluthochdruck eingesetzt. Während der Therapie stellte sich bei Frauen jedoch eine unangenehme Nebenwirkung ein: Der Haarwuchs nahm verstärkt am ganzen Körper zu. Die Folge davon war, dass das Medikament Minoxidil als Blutdrucksenker zurückgezogen wurde.

Der Durchbruch gelang erst, als bei einem Pharmahersteller ein cleverer Forscher die Idee hatte, das Präparat statt als Tablette in Form einer Lösung herzustellen, die auf die kahlen Kopfpartien aufzutragen sei. In groß angelegten Doppelstudien konnte nachgewiesen werden, dass unter einer Therapie mit Minoxidil 50 % der Haarausfälle gestoppt und teilweise sogar ein Nachwachsen der Haare erzielt werden konnte. Voraussetzung dafür ist aber einerseits eine Dauertherapie und andererseits das Vorhandensein von zumindest Flaumhaar. Minoxidil muss jeden Tag sowohl am Morgen als auch am Abend aufgetragen werden. Als Nebenwirkungen wurden Hautrötungen, Juckreiz und gelegentlich eine Blutdrucksenkung beobachtet. Wie weit dabei auch die Potenz gestört werden kann, ist noch offen. In Österreich steht diese Substanz als 2%ige und als 5%ige Lösung unter dem Handelsnamen »Regaine®« zur Verfügung. Mit der 5%igen neuen Lösung ist ein rascherer Wirkungseintritt und stärkerer Haarnachwuchs zu erwarten.

Minoxidil stoppt 50 % aller Haarausfälle

• Aminexil

Dem Minoxidil strukturverwandt ist Aminexil. Für diese Substanz sind aber noch nicht genügend wissenschaftliche Studien betreffend Wirksamkeit und Sicherheit durchgeführt worden.

Die Pille gegen Haarausfall – Wundermittel oder Humbug?

Wie steht es nun mit dem neuen Wundermittel, der »Pille für den Mann« gegen Haarausfall?

Bei der androgenetischen Alopezie scheinen follikuläre Androgenrezeptoren durch DHT aktiviert zu werden. Da das Enzym 5-Alpha-Reduktase die Umwandlung von Testosteron in DHT auslöst, bieten entsprechende Hemmer des Enzyms einen geeigneten Therapieansatz. Der Wirkstoff Finasterid ist als Prostatamedikament (»Proscar®«) in Österreich und Deutschland schon seit einiger Zeit auf dem Markt.

5-Alpha-Reduktase-Hemmer sind ein neuer Therapieansatz

Dieser 5-Alpha-Reduktasehemmer kann jedoch noch mehr. Durch Schlucken von Finasterid (Handelsname »Propecia®«) wird weniger DHT gebildet. Studien belegen, dass sich fast zwei Drittel der Patienten nach einer zweijährigen Finasterid-Therapie über erneutes Haarwachstum freuen können. Bei einem weiteren Drittel wird der Haarausfall gestoppt und nur bei 1 % schreitet die Glatzenbildung fort. Geduld muss man dennoch aufbringen, da es mindestens vier Monate dauert, bis sich die Wirkung bemerkbar macht. Besonders gut stehen die Chancen, wenn die Haare noch nicht ganz zu wachsen aufgehört haben, also zumindest noch leichter Flaum entsteht. Auf einer Vollglatze kann auch Propecia keine Wunder mehr vollbringen.

Nebenwirkung: Keine Lust auf Sex

Wie sieht es mit Nebenwirkungen aus? In den bisher durchgeführten Studien traten bei ca. 2 bis 5 % der Testpersonen Nebenwirkungen auf. Im Vordergrund standen dabei weniger Lust auf Sex, Erektionsschwierigkeiten, Abnahme der Ejakulatmenge und eine Verweiblichung der Brust mit einem erhöhten Krebsrisiko bei Männern. Entscheidend ist, dass über die eventuellen Langzeitfolgen bisher noch keine entsprechenden Zahlen vorliegen. Eines ist jedoch sicher: Frauen dürfen dieses Medikament auf keinen Fall einnehmen, da es bei einer Verabreichung während einer Schwangerschaft zu katastrophalen Folgen für den männlichen Embryo kommen könnte. Deswegen wird auch vom Hersteller empfohlen, dass Männer, die Propecia verwenden, beim Sex Kondome benutzen, um jedes Risiko zu vermeiden, da sich Spuren von Fenasterid sogar im männlichen Sperma nachweisen lassen.

Für Frauen in der Schwangerschaft ist das Risiko enorm

Als wissenschaftlich erwiesene und überprüfte Alternative gibt es den Hormonabkömmling 17-Alpha-Östradiol, der als Lotion in die Hauptthaut einmassiert werden kann. Nebenwirkungen sind auf Grund des geringen Überganges ins Blut kaum zu erwarten.

Im Handel sind auch noch verschiedene das Haarwachstum unterstützende Mittel erhältlich, die jedoch nicht in klinischen Studien untersucht wurden bzw. bei denen bisher keine signifikante haarwachstumsfördernde Wirkung nachgewiesen werden konnte. Dazu zählen steroidhaltige alkoholische Lösungen, östrogenhaltige (1% Östradiol) Lösungen, die man dreimal wöchentlich auf die Kopfhaut aufträgt, Foltene, Priorin u.a. Ergänzend werden auch immer wieder Tabletten und Kapseln wie »Gelacet« (enthält Gelatine, Vitamin A und L-Cystin), Tamtogar (enthält Kalzium-D-Panthotenat und L-Cystin), Biotin-H (enthält Vitamin H), Kieselerde, Selen, Eisen und Zink empfohlen.

Auch steroidhaltige Lösungen sollen Haarausfall stoppen

Haarimplantate auf dem Kopf

50 % der Kunsthaarimplantate fallen wieder aus

Zu guter Letzt bleiben noch die chirurgischen Möglichkeiten mit Transplantation von Kunsthaar bzw. Eigenhaar. Dabei werden echte Haare mit den Resten der eigenen Haare, soferne diese noch vorhanden sind, verwebt. Diese Methode hält allerdings nur ca. vier bis sechs Wochen und muss dann regelmäßig erneuert werden. Entscheidet man sich für eine Dauerlösung, warnen Experten vor einer relativ hohen Komplikationsrate beim Einsatz von Kunsthaarimplantaten. Diese fallen in mehr als 50 % der Fälle wieder aus und hinterlassen oft Narben auf der Kopfhaut.

Bei einer Eigenhaartransplantation werden Haarwurzeln aus dem noch relativ dicht bewachsenen Nackenbereich auf kahle Stellen verpflanzt. Wird das Haar von Stellen entnommen, die von der Glatzenbildung auch betroffen werden, so fällt es auch dort wieder aus, wohin es transplantiert wurde. Die gängigsten Methoden sind die Punch-Graft- und die Slip-Graft-Methode. Bei beiden Methoden werden Haarinseln entnommen und an den kahlen Stellen implantiert. Bei der Punch-Graft-Methode werden die Implantate mit einem Hohlbohrer gestanzt, bei der Slip-Graft-Methode werden kleinste Hautstückchen mit ein bis drei Haaren an den kahlen Stellen durch einen kleinen Schnitt unter dem Mikroskop eingefügt. Nach drei Sitzungen im Abstand von sechs Monaten kann man mit einem entsprechenden Erfolg rechnen.

TIPPS FÜR IHR HAAR

- Waschen Sie Ihr Haar, sooft Sie wollen, aber verwenden Sie keine scharfen Shampoos.
- Vermeiden Sie starkes Reiben und Massieren beim Haarewaschen und anschließendes starkes Trockenfrottieren.
- Fette Haare nie zu lange föhnen, besser lufttrocknen.
- Tragen Sie keine engen Kappen, Mützen, Hüte oder Kopftücher.
- Es empfiehlt sich, das Kopfkissen häufiger zu wechseln als die übrige Bettwäsche.

Schnarchen als Gesundheitsrisiko

Wie Sie die nächtlichen Störlaute bekämpfen

Hat Ihnen schon jemand gesagt, dass Sie schnarchen? Und haben Sie auch mit spontaner Entrüstung und Unglauben reagiert, wie die meisten, die damit konfrontiert werden? Was, wenn es aber doch stimmt und nicht nur einem allzu heftigen Traum Ihrer Partnerin inmitten einer nächtlichen REM-Phase entsprungen ist?

30 % aller Männer schnarchen

Mit zunehmendem Alter steigt die Schnarchwahrscheinlichkeit bei Männern an. Eine große epidemologische Studie in den USA hat ergeben, dass in der allgemeinen Bevölkerung ca. 30 % aller Männer – somit praktisch jeder Dritte – jede oder fast jede Nacht schnarcht. Männer tun dies deutlich häufiger als Frauen (bei ihnen sägen nächtens nur 15 %); Ältere häufiger als Junge. Erwiesen ist, dass das Schnarchen signifikant nach dem 35. Lebensjahr zunimmt. Etwa 60 % aller Männer zwischen dem 40. und 65. Lebensjahr sind Gewohnheitsschnarcher. Damit wächst aber nicht nur das Risiko, den Schlaf der Partnerin zu stören, Schnarchen kann auch Zeichen einer bedrohlichen Erkrankung sein.

Die erschlaffte Schleimhautmuskulatur vibriert im Schlund

Schnarcher klagen über Tagesmüdigkeit und Leistungsverlust

Ursache für das Schnarchen ist meist ein Vibrieren der Schleimhautmuskulatur im Schlund, die durch die Erschlaffung des Muskels und das damit verbundene Zurücksinken der Zunge im Schlaf bedingt ist. Bei Schnarchern werden oft Beschwerden wie Tagesmüdigkeit, Leistungsverlust, morgendliche Kopfschmerzen, zunehmendes Übergewicht, Bluthochdruck oder vor allem nächtliche Herzrhythmusstörungen beobachtet. Das kann bereits das Vorstadium oder Symptom einer schweren schlafassoziierten Erkrankung, dem *obstruktiven Schlafapnoe-Syndrom*, sein. Eine Reihe von verschiedenen wissenschaftlichen Untersuchungen haben gezeigt, dass Schnarchen wahrscheinlich sogar einen Risikofaktor für Herz-Kreislauf-Erkrankungen, Bluthochdruck, Angina pectoris und Schlaganfall darstellt. Schnarcher haben auch während der Nacht deutlich höhere Blutdruckwerte als Nichtschnarcher. Dies ist vor allem prognostisch und für die Therapie von großer Bedeutung.

Auslöser des Schnarchens

Männer schnarchen mit 70 bis 90 Dezibel

Häufig findet man Schnarchen bei Männern nach reichlichem Alkoholgenuss, wobei die Schnarchlaute zwischen 70 und 90 Dezibel betragen können (dies entspricht dem Lärm einer stark befahrenen Autobahn). Wenn Sie zu den typischen Party-Schnarchern gehören, sollten Sie einmal versuchsweise am Abend auf den Genuss von Alkohol verzichten.

Schlafmittel sind schnarchfördernd

Bestimmte Medikamente wie Beruhigungs- und Schlafmittel, aber auch ältere antiallergische Präparate haben ebenfalls eine schnarchfördernde Wirkung.

20 % Übergewicht genügt zum Schnarchen

Eine der wesentlichsten Gründe für Schnarchen bei Männern ist aber die Dickleibigkeit. So konnte nachgewiesen werden, dass bei einem Übergewicht zwischen 20 und 30 % fast jeder Mann bereits zu den Schnarchern zu zählen ist. Durch das hohe Gewicht kommt es zu einem Zwerchfellhochstand, zu einer Reduktion des Lungenvolumens sowie zu einer vermehrten Ablagerung von Fett im Rachen und einer abgeflachten Atmung.

Andere Gründe sind trockene, selten gelüftete und überheizte Schlafzimmer. Wenn Sie schnarchen, sollten Sie einen Luftbefeuchter verwenden, das Fenster öffnen oder zumindest das Schlafzimmer regelmäßig lüften und eine optimale Schlaftemperatur von etwa 18 °C wählen.

Atmungsstörungen im Schlaf können lebensbedrohlich sein

Schlafbezogene Atmungsstörungen können in der Nacht zu lebensbedrohlichen Beschwerden führen und tagsüber häufig in den Verkehrsunfälle auslösenden »Sekundenschlaf« münden.

Sind Hormone Ursache für das Schnarchen?

Weitere Faktoren sind wahrscheinlich körpereigene Hormone. So findet man Schnarchen und schlafassoziierte Schlafstörungen häufig bei Schilddrüsenunterfunktion durch eine Verminderung der Muskelkraft und dadurch, dass möglicherweise Hormone aus dem Hypothalamus in der Atemkontrolle eine Rolle spielen.

Raucher schnarchen häufiger als Nichtraucher

Ein weiterer Hauptrisikofaktor ist der Nikotinkonsum. Raucher zählen wesentlich häufiger zu den Schnarchern als Nichtraucher. Interessant ist, dass auch Raucher nach Absetzen der Zigaretten noch immer öfter schnarchen als echte Nichtraucher. Man vermutet, dass es durch das Nikotin zu einer größeren Empfindlichkeit der oberen Atemwege

gekommen ist. Auch Erbanlagen sind von Bedeutung, da das Risiko in einer Familie, in der bereits direkte Blutsverwandte Schnarcher sind, wesentlich höher liegt.
Bei Kindern und Erwachsenen kann auch das Auftreten von Nasenschleimhautpolypen (gutartigen Wucherungen) das Schnarchen auslösen und in manchen Fällen deutlich verschlechtern. Gerade bei den kleinen Schnarchern kann man durch das Abtragen mit einer Schlinge die Wucherungen beseitigen. Häufig ist aber auch eine Allergie oder chronische Entzündung der Nasennebenhöhlen dafür verantwortlich. Neue Untersuchungen versuchen, die Polypen mit Hilfe von Cortison »wegzuspülen«.
Bei allen großen Sportübertragungen sieht man aber auch, dass Spitzensportler immer wieder kleine Nasenpflaster verwenden, um die Nasenmuschel weiter zu öffnen. Diese Nasenflügel können durchaus auch gegen das Schnarchen eingesetzt werden.

Wissen Sie eigentlich, wie Sie schlafen?

Sind Sie ein Seiten-, Rücken- oder Bauchschläfer? Es ist eindeutig, dass Rückenschläfer häufiger schnarchen, weil die Zunge den Unterkiefer nach unten zieht und es dadurch zu einer Verengung des Rachens kommt, was bei offenem Mund die typisch lästigen Geräusche verursacht. Ein harmloser Trick, um das zu verhindern, ist das Einnähen eines Tennisballs hinten in den Pyjama-Oberteil. Während des Schlafes erwachen Sie immer wieder, wenn Sie auf den Tennisball auf dem Rücken zu liegen kommen, und drehen sich automatisch auf die Seite.

Ein eingenähter Tennisball im Pyjama verhindert Schnarchen

Erste Hilfe gegen Schnarchen

Mehr als 300 Therapien und chirurgische Eingriffe sind in den letzten 20 Jahren in der Behandlung des Schnarchens versucht worden. Die Fülle dieser Behandlungsexperimente erklärt, dass Schnarchen nicht als eine einheitliche Erkrankung auftritt, sondern individuell verschieden ist.
Unserer Meinung nach ist die medikamentöse Therapie des Schnarchens mit Präparaten wie Progesteron, Pro-Triptylin oder anderen Medikamenten kaum effektiv und provoziert eher Nebenwirkungen, die die Vorteile bei weitem überwiegen. Lediglich bei Patienten mit Stoffwechselstörungen wie z. B. Akromegalie oder Schilddrüsenunterfunktion ist eine Hormontherapie zu empfehlen.

Progesteron gegen das Schnarchen ist abzulehnen

Bei schwerem oder regelmäßigem Schnarchen empfiehlt sich auf alle Fälle eine Gewichtsabnahme. Schon wenige Kilos können zu einer Besserung des lästigen Zustands führen. Des Weiteren ist das Vermeiden von Alkohol vor dem Schlafengehen und der Verzicht der Einnahme von Schlafmitteln und beruhigenden Medikamenten zu empfehlen.

Kaffee verbessert die Schnarchsituation

Interessanterweise kann der Genuss von Kaffee und Softdrinks, die Koffein enthalten, am Abend zu einer Verbesserung des Schnarchens führen. Der Grund liegt darin, dass Koffein den Schlaf leichter macht und bei Leuten, die nicht an Schlafstörungen leiden (wichtige Voraussetzung!), dadurch das Schnarchen reduziert.

Ein HNO-Arzt prüft Gaumensegel und Mandeln

Wenn diese einfachen Maßnahmen nicht helfen, gibt es eine Reihe von chirurgischen Eingriffsmöglichkeiten. Bevor man sich allerdings dazu entschließt, ist eine genaue Überprüfung durch einen HNO-Arzt unbedingt erforderlich. Dieser checkt, ob Gaumensegel, Mandeln oder Zäpfchen vielleicht anatomisch zu groß geworden sind. Danach kann je nach Ursache entweder mit Laser verschmort oder das Gaumensegel gestrafft werden. Letzte Hilfe für Extremschnarcher sind Gesichtsmasken, die während der Nacht getragen werden und einen Überdruck herstellen, der die Atemwege freihält.

DER SCHNARCHER-SELBSTTEST

	Ja	Nein
• Schnarchen Sie in der Nacht?	❑	❑
• Sind Sie oder Ihre Partnerin schon durch Schnarchen aufgewacht?	❑	❑
• Haben Sie oder Ihre Partnerin in der Nacht schon Atemstillstände beobachtet?	❑	❑
• Haben Sie manchmal am Morgen Kopfschmerzen?	❑	❑
• Fühlen Sie sich oft unausgeschlafen?	❑	❑
• Leiden Sie unter Vergesslichkeit?	❑	❑
• Sind Sie tagsüber oft sehr müde?	❑	❑
• Schlafen Sie bei monotonen Tätigkeiten leicht ein?	❑	❑
• Schlafen Sie beim Fernsehen oder Lesen leicht ein?	❑	❑

Bereits bei zwei Ja-Antworten besteht der Verdacht, dass Ihre nächtliche Atmung nicht in Ordnung ist. Konsultieren Sie diesbezüglich einen Facharzt bzw. ein Schlaflabor.

Das obstruktive Schlafapnoe-Syndrom

5 % der Männer leiden am Schlaf-apnoe-Syndrom

Bei 5 % der Männer findet man beim Schnarchen das so genannte obstruktive Schlafapnoe-Syndrom. Die Erschlaffung der Rachenmuskulatur im Schlaf kann zu so exzessivem Schnarchen führen, dass die Atemwege komplett verschlossen werden. Dieser komplette Verschluss wird durch verstärkte Atemanstrengungen, vor allem durch die einatmende Muskulatur des Brustkorbs, anfänglich noch überwunden. Oft reicht dies jedoch nicht mehr aus, um den Verschluss zu kompensieren.

In weiterer Folge kommt es zum Auftreten einer paradoxen Atmung mit Hebung des Brustkorbs und Senkung des Bauches, ohne dass an Nase und Mund ein Atemstrom zu messen ist. Dieser Verschluss bewirkt, dass beim Einatmen keine Luft mehr durch den Mund geht, was eine Apnoe, einen Atemaussetzer, verursacht. Durch die Apnoe kommt es zu einem Abfall der Sauerstoffwerte im Blut, die dann den Werten bei einer Bergtour im Himalaja auf 6 000 Meter Höhe entsprechen.

Der Sauerstoff fällt ab wie auf 6 000 Meter Seehöhe

Diese Sauerstoffabfälle führen zu Aufwachreaktionen mit einer Steigerung der Rachenmuskulaturkraft sowie einer Überatmung und Steigerung des sympathischen Nervensystems, das wiederum ein Herzrasen auslösen kann. In schwereren Fällen kann es zu mehreren hundert derartigen Aussetzern pro Nacht kommen.

Schnarchen ist das häufigste Symptom dieser Erkrankung. Wenn von der Partnerin im Schlaf Atemaussetzer beobachtet werden, ist dies bereits ein wichtiger Hinweis auf das Bestehen der Krankheit. Relativ verständlich ist, dass jemand, der 100-mal in der Nacht aufwacht und deshalb auch nicht ausgeschlafen sein kann, besonders bei langweiliger und monotoner Tätigkeit über Tagesmüdigkeit und Einschlafneigung während des nächsten Tages klagt.

Die Tagesmüdigkeit verursacht Sekundenschlaf-Unfälle

Das ist eine der klassischen Ursachen für Verkehrsunfälle mit Sekundenschlaf. Aber auch andere Folgen wie morgendliche Kopfschmerzen, Stimmungsschwankungen, psychische Abstumpfung und Impotenz können auftreten.

Im Schlaflabor klärt eine Polysomnographie die Situation ab

Die Abklärung dieses Syndroms erfolgt in einem Schlaflabor mittels der so genannten Polysomnographie. Dabei werden u.a. die Hirnaktivität, die Herz-Kreislauf- und die Lungenfunktion gemessen, um während des Schlafs mit einer ganzen Reihe von Sensoren, die am Körper und am Kopf angebracht werden, die Sauerstoffsättigungswerte, die Herzfrequenz, die Atembewegungen an Brustkorb und Bauch, Schnarchgeräusche sowie den Atemfluss an Nase und Mund, die Gehirn- und Muskelströme u.v.m. zu ermitteln und beurteilen zu können.

Theophyllin erhöht die Sauerstoffsättigung

Die Therapie dieses Syndroms kann in leichten Fällen wie beim normalen Schnarchen durch spezielle Lagerung wie Bauch- oder Seitenlage, durch Alkoholverbot und Vermeiden von Beruhigungs- und Schlafmitteln erfolgen. Man kann auch ein Medikament, das die Sauerstoffsättigung erhöht (Theophyllin), ausprobieren. Manchmal werden auch Mundprothesen, ähnlich dem Mundschutz eines Boxers, verwendet, die aber wegen schlechter Akzeptanz bisher nicht der echte Durchbruch waren. In schweren Fällen wird die Nasenmaske zum Offenhalten der Atemwege verwendet.

Dunkelheit umhüllt die Seele

Die Depression des Mannes

»Der Mensch ist aus Fleisch und Blut und empfindsam.«
William Shakespeare, »Julius Caesar«

Ernest Hemingway erschoss sich wegen Depressionen

Es war ein Sonntagmorgen, knapp nach 7 Uhr früh, in einem gediegenen Haus in Ketchum, Idaho. Ernest Hemingway, 62, Nobelpreisträger für Literatur, saß an seinem wuchtigen Schreibtisch. Die Nacht war gerade vorübergezogen, doch die ersten Sonnenstrahlen änderten nichts an der Dunkelheit, die seine Seele umhüllte. Das sommerliche Grün des Gartens nahm der begnadete Schriftsteller längst nicht mehr wahr. Er griff zu seiner Pistole und schoss sich in den Kopf. Der von Hemingways Frau, Mary Welsh, einer Journalistin, herbeigerufene Arzt, Dr. Scott Earle, konnte um 7.40 Uhr nur noch den Tod des Ausnahmedichters feststellen.
Hemingway, der grandiose Werke wie »Der alte Mann und das Meer« oder »Wem die Stunde schlägt« verfasste, litt zeit seines Lebens an Depressionen. Sein Selbstmord am 2. Juli 1961, den seine Frau anfangs noch als »tragischen Unfall beim Reinigen der Pistole« zu vertuschen versuchte, war eine finale Flucht. Die letztverbliebene Perspektive im Leben eines Mannes, dessen Ausdruckskraft die Literatur seines Jahrhunderts mitprägte.
Hemingway identifizierte sich oft und gerne mit den männlichen Helden seiner Geschichten, die er in seinen Romanen mit den immer glei-

chen Themen Verlust, Liebe und Tod konfrontierte. Der ehemalige Kriegsberichterstatter, der den Spanischen Bürgerkrieg an der Front erlebte, zeigte sich öffentlich gerne als Boxer, Extremsportler, Frauenheld – Hemingway war viermal verheiratet – und »ganzer Mann«. Er scheiterte möglicherweise auch an diesem, primär für sich selbst inszenierten Mythos.
Der englische Premierminister Sir Winston Churchill trat zehn Jahre vor seinem Tod 1965 offiziell aus gesundheitlichen Gründen zurück. Schon lange war bekannt, dass Churchill seit Jahren schwere Depressionen quälten.
Auch Österreichs Star-Nachrichtenmoderator Robert Hochner kämpft seit seinem 21. Lebensjahr gegen Depressionen. Der ORF-Anchorman hatte nie Probleme, darüber zu reden: »Ich halte es für katastrophal, dass Depressionen bei uns immer noch ein Tabuthema sind. Was Behandlung und Diagnose betrifft, ist Österreich ein wahres Entwicklungsland«, outete sich Hochner und bekannte sich öffentlich zur Depression.

Auch ORF-Star Robert Hochner leidet daran

Über 150 Millionen Depressive weltweit

Schwarze Wolken, die das Gemüt verdüstern. Tiefe Trauer, in der die Seele versinkt. Lähmende Angst, die jeden Lebensmut raubt.
Diese Diagnose betrifft nach Schätzungen der Weltgesundheitsorganisation WHO weltweit 150 bis 200 Millionen Menschen. Die Krankheitsfälle nahmen in den letzten Jahren rapide zu. In Österreich leiden zurzeit zumindest 400 000 Personen an Depressionen. Die Dunkelziffer wird von Experten jedoch auf ein Mehrfaches geschätzt, man vermutet 1,5 Millionen zumindest temporär davon Betroffene.
»Sensible und robuste, alte und junge, schlichte Gemüter und brillante Geister. Und immer mehr die, bei denen man es am wenigstens vermutet: Männer. Erfolgreiche Manager, umtriebige Freiberufler, strahlende Sportkanonen. Hinter makelloser Fassade lauern oft schwerste Seelenkrisen. Wie eine Epidemie erwischt es das starke Geschlecht«, diagnostizierte das deutsche Magazin »Stern« im Februar 1999 treffend. Der Betroffene fühlt sich unwichtig und wertlos und zieht sich immer mehr aus der Gesellschaft zurück.
Depressionen sind bei Männern auf dem Vormarsch. 1995 nahmen sich in Deutschland 9 932 Depressive das Leben, davon 7 081 Männer. Außerdem stieg die Anzahl von Männern mit schweren Depressionen in den vergangenen 15 Jahren um 30 % an, wobei diese Zahl lediglich jene wiedergibt, die tatsächlich direkte Hilfe gesucht haben.

Mit 10 % Wahrscheinlichkeit wird man depressiv

Nach deutschen Schätzungen kommen auf einen depressiv diagnostizierten Mann vier weitere, die im Verborgenen leiden. Die Wahrscheinlichkeit, zumindest einmal im Leben an einer Depression zu erkranken, liegt neuesten Schätzungen zufolge bei 10 bis 12 %. Die häufigsten Fälle von Depression kommen in der Altersgruppe zwischen dem 35. und 50. Lebensjahr (bei Männern bis 60 Jahren) vor. Dabei galt das Übel ursprünglich als typisches Frauenleiden. Frauen litten noch vor zehn Jahren doppelt so häufig an Depressionen wie Männer.

Der Fachbegriff »Depression« beschreibt einen Zustand seelischer Bedrücktheit, Besorgnis und großer Traurigkeit – oft auch körperlichen Leidens –, der den gesamten Organismus und alle Lebensbereiche umfassen kann. Körperliches Wohlbefinden, die Gefühlswelt, Lebenswille und Arbeitskraft sind gleichermaßen von den Folgen dieser Erkrankung betroffen. Bereits Hippokrates beschrieb die typischen Krankheitszeichen der Depression, die er »Melancholie« nannte. Neben der Depression gibt es auch noch die Manie, die man wie die Depression als »affektive Störung« bezeichnet, und die sich als Zustand intensiver, unbegründeter Aktivität, verbunden mit Rededrang und sprunghaftem Denken beschreiben lässt. Eine Manie tritt nur äußerst selten alleine auf. Bei den meisten Patienten wechseln manische und depressive Phasen ab.

Der Mann im Wechsel und die Depression

Depressive Männer haben häufig Erektionsstörungen

Depressionen stellen das häufigste, mit dem männlichen Wechsel assoziierte Problem dar und sind auch eng mit Impotenz und Problemen der männlichen Sexualität verbunden. Depressionen treten meist in Schüben auf, die schleichend oder auch plötzlich kommen können. Etwa 40 % aller Männer zwischen dem 40. und 60. Lebensjahr erfahren in irgendeiner Form ein Gefühl der Lethargie, Depression, gesteigerte Irritiertheit, Gefühlsschwankungen und Schwierigkeiten, eine Erektion zu bekommen und sie zu erhalten. Die Symptome der Depression bei Männern werden häufig aus den verschiedensten Gründen nicht erkannt, oft weil sie anders sind als die »klassischen« Symptome. Dazu kommt:

- Männer sind auf Erfolg programmiert, haben belastbar und unerschütterlich zu sein, verneinen daher Probleme.
- Männer leugnen, wenn sie Probleme mit der Sexualität haben, und verstehen nicht, dass zwischen Depression und Sexualität ein Zusammenhang besteht.

- Die unterschiedlichen seelischen und körperlichen Beschwerden der männlichen Depression sind in der Öffentlichkeit nicht gut bekannt, so dass häufig weder Familienmitglieder noch Ärzte oder Psychologen diese tatsächlich erkennen.

Jed Diamond beschreibt in seinem Buch »Male Menopause« die katastrophalen Konsequenzen der männlichen Depression:

80 % aller Selbstmörder sind Männer

- 80 % aller Selbstmorde in den Vereinigten Staaten erfolgen durch Männer.
- Die Selbstmordrate im mittleren Alter ist bei Männern dreimal, über dem 65. Lebensjahr sogar siebenmal höher als bei Frauen.
- Einer Studie aus Schweden zufolge erhöht eine Depression das Risiko eines Selbstmordversuches um 87 %.
- 60 bis 80 % der depressiven Erwachsenen erfahren nie eine professionelle Unterstützung und medizinische Hilfe.
- Ein Armutszeugnis für die Medizin: Häufig dauert es bis zu zehn Jahren (!) und bedarf der Konsultation von durchschnittlich drei verschiedenen Ärzten, bis endlich die richtige Diagnose dieser Erkrankung gestellt wird. Demgegenüber steht, dass 80 bis 90 % der Leute, die Hilfe suchen, nach Diagnosestellung auch eine Erleichterung ihrer Symptome erfahren.
- Die Suizidrate ist besonders hoch: Rund 15 % aller depressiven Patienten begehen Selbstmord.

Die Angst vor gesellschaftlicher Ächtung ist groß

Heute muss man jung, cool, dynamisch und immer gut aufgelegt sein. Alles, nur nicht traurig. »Depression erhält den Stempel Krankheit und ist damit tabuisiert«, definiert Carla Stanek, Initiatorin des Klubs »D&A« (Depression und Angst), folgerichtig. Die Angst vor dem Outing ist aber in Österreich und Deutschland noch immer allgegenwärtig. So kommt es gar nicht selten vor, dass Betroffene aus dem ländlichen Raum zu Ärzten in die nächste größere Stadt fahren, weil sie sich nicht trauen, sich ihrem näheren Umfeld oder ihrem Hausarzt mitzuteilen. Zu groß ist die Angst vor dem Geschwätz der Leute.

Wie entsteht Depression?

Man unterscheidet grundsätzlich verschiedene Faktoren, die für die Depression verantwortlich sind, wobei zu berücksichtigen ist, dass bei jedem Patienten auch individuelle Gründe ausschlaggebend sein können, die bei einem die Krankheit auslösen, beim anderen jedoch nicht.

1. Genetisch bedingte Depression

Ist ein Elternteil depressiv, erkrankt jedes fünfte Kind auch daran

Wissenschaftliche Studien haben ergeben, dass bei Verwandten ersten Grades von Patienten, die an Depression leiden, die Krankheit besonders häufig auftritt. Die Wahrscheinlichkeit, dass auch das Kind Depressionen bekommt, wenn sein Vater oder seine Mutter an der Krankheit leidet, liegt bei 20 %. US-Studien haben zudem belegt, dass im Falle einer Depression bei beiden Elternteilen die Wahrscheinlichkeit, dass das Kind auch darunter leidet, sogar bei 50 % liegt.
Noch eine Erkenntnis ist neu: Amerikanische und britische Genforscher entdeckten im Seitenarm der Chromosomen 18 und 21 ein »Glücksgen«, eine Region, die das vererbte Auf und Ab der Gefühle möglicherweise mit verursachen soll. Die Vorstellung, mit einem einfachen Lückenschalter das Problem Depression lösen zu können, erfüllt sich jedoch – vorerst noch – nicht.

2. Hormonell bedingte Depression

Depressive haben einen Mangel an Serotonin und Noradrenalin

Patienten, die an Depressionen leiden, haben Störungen im Hormonhaushalt und im Bereich der Neurotransmitter, jener chemischen Botenstoffe, die die Nervenimpulse innerhalb des Körpers weiterleiten. Bei depressiven Patienten konnte in klinischen Studien eindeutig ein Mangel an Serotonin und Noradrenalin nachgewiesen werden, wohingegen bei einigen auch ein Überschuss des Hormons Cortisol diagnostiziert wurde. Auch die Empfindlichkeit der Rezeptoren, auf die die Neurotransmitter einwirken, ist im Gegensatz zu nicht depressiven Männern anders. Bei Depressionen kommt es im Gehirn zu Veränderungen von Stoffwechselvorgängen.

3. Körperliche Erkrankungen

Krankheiten wie Parkinson können Depressionen verursachen

Bestimmte Krankheiten wie Parkinson oder Krebs können depressive und verzweifelte Stimmungen mit sich bringen. Aber auch manche Medikamente wie Cortisol können Depressionen verursachen. Neueste Studien halten sogar ein Virus als Auslöser oder zumindest Begleitfaktor der Depression für möglich.

4. Krisen

Eine schwere, depressive Verstimmung kann auch als Reaktion auf eine Lebenskrise auftreten. Typischerweise erfolgt dies bei Zäsuren im Leben wie der Pubertät, männlichen und weiblichen Wechseljahren, beim Übergang in die Pension, dem Tod des Lebenspartners oder anhaltenden Konflikten auf privater bzw. beruflicher Ebene.

5. Saisonale Depression

Der Schlüsselfaktor für die so genannte saisonale Depression ist das

Lichtmangel sorgt im Winter für saisonale Depression

Licht. Durch den jahreszeitlich bedingten Lichtmangel im Herbst und Winter kann es zur Auslösung einer derartigen Depression kommen. Bis zu einem Drittel der Bevölkerung spürt solche durch Lichtmangel bedingte Stimmungsveränderungen durch Leistungseinbußen, Gier nach Schokolade und Libidoverlust.
Mit der in den letzten Jahren immer populäreren Lichttherapie durch spezielle Lichtquellen konnten ohne Medikamente große Erfolge erzielt werden. Nur: Licht ist nicht gleich Licht. Die einzig echte Lichtquelle mit seinem ganz spezifischen Spektrum bleibt das Sonnenlicht. Es kann durch nichts vollständig ersetzt werden.
Auch ein dosierter Besuch im Solarium kann helfen, die saisonale Depression zu lindern. Hier ist jedoch Vorsicht geboten: Zu häufiger Solariumbesuch erhöht das Hautkrebs-Risiko in ähnlichem Ausmaß wie zu intensive Sonnenbestrahlung ohne oder mit zu gering »dosiertem« Sonnenöl.

URSACHEN FÜR DEPRESSIONEN

1. Vererbung. Leidet ein Elternteil an Depressionen, liegt die Wahrscheinlichkeit, dass auch das Kind erkrankt, bei 20 %. Sind beide Elternteile depressiv, liegt das Erkrankungs-Risiko beim Kind sogar bei 50 %.
2. Hormonstörungen. Depressive Patienten haben zu wenig Serotonin und Noradrenalin, oft auch zu viel Cortisol.
3. Krankheiten. Parkinson, Krebs und andere Erkrankungen können Depressionen verursachen.
4. Lebenskrisen. Zäsuren wie der Tod des Lebenspartners, die Pension oder berufliche Konflikte bringen Depressionen mit sich.
5. Zu wenig Sonne. Lichtmangel im Herbst und Winter kann zur saisonalen Depression führen.

Depression ist eine Krankheit

Die Wurzeln der Krankheit ortet Sigmund Freud in der Kindheit

Die Wurzeln für Depressionen liegen, so die Psychoanalyse Sigmund Freuds, wahrscheinlich schon in der frühen Kindheit. Werden in Prägephasen – wie der oralen Phase – die Bedürfnisse eines Kleinkindes in zu geringem bzw. übermäßigem Ausmaß erfüllt, besteht die Gefahr, dass es auf dieser Entwicklungsstufe stehen bleibt. Sein Selbstwertgefühl hängt massiv von seiner Umwelt, den Eltern, den Geschwistern ab.
Verliert nun das zum Erwachsenen gewordene Kind einen geliebten Menschen, wobei Verlust nicht automatisch Tod, sondern auch Tren-

nung oder Zurückweisung bedeuten kann, so identifiziert es sich mit diesem, um dadurch den schmerzlichen Verlust zu kompensieren. Freud postulierte weiter, dass man Menschen, die man liebt, im Unterbewusstsein negative Gefühle entgegenbringt. So legt der Erwachsene diese nun auf sich selbst um. Ist die Abhängigkeit zwischen den beiden sehr groß gewesen, zeigt die Trauerarbeit, das Auseinandersetzen mit und schließlich das Lösen vom verlorenen Menschen keine Wirkung. Der Trauernde bestraft sich selbst, was zur Depression führt.

Jungen wird beigebracht, ihre Emotionen zu verbergen

Andere Theorien vermuten Ursachen der Depression in oktroyierten Verhaltensschemata. Jungen wird als Kind beigebracht, ihre Emotionen zu verbergen. Zu weinen, Trauer zu zeigen oder auch Angst ist verpönt. Sie müssen »hart sein wie Papa« und nicht sensibel. Als logische Folge daraus reagieren sie mit Trotz, Aggression und dem Bilden einer harten Schale um einen oftmals weichen Kern. Buben gehen häufig auf Distanz und lernen ihre Tränen, ihre wirklichen Emotionen zu verstecken, statt ihren verletzten Gefühlen freien Lauf zu lassen. Dies sorgt für Depressionen, die erst im Erwachsenenalter zu Tage kommen.

Wiederum andere Theorien orten die Ursache von Depression in negativen Erlebnissen während der Kindheit, die dazu führen, dass sich das Kind ein negatives Denkschema aneignet und dieses auf sich bezieht. Passieren solche negativen Ereignisse selbiger Art im späteren Lebensalter wieder, wird dieses Schema von neuem aktiviert. Bedient ein Kellner beispielsweise einen Depressiven deshalb nicht, weil noch fünf andere Gäste vor ihm da waren, so wird er trotzdem vermuten, der Kellner kann ihn wahrscheinlich nicht leiden.

Depressionen sind eine Krankheit und nicht ein Zeichen von Charakterschwäche. Sie können als einmalige oder periodische Symptome auftreten. Hauptsymptome sind:

- gedrückte Stimmung
- Interessen-/Freudlosigkeit
- Antriebs- und Schlafstörungen.

Weitere typische Symptome sind:

- Konzentrationsstörungen
- Minderung des Selbstwertgefühls
- Schuldgefühle
- Hemmungen
- Unruhe
- Angst
- Selbstschädigung
- Appetitminderung
- Energieverlust bis zur totalen Erschöpfung
- Unruhe

- Rastlosigkeit
- verminderte Aktivität
- Gewichtszu- bzw. -abnahme
- Vernachlässigung von Tätigkeiten, die früher Spaß gemacht haben (Hobbys und Sport).

Auch Panikattacken können depressive Ursachen haben

Nicht selten liegen aber auch scheinbar rein körperlich begründete Schmerz- oder Verspannungszustände wie Kopfschmerzen, Verkrampfungen in Brustkorb, Bauch oder Gliedern vor, die lange Zeit nicht als Leitsymptom einer seelischen Verletzung erkannt werden. Auch Panikattacken können in manchen Fällen Folge einer Depression sein. Unter einer Panikattacke versteht man eine übersteigerte Reaktion des Körpers auf Angst. Hauptverantwortlich ist wahrscheinlich das Hormon Adrenalin, das hier übermäßig produziert und ausgeschüttet wird. Die Folge sind eine Reihe von äußerst unangenehmen Empfindungen, einschließlich noch größerer Angst.
Die Ursachen solcher Attacken können neben Depression auch emotionaler (durch Erschöpfung hervorgerufene Angst- und Panikattacken), seelischer (bei Verzweiflung, fehlenden Zukunftsperspektiven und Todesängsten), aber auch rein körperlicher Art sein, z. B. während und nach Abmagerungskuren. Weitere mögliche körperliche Auslöser: niedriger Blutdruck, die Nebenwirkung von Medikamenten, Drogen-, Alkohol- und Nikotinentzug, die Einnahme von Appetitzüglern und Steroiden zur Leistungssteigerung oder aufputschender Drogen wie Kokain, LSD und Cannabis. Auch Menschen, die in ihrer Kindheit körperlich, emotional oder sexuell missbraucht worden sind, leiden im Erwachsenenalter häufig unter Panikattacken.

DER SELBSTTEST: BIN ICH DEPRESSIV?

- Können Sie sich gegenüber früher nur noch selten freuen?
- Fällt es Ihnen schwerer als früher, Entscheidungen zu treffen?
- Haben Sie Schwierigkeiten, sich zu konzentrieren?
- Haben Sie kein Selbstvertrauen mehr?
- Hat Ihr innerer Schwung nachgelassen?
- Müssen Sie immer wieder an die gleichen unangenehmen Dinge denken?
- Fühlen Sie sich wertlos, machen Sie sich manchmal Selbstvorwürfe?
- Leiden Sie unter Tagesschwankungen (Morgentief)?
- Haben Ihre erotischen/sexuellen Bedürfnisse nachgelassen?
- Leiden Sie unter Schlafstörungen?

- Fühlen Sie sich oft traurig, niedergeschlagen oder hoffnungslos?
- Gab es unter direkten Verwandten (1. Grades) Fälle von Depression, Sucht oder Selbstmordhandlungen?
- Haben Sie schon daran gedacht, sich das Leben zu nehmen?

Wenn Sie mindestens vier der Fragen mit Ja beantwortet haben, sollten Sie einen Arzt – am besten einen Psychiater – aufsuchen.

Bei der Depression unterscheidet man je nach Schweregrad folgende Formen:

1. Depressive Verstimmung (auch »Depressive Episode«)
Symptome: Schwermütigkeit; langsames, gequältes Denken; innere Unruhe bis hin zur Angst; schlechter Schlaf. Dazu gehören die:

a. Agitierte Depression (Hektik, Angst, Unruhe)
b. Gehemmte Depression (langsames Denken, Antriebslosigkeit)
c. Psychotische Depression (Halluzinationen, Wahnvorstellungen)
d. Larvierte Depression (Schmerzen, körperliche Beschwerden)

Bestimmte Formen wie Dysthymie verlaufen chronisch

2. Dysthymie
Symptome: Schlafstörungen; Müdigkeit; Unzufriedenheit mit sich selbst; tritt im Erwachsenenalter auf und verläuft meist chronisch. Dazu gehören:

a. Erschöpfungsdepression (Dauerstress, kaum Zeit fürs Privatleben)
b. Spätdepression (beim Mann ab ca. 50 Jahren)
c. Altersdepression (zwischen 60. und 90. Lebensjahr)

Eine Sonderform bei Frauen: Wochenbettdepression (nach der Geburt eines Kindes)

3. Zyklothymie (manisch-depressive Form)
Symptome: Stimmungsschwankungen zwischen leichter Form der Depression und Freude. Der Wechsel der Stimmung tritt völlig unmotiviert auf.

Der kleine Unterschied

»Bei der Depression gibt es einen Unterschied zwischen Mann und Frau, der auf sehr komplexen Faktoren beruht.« Das war die Quintessenz einer Tagung zum Thema »Depression bei Frau und Mann – der

kleine Unterschied?« an der Universitätsklinik für Psychiatrie im Frühjahr 1999 in Wien.
In der Medizin bedeutet »komplex« oft »nicht empirisch beleg- oder nachvollziehbar«, oder anders ausgedrückt: Man vermutet etwas, weiß aber de facto nicht viel. Diskutiert wird jedenfalls, dass Frauen abhängiger sind von interpersonalen Beziehungen und bei Konflikten eher Schuldgefühle entwickeln, die zur Depression führen, als Männer. Sie leiden mehr an Beziehungsproblemen (Trennung vom Partner u. Ä.), während Männer mehr zur Wut neigen und Probleme eher verdrängen.

Männer greifen in der Depression zu Alkohol

Der Schweregrad der Depression und die Symptome sind bei Mann und Frau vergleichbar. Allerdings sind bei Frauen mehr Angstzustände und Essstörungen anzutreffen, während bei Männern die Abhängigkeit zu Alkohol und anderen Substanzen (Tabletten, Drogen etc.) im depressiven Stadium massiv zunimmt.
Bei den biologischen Ursachen werden vor allem hormonelle Hypothesen untersucht. Stimmungsveränderungen sind bekanntermaßen häufig mit hormonellen Veränderungen verbunden. Frauenärzte behandeln und untersuchen die Phänomene der Stimmungsschwankungen um die Zeit der Menstruation sowie bei der knapp nach der Geburt einsetzenden Wochenbettdepression oder aber die bekannten Depressionen während des Wechsels schon seit geraumer Zeit. Eine Östrogentherapie bei der Wochenbettdepression nach der Geburt konnte große Erfolge erzielen.
Es wird daher Aufgabe der Endokrinologen sein, künftig auch bei der Behandlung des Klimakteriums des Mannes die Depression zu berücksichtigen und hormonelle Ansatzpunkte zu finden, wie diese im Rahmen einer Hormonersatztherapie ausgeschaltet werden kann.
Typisch für das Tabuthema Depression ist, dass zwei Drittel der Patienten – und ebenso viele Psychotherapeuten – Frauen sind. Um dem Gefühl der inneren Leere zu entfliehen und um ihr angeschlagenes Selbstwertgefühl wieder aufzubauen, flüchten viele Männer in die Arbeit oder betäuben sich mit Alkohol.

Männer greifen zu Zigaretten, wenn sie traurig sind

Auch in einer vor kurzem in der »Medical Tribune« veröffentlichten US-Studie der Universität von Irvine über Rauchgewohnheiten zeigt sich bereits der krasse Unterschied: Männer greifen bevorzugt zur Zigarette, wenn sie müde oder traurig sind, während Frauen auch in Glücksmomenten gerne rauchen. Beide Gruppen zündeten sich vor allem dann eine Zigarette an, wenn sie wütend waren oder konzentriert sein mussten, hieß es in der Studie.

Auswege aus der Depression

»Gesundheit ist nicht alles, aber ohne Gesundheit ist alles nichts.«
Arthur Schopenhauer

Es gibt die verschiedensten Möglichkeiten, Depressionen zu bekämpfen. Fangen Sie mit den einfachsten an, die Sie selbst steuern können:

1. Teilen Sie Ihre Gefühle mit

Öffnen Sie sich Vertrauten gegenüber!

Sprechen Sie mit Freunden, Ihrem Lebenspartner oder Familienmitgliedern, die Ihnen Unterstützung und Führung anbieten und neue Perspektiven geben können. Eine Studie der Carnegie-Mellon-Universität in Pittsburgh, Pennsylvania, berichtet, dass man häufiger körperliche Krankheiten erleidet, wenn das soziale Netzwerk zu dünn gesponnen ist. Dass Psyche und körperliche Krankheiten miteinander verknüpft sind, ist nichts Neues. Die Autoren meinten in ihrer Studie, dass die Einflechtung in ein größeres soziales Netzwerk auch die Motivation stärkt, sich selbst gesund zu halten. Sie vermuteten sogar einen »Feel-Good-Faktor«, der den Hormonhaushalt verändert.

2. Verbringen Sie Zeit mit anderen Menschen

Engagieren Sie sich in Aktivitäten, die Sie früher interessiert haben, insbesondere jene, die Ihnen auch Freude bereiten, die Sie aber zuletzt vernachlässigt haben. Regelmäßiger Ausgleichssport kann auch die Stimmung heben. Achten Sie auf genug Erholung und eine ausgewogene, geregelte Verdauung mit wenig tierischen Produkten.
Knüpfen Sie auch wieder soziale Kontakte zu alten Freunden, die sie vernachlässigt haben.
Unternehmen Sie nicht zu viel auf einmal. Wenn Sie größere Aufgaben vor sich haben, unterteilen Sie sie in kleinere Einheiten und stecken sich erreichbare Ziele.

3. Antidepressiva

Manchmal ist auch eine medikamentöse Behandlung notwendig, um aus dem seelischen Tief herauszukommen. Dabei ist darauf zu achten, dass Ihr Arzt nicht gerade gängigen »Modetrends« in der Medizin wie den »Happy Pills« folgt, sondern die Therapie voll und ganz auf Ihre individuellen Bedürfnisse abstimmt. Zu den so genannten Happy Pills zählen Antidepressiva aus der Gruppe der Serotonin-Aufnahmehemmer wie Fluctine oder Seroxat. Diese werden generell zur Behandlung von Depressionen, Angst und Panikstörungen eingesetzt. Zu beachten ist dabei, dass bei den Nebenwirkungen neben Übelkeit oder Unruhe auch sexuelles Desinteresse und sexuelle Störungen auf-

Serotonin-Aufnahmehemmer verursachen oft sexuelle Störungen

treten können, die gerade bei Männern im Wechsel kontraproduktiv wären, die als Teil ihrer Symptomatik eben solche Symptome aufweisen. Hier ist eine genaue Abstimmung mit dem behandelnden Arzt, der viel Erfahrung mit diesen Medikamenten und der Erkrankung haben sollte, unbedingt notwendig.
Ähnliches gilt für das kürzlich zugelassene Antidepressivum Effektin, das in Ergänzung zum Serotonin auch die Noradrenalinaufnahme hemmt. Auch hier kann es zu Schlaf- und Sexualstörungen sowie Übelkeit kommen. Eine neue Generation der Antidepressiva mit dem Wirkstoff NARI (Nor-Adrenalin Reuptake Inhibitor) gilt als die neue Wunderwaffe gegen Depression. Sie sind sicher und rasch wirksam. Bereits nach rund zehn Tagen lassen sich beim Patienten große Fortschritte feststellen. Dazu kommt noch, dass diese Medikamente wie Edronax® (Reboxetin) nahezu nebenwirkungsfrei sind.

Neue Antidepressiva sind wahre Wundermittel

Es gibt keine Superpille zur Behandlung der männlichen Depression, egal, in welchem Alter und für welchen Mann. Entscheidend ist hier unbedingt eine individuelle Therapie. Es gibt auch kombinierte Präparate, die neben einer antidepressiven auch eine beruhigende Wirkung haben. Die medikamentöse Behandlung ist meist nicht nur kurzfristig angesetzt, sondern wird auch nach Abklingen der Symptome über einige Monate hindurch fortgesetzt, um Rückfälle zu vermeiden.

4. Psychotherapeut oder Psychiater

Eine Möglichkeit ist, mittels einer professionellen Gesprächs- oder Verhaltenstherapie die Depression in den Griff zu bekommen. Bei der interpersonalen Therapie und der kognitiven Verhaltenstherapie ist das Ziel, die negative Einstellung zur Realität und sich selbst zu korrigieren. Anhand von Beispielen aus dem Leben des Patienten sollen Probleme analysiert und falsche Erwartungen und Vorstellungen entdeckt werden. Der Patient lernt dabei Möglichkeiten kennen, seine Probleme selbst zu lösen. Achten Sie dabei auf eine entsprechende Ausbildung der Vertrauensperson Ihrer Wahl als Psychotherapeut. Auch ob die Chemie zwischen Ihnen und dem Therapeuten stimmt, ist von größter Wichtigkeit.

Die interpersonale Therapie analysiert Ihre Depressionsprobleme

Wenn Sie sich bei diesen Gesprächen nicht wohl fühlen, wechseln Sie ohne zu zögern durchaus zum zweiten oder dritten Arzt, bis eine echte Vertrauensbasis besteht, die die Grundvoraussetzung für eine erfolgreiche Therapie darstellt.

WEGE AUS DER DEPRESSION

Warten Sie nicht erst auf den Zusammenbruch. Suchen Sie schon vorher Hilfe.

Kapseln Sie sich nicht ab. Suchen Sie den Kontakt zu anderen Menschen.

Reden Sie über Ihre Probleme. Sprechen Sie mit Freunden, Partnern oder Ihrer Familie über alles, was Sie belastet.

Denken Sie positiv. Tipps dafür finden Sie im Kapitel »Fitness für den Geist«.

Gehen Sie zu einem Psychotherapeuten. Schämen Sie sich nicht: In den USA hat jeder Hollywoodstar seinen persönlichen Seelenarzt. Und ist stolz darauf.

Achtung: Körpersignale!

Die richtige Vorsorge für ein langes Leben

Gesundheit ist für Männer kein Thema

Die Männer-Gesprächsthemen: Beruf, Fußball, Alkohol

Zumindest wenn sie unter ihresgleichen sind, werden berufliche Probleme zum Diskussionsmittelpunkt, diagnostizierte die »Ärztewoche« im April 1999 und veröffentlichte eine brandneue Studie. Auf Platz 2 des maskulinen Gesprächsinteresses regiert König Fußball, dicht gefolgt vom Alkohol, der nicht nur in hochprozentiger Form oral verabreicht, sondern auch als Erzählthema Männer zu kollektiver Euphorie hinreißt. Danach kommen in der Skala der beliebtesten Männer-Gesprächsthemen Urlaub und Politik. Kunst und Theater rangieren – wie die Themen Frauen, Sex und Gesundheit – unter ferner liefen.

»Erschreckend« findet Prof. Ebert, der Leiter dieser Psychologiestudie aus Münster, dass »viele Männer vordergründig zum Stammtisch gehen, um Leute zu treffen, die man irgendwann brauchen könnte.« Erschreckend sei auch der hohe Stellenwert des Themas Alkohol: es wird geprahlt, gescherzt, gegrölt, gesoffen. Über Beziehungsprobleme zu reden ist tabu, über sexuelle sowieso. Persönliche Niederlagen sind in Männergesprächen genauso wenig Thema wie Vorsorgeuntersuchungen und Gesundheitschecks.

Männerleiden – Männerschmerzen

Männer denken erst an ihre Gesundheit, wenn sie krank sind

Die Österreicher und Deutschen fühlen sich erst dann für die eigene Gesundheit verantwortlich, wenn sie bereits ernsthaft erkrankt sind. Nicht weniger als 32 % der Österreicher gaben bei einer im Auftrag des Fonds »Gesundes Österreich« durchgeführten Meinungsumfrage voll Überzeugung an, dass ihre Ärzte für ihre »persönliche Gesundheit verantwortlich« wären. Nur 22 % meinten hingegen, »jeder sei für sich selbst verantwortlich«. Fast gleich viele, nämlich 20 %, befanden, die Sozialversicherung sei für ihre Gesundheit zuständig. Erst nach einer ernsten Erkrankung erkennen nicht weniger als 90 %, dass die eigene Gesundheit ausschließlich in eigener Hand liegt.

Kaum 20 % der Männer machen regelmäßig Sport

Laut einer Fessel-Umfrage vom Dezember 1998 halten sich auch 54 % der Österreicher für »sportlich«, kaum 20 % erreichen jedoch tatsächlich im Alltagsleben regelmäßige körperliche Aktivität in gesundheitsfördernder Intensität. Nur jeder zweite Übergewichtige glaubt an Ernährungsfehler. »Kein Wunder, dass zwar ein Viertel aller Österreicher gesundheitsbedrohendes Übergewicht hat, aber nur jeder zweite Betroffene einen Zusammenhang mit falscher Ernährung herstellt«, resümiert die Ärztewoche. In konsequenter Unlogik fürchten sich die Österreicher zwar am allermeisten vor Krebs (62 %), der tatsächlich 23 % der Todesfälle verursacht. Nur 13 % haben hingegen Angst, ein Herz-Kreislauf-Leiden zu entwickeln, das jedoch statistisch in 50 % der Fälle zum Tod führt. Fazit: Das Gesundheitsbewusstsein des Österreichers ist genauso wie das des Deutschen eine Katastrophe.

Nur 13 % haben vor Herz-Kreislauf-Leiden Angst

Der Österreicher ist 12 Tage im Jahr krank

Jeder erwerbstätige Österreicher ist durchschnittlich 12 Tage pro Jahr krank. Insgesamt hat sich die Zahl der Krankenstände in den letzten Jahren auf 35,5 Millionen Tage verringert. Führend sind die Erkrankungen des Bewegungsapparates mit 7,3 Millionen Krankenstandstagen vor den Atemwegen mit 6,7 Millionen, 3 Millionen durch Arbeitsunfälle, 2,6 Millionen durch Nicht-Arbeitsunfälle und als Schlusslicht der Liste mit einer Million Tagen Kopfschmerzen, Schlafstörungen und Schwindel. Nach einer vom Nachrichtenmagazin »NEWS« in Auftrag gegebenen Umfrage behaupten 62 % der Österreicher, regelmäßig Bewegung zu betreiben, 60 % auf die Ernährung zu achten, 16 % verzichten insgesamt auf Alkohol und Nikotin und nur 13 % tun tatsächlich etwas für die Prävention.

Viele Krankheiten senden leise Vorboten

Viele ernsthafte Erkrankungen entstehen nicht über Nacht. Sie senden leise Vorboten, die sich erkennen und oft auch deuten lassen. Es gehört daher zu den wichtigsten Aufgaben in Sachen Vorsorge und Früherkennung, einige typische Körpersignale zu kennen und richtig entschlüsseln zu können.

• Kopf

Kopfschmerzen

Bei pochenden Kopfschmerzen nach dem Sport: Arzt rufen!

Wenn Sie ganz plötzlich stark hämmernde, pochende Kopfschmerzen bekommen, wie Sie sie noch nie zuvor erlebt haben, ist das ein ernst zu nehmendes Alarmsignal. Insbesondere tritt dieses Symptom nach körperlicher Anstrengung, z. B. durch Sport, auf. Rufen Sie sofort einen Arzt! Es kann sich dabei um eine Gefäßerweiterung im Gehirn oder aber auch um eine plötzlich aufgetretene Blutung handeln.

Sprachunsicherheiten, Störungen der Gefühlsempfindung oder Motorik

Sie sind der Hinweis auf eine Durchblutungsstörung und erfordern eine sofortige Spitalskontrolle.

Schwellungen der Halslymphknoten im Bereich des Kopfes

Harte Lymphknoten können Krebssymptome sein

Sie finden sich sowohl im Nacken als auch um das Ohr, unter dem Unterkiefer und in der Halsregion: Die Lymphknoten können im Rahmen einer Infektion (z. B. durch einen eitrigen Zahn oder eine Mandelentzündung) anschwellen. Sind die Lymphknoten hart und nicht verschiebbar, zum Teil auch druckempfindlich und überdimensional groß, ist eine sofortige Abklärung unbedingt erforderlich, um Lymphdrüsenkrebs ausschließen zu können.

• Augen

Gelbe Augen

Gelbe Augen können Leber- oder Gallenkrankheiten anzeigen

Sie schauen in den Spiegel und sehen plötzlich statt des üblichen Weiß eine Gelbfärbung Ihres Augapfels. Man spricht dabei vom Ikterus, der immer ein ernst zu nehmendes Symptom für eine Erkrankung der Leber oder Gallenwege ist. Mittels einer Blutabnahme und Ultraschalluntersuchung kann man diese Erkrankungen rasch diagnostizieren.

Ringe in den Augen

Ein blassgrau-weißlicher Ring, der sich innen um das Auge legt, ist entweder Ausdruck des Älterwerdens oder aber eines zu hohen Cholesterinspiegels und wird auch Arcos-lipoideos genannt. Gelegentlich findet man dabei auch im Bereich der Lider außerhalb des Auges auf der Haut gelblich weiße Knötchen, so genannte Xanthelasmen, gleichfalls Ausdruck von Fettinseln und Depots bei krankhaft erhöhten Blutfetten.

Schwellungen der Augenlider
Typisch geschwollene, schwer zu öffnende Lider in der Früh können häufig Anzeichen einer allergischen Reaktion sein. Wenn aber generell Schwellungen der Beine bestehen oder eine starke Müdigkeit und die Haut etwas blass oder grau ist, finden sich oft Veränderungen der Leber im Rahmen einer häufigen Unterfunktion der Schilddrüse oder einer Nierenerkrankung. Auch hier kann ein Bluttest relativ rasch Aufklärung bringen.

Müdigkeit und blasse Haut deuten auf Leberprobleme hin

Blitzen in den Augen
Wenn es immer wieder zum Auftreten von Flimmern oder Blitzen vor den Augen kommt, ähnlich wie wenn man die Kopie eines alten Filmes sieht, sprechen die Augenärzte auch von Mouches volantes, von kleinen »Fliegen, die vor den Augen hin und her fliegen«. Meistens ist es etwas völlig Normales, kann mit Nervosität und schlechter Durchblutung zusammenhängen. Bei chronischem Auftreten sollten Sie zum Augenarzt.

• Lippen

Raue Lippen und Mundwinkelecken
Eingerissene Mundwinkel sind ein sicheres Zeichen für einen Mangel an Vitaminen, insbesondere Vitamin B, Vitamin C und häufig auch Zink. Durch eine entsprechende Ernährung mit Vitaminen, Spuren- und Mineralelementenersatz und der Verwendung von Lippencremen lässt sich das Problem leicht in den Griff bekommen.

Raue Lippen zeigen einen Vitaminmangel an

• Hals

Schluckbeschwerden und Heiserkeit
Sie treten hauptsächlich im Rahmen bakterieller und zumeist banaler Infektionen auf, können aber auch Zeichen einer Schilddrüsenvergrößerung (um den Adamsapfel) oder bei Rauchern Hinweis auf eine Wucherung an den Stimmbändern und im Rachen sein. Sollten die Beschwerden mehr als sieben Tage anhalten, ist unbedingt ein Facharzt für Hals-, Nasen- und Ohrenheilkunde aufzusuchen.

• Atmungsorgane

Husten
Weißer und eher durchsichtiger Auswurf bei Rauchern ist normal. Bei einer viralen oder bakteriellen Infektion kommt es meist zu einer Ver-

Bei rötlichem Auswurf unbedingt zum Arzt!

färbung ins Gelbgrüne. Sollte gleichzeitig Fieber auftreten oder sollten die Beschwerden länger anhalten, sind ein Lungenröntgen sowie die Kontrolle durch den Arzt angezeigt. Wenn beim Husten und Auswurf eine rötliche oder rötlich bräunliche Verfärbung vorliegt, können kleine Gefäße eingerissen sein. Auch hier ist zum Ausschluss einer bösartigen bzw. gefährlichen Veränderung unbedingt der Arzt aufzusuchen.

• Herz

Herzstolpern oder Herzrasen

Jeder von uns hat jede Minute einige so genannte Extraschläge, die keinen krankheitsbezogenen Wert haben. Wenn jedoch in der Minute mehr als zehn solcher Herzstolperer auftreten und wir dabei ein sehr unangenehmes Empfinden haben (kontrollieren Sie solche Schläge durch Pulsmessen), sollte man vorsichtshalber zur Abklärung den Arzt aufsuchen. Liegt der Puls ständig über 90, kann das gleichfalls Ausdruck einer Herzerkrankung sein und bedarf einer entsprechenden Abklärung.

• Darm

Blut im Stuhl

Bei Blut im Stuhl ist eine Darmspiegelung Pflicht

Meistens handelt es sich um kleine Einrisse der Afterschleimhaut oder um Hämorrhoiden. Man darf sich jedoch nicht einer trügerischen Sicherheit hingeben, da Blut im oder auf dem Stuhl eines der Leitsymptome für Geschwülste im Bereich des Mast-, End- und Dickdarms sein kann. Dieses Anzeichen muss ausnahmslos immer durch den Arzt mittels einer Spiegelung zum Ausschluss einer ernsten Dickdarmerkrankung abgeklärt werden.

• Niere und Harnwege

Blut im Harn

Rötliche Färbung des Harns kann beispielsweise durch die Ernährung oder durch bestimmte Getränke eine harmlose Ursache haben. Auf der anderen Seite gilt sie auch als Leitsymptom für Erkrankungen der Niere, der Harnleiter oder insbesondere Gewächse in der Blase. Häufig ein völlig harmloser Grund ist ein kleiner Einriss der Blutgefäße in der Harnröhre nach dem Geschlechtsverkehr. Trotzdem: Blut im Harn muss immer abgeklärt werden.

• Haut

Melanom

Da sonnengebräunte Haut zu den Schönheitsidealen zählt, gleichzei-

Bei Hautveränderungen die ABCD-Regel anwenden

tig aber der Hautkrebs (das bösartige Melanom) zunimmt, sind regelmäßige Selbstuntersuchungen am ganzen Körper unbedingt anzuraten. Für jedes Muttermal bzw. jeden Leberfleck gilt die ABCD-Regel, die zur Vorsicht mahnt: Asymmetrie, Begrenzung (unregelmäßig/unscharf), Color (wechselnde Farbe innerhalb des Herdes), Durchmesser (größer als 5mm).
Achten Sie auf dunkelbraune, blaue oder blauschwarze Pigmentmale, die in wenigen Monaten neu auftreten, schnell wachsen und sich in der Farbe ändern, jucken oder gar bluten.

• Muskeln und Gelenke

Nächtliche Wadenkrämpfe
Häufigste Ursache für das Auftreten von Muskelzittern oder Wadenkrämpfen während der Nacht ist ein Mangel an Magnesium. Hier helfen einfache Magnesium-Brausetabletten. Andere Ursachen sind in einer Überanstrengung, Muskelkater oder Überbelastung der Gelenke zu suchen. Kalte Zehen und Schmerzen in der Wade bei und nach längerem Gehen können auch Ausdruck einer Durchblutungsstörung sein.

WANN UND WIE SOLL ICH KONTROLLIEREN?

- Cholesterinspiegel: Das erste Mal mit 20, danach alle fünf Jahre, ab 45 Jahren jährlich (bei Familien-Risikovorgeschichte früher und häufiger).
- Blutzucker: Das erste Mal mit 20, danach alle fünf Jahre, ab 45 Jahren jährlich (bei Familien-Risikovorgeschichte früher und häufiger).
- Blutdruck: Einmal jährlich oder bei belastender Vorgeschichte regelmäßig und häufiger.
- Prostata: Ab dem 45. Lebensjahr einmal jährlich zum Urologen, bei Familien-Risikovorgeschichte früher und häufiger. Dabei sollte unbedingt Ihr PSA-Wert ermittelt werden.
- Komplette physische Untersuchung durch den Hausarzt: Zweimal in den 20ern, dreimal in den 30ern, viermal in den 40ern, fünfmal in den 50ern, jährlich ab dem 60. Lebensjahr.
- Dickdarmkrebsvorsorge: Ab dem 50. Lebensjahr einmal jährlich Stuhl auf Blut untersuchen lassen und alle drei bis fünf Jahre eine Dickdarmspiegelung, bei Familien-Risikovorgeschichte häufiger.
- Zahn-Check-up: Zumindest einmal jährlich.
- Augenuntersuchung: Alle vier bis fünf Jahre.

Der mündig gewordene Patient

Jeder vierte Mann informiert sich über Gesundheit im Internet

Jede dritte amerikanische Frau und jeder vierte amerikanische Mann verwenden das Internet als Quelle für medizinische Informationen. Im Alter zwischen 18 und 40 ist es bereits bei 35 % der Befragten gang und gäbe, über 55 Jahre sind es immer noch 20 %, die bei gesundheitlichen Fragen ins World-Wide-Web schauen. In einer genauso beachtenswerten kürzlich publizierten Studie des »British Medical Journal« wurde offenkundig, dass Patienten mehr Informationen von ihren Ärzten wünschen, als sie tatsächlich bekommen. Dies zeigt die Notwendigkeit von Information sowie von einem wirksamen Modell für die Vorsorge.

Den »Mann 2000« finden Sie ab sofort auch im Internet!

Auch den »Mann 2000« finden Sie im Internet. Auf einer eigenen Webpage erfahren Sie regelmäßig neue Fakten, die noch nicht in dieses Buch Eingang gefunden haben, sowie eine Vielzahl von Serviceelementen und Informationen zu Ihrer Gesundheit. Wenn Sie mehr darüber erfahren wollen, schlagen Sie bitte auf Seite 352 dieses Buches nach.

Trotz dieser neuen Informationsmöglichkeit muss klargestellt werden, dass jeder eine große Eigenverantwortung trägt. Frau Prof. Fletcher von der Harvard Medical School fasste das treffend zusammen: »Einige Leute möchten, dass man ihnen sagt, was sie zu tun haben. Andere wiederum wollen Informationen, um dann bei der Entscheidung mitsprechen zu können.« Im Klartext: Um gesund zu bleiben tragen Patient und Arzt eine große gemeinsame Verantwortung. Im Medizinzeitalter der Gentechnik mit molekularbiologischer Diagnostik, Gentherapie und Klonen kommt einer umfassenden Beratung immer größere Bedeutung zu.

Ihr medizinischer Stammbaum

Etwa 15 % aller Menschen mit beispielsweise Dickdarmkrebs haben eine familienbelastende Vorgeschichte. Jedes vierte Kind aus einer Alkoholikerfamilie wird selbst zum Alkoholkranken. Diese Prognose kann man gleichfalls für Bluthochdruck, Zuckerkrankheit und viele andere Krebsformen abgeben.

Krankheiten Ihrer Verwandten zu kennen macht Vorsorge einfacher

Es ist daher gar nicht schlecht, sich einmal bei einem Familientreffen kurz die Krankheiten der direkten Blutsverwandten, Urgroßeltern, Großeltern, Onkeln, Tanten und Geschwister, anzusehen, um dabei möglicherweise für die eine oder andere Erkrankung ein leicht erhöhtes Risiko herauszufiltern. Danach können Sie eine individuelle Vorsorgeplanung in Abstimmung mit dem Arzt Ihres Vertrauens gestalten.

Gesund arbeiten ist das halbe Leben

Viele Männer verbringen zehn bis zwölf Stunden am Tag bei einer sitzenden Tätigkeit. Die Arbeit wird damit zum entscheidenden Gesundheitsfaktor.

Falsches Sitzen kann Ihre Gesundheit gefährden

Vermeiden Sie durch eine richtige Körperhaltung Haltungsschäden. Sitzen Sie aufrecht mit geradem Rücken, die Oberschenkel sollten auf der Sitzfläche des Sessels aufliegen, Beine nicht übereinander geschlagen werden. Es empfiehlt sich, die Handflächen auf den Tisch oder auf eine Unterlage aufzulegen, um Sehnenscheidenentzündungen vorzubeugen. Der Bildschirm Ihres Computers darf nicht zu hoch sein.

Trinken Sie ausreichend Mineralwasser, mindestens zwei Liter pro Tag, da die Büroluft den Organismus austrocknet. Achten Sie nach einer 30-minütigen Bildschirmtätigkeit auf eine zumindest fünfminütige Pause. Stehen Sie immer wieder auf und halten Sie gelegentlich Besprechungen im Stehen ab. Vermeiden Sie großzügige Mahlzeiten bis zur Ermüdung und essen Sie lieber öfters kleine Imbisse.

Versuchen Sie den Stress abzubauen und sorgen Sie täglich für Entspannung. Dabei ist wichtig, dass Sie immer auf Ihren eigenen Biorhythmus hören. Wann sind Sie am aktivsten, wann werden Sie müde? Richten Sie sich nach Ihrer inneren Uhr, nicht nach der der anderen, und gestalten Sie dementsprechend einen eigenen Zeitplan. Wichtig ist regelmäßiger Schlaf und eine Struktur im Arbeitsalltag.

Entspannende Musik sowie regelmäßige Ganzkörpermassagen lassen Sie nach einem langen Tag optimal relaxen. Auch Meditation und Entspannungsübungen, die leicht zu erlernen sind und maximal zehn Minuten täglich in Anspruch nehmen, wirken oft Wunder.

ZEHN TIPPS ZU IHREN MEDIKAMENTEN

1. Lesen Sie die Gebrauchsanweisungen genau – und folgen Sie ihnen.
2. Informieren Sie Ihren Arzt, bevor Sie ein Medikament abrupt absetzen.
3. Informieren Sie Ihren Arzt sofort über Nebenwirkungen, die bei Ihnen auftreten.
4. Informieren Sie Ihren Arzt über etwaige nicht-rezeptpflichtige Medikamente, die Sie eingenommen haben (Wechselwirkungen!).
5. Bewahren Sie Ihre Medikamente entsprechend auf, vermeiden Sie Sonnenlicht. Manche Medikamente müssen im Kühlschrank gelagert werden.
6. Entsorgen Sie abgelaufene Medikamente.
7. Belassen Sie Ihre Medikamente in der Originalpackung.
8. Nehmen Sie wegen der Verwechslungsgefahr keine Medikamente im Dunkeln ein.
9. Vermeiden Sie die gleichzeitige Einnahme von Medikamenten und Alkohol, es kann zu ungeahnten Wechselwirkungen kommen.
10. Wenn Sie mehrere Medikamente gleichzeitig einnehmen müssen, behalten Sie immer eine Liste dieser Medikamente und ihrer genauen Einnahmezeiten bei sich.

Der Sieg über das Alter

Die 50-plus-Generation

Das Comeback des reifen Mannes

Er jagte Dr. No, sandte Liebesgrüße aus Moskau, legte Goldfinger das Handwerk und lebte sogar zweimal. Bei den Filmfestspielen in Cannes 1999 wurde er als Jahrhundertschauspieler gefeiert. Die Frauen schwärmen von seinem Sexappeal, die Männer bewundern seine souveräne Maskulinität und diesen Schuss schottischer Verwegenheit, der sein Charisma prägt.

Das amerikanische »People Magazine« wählte den Mimen aus Edinburgh sogar zum »Sexiest Man Alive«. Kaum zu glauben: Der Mann ist 69.

Sean Connery, ein Sexsymbol mit 69 Jahren

Sean Connery, der erste – und vermutlich beste – James Bond ist ein Paradebeispiel dafür, dass Attraktivität und Stärke keine Fragen des Alters sind: »Ich bin zufrieden mit mir, obwohl ich gerne mit einem guten Gesicht alt geworden wäre, so wie Hitchcock oder Picasso«, neigt der Power-Schauspieler bei seiner eigenen Wirkung zum Tiefstapeln. Bis heute ist Connerys Maxime eine gesunde Lebensführung und körperliche Betätigung. Er hat darin reichlich Erfahrung: 007 war im realen Leben Sportler und brachte es 1953 sogar auf Platz 3 der »Mister Universum«-Wahl.

The New Generation

The New Generation – der reife Mann als Wirtschaftsfaktor

Der alternde Mann, bis vor einigen Jahren noch soziologisch als unbedeutend betrachtet, ist zu einem gigantischen Wirtschaftsfaktor geworden. Selbst die Werbung, die im letzten Jahrzehnt nur von jugendlichem Schönheitsideal und aufkeimender Virilität geprägt war, hat die Generation der über 50-Jährigen, die kurioserweise »The New Generation« genannt wird, entdeckt. Hugo Boss operiert in seiner aktuellen Kampagne mit dem Reiz der weißen Schläfen. Herren jenseits der 50 werden in der Werbung erstmals ernsthaft, schön und sinnlich inszeniert wie bisher nur jugendhafte Models wie Marcus Schenkenberg.

Marco de Felice, geschäftsführender Kreativdirektor der Wiener Werbeagentur Barci & Partner, analysierte in der Tageszeitung »Kurier«

die Vorzüge der Protagonisten dieses neuen Trends: »Optische Reize suggerieren eine gewisse Intelligenz. Ein Produkt, das von einem über 30-Jährigen beworben wird, vermittelt mehr Glaubwürdigkeit, als wenn einfach nur ein junges Model abgebildet ist.«
Die Entwicklung geht noch weiter: Unternehmen holen sich bereits für die Ausbildung junger Mitarbeiter ihre pensionierten Spitzenmanager zurück. Sogar der ORF wirbt in einem Werbefolder mit dem Slogan »Alter bedeutet neue Formen der Arbeit«.

Altern bedeutet nicht automatisch Verfall

Betty Friedan, amerikanische Psychologin und Sozialwissenschaftlerin, die in den 60er-Jahren mit ihrem Buch »Weiblichkeitswahn« die Mythen über die Rolle der Frau in der Gesellschaft demontierte, hat soeben in Amerika einen neuen Weltbestseller publiziert: »Mythos Alter«. Sie vertritt darin die These, dass die Vorstellung, Altern bedeute zwangsläufig geistigen und körperlichen Verfall, weder der Lebenswirklichkeit des allergrößten Teils alter Menschen entspräche, noch wissenschaftlich haltbar ist. Überzeugend belegt Friedan mit neuesten gerontologischen Forschungen, dass kognitive und psychosoziale Fähigkeiten im Laufe des Lebens zunehmen und die körperlichen Veränderungen großteils zu beeinflussen sind.

Trendwende gegen den Jugendwahn

Eindeutig ist hier eine Trendwende gegen den seit 20 Jahren herrschenden Jugendwahn und Jugendkult, vor allem gegen das »Defizit-Modell« des Älterwerdens, zu erkennen. Dabei geht es aber nicht nur darum, dass die Werbewirtschaft nun die »Golden Oldies« – die »Senior Models« – für sich entdeckt oder die Wirtschaft Frührentner als Arbeitskräftepotenzial ansieht, sondern um eine neue Bewertung des Alterns in unserer Gesellschaft, um ein neues Bild des älter werdenden Menschen.
Bis dato wurden Alter, Älterwerden und Tod einfach tabuisiert. Die weltweit größte, in Amerika durchgeführte Studie der MacArthur-Foundation kommt zu dem Ergebnis, dass wir im Alter wesentlich unabhängiger, produktiver und gesünder sind als vermutet. Die Angst vor dem Alter ist unbegründet, denn erst im weit fortgeschrittenen vierten Lebensabschnitt kommen die gefürchteten »schlechten« Jahre, der langsame Verfall.

Wie bleibt man beim Älterwerden jung?

Unsere Gesellschaft wird rapide älter. Die Lebenserwartung eines Mannes in Österreich betrug 1997 laut Statistischem Zentralamt 74,3 Jahre (bei Frauen 80,6 Jahre).

Die Zahl der über 60-Jährigen wird im Jahr 2015 nach heutigen Prognosen mit 2,07 Millionen in Österreich um 30 % größer sein als 1997. Der Gipfel der über 60-Jährigen wird im Jahr 2036 mit 2,9 Millionen erreicht werden, das bedeutet ein Plus von 82 % im Vergleich zu 1997.

2036 wird es 82 % mehr 60-Jährige geben als heute

Anthropologen schätzen, dass die Lebenserwartung 1000 v. Chr. im alten Griechenland und Rom für einen Durchschnittsmann etwa 20 Jahre betrug. Innerhalb von 3 000 Jahren hat sie sich bis 1900 um rund 25 Jahre auf eine mittlere Lebenserwartung von 45 bis 47 Jahren verändert. Von 1900 bis 1950 stieg die Lebenserwartung neuerlich um etwa 25 Jahre auf eine Lebenserwartung von 70 Jahren an.

Ist es wirklich denkbar, dass es in der Menschheitsgeschichte zunächst 3 000 Jahre gedauert hat, um die Lebenserwartung um 25 Jahre zu verlängern, und derselbe Sprung plötzlich innerhalb von nur 50 Jahren möglich ist?

In nur 50 Jahren stieg die Lebenserwartung um 25 Jahre

Diese Verdopplung ist bei genauer Betrachtung zwar beeindruckend, aber unterliegt auch einer statistischen Täuschung. Ein Mann, der gegen Ende des ausklingenden 19. Jahrhunderts das 60. Lebensjahr erreichte, hatte eine hohe Wahrscheinlichkeit, weitere 9 Jahre zu leben. Demgegenüber steht die ebenso hohe Wahrscheinlichkeit eines Mannes, der 1999 70 Jahre alt wird, weitere 12 Jahre unter den Lebenden zu weilen.

Das bedeutet, dass der eigentliche relative Lebensgewinn nur 3 Jahre beträgt und hier die wesentliche Frage auftaucht: Qualität oder Quantität – was ist entscheidender?

Qualität oder Quantität – was ist entscheidender?

Maßgeblich für eine derartige Veränderung der Bevölkerungspyramide war vor allem das Faktum, dass gegen Ende des ausklingenden 19. und beginnenden 20. Jahrhunderts Infektionskrankheiten für den frühen Tod vieler Menschen verantwortlich waren, was die statistische Lebenserwartung minimierte.

Nach entsprechenden sozialpolitischen Maßnahmen und medizinischen Entwicklungen haben Infektionen heute für das gesunde Älterwerden und die Lebenserwartung keinen bedeutenden Einfluss mehr.

Das Konzept für ein erfolgreiches Altern

Völlig anders sieht daher das Konzept für ein erfolgreiches Altern heutzutage aus. Denn entscheidend für die Lebenserwartung und den Tod in der zweiten Lebenshälfte sind Herz-Kreislauf-Erkrankungen und Krebs. Nach neuesten statistischen biologischen Modellen können wir in Zukunft alle Krebs- und Kreislauferkrankungen besiegen und

dadurch unsere Lebenserwartung um weitere 6 bis 9 Jahre verlängern.
Über die uns biologisch vorgegebene magische Lebensspanne von 120 Jahren werden wir aber dennoch nie kommen. Wichtiger ist daher, *wie* wir älter werden. Es geht darum, dass wir auch in der zweiten Lebenshälfte Freude und Spaß am Leben haben und lange aktiv bleiben.

Manche Menschen altern langsamer

Warum altern einige Menschen rascher und andere langsamer? Eine Frage, die die Wissenschaft schon lange beschäftigt. Es gibt beispielsweise Familien, in denen sämtliche Mitglieder über 100 Jahre alt werden.
Fragen über Fragen, doch nur die wenigsten davon sind mit heutigem Wissen zu beantworten. Einige Faktoren werden jedoch immer klarer.

Blutdruck und Blutfette steigen im Alter

So ist auffallend, dass wir mit zunehmendem Alter einen höheren Blutdruck bekommen, wobei insbesondere der erste (systolische) Wert erhöht ist, die Blutfette ansteigen, der Anteil des Körperfetts zunimmt, die Empfindlichkeit der Rezeptoren auf das den Blutzuckerstoffwechsel kontrollierende Hormon Insulin abnimmt, die Muskelmasse und die Kraft abflauen, das Immunsystem Störungen aufweist und auch unser Herz-Kreislauf-System früher Sauerstoffmangel zeigt als in jüngeren Jahren.

Bereits Gefäße von Jugendlichen weisen, abhängig vom Einfluss von Herz-Kreislauf-Risikofaktoren, Einlagerungen im Sinne der Frühstadien der Arteriosklerose auf. So scheint die Arteriosklerose bis zu einem gewissen Grad als »Gefäßalterung« ein physiologisches Phänomen zu sein.
Bedeutend für unser Älterwerden wird aber erst die aggressive bzw. beschleunigte Arteriosklerose und hier scheinen neben exogenen Risikofaktoren, die wir selbst beeinflussen können, natürlich auch die genetischen Voraussetzungen von grundlegender Relevanz. Dabei wird immer klarer, dass es sich nicht um ein Gen handelt, sondern um

Polymorphismen der Gene beeinflussen das Altern

die Konstellation von Polymorphismen (Vielgestaltigkeiten) zahlreicher unterschiedlicher Gene. Erst aus dem Zusammentreffen verschiedener Polymorphismen ergibt sich die so genannte familiäre Belastung. Das individuell unterschiedliche Ansprechen auf Medikamente und somit der Nutzen einer Therapie liegen auch hier begründet.

Gendiagnostik wird zur Routine

Der Einsatz neuer Techniken zur Gendiagnostik (DNA-Chip) in der medizinischen Routine und das vermehrte Wissen über die menschlichen Gene werden in nicht allzu ferner Zukunft die Medizin, unsere Lebensweise und vor allem das Erkennen von Risikofaktoren und Vorsorgemaßnahmen sowie die gezielte Therapie dramatisch beeinflussen. Doch unabhängig von dieser genetischen Seite haben Hormone und unsere Lebens- und Verhaltensweise heute, hier und jetzt eine eminent große Bedeutung für die Frage, *wie* wir älter werden.

DIE DREI FAKTOREN DES ERFOLGREICHEN ALTERNS

- **Vorsorge**
Richtige Vorsorge senkt das Risiko von Erkrankungen. Machen Sie regelmäßige Gesundheitschecks und zögern Sie nicht, sofort beim ersten Auftreten von Beschwerden Ihren Arzt aufzusuchen.
- **Hören Sie nie auf zu lernen**
»Use it or loose it!«, predigt Hormon-Papst Bruno Lunenfeld. »Das gilt für das Gehirn ebenso wie für die Muskeln und den Penis.« Das Aufrechterhalten von mentalen und physischen Funktionen funktioniert nur, wenn Sie aktiv daran arbeiten.
- **Sagen Sie Ja zum Leben!**
Altern heißt nicht automatisch zum »alten Eisen« zu gehören. Ein aktives, positives Engagement im Leben ist auch beim Älterwerden wichtig.

Der Männerarzt der Zukunft

Die umfassende Vorsorge für den Mann

Die Zeit ist reif für den Männerarzt

Die Hormonrevolution beim Mann, die Entdeckung der Andropause und die Untersuchung ihres Wesens in seiner Gesamtheit werden im neuen Jahrtausend ein neues Berufsbild erfordern: den Männerarzt.

Der Mann muss komplex, nicht nur urogenital betrachtet werden

In den letzten Jahrzehnten wurde die Erforschung der Gesundheit des Mannes im Vergleich zur Frau mit weitaus weniger Aufwand betrieben. Es ist an der Zeit, dass auch der Mann einen Vertrauensarzt bekommt, den die Frau in Person ihres Gynäkologen längst hat. Dabei ist es notwendig, weg von der urogenitalen Fixierung zu einer komplexen Betrachtung des Mannes zu gelangen, wobei die Endokrinologie hier eine große Rolle spielt. Die Komplexität des männlichen Körpers benötigt eine ebensolche therapeutische Antwort.

Die Gründe, warum es bis heute kein Pendant zum Frauenarzt gibt, der den Mann von der Jugend bis ins Alter regelmäßig untersucht, betreut und behandelt, sind leicht nachvollziehbar:

- Die Frau ist durch Schwangerschaft und Geburt zwingend und mehr oder weniger kontinuierlich mit einer ärztlichen Betreuung konfrontiert, der Mann nicht.

Ein Mann fühlt sich prinzipiell immer gesund

- Männer haben eine andere Einstellung zum Altern. Während Frauen spätestens mit Ausbleiben der Regel das Altern bewusst wird, setzt es beim Mann schleichend ein. Die medizinische Begleitung bei diesem Alterungsprozess erscheint ihm meist nicht wichtig. Ein Mann fühlt sich prinzipiell immer gesund.

- Schon in der Kindheit wird ihm ein typisches Rollenverhalten oktroyiert, das sein ganzes Leben bestimmt: »Ein Indianer kennt keinen Schmerz«, »Männer weinen nicht«. Im Freundeskreis ist seine Befindlichkeit ebenso wenig Thema wie seine Sexualität. Die Offenheit, wie man sie bei Frauenfreundschaften erlebt, fehlt bei Männern im sozialen Gefüge völlig. Männerfreundschaften halten vielleicht länger, erreichen aber nie die Tiefe wie bei Frauen, vor allem bezüglich Befindlichkeit und Sexualität.

Ist der typische Männerarzt eine Frau?

Der Einfluss der Hormone wurde bisher vernachlässigt

Wie sollte nun der Männerarzt der Zukunft aussehen? Es liegt auf der Hand, dass primär der Urologe in seiner Kompetenz für genitale und urologische Bereiche des Mannes als Männerarzt zu diskutieren ist. Allerdings sind gerade die Probleme des Endokrinums und die Einflüsse der Hormone auf den Körper, auf die verschiedenen extragenitalen Organe und hier vor allem auch auf die Prostata, bisher sehr vernachlässigt worden. So musste selbst der Vorsitzende des ersten Wiener Urologen-Kongresses zum Thema »Andropause – Mythos oder Realität?« resümieren: »Wir sind, was die Veränderungen der Hormone betrifft, Frauenärzten um 10 bis 15 Jahre zurück.«
Es sind auch nach Ländern unterschiedliche Entwicklungen nachvollziehbar. So beschäftigen sich in Deutschland seit längerer Zeit vor allem Internisten mit Hormonproblemen beim Mann, in Österreich beispielsweise wieder eher Gynäkologen.

Ideal: Urologe, Internist und Endokrinologe in einem

Der ideale Männerarzt der Zukunft sollte demnach die urogenitale Kompetenz des Urologen, die allgemeinmedizinische des Internisten und die praktisch-endokrinologische des Gynäkologen in sich vereinen und den Mann ganzheitlich betreuen können. Da es diese Kombination in einer einzelnen Person praktisch nicht gibt, werden Institute entstehen, in denen Urologen, Internisten und Gynäkologen gemeinsam Männer behandeln werden. In solchen Instituten ist es einfach, umfassende Tests wie Knochendichtemessung, Hormonstatus, Prostatascreening, Memoryprüfungen u.v.m. durchzuführen. Es werden äußerst umfangreiche Fragebogenanamnesen durchgeführt und durch Untersuchungen sonstige Erkrankungen und Krebsformen ausgeschlossen.

Patientenanalyse und Hormonkonzept

Nach Abschluss dieser Patientenanalyse kann ein Hormonkonzept erstellt werden. Dieses Konzept kann beispielsweise zum Inhalt haben, dass ein Hormon oder mehrere ergänzt oder ersetzt werden müssen. Es kann aber auch bei den Enzymen ansetzen, jenen Substanzen, die aus einem Hormon ein anderes produzieren. Auch die Erstellung eines Lifestyleplans sollte mit dem Männerarzt besprochen werden. Durch die Beeinflussung der Hormone kann nicht nur der Allgemeinzustand des Patienten perfekt verbessert werden, auch das Altern lässt sich damit sicher am effizientesten verzögern.

Das wirft unweigerlich die Frage auf: Warum hat man all das nicht schon vor 15 oder 20 Jahren gemacht? Die Antwort ist simpel: Weil solche Untersuchungen erst heute praktikabel und bezahlbar sind.

Eine Hormontherapie in den USA kostet rund 1 530 Euro/ Monat

Einige amerikanische Zentren arbeiten bereits so, dass sie alles, was gut und teuer ist, in die Hormontherapie mit hineinnehmen – vom Wachstumshormon bis zum Testosteron. Und das bei einem stolzen Preis von rund 1 530 Euro (ca. öS 21 000,– oder DM 3 000,–) pro Monat. So sollen 60- bis 70-Jährige wieder die Befindlichkeit, Libido und Potenz von 20-Jährigen bekommen.
Letztlich will auch der Männerarzt nichts anderes, nur mit einer vielleicht nüchterneren und objektiveren Art und mit einer »europäischen« Vorsicht, die sicherlich geboten ist, um zum gleichen Ziel zu gelangen. In Europa werden sehr oft Trends aus den Vereinigten Staaten zehn Jahre später übernommen, ob Jogging, Ernährungsbewusstsein, Functional Foods o. Ä. Aber auch hier wird die Zeitspanne immer kürzer.

Frauen als Männerärzte sind einfühlsamer

Bei der Suche nach dem typischen Männerarzt der Zukunft stellt sich die Frage, ob er nicht am besten eine Frau sein sollte? Viele Gynäkologen sind Männer. Außenstehende des anderen Geschlechts können sich oft besser in eine Situation hineindenken, Frauen wiederum vermögen einfühlender, aber doch mit der nötigen Distanz mit einem Mann umzugehen.
So sind die weltweit erfolgreichsten Sexologen und Sexualberater durchwegs Frauen und auch hier meist ein ganz bestimmter Typus (um die 50 Jahre alt, oft mit mütterlichen Zügen). Das ist jene Frau, der sich der Mann tatsächlich anvertraut.

Es waren auch Frauen, die das männliche Klimakterium zum Thema machten. Sie konsultierten ihre Gynäkologen, ob die Symptome ihrer Männer, die den ihren ähnlich waren, nicht auf eine Art männlichen Wechsel zurückzuführen sein könnten.

Mangelhafte medizinische Versorgung

Was die Gesundheit der Frau betrifft, wurde in den letzten Jahrzehnten eine Menge getan. Durch richtige Hormonsubstitutionstherapien konnte die durchschnittliche Lebenserwartung im Vergleich zu nicht hormonbehandelten um eineinhalb Jahre gehoben werden. Dazu brachte die Therapie eine wesentliche Verbesserung der Lebensqualität mit sich.

Warum gibt es keine Wechselambulanz für den Mann?

Beim Mann lässt die medizinische Versorgung nach wie vor zu wünschen übrig. So gibt es in Spitälern zwar eine Prostataambulanz, jedoch weder eine Hormon- noch eine Wechselambulanz für den Mann. Das Problem des Alterns beim Mann wurde zudem medizinisch fast ausschließlich auf die Erektion reduziert. Die Behandlung von Befindlichkeitsstörungen war in der Vergangenheit nie ein Thema.

Ein Vergleich: Während das Prostatakarzinom beim Mann in etwa dieselbe Mortalität wie Brustkrebs bei der Frau aufweist, wird nur 30 % des Geldes, das jährlich zur Brustkrebsprophylaxe und -erforschung ausgegeben wird, für die Prostataforschung aufgewendet.

Nicht einmal PSA-Kontrollen zahlt die Krankenkassa

Nicht einmal die Kosten für die jährliche routinemäßige Kontrolle des zur Karzinomdiagnose so wichtigen Prostataspezifischen Antigens (PSA) tragen derzeit die Krankenkassen. Die Routine-Mammographie der Frau hingegen ist längst prophylaktische Selbstverständlichkeit.

Alle zwei Jahre findet der Weltkongress »For The Aging Male« statt

Diese Einstellung wird sich in den nächsten Jahren grundlegend ändern müssen. Der erste Weltkongress »For The Aging Male« in Genf 1998, der künftig alle zwei Jahre stattfindet – bei der rasanten Entwicklung und der gegenwärtigen Wissens- und Informationsexplosion auf diesem Gebiet wahrscheinlich bald schon jährlich –, hat neue Maßstäbe in der Auseinandersetzung mit dem Mann gesetzt.

Die Autoren Markus Metka und Siegfried Meryn sind nicht nur in die Organisation des Weltkongresses integriert, sondern waren auch für die Organisation des 1. Österreichischen Andropausekongresses im Mai 1999 leitend verantwortlich.

Sterben Männer aus?

Wie wichtig der Männerarzt künftig sein wird, zeigen die neuesten Bevölkerungsstatistiken der WHO. So kommen derzeit beispielsweise in Russland auf 100 über 60-jährige Russinnen nur 60 über 60-jährige männliche Russen. Für 2010 prognostiziert die WHO bei den 70-Jährigen in Russland einen Frauenanteil von 90 % zu nur mehr 10 % Männern. Die Schreckensvision demnach: Irgendwann könnte der Mann »aussterben«.

2010 werden 90 % der 70-Jährigen Frauen sein

Daher wird es in Zukunft immer wichtiger, dass auch beim Männerarzt nicht mehr die Reparaturmedizin, sondern die prophylaktische Medizin im Vordergrund steht.

Die Prophylaxe steht künftig im Vordergrund

Folgende Institute bieten diesbezüglich Information an:

HOMMAGE
Gesellschaft f. Männergesundheit
Lornsenstraße 6
D-22767 Hamburg
Tel.: +49/40/306 28-231
Fax: +49/40/306 28-250

ANDROX
The Society For The Aging Male And Female
Rotenturmstraße 29
A-1010 W i e n
Tel.: +43/1/533 08 05
Fax: +43/1/532 46 78
Internet: www.androx.com

HOMMAGE
Gesellschaft f. Männergesundheit
Seestraße 1
D-78464 Konstanz
Tel.: +49/7531/5964-0
Fax: +49/7531/5964-72

ANDROX
The Society For The Aging Male And Female
Mainzer Landstraße 47
D-60329 Frankfurt/Main
Tel.: +49/69/95 92 52 69
Fax: +49/69/95 92 51 20

Die zehn goldenen Regeln des Non-Aging

Wie Sie erfolgreich älter werden

»Will you still need me, will you still feed me, when I am 64 ...«
The Beatles (visionär bereits in den 60ern)

Es war Ende der 20er-Jahre, irgendwo im Mittelmeer, bei einem militärischen Manöver. Ein Schlachtschiff lag schon seit einer Woche bei schlechtem Wetter und hohem Seegang im offenen Meer. Knapp nach Einbruch der Dunkelheit meldete der Maat auf die Kommandobrücke: »Licht voraus.«
»Ist es konstant oder bewegt es sich zur Seite?«, fragte der Kapitän. Der Unteroffizier antwortete: »Konstant, Kapitän.« Die beiden Schiffe befanden sich auf einem gefährlichen Kollisionskurs.

Der Kapitän gab den Auftrag: »Signalisieren Sie dem Schiff: ›Wir befinden uns auf Kollisionskurs. Empfehle, dass Sie Ihren Kurs um 20 Grad ändern.‹« Wenig später wurde das Signal erwidert: »Empfehle Ihnen, selbst den Kurs um 20 Grad zu ändern!«
Der Kapitän, bereits enerviert: »Senden Sie: ›Hier spricht der Kapitän, ändern Sie sofort Ihren Kurs um 20 Grad!‹« – »Ich bin Matrose zweiter Klasse«, kam die Antwort: »Sie sollten lieber Ihren Kurs um 20 Grad ändern.« Der Kapitän tobte und schrie: »Senden: ›Ich bin ein Schlachtschiff, ändern Sie augenblicklich Ihren Kurs um 20 Grad!‹«
Zurück flackerte das Signal: »Ich bin ein Leuchtturm.«
Das Schlachtschiff änderte seinen Kurs.

Prinzipien sind Gesetze, die nicht gebrochen werden können

Prinzipien sind wie Leuchttürme. Sie sind natürliche Gesetze, die nicht gebrochen werden können. Das Prinzip »Non Aging – Anti Aging – Successful Aging« liegt jedoch in der Selbstverantwortung jedes Einzelnen. Wie Sie altern, haben Sie persönlich in der Hand. Ihnen obliegt es, was Sie daraus machen.

Eine 1998 publizierte Studie der MacArthur-Foundation, »Successful Aging« (erfolgreiches Altern), nennt die drei wichtigsten Säulen des Älterwerdens:

Die drei Säulen des Älterwerdens

- das Vermeiden von Krankheiten
- das Erhalten einer hohen kognitiven Funktionsfähigkeit
- die aktive Teilnahme am Leben.

Dabei gibt es eine klare hierarchische Ordnung dieser drei Komponenten. Das Fehlen von Krankheit und Behinderung macht es leichter, die mentalen und physischen Funktionen aufrecht zu erhalten. Das Erhalten von mentalen und physischen Funktionen wiederum ermöglicht uns eine aktive Teilnahme am Leben. Die *Kombination* aller drei ist es aber, die das Konzept eines erfolgreichen Älterwerdens garantiert.

Das ideale Altersrezept: »Just keep on going.«

Klarerweise ist jede dieser Komponenten wiederum eine Kombination der verschiedensten Faktoren. Die meisten der von der MacArthur-Studie befragten »jungen, erfolgreichen Alten« antworteten auf die Frage, was das Geheimnis ihres Erfolgs sei, mit demselben Refrain: *»Just keep on going.«*

Das Geheimnis, die Kraft und der Erfolg der drei Faktoren gelten und wirken für und auf das ganze Leben. Lediglich ihre konkrete Realisation und praktische Umsetzung ändert sich je nach Lebensabschnitt, in dem wir uns gerade befinden.

Die zehn goldenen Regeln der Selbstverantwortung

»Das Ganze ist größer als die Summe seiner Teile.«

Pythagoras

Es liegt in Ihrer Hand, Ihr Leben neu zu gestalten. Sie können entscheiden, wie das Altern Ihren Alltag beeinflusst. Sie können entscheiden, ob Sie das Altern oder das Altern Sie prägt. Es ist nie zu spät, seine Wahl zu treffen. Die zehn goldenen Regeln des Non-Aging werden Ihnen dabei helfen.

1. Das Ich – der wichtigste Mensch in Ihrem Leben sind Sie selbst

- Streichen Sie »Wenn nur ...«, »Ich kann nicht« und »Ich muss...« aus Ihrem Sprachschatz. Bekennen Sie sich zu Ihrer persönlichen Freiheit und der Möglichkeit, alles in Ihrem Leben selbst bestimmen und wählen zu können. Der große Vorteil des Älterwerdens ist, nicht mehr Kompromisse eingehen zu müssen. Gehen Sie an Probleme aktiv heran, indem Sie analysieren, was Sie selbst beeinflussen und verändern können.
- Setzen Sie Prioritäten. Machen Sie das, was Ihnen in Ihrem Leben wichtig erscheint. Für unnütze Dinge war in der Jugend Zeit genug. Im Alter, wenn der Weg, der vor einem selbst liegt, kürzer ist als der zurückliegende, bekommt der Faktor Zeit eine ganz andere Dimension.

Setzen Sie Prioritäten in Ihrem Leben

- Seien Sie aktiv – in einer positiven Art und Weise.
- Beginnen Sie mit dem Ende. Formulieren Sie zuerst Ihr Ziel, um dann den Weg zu entwickeln, wie Sie dorthin gelangen wollen.
- Hören Sie in Ihren Körper und versuchen Sie, in sich selbst zu ruhen. Nur die innere Ausgeglichenheit, die Harmonie, ermöglicht Ihnen ein glückliches Leben.

Die innere Harmonie ist Voraussetzung für Glück

2. Das soziale Ich – intensivieren Sie Ihre sozialen Kontakte

- Das größte Problem des Alterns ist die Einsamkeit, die uns dabei erfasst. Wirken Sie der Isolation entgegen. Suchen Sie nach Synergien und kreativen Kooperationen in zwischenmenschlichen Kontakten.

Wirken Sie der sozialen Isolation entgegen

- Kapseln Sie sich nicht ab. Gehen Sie unter Leute, versuchen Sie neue Menschen kennen zu lernen.
- Versuchen Sie zuerst andere zu verstehen, um selbst verstanden zu werden.
- Denken Sie in Problemsituationen immer wechselseitig positiv, das heißt, wie beide Seiten gewinnen können.

3. Glück, Freude und Lachen – verzichten Sie nicht darauf

»Die meisten Menschen sind so glücklich, wie sie sein wollen.«
Abraham Lincoln, US-Präsident

- Glück kommt meist von innen, es hat wenig mit äußeren Umständen zu tun. Nur Sie allein sind für Ihr persönliches Glück verantwortlich.
- Wenn Sie nicht mit sich selbst zufrieden sein können, wird Ihnen der Umgang mit anderen im Alter schwer fallen.

Verlernen Sie nicht zu lachen

- Verlernen Sie nicht zu lachen.

4. Gesunde Ernährung – das Um und Auf des langen Lebens

Achten Sie beim Älterwerden auf die richtige Kost

- Achten Sie beim Älterwerden auf eine kalorienreduzierte, ausgewogene, ballaststoff-, vitamin- und mineralreiche Ernährung.
- Vergessen Sie nicht auf Ihren Wasserhaushalt. Trinken Sie mindestens zwei Liter (bevorzugt Mineralwasser oder Wasser) pro Tag.
- Essen Sie viel Obst und Gemüse.
- Bevorzugen Sie fettarme Speisen.
- Essen Sie wenig Fleischprodukte und Eiweiß und besser mehrere kleine, über den Tag verteilte Mahlzeiten.

Nehmen Sie regelmäßig Vitamin C und E ein

- Nehmen Sie ausreichend Vitamine, insbesondere die Vitamine C, D, E, B und Folsäure, zu sich. Speziell Vitamin C und E wirken als Antioxidantien.
- In Einzelfällen ist auch die Aspirineinnahme als Prophylaxe gegen Arteriosklerose – jedoch nur nach Rücksprache mit dem Arzt Ihres Vertrauens – anzuraten.

5. Körper & Geist – hören Sie nie auf, beide zu trainieren

- Jede Form der Bewegung fördert Ihr Wohlbefinden und unterstützt Ihren gesamten Organismus.
- Ob Stiegensteigen, langes Spazierengehen oder langsames Laufen – mit jedem Schritt kommen Sie der Erhaltung Ihrer Gesundheit entgegen.

Trainieren Sie täglich Ihren Kopf

- Vernachlässigen Sie nicht Ihren Geist. Trainieren Sie täglich Ihren Kopf.
- Lernen Sie Telefonnummern, Namen u. Ä. auswendig, um Ihre Merkfähigkeit zu aktivieren und zu steigern.
- Lesen Sie viel und versuchen Sie danach den Inhalt zu rekapitulieren. Tun Sie sich schwer dabei, wiederholen Sie den Vorgang, bis Sie sich merken, was Sie gelesen haben.

6. Die Gefahr – achten Sie auf die richtige Vorsorge und Früherkennung von Krankheiten

- Lassen Sie regelmäßig von Ihrem Arzt Dickdarm, Enddarm, Prostata, Lunge und die Haut untersuchen.

- Auch ein EKG und weitere diagnostische Mittel wie die Ergometrie sind für die Herzinfarkt- und Schlaganfallprophylaxe notwendig.
- Achten Sie weiters auf Blutdruck, Blutzucker, Homocystein und Blutfette.
- Ab dem mittleren Lebensalter sind periodisch bzw. jährlich Impfungen gegen Hepatitis A und B, Tetanus (Wundstarrkrampf), Kinderlähmung (Polio), Grippe (Influenza) und gegen Pneumokokken sowie jeweils vor Reisen entsprechend den Empfehlungen der Tropeninstitute anzuraten.

7. Das Normalgewicht – versuchen Sie Übergewicht zu vermeiden

- Berechnen Sie Ihren Body-Mass-Index (BMI) sowie die Fettverteilung in Ihrem Körper (je nach Typ Apfel/Birne).
- Achten Sie auf Ihr Gewicht. Übergewicht belastet Herz und Kreislauf im Alter weit mehr als in der Adoleszenz. Wenn Sie Ihr (Über-) Gewicht verringern, leben Sie länger.

Achten Sie auf Ihr Gewicht

8. Osteoporose – unterschätzen Sie nicht das neue Risiko für den Mann

- Bauen Sie schon früh eine optimale Knochendichte und Knochenmasse durch reichlich sportliche Aktivität auf.
- Sorgen Sie danach für eine Erhaltung und Fortführung dieser Aktivitäten sowie regelmäßige Untersuchungen Ihrer Knochendichte.

Sport hilft beim Aufbau der Knochendichte

9. Alkohol und Nikotin – versuchen Sie beides zu vermeiden oder zu reduzieren

- Rauchen Sie weder aktiv noch passiv, beides verkürzt Ihre Lebenserwartung.
- Reduzieren Sie den Alkohol. Ein Achtel Wein pro Tag hat zwar wahrscheinlich sogar positive Auswirkungen auf den Organismus, doch auch hier gilt: Qualität vor Quantität.

Rauchen Sie weder aktiv noch passiv

10. Die Hormone – eine Therapie schenkt Ihnen neue Kraft

- Die Abnahme der Hormone in Ihrem Körper lässt Sie altern. Durch eine Hormonersatztherapie können Sie dem entgegensteuern.
- Fragen Sie einen Endokrinologen Ihres Vertrauens. Er wird Ihnen die Vor- und Nachteile in allen Details erklären.

Eine Hormonersatztherapie schenkt Ihnen neue Kraft

Wenn Sie diese Regeln befolgen, bleiben – oder werden – Sie auch im Alter ein glücklicher Mensch. Das Leben kennt nur eine Dimension, eine Richtung: VORWÄRTS!

Viel Glück!

Die Zukunft liegt in Ihrer Hand!